本教材第4版曾获首届全国教材建设奖全国优秀教材二等奖
本教材第4版为"十四五"职业教育国家规划教材
国家卫生健康委员会"十四五"规划教材
全国高等职业教育专科教材

U0304178

供护理、助产专业用

基础护理学

第 5 版

主　编　张连辉　陈荣凤

副主编　马国平　李宗花

编　者（以姓氏笔画为序）

马国平（菏泽医学专科学校）　　　　陈荣凤（上海健康医学院）

付倩倩（博尔塔拉职业技术学院）　　姜美霞（哈尔滨医科大学附属肿瘤医院）

代　冉（贵州护理职业技术学院）　　高　颖（天津医学高等专科学校）

冯莉苹（重庆三峡医药高等专科学校）　高欢玲（山西医科大学汾阳学院）

汤春菊（江苏护理职业学院）　　　　黄丽君（安徽医学高等专科学校）

李宗花（长春医学高等专科学校）　　梅运飞（襄阳职业技术学院）

张　巍（大庆医学高等专科学校）　　梁芳恋（海南卫生健康职业学院）

张小红（襄阳市中心医院）　　　　　樊子双（承德护理职业学院）

张连辉（襄阳职业技术学院）　　　　潘彦彦（黑龙江护理高等专科学校）

新形态教材

人民卫生出版社

·北 京·

版权所有，侵权必究！

图书在版编目（CIP）数据

基础护理学 / 张连辉，陈荣凤主编. -- 5 版.
北京 : 人民卫生出版社，2025. 1. --（高等职业教育
专科护理类专业教材）. -- ISBN 978-7-117-37421-7

Ⅰ. R47

中国国家版本馆 CIP 数据核字第 2024H6N559 号

人卫智网	www.ipmph.com	医学教育、学术、考试、健康，购书智慧智能综合服务平台
人卫官网	www.pmph.com	人卫官方资讯发布平台

基础护理学
Jichu Hulixue
第 5 版

主　　编：张连辉　陈荣凤
出版发行：人民卫生出版社（中继线 010-59780011）
地　　址：北京市朝阳区潘家园南里 19 号
邮　　编：100021
E - mail：pmph @ pmph.com
购书热线：010-59787592　010-59787584　010-65264830
印　　刷：人卫印务（北京）有限公司
经　　销：新华书店
开　　本：850×1168　1/16　印张：24
字　　数：677 千字
版　　次：2001 年 5 月第 1 版　　2025 年 1 月第 5 版
印　　次：2025 年 2 月第 1 次印刷
标准书号：ISBN 978-7-117-37421-7
定　　价：76.00 元
打击盗版举报电话：010-59787491　E-mail：WQ @ pmph.com
质量问题联系电话：010-59787234　E-mail：zhiliang @ pmph.com
数字融合服务电话：4001118166　E-mail：zengzhi @ pmph.com

高等职业教育专科护理类专业教材是由原卫生部教材办公室依据原国家教育委员会"面向 21 世纪高等教育教学内容和课程体系改革"课题研究成果规划并组织全国高等医药院校专家编写的"面向 21 世纪课程教材"。本套教材是我国高等职业教育专科护理类专业的第一套规划教材,于 1999 年出版后,分别于 2005 年、2012 年和 2017 年进行了修订。

随着《国家职业教育改革实施方案》《关于深化现代职业教育体系建设改革的意见》《关于加快医学教育创新发展的指导意见》等文件的实施,我国卫生健康职业教育迈入高质量发展的新阶段。为更好地发挥教材作为新时代护理类专业技术技能人才培养的重要支撑作用,在全国卫生健康职业教育教学指导委员会指导下,经广泛调研启动了第五轮修订工作。

第五轮修订以习近平新时代中国特色社会主义思想为指导,全面落实党的二十大精神,紧紧围绕立德树人根本任务,以打造"培根铸魂、启智增慧"的精品教材为目标,满足服务健康中国和积极应对人口老龄化国家战略对高素质护理类专业技术技能人才的培养需求。本轮修订重点:

1. 强化全流程管理。履行"尺寸教材、国之大者"职责,成立由行业、院校等参与的第五届教材建设评审委员会,在加强顶层设计的同时,积极协同和发挥多方面力量。严格执行人民卫生出版社关于医学教材修订编写的系列管理规定,加强编写人员资质审核,强化编写人员培训和编写全流程管理。

2. 秉承三基五性。本轮修订秉承医学教材编写的优良传统,以专业教学标准等为依据,基于护理类专业学生需要掌握的基本理论、基本知识和基本技能精选素材,体现思想性、科学性、先进性、启发性和适用性,注重理论与实践相结合,适应"三教"改革的需要。各教材传承白求恩精神、红医精神、伟大抗疫精神等,弘扬"敬佑生命、救死扶伤、甘于奉献、大爱无疆"的崇高精神,契合以人的健康为中心的优质护理服务理念,强调团队合作和个性化服务,注重人文关怀。

3. 顺应数字化转型。进入数字时代,国家大力推进教育数字化转型,探索智慧教育。近年来,医学技术飞速发展,包括电子病历、远程监护、智能医疗设备等的普及,护理在技术、理念、模式等方面发生了显著的变化。本轮修订整合优质数字资源,形成更多可听、可视、可练、可互动的数字资源,通过教学课件、思维导图、线上练习等引导学生主动学习和思考,提升护理类专业师生的数字化技能和数字素养。

第五轮教材全部为新形态教材,探索开发了活页式教材《助产综合实训》,供高等职业教育专科护理类专业选用。

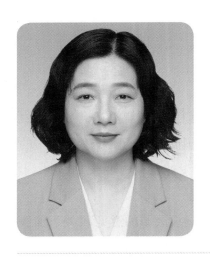

张连辉

教授

　　襄阳职业技术学院教师，湖北名师、湖北省护理学名师工作室主持人，兼任全国卫生健康职业教育教学指导委员会护理专业分委会委员、湖北省护理学会理事、襄阳市护理学会副理事长。主讲常用护理技术、护理基本素养等课程。主编《基础护理学》（第 3~5 版）、《护理学导论》等职业教育国家规划教材 5 部；主持常用护理技术课程建设，先后建成湖北省职业教育在线精品课程、湖北省精品课程、国家级精品课程、湖北省精品资源共享课程、国家级精品资源共享课程；主持护理专业团队建设，建成湖北省高等学校教学团队、湖北省护理学名师工作室。

　　用心做事，用情待人，处处关心、爱护病患。只有踏踏实实学习，强化尊重生命、尊重规则、尊重原则的意识，扎实掌握专业的知识和技能，才能担负起人民生命健康守护者的职责。

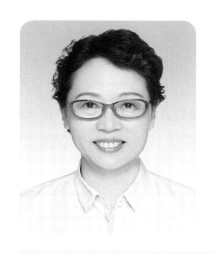

陈荣凤
副教授

上海健康医学院护理与健康管理学院副院长，硕士生导师，兼任中国研究型医院学会护理教育专业委员会常务委员、中国老年学和老年医学学会护理和照护分会常务委员、中国心理卫生协会护理心理专业委员会委员。从事基础护理技术、护理学导论等课程教学32年，先后参编《新编护理学基础》《全国护士执业资格考试指导》等。参与完成省部级以上科研课题、项目3项，发表核心期刊论文18篇，完成教学研究课题6项，获军队科学技术进步奖1项（二等奖）、上海市科学技术进步奖1项（三等奖）、上海市级教学成果奖4项（均为一等奖）。

愿每一位护理学生心怀仁爱、睿智笃行，掌握为大众提供全方位、全生命周期照护服务的知识与技能，成为保障人民健康、呵护生命的好护士。

基础护理学是高职护理类专业的核心课程之一，主要培养学生掌握临床护理和社区护理中最常见的护理技术，是临床护理课程的基石。通过本课程的学习，同学们须系统掌握护理专业的基础知识、基本技能，为继续学习其他专业课程奠定坚实的基础。

本教材以高职专科护理类专业技术技能人才培养目标为指导，重点培养学生人道、博爱、奉献的职业道德和创新精神；教材围绕系统化整体护理理念，注重护理理论与实践结合，资源类型与学生兴趣特点结合，注重对学生职业素质的培养；教材内容融入最新的护理行业标准，融入护理新知识、新技术、新方法，以护理岗位能力需求和全国护士执业资格考试要求为核心，以"必需、够用"为原则，着重培养学生的护理岗位胜任能力。

本教材在第 4 版基础上修订，设有学习目标、案例导入、知识拓展等模块，图片近 200 幅。教材内容包括医院和住院环境、医院感染的预防和控制、入院和出院护理、卧位与安全、清洁护理、休息与活动、生命体征的观察与护理、药物疗法与过敏试验法、静脉输液和输血、饮食护理、排泄护理、冷热疗法、标本采集、病情观察和危重病人的抢救、安宁疗护、医疗与护理文件记录。

在本教材编写过程中，严格遵循了继承性与创新性相结合的原则。本教材主要有三方面改进。一是教材理念更新。每章节的知识拓展重点展示中医学的理念和方法、对应当今临床护理的方法和技术，使学生深刻认识到中医学的魅力、护理技术的传承与创新，充分发挥专业课潜移默化的思政育人效果。二是教材内容更新。根据国际权威学术组织和国家卫生健康委员会、中华护理学会最新颁布的 40 多个护理行业标准、指南等，更新了相关概念、操作标准及方法等，不断强化知识、技能、素养三位一体的综合培养。三是编写体例更新。进一步丰富了数字内容，增设教学课件、思维导图、护理操作视频、复习题等，这些资源全部来自临床护理真实场景或案例，通过扫二维码，使纸质教材与数字内容无缝衔接，有效实现优质资源的共享。

教学大纲
（参考）

本教材在编写过程中，得到了编者所在单位领导和同事的大力支持和帮助，在此致以诚挚的谢意！虽然我们在教材的编写过程中付出了很多辛苦和努力，但是由于水平和能力所限，教材中难免有疏漏之处，恳请使用本教材的广大师生和临床护理同仁批评指正！

张连辉　陈荣凤

2025 年 1 月

第一章 | 医院和住院环境

教学课件　　思维导图

医院是向人们提供医疗和护理服务的医疗机构。随着医学模式的转变,医院的功能也发生了转变,由单纯治疗疾病转变为具有预防、治疗、保健、康复等多种方面。提供安全、舒适的休养环境是护士的重要职责之一。

第一节　医　院

案例导入

病人,男性,72 岁,因近期出现右侧肢体活动不便、视物模糊到医院就诊。该医院为省级医科大学的附属医院,设置床位 1 500 张,分科较细。

请思考:

1. 该医院属于哪种类型的医院?
2. 门诊护士应怎样对该病人进行分诊?
3. 病人在候诊过程中护士应该做哪些护理工作?

一、医院的概念及性质

1. **医院的概念**　医院(hospital)是对人民群众或特定人群进行防病治病的场所,是专业人员以治疗为目的而创造的一个适合病人恢复身心健康的环境。医院配有一定数量的病床设施、相应的医务人员和必要的医疗设备。

2. **医院的性质**　1982 年卫生部颁布的《全国医院工作条例》指出,医院是治病防病、保障人民健康的社会主义卫生事业单位,必须贯彻党和国家的卫生工作方针政策,遵守政府法令,为社会主义现代化建设服务。

二、医院的功能

医院的基本功能是指医院所具有的对社会提供特定价值的能力，包括医疗、教学、科研和预防保健。2019年颁布的《中华人民共和国基本医疗卫生与健康促进法》明确规定"医院主要提供疾病诊治，特别是急危重症和疑难病症的诊疗，突发事件医疗处置和救援以及健康教育等医疗卫生服务，并开展医学教育、医疗卫生人员培训、医学科学研究和对基层医疗卫生机构的业务指导等工作。"

1. 医疗工作　医疗工作是医院的主要任务，以诊治和护理两大业务为主体，并与医技部门密切配合形成医疗团体，为病人提供优质的医疗和护理服务。门诊、急诊是医疗工作的第一线；住院医疗是针对危重、疑难、复杂等病人进行的诊治和护理；康复医疗是运用物理、心理等方法，消除和减轻人的功能障碍，弥补和重建人缺失的功能，设法改善和提高人的各方面功能。

2. 教育教学　医学各个专业的教育都包括学校教育和临床实践两个阶段，医院是医学生临床实践的场所。同时医学教育的一个显著特点是终身教育制，在提高学校教育质量的同时，加强专业培训的制度化、规范化，使毕业后教育成为一种医学正规教育制度，因此，医院也是在职人员接受继续教育的场所，目的是不断更新知识，持续提高业务技术水平。

3. 科学研究　医院是医学科学发展的重要基地，承担着科学研究的工作。通过开展科研工作，一方面可以解决临床遇到的各种疑难问题，推动医学科学的发展；另一方面也可将科研成果应用到教学中，促进医学教学的发展。

4. 预防保健和社区卫生服务　除了上述各项功能外，医院还是人民群众的卫生保健中心，承担着各级预防保健和社区卫生服务的工作，如进行健康教育、健康咨询、疾病普查、指导优生优育、倡导健康生活方式等工作，加强人民群众的自我保健意识及提高生活质量。

三、医院的分类

（一）按收治范围分类

1. 综合性医院　综合性医院设有一定数量的病床且分科全面，一般设有内科、外科、妇产科、儿科、五官科、皮肤科、肿瘤科、传染科、中医科等各类诊疗科室，还配备有药剂、检验、影像等医技部门，并配有相应的医务人员和设备。综合性医院除了医疗之外还具有教学、科研、预防保健等功能。

2. 专科医院　专科医院指主要针对某种疾病或某些器官的疾病专门而设的医院，如肿瘤医院、传染病医院、结核病防治院、精神卫生中心、口腔医院、眼科医院、妇产科医院、职业病防治院、康复医院等。

（二）按所有制分类

根据所有制不同可将医院分为全民、集体、个体所有制医院，中外合资医院，股份制医院等。

（三）按医院分级管理办法分类

医院分级管理是按照医院的功能和相应规模、医疗服务质量和管理、技术建设等综合水平，将其划分为不同的级别和等次进行标准化管理。我国从1989年开始实行医院分级管理制度，在卫生部提出的医院管理方案中，我国医院划分为三级，即一、二、三级；十等，即每级设甲、乙、丙三等，三级医院增设特等。

1. 一级医院　一级医院是直接向有一定人口的社区提供预防、医疗、保健和康复服务的基层医疗卫生机构，是提供社区初级保健服务的主要机构。主要指农村乡、镇卫生院，城市街道卫生院等，病床数量一般在20~99张。

2. 二级医院　二级医院是向多个社区提供全面的医疗、护理、预防保健服务的卫生机构，并能承担一定的教学、科研任务及指导一级医院开展业务工作的地区性医疗预防中心。主要指一般市、县医院，省、直辖市的区级医院和一定规模的企业、事业单位、厂矿等的职工医院，病床数量一般在100~499张。

3. 三级医院　三级医院是向跨地区、省、市及全国范围提供医疗卫生服务的机构，是国家高层次的医疗卫生机构，一般是省或全国的预防、医疗、教学和科研相结合的技术中心，直接提供全面的医疗护理、预防保健和高水平的专科服务，同时指导一、二级医院的医疗工作。主要指国家、省、市直属的大医院、医学院的附属医院等，病床数量一般在500张以上。

四、医院的组织机构

目前我国医院的组织机构是按照1978年卫生部统一颁布的《综合医院组织编制原则试行草案》为依据而设置的。各个医院的组织机构基本相似，实行院长负责制。大致可分为行政后勤部门、诊疗部门和辅助诊疗部门（图1-1）。各部门之间分工明确，各尽其责，并且相互协调，相互合作。

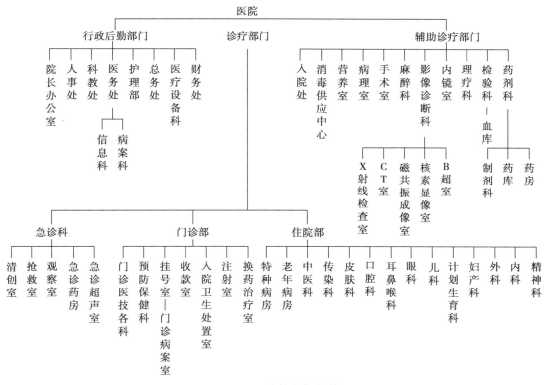

图1-1　医院的组织机构

医院要建立扁平化的护理管理层级，结合本单位实际设立护理部，300张床位以上的医院护理组织机构可建立三级护理管理体制（护理部主任/副主任—科护士长—护士长），300张床位以下的医院可建立二级护理管理体制（护理部主任/副主任—护士长）。

知识拓展

《黄帝内经》健康四要素

《黄帝内经》是中国最早的医学典籍，中医学四大经典著作之一，其基本素材来源于中国古人对生命现象的长期观察、大量的临床实践以及简单的解剖学知识，奠定了人体生理、病理、诊断以及治疗的认识基础，是对中国医学影响极大的一部著作。

《灵枢·百病始生》载"黄帝问于岐伯曰：夫百病之始生也，皆生于风雨寒暑，清湿喜怒。喜怒不节则伤脏，风雨则伤上，清湿则伤下。三部之气，所伤异类，愿闻其会。岐伯曰：三部之气各不同，或起于阴，或起于阳，请言其方。喜怒不节则伤脏，脏伤则病起于阴也；清湿袭虚，则病起于下；风雨袭虚，则病起于上，是谓三部。至于其淫泆，不可胜数。"这段话道出了百病之始的密码，喜、怒、哀、乐是人的情感，风、雨、寒、暑属于气候变化，阴冷、潮湿则为大地环境，是三种主要的致病原因。

五、医院业务科室的设置和护理工作

（一）门诊部

1. 门诊部的功能　门诊部作为医疗工作的第一线，是医院重要的服务窗口，集诊查、治疗、处置、科研教学、心理咨询、卫生宣教、计划免疫及行政管理于一体的功能部门。门诊部的工作直接反映医院的服务质量与水平，因此门诊部的医护人员应努力为病人提供优质的服务和就医环境。

2. 门诊部的环境特点及要求　门诊部具有病人数量多、分布不均、流动性强、人员杂、病种多、就诊时间短、病情观察受限、诊疗环节复杂等特点，同时还有病人要求多、投诉多、医生连续性差、风险大等现象，这就要求医院门诊部的环境要充分体现以病人为中心的服务理念。

（1）优化就诊流程，就诊流程清晰明了，标识醒目。

（2）门诊候诊和就诊环境的设置以方便病人为目的，门诊科室分布指示清晰，诊疗部门布局合理，同时保持环境的整洁、安静、舒适，并配备绿色植物。

（3）增加便民措施，如在相应区域配置电脑查询机、自动提款机、简易商店等。

（4）医务人员应仪表整洁、规范，合理、正确使用口罩等防护用品，以建立病人对医院的信任感和安全感，并营造一种愉快、温馨的就医氛围，接诊病人时主动、热情，改变传统的被动导医模式。

（5）门诊部设有与各科室相对应的诊室，普通门诊、儿科门诊宜分开设置，感染性疾病科门诊应符合国家有关规定。门诊部设有咨询处、挂号处、收费室、候诊室、治疗室、输液室、手术室、换药室、化验室、药房等。诊室内配备诊查床，床边设有遮隔设备，室内设有洗手池和诊断桌，诊断桌上放置各种检查用具、化验单、检查申请单、处方等。治疗室内备有各种抢救物品和设备，如吸氧装置、电动吸引器、除颤仪等，各种物品应分类放置。

3. 门诊部的护理工作

（1）**预检分诊**：预检分诊工作应由经验丰富的护士担任，应做到先预检分诊后挂号就诊。门诊护士应热情接待病人，在简明扼要询问病史、观察病情和护理体检的基础上，对病人进行初步的评估，判断病情的轻重缓急和隶属专科，给予合理的分诊和挂号指导。

（2）**组织候诊与就诊**：病人挂号后，应分别到各科门诊候诊室等候就诊。为保证病人候诊和就诊顺利，尽可能缩短病人候诊时间，维持好诊疗秩序，护士应做好以下护理工作：

1）做好开诊前的准备工作，整理候诊厅和各诊疗室的环境，保持适宜的温度和湿度，准备好诊疗所需的用物并保证其性能良好。

2）分开并整理初诊和复诊病历，收集、整理各种化验单和检查报告单。

3）维持良好的候诊环境和诊疗环境，指导病人按挂号顺序有序就诊，如遇高热、剧痛、呼吸困难、出血、休克等病情重的病人，护士应立即安排其就诊或送急诊科处理。对病情较重或年老体弱的病人，可适当调整就诊顺序，让其提前就诊。

4）密切观察候诊病人的病情变化，根据病人病情测量其体温、脉搏、呼吸、血压等，并记录在门诊病历上。

5）必要时可协助医生进行诊查工作。

6）指导病人正确留取各类标本，耐心解答病人及其家属提出的相关疑问。

7）就诊结束后及时整理用物，检查并关闭门窗和电源。

（3）**健康教育**：护士可以利用候诊时间对病人开展健康教育，根据就诊专科的特点和性质，耐心、热情地向病人介绍该专科常见病、多发病的预防、治疗及康复等相关知识。可以采取形式多样的健康教育方式，如健康教育小手册、图片、视频、口头语言等。

（4）**治疗工作**：根据医嘱执行须在门诊进行的治疗，如注射、换药、导尿、灌肠、穿刺、引流等，应严格遵守查对制度和操作规程，及时、准确地为门诊病人实施治疗，确保治疗的安全、有效。

（5）**消毒隔离**：门诊是病人的集散地，病人病种多而复杂，人群流动性大，容易发生交叉感染，因此要认真做好消毒隔离工作。严格按照《医疗机构门急诊医院感染管理规范》的要求，对门诊部的空间、地面、墙壁、桌椅、扶手、诊查床、平车、轮椅等定期进行清洁和消毒处理，医疗垃圾分类后及时处理。对传染病病人或疑似传染病病人，应将其分诊到隔离门诊就诊，实行严格的隔离措施，并按规定做好疫情报告工作，防止传染病的扩散、传播。

（6）**保健工作**：经过相关培训的护士可直接参与各类保健门诊的咨询、健康体检、疾病普查、预防接种等保健工作。

（二）急诊科

1. 急诊科的功能　急诊科是医院的独立科室，是抢救危、急、重症病人的重要场所，为病情危及生命的病人或意外灾害事件提供快速、高效的医疗服务，是构成城市急救网络的基本组成部分，在医疗服务体系中占有重要的地位。

2. 急诊科的环境特点及要求　急诊科的特点是危、急、重症病人多，时间紧，病人周转快等，医院应合理安排人力和物力资源，配备经过专业培训、能胜任急诊工作的医务人员，对从事急诊工作的护士实行定期培训、合格上岗制度；合理配置急救设备和药品。急诊是抢救病人生命的第一线，对急诊科的管理应达到标准化、程序化和制度化。急诊科的环境设置要以方便抢救病人为目的，以最大限度地缩短病人候诊时间，争取抢救时机，提高抢救效率为原则。具体要求如下：

（1）急诊科应位于医院的前部或一侧，设单独出入口，路径便捷，标志醒目，就诊流程清晰，便于寻找。夜间有明显的灯光和快捷、通畅的抢救通道。

（2）急诊科环境应宽敞、明亮、安静、整洁、空气流通。

（3）各个工作单元布局合理并设有明显标志，路标指向清晰；设预检分诊处、普通诊室和适于隔离的诊室。

（4）急诊科一般设有护士站、预检处、诊疗室、抢救室、监护室、留观室、清创室、治疗室、处置室等，并配有挂号室、收费室、药房、急诊化验室、急诊超声室、急诊 CT 室等，形成一个相对独立的单元，以保证急救工作的顺利实施。

3. 急诊科的护理工作

（1）**预检分诊**：护士接待急诊病人后，要通过"一问、二看、三检查、四分诊"的顺序，快速、准确地做出判断，并立即通知相关专科医生进行诊治。①如遇危重需要立即开展抢救的病人，应立即通知值班医生并将病人送往抢救室，配合医生进行抢救。②如遇患有或疑似患有传染病的病人，应立即将其安排到隔离室就诊；对不明原因发热及不明原因肺炎病人进行诊疗时，应在标准预防的基础上按照空气传播疾病要求进行隔离预防。③如遇意外灾害事件，应立即通知护士长和医院相关部门快速启动应急预案并配合救治伤员。④如遇法律纠纷、刑事案件、交通事故等事件，应尽快通知医院保卫部门或直接联系公安部门，保留有效证据，并请家属或陪送者留下，以协助相关部门了解情况。

（2）**抢救工作**：包括准备抢救物品和配合抢救。

1）准备抢救物品：对一切抢救药品和物品要求做到"五定"，即定品种及数量、定点放置、定人保管、定期消毒灭菌和定期检查维修，抢救物品的完好率要求达到100%。所有护士都必须熟练掌握抢救物品和设备的性能和使用方法。

抢救物品包括一般物品、无菌物品、急救药品、抢救设备和通信设备。①一般物品主要有听诊器、血压计、开口器、压舌板、舌钳、吸氧管、吸痰管、胃管、止血带、手电筒、输液架等。②无菌物品主要有各种急救包、穿刺包、无菌敷料包、无菌手术包、气管插管包、导尿包，各种型号的注射器、输液器、输血器、无菌手套等。③急救药品主要有中枢兴奋药、强心药、利尿药、血管扩张药、抗心律失常药、拟肾上腺素药、镇痛药、镇静药、抗胆碱药、止血药等，此外还有解毒药，纠正水、电解质紊乱及酸碱平衡失调的药物等。④抢救设备主要有氧疗设备、负压吸引设备、多功能生命体征监测仪、电除颤器、心脏起搏器、简易呼吸器、呼吸机、超声波诊断仪、洗胃机、心电图机、血气分析仪、血液净化仪、体外起搏器、输液泵、注射泵、肠内营养输注泵及各种急救用具等。⑤通信设备主要有电话、传呼系统、对讲机等。

2）配合抢救：急诊护士应积极配合医生开展抢救工作。①严格按急诊服务流程与规范实施抢救，在医生到达之前，护士应根据病人病情做出初步判断，并立即实施必要的紧急处理，如保持呼吸道通畅，进行人工呼吸、胸外心脏按压、给氧、吸痰、洗胃、止血、配血、建立静脉通道等，为病人的抢救争取时间，为医生的治疗收集信息；在医生到达后，护士应立即汇报处理情况，正确执行医嘱，积极配合医生进行抢救，同时密切观察病人病情变化，判断抢救效果，及时为医生提供相关资料；一般情况下，医生不得下达口头医嘱，但在抢救急危重症病人时可以下达口头医嘱。护士在执行口头医嘱时应当复诵一遍，双方确认无误后方可执行。②做好抢救记录，及时、准确、清晰、规范地做好抢救记录。记录的内容应包括病人病情变化、抢救时间及措施、参加抢救的医务人员姓名及专业技术职称等，并且一定要注明病人和医生到达的时间，抢救措施落实的时间，急诊病历书写的就诊时间应当精确到分钟。抢救结束后，医生应在规定时间内及时、据实补记口头医嘱。③认真执行查对制度，各种急救药品的空瓶须经两人核对无误后才可丢弃，输液和输血的空瓶、空袋应集中按规定放置，以便进行统计和核对。

3）留院观察：急诊科一般都设有留院观察室，配有一定数量的观察床，以收治暂时不能确诊、不宜搬动、病情危重且暂时住院困难或经过短时间留院观察后可以离院的病人。一般病人的留院观察时间为3~7d。留院观察室的护理工作包括：①对留院观察的病人进行入室登记，建立病案，详细填写各项护理记录，书写病情报告。②加强对留院观察病人的病情观察，及时处理和执行医嘱，做好病人的晨、晚间护理和心理护理。③做好对留院观察病人及其家属的管理工作。

（三）病区

1. 病区的功能　病区是医务人员为住院病人提供医疗服务的主要功能区，是住院病人在医院接受诊疗、护理及康复休养的主要场所，也是医务人员开展医疗、预防、教学和科研活动的重要基地。

2. 病区的环境特点及要求　病区的设置、布局和管理直接影响医疗、护理各项任务的完成和服务质量的高低，因此护士应为病人创设一个舒适、整洁、安静、安全的物理环境及和谐的社会环境，以促进病人身心健康和保证医院各项任务能顺利完成。

（1）病区的布局要求：每个病区设有护士站、医生办公室、会议室、医护休息室、值班室、示教室、病室、抢救室、危重病室、治疗室、换药室、配膳室、仓库、浴室、厕所、处置室等。有条件的病区还可设置病人康复室、娱乐室、会客室等。护士站应设在病区的中心位置，并与抢救室、危重病室、治疗室相邻，以方便护士观察重症病人的病情变化及实施抢救。

（2）病区设置要求：每个病区最好设置30~40张床位，每间病室设2~4张床位，尽量配备卫生间，也可根据需要设置单间。病床应配有床旁桌椅和遮隔设备，且床间距不少于1m，以利于保护病人隐私和方便治疗、护理。除此之外，还应配置中心供氧装置和中心负压吸引装置、呼叫系统、电视、电话、壁柜等。现代化医院建设要求病室向家庭化方向发展的趋势更有利于病人适应住院环境，促进病人放松和增进病人舒适。

（3）**病区的环境管理要求**：尽可能体现对病人的人文关怀。①病室墙壁颜色建议选择较柔和的暖色调，有利于病人保持宁静的心情。②及时协助病人更换污染的被服以保持病人床单元的整洁和舒适。③病床之间要有足够的活动空间，避免过分拥挤和狭窄。④医疗仪器和设备要做到定点放置和定专人管理，勤擦拭、勤整理。⑤积极为病人创造和谐的病室气氛，介绍同病室的病人相互认识，鼓励病人之间加强交流，以促进病人的身心康复。

3. 病区的护理工作　病区护理工作的核心是以病人为中心，运用护理程序对病人实施系统化整体护理，为病人提供优质护理服务，满足其生理、心理、精神、文化和社会的需要，促进病人早日康复。

（1）迎接新病人，护士应在接到住院处通知后，立即根据病人病情做好接收新病人的所有准备工作，包括准备合适的病人床单元，建立住院病历，必要时准备抢救设备和物品等。

（2）做好入院之初的护理工作，包括向病人介绍主管医生、主管护士、各种规章制度、病区环境，进行护理体检，书写护理病历，制订护理计划，实施护理措施，评价护理效果等。

（3）做好病人住院期间的护理工作，包括正确执行各种医嘱，及时、正确实施治疗和护理措施，观察病人病情变化，评估治疗与护理效果，及时解决病人出现的生理、心理及社会问题，并做好住院病人的各项生活护理和基础护理工作。

（4）做好出院、转出及死亡病人的护理工作。

（5）做好病区环境管理工作，避免和消除一切不利于病人身心康复的环境因素。

（6）开展病区管理、临床教学、培训和护理科研，不断提高临床护理工作的水平和质量。

第二节　住院环境

案例导入

病人，女性，68岁，因呼吸功能减退行气管切开术。病人意识清楚，不喜欢病室人多，情绪急躁、易怒。

请思考：

1. 作为病区护士，你应该如何设置该病人的病室环境？

2. 如果病室湿度过低，对此病人有什么影响？

3. 针对该病人的情况，如何为病人创造良好的社会环境？

良好的医院环境有利于病人治疗、休养和康复，医院环境的安排和布置应体现以病人为中心的理念，应满足医疗和护理功能，注重舒适性和安全性，以促进病人的身心康复。提供安全、舒适的住院环境是护士的重要职责之一。

一、病区环境管理

（一）病区环境的特点

1. 专业的医疗护理服务　医疗护理服务的对象是病人，病人具有生物和社会双重属性。因此，在专业分工越来越精细的同时强调各专业人员团结协作，共同为病人提供高质量的综合服务。由于护理人员在提高医疗护理服务质量中发挥着相对独立的作用，因此现代医院对护理人员专业素质的要求在不断提高，要求其具备扎实过硬的专业理论知识，熟练、规范的操作能力和丰富的临床经验，能够科学地护理病人，并在专业发展日新月异的同时能满足病人多方位的健康需求。

2. 安全、舒适　医院作为病人治疗疾病、恢复健康的场所，应将满足病人安全的需要放在第一位。

（1）**舒适的物理环境**：包括空间、空气、光线、温度、湿度、噪声等。医院的建筑设计、环境布局、设备配置等应符合相关要求和标准，各种安全设施齐全、性能良好。

（2）**安全的生物环境**：在治疗性医疗环境中，致病菌及传染源相对密集，容易发生交叉感染，因此应建立完善的医院感染监控系统，健全并执行相关制度，避免医院感染的发生，保证医院生物环境的安全性。

（3）**和谐的社会环境**：良好的医患、护患关系能有效地减轻和消除病人的压力，有助于提高治疗效果。因此医护人员应耐心、热情地对待病人，积极与病人建立良好的人际关系，为病人营造良好的就医氛围，加强对病人的心理支持，以增加病人的心理安全感。

3. 统一管理　医院的医疗服务面广，分工协作部门多，在一切以病人为中心的服务理念指导下，制订医院的规章制度，统一管理，保证病人和工作人员的安全，提高工作效率和服务质量。

4. 特殊的医院文化　医院文化有狭义和广义之分。狭义的医院文化是指医院在长期医疗活动中逐渐形成的以人为核心的价值观念、文化理论、生活方式和行为准则等。广义的医院文化泛指医院主体和客体在长期的医学实践中，创造的特定的物质财富和精神财富的总和。适宜的医院文化是构建和谐医患关系的必要条件，医院文化的构建正在由表层的物质文化向深层的精神文化渗透，将以病人为中心的服务理念融入医院管理中是医院文化建设的关键。

（二）病区环境的调控

病区环境可分为物理环境和社会文化环境。病区环境直接影响住院病人的身心舒适和治疗效果，因此创造并维持适宜的医院环境是护士的重要职责。

1. 病区的物理环境　主要指医院的建筑设计、基础设施以及环境布局等，包括工作场所、视听环境、嗅觉环境、诊疗单元、仪器设备等。物理环境是影响病人身心舒适的重要因素，关系到疾病的治疗效果和转归，因此应保持物理环境的整洁、舒适、安全和美观。

（1）**空间**：每个人都需要一个适合其成长、发展及活动的空间，医院在为病人安排住院空间时，必须考虑到病人整体的需求。尽可能在医院条件允许的情况下，综合考虑病人的病情、不同个体的需要，以保证病人有足够的活动空间，同时方便治疗和护理操作的实施。

（2）**温度**：适宜的温度使病人感觉安宁、舒适，有利于病人休息、治疗及护理工作的进行。一般来说，普通病室内适宜的温度是18~22℃，产房、手术室、新生儿室、老年病人病室内适宜的温度是22~24℃。室温过高会使神经系统受到抑制，干扰呼吸和消化功能，不利于机体散热，使人烦躁，影响体力恢复；室温过低则使病人畏缩不安、肌肉紧张、缺乏动力，也容易在诊疗护理时受凉。

病室内应配有室温计，以便护士能随时评估和调节室内温度。护士可根据气温变化采取不同的调节措施，如夏季气温过高时，可采用空调或电风扇调节室温，也可打开门窗增加室内空气流通，加快体热的散发，促进病人舒适；冬季除使用空调外还可采用暖气或其他取暖设备以保持合适的室温；此外，护士在实施各种护理措施时应尽可能避免不必要地暴露病人身体，防止病人受凉。

（3）**湿度**：湿度指空气中含水分的程度。病室湿度一般指相对湿度，即在一定温度条件下，单位体积的空气中所含水蒸气的量与其达到饱和时含量的百分比。湿度会影响皮肤蒸发散热的速度，从而造成人体对环境舒适感的差异。病室相对湿度以50%~60%为宜，湿度过高或过低都会给病人带来不适感。湿度过高，蒸发散热作用减弱，抑制汗液排出，病人感到潮湿、气闷，尿液排出量增加，加重肾脏负担，此时应注意病人皮肤的护理，当皮肤潮湿、出汗较多时，应及时给予清洁护理并更换衣服；湿度过低，室内空气干燥，人体蒸发大量水分，可引起口干、咽痛、烦渴等不适，对气管切开或呼吸道疾病的病人尤其不利；如病人出现皮肤干燥，可涂抹润肤乳增加湿度，以促进病人的舒适。

（4）**通风**：通风可促进室内空气流通，保持空气新鲜，并可调节室内的温度和湿度，降低室内空气中二氧化碳及微生物的密度,减少呼吸道疾病的传播。污浊的空气中氧气含量不足,容易使人出现烦躁、倦怠、头晕和食欲减退等。因此,病室应每日定时开窗通风。通风效果与通风面积(门窗大小)、室内外温度差、通风时间和室外气流速度有关。一般通风 30min 即可达到完全置换室内空气的目的。通风时应避免对流风,冬季通风时应注意保暖。

（5）**声音**:一般来说在健康状态下,人需要一定的声音刺激,但当健康状况不佳时,人适应噪声的能力减弱,少许噪声也会影响病人情绪,影响其休息和睡眠。噪声指能使人产生生理和心理不适的一切声音,凡是不想听、不悦耳,使人生理及心理产生不舒服的音响都属于噪声。衡量噪声强度的单位是分贝（dB）,根据世界卫生组织规定的噪声标准,病区白天较适宜的噪声强度是 35~40dB。噪声的危害程度取决于强度大小、频率高低、持续时间和个人耐受性,噪声会影响人的身心健康,严重的噪声会引起听力损害甚至能造成听力的丧失。

护士应为病人创造一个安静的环境,病区工作人员应做到"四轻"以减少噪声,"四轻"即说话轻、走路轻、操作轻、关门轻。

1）说话轻:说话声音不可太大,工作人员应评估自己的音量并保持适当的音量。但也不可耳语,避免病人产生怀疑、恐惧与误会。

2）走路轻:应穿软底鞋,走路时脚步要轻巧,防止发出不悦耳的声音。

3）操作轻:操作时动作要轻,整理物品时应避免相互碰撞,推车的轮轴应定期检查并滴注润滑油,桌椅脚应钉橡胶垫,以减少因摩擦而发出的声音。

4）关门轻:病室的门窗应定期检查、维修,开关门窗时,随时注意轻开轻关,以避免产生不必要的噪声。

除此之外,护士还应向病人及其家属宣传保持病室安静的重要性,以取得他们的理解和配合,共同为病人创造一个安静的休养环境。

同时过于安静的病室环境容易使病人产生孤寂感,可鼓励病情较轻及恢复期的病人使用戴耳塞的收音机或随身听随时收听新闻、音乐及各种信息,以丰富住院生活。

（6）**光线**:病室采光有自然光源和人工光源两种,护士可根据不同情况以及不同病人对光线的需求进行调节。

自然光源即指阳光,阳光是维持人类健康的要素之一,当阳光照射到人体时,通过皮肤感受器和视觉分析器作用于中枢神经系统,经反复的反射作用调整人体各器官和组织的生理功能,促进身体健康。阳光中的红外线、可见光、紫外线等都具有很强的生物学作用。适当的阳光照射能使照射部位温度升高、血管扩张、血流加速,改善皮肤和组织的营养状况,使人食欲增加、心情愉快。阳光中的紫外线具有杀菌作用,并可促进人体内维生素 D 的合成。同时,光线的变化能减少病人与外界的隔离感。因此,护士应经常开启门窗,打开窗帘以使阳光能照进病室或协助病人去室外接受阳光照射,但应避免阳光直接照射病人眼睛,以防引起目眩。

为了满足病室夜间照明及保证特殊检查和治疗、护理的需要,病室必须配备人工光源,可依光源的作用进行设计及调节亮度。抢救室、监护室、楼梯、药柜内的灯光要明亮;普通病室的照明除一般吊灯外,还应有地灯或可调节的床头灯,既不干扰病人的睡眠,又可以保证夜间巡视工作的进行。

（7）**装饰**:优美的环境使人感觉舒适、愉快。病室的布置应以简洁、美观为主,这样不但可以增进病人身心舒适,而且可以使病人精神愉悦。医院可根据各病室的不同特点来设计不同的颜色,如病室的墙壁、挂画、窗帘、被单、护士服等,不仅可以促进病人的身心舒适,还可产生积极的治疗效果,如手术室可选用绿色或蓝色装饰,使病人安静,产生信任感;儿科病室可采用暖色系与卡通图片装饰,减轻儿童的恐惧感。此外在院区内栽种树木、草坪和修建花坛、摆放桌凳等,供病人休息、散步和观赏。

2. 社会文化环境　医院良好的社会文化环境是医院文化建设的重要载体和表现形式,是医院提供人性化服务和落实一切以病人为中心理念的具体体现。

(1)**人际关系**(interpersonal relationship):人际关系是在社会交往过程中形成的,建立在个人情感基础上的,彼此为寻求满足某种需要而建立起来的人与人之间的互相吸引或排斥的关系。在医院环境中,人际关系具有重要的作用,它可以间接或直接地影响病人的身心健康。对住院病人来说,重要的人际关系包括护患关系、病友关系和病人与家属的关系。

1)护患关系:护患关系是在护理工作中,护士与病人之间产生和发展的一种工作性、专业性和帮助性的人际关系。彼此尊重和相互信任的护患关系,有利于护理工作的正常进行和病人的身心健康。因此在具体的医疗护理活动中,护士要对所有病人一视同仁,一切从病人的利益出发,尊重病人的人格和权利,满足病人的身心需求;同时,病人也应该尊重护士的职业和劳动,在诊疗护理工作中尽力与护士配合,充分发挥护理的效果,争取早日康复。

2)病友关系:共同的住院生活使病友们自然地形成了一个新的社会环境,在共同的治疗和康复生活中相互影响。在积极的病室群体气氛中,同病室病友之间相互照顾、相互帮助,并交流疾病的治疗、护理常识和生活习惯等,有利于消除病人的陌生感和不安全感;而消极的病室群体气氛中,同病室病友之间交往较少,彼此缺乏关照,病人会感到寂寞、孤独。护士是病人群体氛围的调节者,有责任协助病友之间建立良好的情感交流,引导病室内的群体气氛向着积极的方向发展,善于觉察某些消极情绪的出现并能耐心解释和正确引导。

3)病人与家属的关系:家属是病人最重要的社会支持系统。家属对病人病情的关心与理解以及对病人的心理支持,可增强病人战胜疾病、恢复健康的信心和勇气。因此,护士应多与病人家属沟通,共同做好病人的身心护理,满足病人的身心需要。

(2)**规章制度**:医院的各种规章制度是依据国家相关部门有关医院管理的各项规定,并结合每个医院自身特点所制订的规则,主要有入院须知、探视制度、陪护制度等。合理的规章制度既能保证医疗护理工作的正常运行,又能预防和控制医院感染的发生,为病人创造一个良好的休养环境。但医院的规章制度对病人而言,在一定程度上是一种约束,会对病人产生一定的不良影响。因此,护士应采取多种措施协助病人熟悉医院的各项规章制度。

1)耐心解释,取得理解:护士应向病人及其家属解释每一项规章制度的内容,执行各项规章制度的必要性和意义,以取得病人及其家属的理解和主动配合,从而自觉遵守各项规章制度。

2)维护病人的自主权:允许病人对周围环境有一定的自主权,在不违反医院规章制度的前提下,尽可能让病人对个人环境拥有一定的自主权,并对其居住空间表示尊重。如护士进入病室前先敲门取得病人同意再进入,出来后应关好门;帮助病人整理个人物品和病人床单元时,应先取得病人的同意等。

3)尊重探视人员:在工作中要让病人切身感受到作为人的自由和尊严。护士应尊重前来探视的人员,病人的家属和朋友可以给病人带来心理上的支持和帮助,满足病人爱和归属的需要。但如果探视时间不恰当,影响到医疗护理工作,则要进行适当的限制和劝阻,并给予解释,以取得病人和探视人员的理解和配合。

4)尊重病人的隐私权:尊重病人的隐私权是维持良好护患关系的重要保证,是取得病人信任与配合的重要条件。护士应当尊重、爱护和关心病人,保护病人隐私,如为病人做治疗护理时,应先取得病人的同意,并适当遮挡病人,避免不必要的暴露;护士有义务对病人的诊断、检查结果、治疗记录、个案讨论等信息保密。

5)鼓励病人自我照顾:当生活自理能力下降或活动受限、生活需要依赖他人照顾时,病人都会产生较重的思想负担。在病情允许的情况下,护士应创造条件并鼓励病人积极参与自我照顾,提高自护能力,增强病人战胜疾病、恢复健康的信心。

二、病人床单元及设置

病人床单元（inpatient unit）是指医院为住院病人提供的用以检查、诊疗、护理、休息、睡眠、饮食的基本家具、设施、设备的总称，床单元的配置以保障病人安全、舒适和有利于治疗、护理、康复为基础。

病人床单元（图 1-2）包括病床、床上用品、床旁桌、椅及床上小桌（需要时），另外床头墙壁上配有照明灯、呼叫装置、供氧和负压吸引管道、多功能插座等。

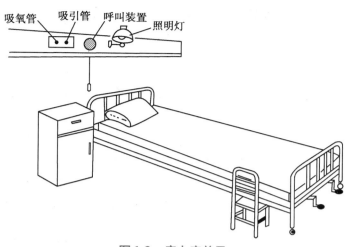

图 1-2　病人床单元

（一）病床

病床是病室中的主要设备，是病人休息和睡眠的用具。卧床病人的一切活动，如饮食、排泄、活动等都在床上进行，因此病床必须符合实用、耐用、舒适和安全的原则。普通病床一般长 2m、宽 0.9m、高 0.5m，为床头、床尾可以抬高的手摇式床，以方便病人更换不同的卧位，床的两侧配有床挡。临床也可选用多功能病床（图 1-3），根据病人的需要，可以改变床的高低、变换病人的姿势、活动床挡，床脚有脚轮，便于移动。

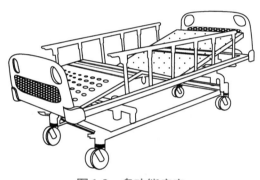

图 1-3　多功能病床

（二）床上用品

1. **床垫**　床垫长度比床面长度减少 5cm，宽度与床面宽度相同，厚度 10~15cm。

2. **床褥**　长度和宽度与床垫相同，褥芯应选用易于清洗、消毒和拆洗的材质。

3. **枕芯**　长度 60cm、宽度 40cm，应选用易于清洗、消毒的材质。

4. **被芯**　长度 210cm、宽度 155cm，应选用易于清洗、消毒的材质。

5. **大单**　长度 250cm、宽度 180cm，宜选用纯棉布制作。

6. **被套**　长度 250cm、宽度 165cm，开口在尾端，有系带，宜选用纯棉布制作。

7. **枕套**　长度 65cm、宽度 45cm，宜选用纯棉布制作。

8. **中单**　长度 170cm、宽度 85cm，宜选用纯棉布制作，亦可使用一次性成品。

9. **橡胶单**　长度 85cm、宽度 65cm，左右两端与棉布缝制，棉布长 40cm。

（三）其他设施

1. **床头柜**　长度 43~50cm、宽度 40~50cm、高度 75~80cm，放置于病人床头一侧（图 1-2）。

2. **床旁椅**　病人床单元至少备一把床旁椅，供病人、探视人员或医务人员使用（图 1-2）。

3. 移动桌（过床桌）可使用床尾挡板，架于床挡上。

4. 床头墙壁上配有照明灯、呼叫装置、供氧和负压吸引管道、多功能插座等（图 1-2）。

5. 天花板上设有轨道、输液吊架，病床之间有隔帘等。

三、铺床法

病人床单元要保持整洁，床上用物需要定期更换。铺床法的基本要求是平、整、紧，达到舒适、安全、实用和耐用的目的。常用的铺床法有备用床（closed bed，图 1-4）、暂空床（unoccupied bed）和麻醉床（anesthetic bed）。护士在进行铺床操作时应运用人体力学原理，遵守节力原则。

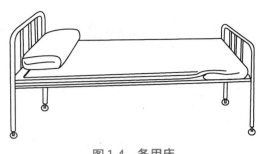

图 1-4　备用床

（一）备用床

【目的】

保持病室整洁，准备接收新病人。

【操作程序】

1. 评估

（1）病人床单元设施是否齐全，功能是否完好。

（2）床上用品是否齐全、清洁，规格与病人床单元要求是否相符。

（3）床旁设施，如呼叫装置、照明灯是否完好，供氧及负压吸引管道是否通畅，有无漏气等。

2. 计划

（1）**护士准备**：着装整洁，洗手，戴口罩。

（2）**用物准备（以被套法为例）**：床、床垫、床褥、棉胎或毛毯、枕芯、大单、被套、枕套、治疗车。

床上用品折叠方法

（3）**环境准备**：病室内无病人进行治疗或进餐，环境整洁、通风等。

3. 实施　见表 1-1。

表 1-1　铺备用床（被套法）

操作流程	操作步骤	要点说明
1. 备齐用物	（1）备齐并叠好用物，按使用顺序放于治疗车上，推至病床边 （2）对有脚轮的床，固定脚轮闸，必要时调整床的高度	● 便于拿取铺床用物，提高工作效率，节省体力 ● 避免床移动，方便操作
2. 移开桌椅	（1）移开床旁桌，距离床约 20cm；移床旁椅至床尾正中，距床约 15cm （2）置用物于床尾椅上	● 便于操作 ● 便于取用
3. 翻转床垫	翻转床垫	● 避免床垫局部长期受压发生凹陷
4. 铺平床褥	将床褥齐床头平放于床垫上，下拉至床尾，铺平	● 床褥中线与床中线对齐
5. 铺好大单	（1）将大单的横、纵中线对齐床面的横、纵中线放于床褥上，依次向床头、床尾打开大单 （2）再打开近侧和对侧大单 （3）铺近侧床头角，先将大单散开平铺于床头，一手托起床垫一角，另一手伸过床头中线，将大单平整折入床垫下 （4）在距离床头约 30cm 处提起大单边缘，使其与床沿垂直，呈一等腰三角形平铺于床面。以床沿为界将三角形分为上下两部分，先将下半部分平塞于床垫下，再将上半部分垂下并平塞入床垫下（图 1-5A、B、C、D、E、F） （5）同法铺好床尾角大单 （6）双手同时拉平、拉紧大单中部边缘，平整塞入床垫下（图 1-5G） （7）转至对侧，同法铺好对侧大单	● 护士身体靠近床边，双脚左右分开，两膝稍弯曲，使用肘部力量，减少来回走动 ● 护士双脚前后分开站立，保持身体平衡 ● 铺大单顺序：先床头后床尾，先近侧后对侧 ● 使床平紧、不易松散 ● 使大单平紧、美观

操作流程	操作步骤	要点说明
6. 套上被套		
▲ S形套被套法（图1-6A、B）	（1）将被套的纵中线对齐床面的纵中线，头端齐床头放置，分别向床尾、床两侧打开铺平	• 护士站在对侧床头处，双脚根据情况左右或前后分开，两膝稍弯曲，减少来回走动
	（2）将被套尾端开口处上层打开至 1/3 处，将折好的S形棉胎（或毛毯）放于开口处	• 便于放棉胎
	（3）拉棉胎上缘中部至被套头端中部，分别套好床头两角，使棉胎两侧与被套侧缘平齐，于床尾处拉平棉胎及被套，系好带子或拉上拉链	• 防止被头空虚 • 避免棉胎下缘滑出被套
▲ 卷筒式套被套法（图1-6C）	（1）将被套反面向外折叠，同S形套被套法打开并平铺于床面上，将棉胎铺于被套上，上缘齐床头	
	（2）将棉胎与被套一并自床头卷向床尾，再由开口端翻转至床头，于床尾处拉平棉胎及被套，系好带子或拉上拉链	
7. 折被筒	将盖被左右侧边缘向内折叠与床沿平齐，铺成被筒；再将被尾端向内折叠，与床尾平齐	• 盖被平整，盖被中线与床中线对齐，上端距离床头 15cm
8. 套枕放置	（1）于床尾处套好枕套 （2）开口背门平放于床头盖被上	• 枕头平整、四角充实 • 使病室整齐、美观
9. 移回桌椅	将床旁桌、椅移回原处	• 保持病室整齐
10. 整理用物	（1）推车离开病室 （2）整理用物，洗手	• 治疗车放于指定位置

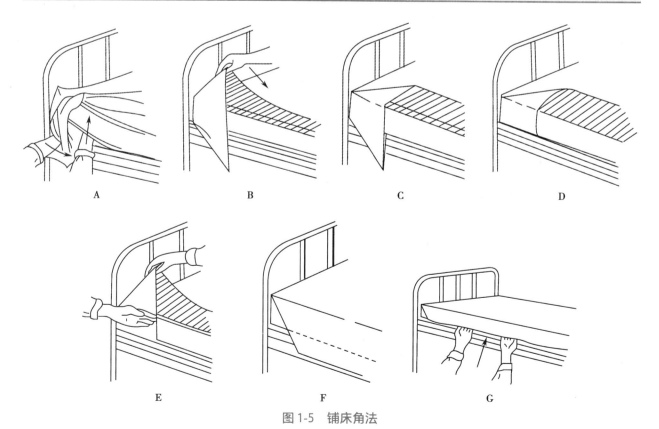

A   B   C   D

E   F   G

图 1-5　铺床角法

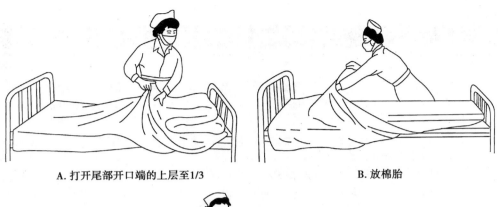

A. 打开尾部开口端的上层至1/3　　　　　　　B. 放棉胎

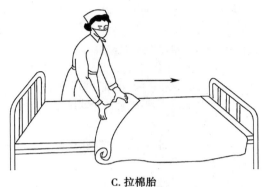

C. 拉棉胎

图1-6　套被套法

ER 1-4

铺备用床

4. 评价

（1）护士操作时遵循节力原则。

（2）操作过程流畅，动作连续、轻稳。

（3）病室及病人床单元整洁、美观。

（4）大单中线与床中线对齐，四角平整、紧扎；盖被中线与床中线对齐，内外平整、被头充实，两侧及被尾内折对称；枕头平整、四角充实，开口背门。

【注意事项】

1. 符合实用、耐用、舒适、安全的铺床原则。

2. 病人进餐或接受治疗时应暂停铺床。

3. 用物准备齐全，折叠方法正确，并将全套床上物品按使用先后顺序放置。

4. 注意节时、省力。

5. 保持病室环境及床单位的整洁、美观。

（二）暂空床

【目的】

1. 供新入院或暂时离床活动的病人使用。

2. 保持病室整洁。

【操作程序】

1. 评估

（1）新入院病人意识、诊断、病情，是否有伤口或引流管等情况。

（2）病人病情是否允许暂离床活动或外出检查。

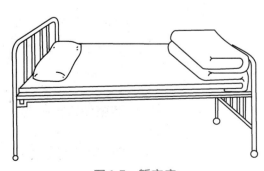

图1-7　暂空床

2. 计划

（1）**护士准备**：着装整洁，洗手，戴口罩。

（2）**用物准备**：见图 1-7，同备用床，必要时备橡胶单和中单（或医用护理垫）。

（3）**环境准备**：同备用床。

3. 实施　见表 1-2。

ER 1-5

铺暂空床

表 1-2　铺暂空床（被套法）

操作流程	操作步骤	要点说明
1. 备齐用物	（1）备齐并叠好用物，按使用先后顺序放于治疗车上，推至病床边	• 便于取用，提高工作效率，节省体力
	（2）有脚轮的床，固定脚轮闸，必要时调整床的高度	• 避免床移动，方便操作
2. 移开桌椅	（1）移开床旁桌，距离床约 20cm，移床旁椅至床尾正中，距床约 15cm	• 便于操作
	（2）置用物于床尾椅上，将枕头放于方便处	• 便于取用
3. 折叠盖被	将备用床的盖被上端向内折，然后呈扇形三折于床尾，使之与床尾平齐	• 方便病人上下床活动，并保持病室整齐、美观
4. 铺橡胶单及中单（视病情需要）	将橡胶单及中单的纵中线与床面的纵中线对齐，上缘距床头 45~50cm 放于床面上，逐层打开，两单边缘下垂部分一并平塞入床垫下。转至对侧，分别将橡胶单和中单边缘下垂部分拉紧塞入床垫下	• 保护床褥免受污染 • 中单应完全遮盖住橡胶单，避免橡胶单外露，接触病人皮肤
5. 整理用物	（1）推车离开病室 （2）整理用物，洗手	• 将治疗车放于指定位置

4. 评价

（1）同备用床评价（1）~（4）。

（2）所准备的用物符合病人病情需要。

（3）病人上下床方便。

【注意事项】

注意事项同备用床。

（三）麻醉床

【目的】

1. 便于接收和护理手术麻醉后的病人。

2. 保护床上用物不被血渍或呕吐物等污染，并且便于更换。

3. 使病人舒适、安全，预防并发症。

【操作程序】

1. 评估

（1）病人的诊断、病情、手术和麻醉方式。

（2）手术后所需的治疗和护理用物。

（3）病人床单元设施是否齐全、性能是否完好。

2. 计划

（1）**护士准备**：着装整洁，洗手，戴口罩。

（2）**用物准备**

1）床上用物：见图 1-8，同备用床（被套式），另加橡胶单和中单（或医用护理垫）各 2 条。

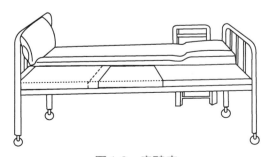

图 1-8　麻醉床

2）麻醉护理盘：①治疗巾内放置开口器、舌钳、压舌板、通气导管、牙垫、治疗碗、镊子、氧气导管或鼻塞、吸痰导管、纱布数块。②治疗巾外放置心电监护仪（或血压计和听诊器）、弯盘、棉签、胶布、手电筒、护理记录单和笔。

铺麻醉床

3）其他：输液架，根据需要另备吸痰和给氧装置、胃肠减压器、负压吸引器、引流袋、延长管、输液泵、微量泵等。

（3）**环境准备**：同备用床。

3. 实施　见表 1-3。

表 1-3　铺麻醉床（被套法）

操作流程	操作步骤	要点说明
1~5	同备用床步骤 1~5，铺好近侧大单	
6. 铺橡胶单及中单	（1）将橡胶单和中单的纵中线与床面的纵中线对齐，放于床中部或齐床尾放置，逐层打开，两单边缘下垂部分一并平塞入床垫下 （2）于床头铺另一条橡胶单和中单，将橡胶单和中单的纵中线与床面的纵中线对齐，上缘与床头平齐放置，逐层打开，两单边缘下垂部分一并平塞入床垫下 （3）转至对侧，分层铺好对侧大单、橡胶单和中单	• 根据病人的麻醉方式和手术部位铺橡胶单和中单 • 对非全身麻醉手术病人只需要在床中部铺橡胶单和中单 • 对腹部手术病人将橡胶单和中单铺在床中部，下肢手术则铺在床尾部 • 若铺在床中部，则橡胶单和中单的上缘应距离床头 45~50cm • 中单应完全遮盖住橡胶单 • 中线要对齐，各单应拉紧、铺平
7. 套上被套	同备用床步骤 6	
8. 折叠被筒	（1）同备用床，将盖被两侧边缘向内折叠与床沿齐，尾端向内折叠与床尾齐 （2）将盖被三折叠于一侧床边，开口向门	• 盖被平整，中线对齐，上端距离床头 15cm • 盖被三折置于一侧床边，便于将病人移到床上
9. 套好枕套	于床尾处套好枕套，系带，开口背门，横立于床头	• 防止病人头部受伤 • 使病室整齐美观
10. 移回桌椅	将床旁桌移回原处，床旁椅移至盖被同侧	• 便于将病人搬移到床上
11. 放麻醉盘	将麻醉护理盘放在床旁桌上，其余用物按需要放于合适位置	• 便于取用
12. 整理用物	（1）推车离开病室 （2）整理用物，洗手	• 将治疗车放于指定位置

4. 评价

（1）同备用床评价（1）~（4）。

（2）所准备的用物能满足手术后病人的治疗护理需要。

（3）方便搬移病人。

【注意事项】

1. 同备用床 1~4。

2. 铺麻醉床时应更换干净的被单，保证术后病人安全、舒适，预防感染。

3. 中单要完全遮盖橡胶单，避免橡胶单与皮肤直接接触。目前大部分医院使用医用护理垫，使用时应注意区分防水面和亲肤面，避免防水面与皮肤直接接触。

医院现代化、智慧化发展

近年来，国家大力支持和推动智慧医院的发展，相关的标准、规范已逐步完善，智慧医院的发展主要面向三个对象。

1. 面向医务人员的"智慧医疗" 以电子病历为核心的信息化建设，电子病历和影像、检验等其他的系统互联互通。

2. 面向病人的"智慧服务" 包括医院的一体机、自助机、网络医院等，可以手机结算，可以网上预约挂号、预约诊疗、信息提醒；还包括衍生出来的一些服务，比如停车信息的推送、提示等，让病人感受到更加方便和快捷的服务。

3. 面向医院的"智慧管理" 医院精细化的信息化管理，包括医院精细化的成本核算、OA办公系统、后勤管理等，简化医院管理流程，管理者用手机或在办公室的电脑上就可以看到全院运转的状态。

第三节 人体力学在护理工作中的运用

案例导入

病区护士小张接到通知，急诊收治一病人，男性，38岁，因急性胰腺炎入院，现在进行急诊手术，术后将直接入住病室。

请思考：

1. 应如何为病人准备床单元？
2. 铺床时护士小张会用到哪些人体力学原理？
3. 她在铺床时如何运用节力原理？

人体力学（human mechanics）是运用力学原理研究维持和掌握身体的平衡，以及人体由一种姿势变为另一种姿势时，身体如何有效协调的一门科学。正确的姿势有利于维持人体正常的生理功能，并且只用消耗较少的能量就能发挥较大的工作效能。不正确的姿势容易使肌肉产生疲劳和紧张，严重时还可造成肌肉、肌腱的损伤。

一、常用的力学原理

（一）杠杆作用

人体的活动与杠杆作用有关。在运动中，骨骼好比杠杆，关节是运动的支点，骨骼肌是运动的动力。它们在神经系统的调节和各系统的配合下，对身体起着支持、保护和运动的作用。根据杠杆上的力点、支点和阻力点的位置不同，可以将杠杆分为3类：平衡杠杆、省力杠杆和速度杠杆。

1. **平衡杠杆** 支点在力点与阻力点之间的杠杆称为平衡杠杆。这类杠杆的动力臂与阻力臂可以等长，也可以不等长。例如，人的头部在寰枕关节上进行仰头和低头的动作。寰椎作为支点，支点前后各有一组肌群产生作用力（后部肌群作用力用 F_1 表示，前部肌群作用力用 F_2 表示），头部重量为阻力（用 L 表示）。当前部肌群（颈阔肌）产生的力（F_2）与阻力（L）的力矩之和与后部肌群（胸锁乳突肌）产生的力（F_1）的力矩相等时，头部趋于平衡（图1-9）。

2. **省力杠杆** 阻力点在支点和动力点之间的杠杆称为省力杠杆。这类杠杆的力臂大于阻力臂，所以省力。例如，人在使用脚尖站立时，足尖是支点，足跟后的肌肉收缩为作用力（用 F 表示），体重（用 L 表示）落在两者之间的距骨上。由于力臂大于阻力臂，所以用较小的力就能够支撑体重（图1-10）。

3. 速度杠杆 动力点位于阻力点与支点之间的杠杆称为速度杠杆。这类杠杆的动力臂比阻力臂短，因而费力，使用这类杠杆的目的在于工作方便。这类杠杆在人体活动中较常见。例如，用手臂举起重物时的肘关节运动，肘关节是支点，手臂前肌群（肱二头肌）的作用力（用 F_1 表示）位于支点和重物（用 L 表示）之间，由于力臂较短，就得用较大的力。这种杠杆虽费力，但却赢得了运动速度和范围。手臂后肌群（肱三头肌）的作用力（用 F_2 表示）和手中重物的力矩使手臂伸直，而肱二头肌的力矩使手臂向上弯曲，当二者相等时，手臂则处于平衡状态（图1-11）。

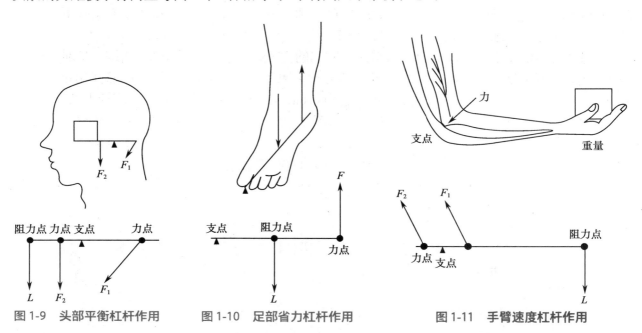

图1-9 头部平衡杠杆作用　　图1-10 足部省力杠杆作用　　图1-11 **手臂速度杠杆作用**

（二）摩擦力

相互接触的两个物体在接触面上发生的阻碍相对滑动的力称为摩擦力。摩擦力的方向与物体运动的方向相反。摩擦力的大小取决于压力的大小（即垂直于接触面的压力）和摩擦系数的大小。摩擦力有3种。

1. 静摩擦力 相互接触的两个物体，在外力作用下，有滑动的趋势但尚未滑动时，所产生的阻碍物体运动的摩擦力称为静摩擦力。静摩擦力与使物体发生滑动趋势的力的方向相反，大小与其相同。

2. 滑动摩擦力 一个物体在另一物体上相对滑动时，所产生的阻碍滑动的摩擦力称为滑动摩擦力，其方向与物体相对运动的方向相反。在护理工作中，有些情况下需要尽可能增加摩擦力，以防滑倒，如手杖底部加上橡胶垫可增加摩擦系数，防止滑倒；有些情况下又需要减少摩擦力，使物体较容易地移动，如病床、轮椅、推车等的轮子，要定时加润滑油，减少接触面的摩擦系数，利于推动。

3. 滚动摩擦力 物体滚动时受到的摩擦力称为滚动摩擦力。滚动摩擦系数最小，因此推动有轮的床比没有轮的床需要的力要小得多。

（三）平衡与稳定

物体或人体的平衡与稳定是由其重量、支撑面的大小、重心的高低及重力线是否落在支撑面内决定的。

1. 物体的重量与稳定度成正比 物体重量越大，稳定性就越大。推倒一个较重的物体比推倒一个较轻的物体所需的力要大。在护理操作中，如要把病人移到一个较轻的椅子上时，为防止椅子倾倒,应注意用其他的力量支撑,如将椅子靠墙或扶住椅背。

2. 支撑面的大小与稳定性成正比　支撑面是人或物体与地面接触的面积。支撑面小就需要付出较大的肌肉拉力以保持平衡、稳定,如用一只脚站立时,肌肉就必须用较大的拉力,才能维持人体的平衡、稳定。扩大支撑面可以增加人或物体的稳定性,如老年人站立或行走时,用手杖扩大支撑面,可增加稳定性。

3. 物体的重心高度与稳定性成反比　当物体的组成成分均匀,重心位于它的几何中心。当物体的形状发生改变时,重心的位置也会随之变化。当人直立、两臂下垂时,重心位于骨盆的第二骶椎前约 7cm 处(图 1-12)。人体重心的位置会随着躯干和四肢的姿势改变而变化,如把手臂举过头顶,重心随之升高,同样,如身体下蹲时,重心下降,甚至吸气时因为膈肌下降,重心也会下降。人或物体的重心越低,稳定性越大。如下坡时,蹲下或坐下时的稳定性就比站立时大。

4. 重力线必须通过支撑面,才能保持人或物体的稳定　重力线是重量的作用线,是通过重心垂直于地面的线。竖直向下的重力与竖直向上的支持力二者大小相等、方向相反,且作用在一直线上,即处于平衡状态。人体只有在重力线通过支撑面时,才能保持平衡。当人从座椅上站起来时,最好先将身体向前倾,一只脚向后移,使重力线落在扩大的支撑面内,这样就可以平稳地站起来(图 1-13)。如果重力线落在支撑面外,人体重量将会产生一个破坏力矩,使人易于倾倒。

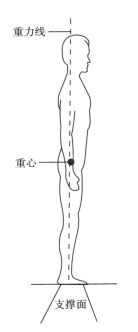

图 1-12　人体直立时重心在骨盆中部

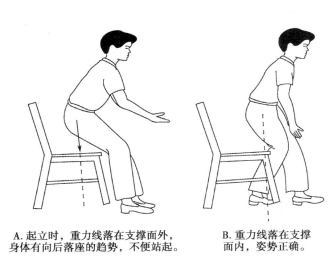

A. 起立时,重力线落在支撑面外,身体有向后落座的趋势,不便站起。　　B. 重力线落在支撑面内,姿势正确。

图 1-13　人体从坐位变立位时,重力线的改变

二、力学原理在护理工作中的运用

将人体力学原理应用于护理工作中,可有效地节省护士的体力,减少不必要的力的付出,提高工作效率。同时,运用人体力学原理可以帮助护士使病人保持良好的姿势和体位,增进病人的舒适和安全。

(一)节力原则,减轻疲劳

1. 利用杠杆作用　护士在进行操作时,身体应尽量靠近操作物体,两臂持物时,两肘部应紧靠身体两侧,上臂下垂,前臂和所持的物体靠近身体,缩短阻力臂,以达到省力的目的。当必须提取重物时,最好将重物分成重量相等的两部分,由两手分别提取。若重物只能由一只手臂提取,则另外一只手臂应向外伸展,以保持身体的平衡。

2. 尽量使用大肌肉或多肌群　进行护理操作时，在能使用整只手的情况下，应尽量避免只用手指操作；在能使用躯干部和下肢肌肉的情况下，应尽量避免只使用上肢。如护士手持治疗盘时，应使五指分开托住治疗盘，并与手臂一起用力，由于多肌群用力，故不易疲劳。

3. 使用最小肌力做功　护士在移动重物时，应注意事先计划好移动的位置和方向，应尽量沿直线方向有节律地移动；尽可能用推或拉的方式代替提取。

（二）增加稳定，避免损伤

1. 扩大支撑面　在护理操作时，护士应根据实际需要两脚前后或左右分开，以扩大支撑面，维持身体的平衡与稳定。在协助或给病人安置卧位时，也应尽可能扩大支撑面，如病人侧卧时，应将两臂屈肘，一手放于枕旁，一手放于胸前，两腿前后分开，上腿弯曲在前，下腿稍伸直，以扩大支撑面，维持卧位的稳定。

2. 降低重心　护士在进行较低平面的护理操作或取较低位置的物品时，身体应屈膝屈髋，降低重心，同时两下肢应随身体动作的方向前后或左右分开，以增加支撑面，使重力线落在支撑面内，利用重心的移动去操作，可以保持身体的稳定性。

3. 减少身体重力线的偏移程度　护士在提取物品时应尽量将物品靠近自己身体，抱起或抬起病人身体移动时，也应该将病人身体尽量靠近自己，这样可以减少身体重力线的偏移程度，以使重力线落在支撑面内，维持稳定。

（马国平）

思考题

1. 病人，女性，53岁。因车祸急诊入院，左侧腿部疼痛，并有多处擦伤。X线检查见左侧胫骨粉碎性骨折。请思考：

（1）作为急诊科的接诊护士，首先应采取的护理措施有哪些？

（2）如果病人需要急诊手术，护士应如何为病人准备床单元？

（3）铺床时应该注意哪些问题？

2. 病人，女性，65岁，因受凉后咳嗽、咳痰，夜间呼吸费力、不能平卧3d入院。请思考：

（1）为该病人设置适宜的病室温度、湿度各是多少？

（2）如果病室湿度过低会对此病人有什么影响？

（3）日间该病室的噪声应控制在多少为宜？

3. 病人，男性，61岁。心前区压榨样疼痛1h，伴脉速、恐惧感，晚上11时来医院就诊。请思考：

ER 1-7

（1）急诊室护士对病人应立刻采取哪些护理措施？

（2）为保证抢救及时，对急救物品须做到哪些要求？

（3）抢救病人时，护士应如何处理口头医嘱？

练习题

第二章 | 医院感染的预防和控制

教学课件

思维导图

> **学习目标**
>
> 1. 掌握 无菌技术操作原则、隔离预防原则，不同种类的隔离措施。
> 2. 熟悉 各种物理、化学消毒、灭菌方法及消毒效果的监测。
> 3. 了解 医院感染的分类、形成的主要因素及预防措施；隔离的种类。
> 4. 熟练完成手卫生、无菌技术和隔离技术操作，学会正确选用常用化学消毒剂。
> 5. 具有严格的无菌意识和隔离观念，为病人进行护理操作时保持认真、求实的工作态度，以预防和控制医院感染的发生，确保病人生命安全。

医院感染的预防和控制是保证医疗护理质量和医疗护理安全的重要内容。清洁、消毒、灭菌、无菌技术、隔离技术、合理使用抗生素、消毒 / 灭菌效果的监测等是目前预防和控制医院感染的关键措施。这些措施的实施须贯穿于医疗、护理工作全过程，护士应熟练掌握控制医院感染的知识和技术，确保措施落实到位，以避免医院感染的发生。

第一节 医院感染

> **案例导入**
>
> 一位 78 岁的肺炎病人，持续高热，入院后一直使用头孢曲松钠、头孢呋辛钠等抗生素，护士小刘为病人进行口腔护理时发现，病人口腔硬腭处有片状假膜覆盖，不易拭去。
>
> **请思考：**
> 1. 病人口腔出现了什么情况？为什么会出现这种情况？
> 2. 为有效预防和控制这类情况的发生，护士应该做好哪些工作？
> 3. 结合目前的病情，应从哪些方面对病人实施人文关怀？

一、概述

（一）概念

医院感染（nosocomial infection）指的是住院病人在住院期间获得的感染，包括在住院期间发生的感染和在医院内获得出院后发生的感染；但不包括入院前已开始或入院时已处于潜伏期的感染。医院工作人员在医院内获得的感染也属于医院感染。

（二）医院感染的分类

医院感染按获得病原体的来源可分为外源性感染和内源性感染。

1. 外源性感染（exogenous infection） 又称交叉感染（cross infection），指感染病原体来自病人以

外的个体及环境等,通过直接或间接的传播途径导致病人发生感染。

2. 内源性感染(endogenous infection) 又称自身感染(self-infection),指各种原因导致的病人在医院内遭受自身固有病原体侵袭而发生的感染。正常情况下,人的口咽、呼吸道、肠道、尿道及皮肤等部位寄居的正常菌群或机会致病菌是不致病的,当各种因素导致人体的皮肤、黏膜受损失去屏障功能,抵抗力下降、免疫功能受损或寄居原部位的细菌发生移位时,原有的生态平衡失调则可引起感染。

二、医院感染发生的基本条件

医院感染的发生必须具备传染源、传播途径和易感宿主3个基本条件,当三者同时存在并相互联系时就导致了感染的发生。

(一)传染源

传染源(source of infection)是指病原体自然生存、繁殖并排出的宿主(人或动物)或场所。主要传染源有已感染的病人及病原携带者、病人自身的常居菌或暂居菌、动物传染源、环境贮源等,其中已感染的病人及病原携带者是医院感染中的主要传染源。

(二)传播途径

传播途径(route of transmission)是指病原体从传染源传播到易感人群的途径。

1. 接触传播(contact transmission) 是指易感人群通过手、物体表面等媒介直接或间接接触病原体导致的传播。接触传播是外源性感染的主要传播途径。

(1)直接接触传播:传染源直接将病原微生物传播给易感宿主,如母婴间风疹病毒、巨细胞病毒、人类免疫缺陷病毒等传播感染;病人之间、病人与医务人员之间也可通过手的直接接触而感染病原体。内源性感染中病人是传染源,也是易感者,这种情况属于自身直接接触传播。

(2)间接接触传播:传染源排出的病原微生物通过媒介传递给易感宿主。最常见的传播媒介是医务人员的手,其次是各种侵入性诊治器械、病室物品和生物媒介,还可因医院水源或食物污染引起传播。

2. 空气传播(airborne transmission) 是指悬浮于空气中、能在空气中远距离传播(距离>1m),并长时间保持感染性的飞沫核(≤5μm)导致的传播。如含出血热病毒的啮齿动物、家禽通过排泄物污染尘埃后形成气溶胶颗粒传播流行性出血热;开放性肺结核病人排出结核分枝杆菌通过空气传播给易感人群。

ER 2-3
空气传播

ER 2-4
飞沫传播

3. 飞沫传播(droplet transmission) 是指带有病原体的飞沫核(>5μm)在空气中短距离(距离≤1m)移动到易感人群的口、鼻黏膜或结膜等导致的传播。如病人伤口脓液、皮屑等传染性物质,病人咳嗽、打喷嚏、谈笑时从口、鼻腔喷出的小液滴,医务人员进行某些诊疗操作时产生的液体微粒等物质都称为飞沫。这些飞沫在空气中悬浮时间不长,只能近距离地传播给周围的密切接触者。主要通过飞沫传播的疾病有猩红热、百日咳、白喉、麻疹、严重急性呼吸综合征(SARS)、流行性脑脊髓膜炎、肺鼠疫等。

4. 其他途径传播 如通过动物或昆虫携带病原微生物作为人类传播的中间宿主,如禽类传播人感染高致病性禽流感,蚊子传播疟疾、乙型脑炎等。

(三)易感人群

易感人群(susceptible population)是指对某种疾病或传染病缺乏免疫力的人群。医院感染中常见的易感人群主要有:①婴幼儿及老年人;②机体免疫功能严重受损者;③手术时间或住院时间长者;④接受各种免疫抑制剂治疗者;⑤营养不良者;⑥接受各种侵入性诊疗操作者;⑦不合理使用抗生素者;⑧精神状态差,缺乏主观能动性者。

三、引发医院感染的主要因素

（一）机体自身因素

住院病人中各种慢性病、恶性疾病、老年病人的比例增加，病人机体抵抗力减弱，而某些治疗方法如放射治疗（简称放疗）、化学治疗（简称化疗）等又可降低病人对感染的防御能力。年龄、性别等机体自身因素也易引起感染，如婴幼儿特别是低体重出生的早产儿，自身免疫系统发育不完全，防御功能低下；病人某些部位的感染有性别差异，如尿路感染发病率女性高于男性。

（二）机体外在因素

1. 各类诊疗活动　医疗技术和药物应用对医学的进步和发展有巨大的推动作用，但在造福人类健康的同时，也增加了医院感染的危险性。

（1）现代诊疗技术如内镜、泌尿系统导管、动/静脉导管、气管插管、吸入装置、器官移植等侵入性诊治手段，使因器械污染、皮肤黏膜损伤所致感染的机会增多。

（2）抗生素的广泛应用，治疗期间无适应证的预防性用药、术前用药时间过早、术后停药时间过晚或联合用药过多等，导致病人体内正常菌群失调，耐药菌株增加，使内源性感染增多。

（3）放疗、化疗、免疫抑制剂的应用，在为肿瘤病人杀灭肿瘤细胞的同时，对正常细胞也造成了一定程度的损伤，势必降低机体的防御功能和免疫系统功能。而各种免疫抑制剂、皮质激素又对机体的免疫系统起破坏作用，这些都增加了医院感染的发生率。

2. 医院内感染的管理机制和制度　医院感染管理制度不健全，缺乏对消毒、灭菌效果的监控；医院领导和医务人员对医院感染的严重性认识不足，医院感染管理制度执行不严格、监管不到位、培训不全面等都会造成医院感染的发生。

3. 医院环境　医院是各类病原体汇集的场所，其环境很容易受到各种病原微生物的污染。如医院建筑布局不合理容易导致病原微生物聚集，医疗器械未按规定流程开展消毒、灭菌、保存等，均会增加医院感染的发生率。

四、医院感染的预防和控制

控制医院感染的关键措施是阻断感染链，即控制传染源、切断传播途径、保护易感人群。

（一）建立医院感染三级管理体系

医院感染管理机构应有独立、完整的体系，加强医院感染的监测管理。住院床位总数在 100 张以上的医院通常设置三级管理组织，即医院感染管理委员会、医院感染管理科、各科室医院感染管理小组；住院床位总数在 100 张以下的医院应当指定分管医院感染管理工作的部门，其他医疗机构需配备专（兼）职的医院感染管理人员。

1. 一级管理　临床科室感染管理小组是医院感染管理制度和防控措施的具体实践者，实行科室主任、护士长负责制，负责所在科室的感染控制与预防方面的管理和业务工作。

2. 二级管理　医院感染管理科，肩负着管理和专业技术指导双重职责的职能科室。由专职人员负责全院的医院感染预防与控制的管理和业务工作，行使管理和监督职能，对医院感染相关事件的处理进行专业技术指导。医院专职人员配备数量应按每 150~200 张实际使用病床配备 1 名感染管理专职人员的要求执行。

3. 三级管理　医院感染管理委员会是医院感染管理的最高组织机构和决策机构，全面负责医院感染控制和管理，负责制订本医疗机构的医院感染管理计划及医院感染防控总体方案，并对医院感染管理工作进行监督和评价。

（二）健全并落实各项规章制度及工作质量标准

1. 管理制度　如清洁卫生制度、消毒隔离制度、供应室物品消毒管理制度、医疗服务管理制度、感染管理报告制度等。医院应建立有效的医院感染监测与报告制度，及时诊断医院感染病例，定期分析发生医院感染的风险因素，采取针对性的预防与控制措施。

2. 监测制度 严格按照国家卫健委最新颁布的《医院感染监测标准》（WS/T 312—2023）等相关要求，对全院开展全院综合性监测、手术部位感染监测、成人及儿童重症监护病房（ICU）医院感染监测、新生儿病房医院感染监测等；并将监测结果报送和反馈给有关部门和科室，为医院感染的预防、控制和管理提供科学依据。

3. 消毒质量控制标准 如医护人员手卫生、空气消毒、物体表面的消毒、各种管道装置的消毒、护理用品和非医疗用品的消毒、医院隔离技术标准等，应符合国家卫生行政部门的有关技术规范和卫生行业标准，应将医院感染监测的质量控制纳入医疗质量管理考核体系。

（三）合理设置医院布局、设施

医院建筑布局及洁、污流程设计符合医院感染管理要求，设施应有利于消毒隔离。如与病人直接接触的科室均应设置物品处置室，将病人接触过的物品先消毒达到无害化后再进一步处理；医院还应有污水处理设备，对医院内产生的污水进行无害化处理，保护环境；电梯合理分布，设置污物运送专用电梯，和无菌物品、人员运送的电梯分开，做好探视者和陪护者的管理等。

（四）阻断感染发生

医务人员严格执行技术操作规程等医院感染管理的各项规章制度，加强医务人员手卫生，严格做好清洁、消毒、灭菌及效果监测，规范处理医疗废物，加强重点环节（各种侵入性操作、注射、手术等）的操作技术规范，强化重点部门如手术室、消毒供应中心、血液透析室等的消毒隔离，合理使用抗生素，通过多种方式增加易感人群的抵抗力等。

（五）加强预防医院感染的宣传教育

加强医院感染监控知识和技术的培训与宣传教育，强化医护人员、病人及其家属、配餐员等全体人员识别医院感染暴发的意识与能力，不断提高医护人员有关医院感染的专业知识，在各个工作环节做好医院感染的防控，保障医疗质量和医患安全。

第二节　清洁、消毒、灭菌

案例导入

护士小冯今天为病区的病人进行静脉输液。操作前用含有效氯溶液的抹布擦拭了治疗盘、治疗车和操作台，洗手、戴好口罩后准备静脉输液所需的用物，并两人核对、检查各类无菌物品的名称、有效期、包装是否完整等。

请思考：

1. 小冯为病人静脉输液前为什么要按这样的流程准备用物？
2. 静脉输液过程中可能涉及的清洁、消毒、灭菌的方法有哪些？
3. 日常护理工作中从哪些方面强化消毒、灭菌意识可以保护病人的安全？

一、基本概念

1. 清洁（cleaning） 指去除物品表面的可见污染物、无机物和有机物的过程，其目的是去除和减少微生物的数量，并非杀灭微生物。适用于医院环境中的地面、墙壁及家具、医疗设备等各类物体表面，也是物品消毒、灭菌的必要步骤。

2. 消毒（disinfection） 是指清除或杀灭传播媒介上的病原微生物，使其数量减少到无害程度的过程。凡是接触到皮肤、黏膜的医疗器械、器具和物品必须达到消毒水平。

3. 灭菌（sterilization） 是指杀灭或清除医疗器械、器具和物品上一切微生物（包括致病的和非致病的）的过程。凡进入人体组织、无菌器官的医疗器械、器具和物品必须达到灭菌水平。

二、清洁法

清洁是物品消毒、灭菌前的必要步骤。常用水洗、去污剂或清洁剂去污、机械去污、超声去污等方法，刷洗物品表面及其关节、齿牙，使其光洁，无血渍、污渍、水垢等残留物质和锈斑。

三、物理消毒灭菌法

物理消毒灭菌法（physical disinfection and sterilization）是利用物理因素（如热力、光照、辐射、过滤等）清除或杀灭微生物的方法。医院一般首选物理消毒灭菌法。

（一）热力消毒灭菌法

热力消毒灭菌法是利用热力作用使微生物的蛋白质凝固变性，酶失去活性，代谢发生障碍，致使细胞死亡，分为干热灭菌和湿热灭菌。干热灭菌是由空气导热，传导较慢，因此干热灭菌所需温度较高、时间较长，适用于耐热、不耐湿，蒸汽或气体不能穿透的物品的灭菌，常见方法有燃烧灭菌法、干烤灭菌法。湿热灭菌是由空气、水、水蒸气导热，传导快，穿透力强，因此湿热灭菌所需温度较低、时间较短，常见的湿热灭菌法有煮沸消毒法、压力蒸汽灭菌法、巴氏消毒法和低温蒸汽消毒法。

1. **燃烧灭菌法** 是一种简单、迅速、彻底的灭菌法，包括焚烧和烧灼两种。

（1）**焚烧法**：直接在焚烧炉内焚毁。常用于无保留价值的污染物品，如污纸，被破伤风梭菌、产气荚膜梭菌、铜绿假单胞菌等污染的敷料，被开放性肺结核病人痰液污染的纸张等。

（2）**烧灼法**：直接用火焰灭菌。适用于不怕热的金属器械和搪瓷类物品的灭菌，紧急情况下可用于手术器械的灭菌。临床常用于：①微生物实验室接种环、试管口的灭菌，可直接在火焰上烧灼。②金属器械（对锐利刀剪禁止使用该方法灭菌）及搪瓷类物品急用时，金属器械可放在火焰上烧灼20s，搪瓷容器倒入少量95%以上的乙醇，慢慢转动，使乙醇分布均匀，然后点火燃烧直至熄灭。

注意事项：①用燃烧法灭菌，须远离氧气、乙醚、汽油等易燃、易爆物品；②燃烧中途不得添加乙醇，以免引起烧伤或火灾；③对贵重器械及锐利刀剪禁用此法灭菌，以免损坏器械或使刀刃变钝。

2. **干烤灭菌法** 利用特制的密闭烤箱进行灭菌，适用于耐热、不耐湿、蒸汽或气体不能穿透的物品的灭菌，在高温下不变质、不损坏、不蒸发，如粉剂、油剂、玻璃器皿、金属制品、搪瓷类物品等。消毒时箱温120~140℃，时间10~20min。干烤灭菌所需的温度和时间应根据物品种类和烤箱的类型来确定，具体灭菌参数：箱温150℃，2.5h；箱温160℃，2h；箱温170℃，1h；箱温180℃，30min。

干烤灭菌法注意事项：①物品应清洁，玻璃器皿须保持干燥。②体积通常不超过10cm×10cm×20cm，粉剂、油剂厚度不超过0.6cm，凡士林纱布厚度不超过1.3cm。③装载高度不超过烤箱内腔高度的2/3，勿与烤箱底和四壁接触，物品间应留有空隙。④有机物品灭菌温度不超过170℃。⑤灭菌时间是从烤箱内达到灭菌温度时算起，中途不宜打开烤箱添放物品。⑥灭菌后温度降至40℃以下方可打开烤箱，以防玻璃器皿等物品炸裂。

3. **煮沸消毒法** 煮沸消毒法简单、方便、经济、实用，适用于耐湿、耐高温物品的消毒，如搪瓷、金属、玻璃、餐饮用具、橡胶类等物品，是家庭及基层医疗机构常见的消毒方法。

（1）**方法**：将物品刷洗干净后全部浸没在水中加热煮沸。水沸开始计时，维持5~10min可杀灭细菌繁殖体；煮沸15min可杀灭多数细菌芽孢，对于某些热抗力极强的细菌芽孢和真菌污染的物品，煮沸时间应达到15min至数小时，如肉毒杆菌芽孢须煮沸3h才能杀灭。将碳酸氢钠加入水中，配成1%~2%的溶液，沸点可达105℃，可增强杀菌作用，又可去污防锈。

（2）**注意事项**：①使用软水，物品必须刷洗干净并完全浸没在水中，水面应至少高于物品最高处

3cm；空腔导管内预先灌满水，大小、形状相同的容器不能重叠，器械轴节及容器盖要打开，放入总物品量不宜超过容量的 3/4。②橡胶制品用纱布包好，待水沸后放入；玻璃器皿用纱布包裹，并在冷水或温水时放入；如中途加入物品，则在第二次水沸后重新计时。③高原地区气压低、沸点低，一般海拔每增高 300m，煮沸时间须延长 2min。④消毒后的物品及时取出置于无菌容器内，尽早应用，4h 内未用需要重煮消毒。

4. 压力蒸汽灭菌法 压力蒸汽灭菌法(pressure steam sterilization)是热力消毒灭菌法中临床应用最广、效果最为可靠的首选灭菌方法，主要是利用在一定压力下饱和蒸汽所释放的潜热(当 1g 100℃水蒸气变成 1g 100℃的水时，释放出 2 255J 的热能)灭菌。耐湿、耐高温、耐压的器械、器具和物品，如各类器械、敷料、搪瓷类物品、橡胶、玻璃制品等应首选压力蒸汽灭菌。

(1)**压力蒸汽灭菌器分类**：根据排放冷空气的方式和程度不同，有下排气压力蒸汽灭菌器和预真空压力蒸汽灭菌器两大类。根据灭菌时间的长短，压力蒸汽灭菌程序包括常规压力蒸汽灭菌程序和快速压力蒸汽灭菌程序。

下排气压力蒸汽灭菌器下部有排气孔，灭菌时利用重力置换原理和冷热空气的比重差异，使热蒸汽在灭菌器中自上而下将冷空气由下排气孔排出，使灭菌器内充满饱和蒸汽，利用蒸汽释放的潜热进行灭菌。下排气压力蒸汽灭菌器有手提式和卧式两种。其中手提式压力蒸汽灭菌器便于携带、使用方便、效果可靠，适用于基层医疗单位。使用时压力在 103~137kPa、温度 121~126℃，保持 20~30min，可达灭菌效果。使用结束压力降为 0kPa 时才能打开盖子，防止突然打开盖子，冷空气大量进入，物品受潮，玻璃制品因骤然降温引起爆裂。

预真空压力蒸汽灭菌器利用机械抽真空的原理，在通入蒸汽前先将内部抽成真空形成负压，以利蒸汽迅速穿透到物品内部进行灭菌。根据一次或多次抽真空的不同，分为预真空法和脉动真空法，后者通过多次抽真空使灭菌效果更可靠。

(2)**压力蒸汽灭菌的使用参数**：根据待灭菌物品选择适宜的压力蒸汽灭菌器和灭菌程序，常规灭菌周期包括预排气、灭菌、后排汽和干燥等过程。灭菌器的操作方法遵循使用说明，灭菌参数见表 2-1。

表 2-1　压力蒸汽灭菌器灭菌参数

设备类别	物品类别	压力参考范围 /kPa	灭菌设定温度 /℃	最短灭菌时间 /min
下排气式	敷料	102.8~122.9	121	30
	器械	102.8~122.9	121	20
预真空式	敷料	184.4~210.7	132	4
	器械	201.7~229.3	134	4

(3)**注意事项**：①操作人员要经过专门训练，合格后才能上岗；严格遵守操作规程；每日设备运行前进行安全检查并预热，预真空灭菌器每日开始灭菌运行前还应空载进行 B-D 试纸测试。②包装前器械或物品须清洗、擦干，包装材料要求透气性好但不能透过微生物，常用脱脂棉布、专用包装纸、带通气孔的器具；卧式灭菌器内物品包不大于 30cm×30cm×25cm，预真空灭菌器内物品包体积可以是 30cm×30cm×50cm，器械包重量不宜超过 7kg，敷料包重量不宜超过 5kg；物品捆扎不能过紧，包内放置化学指示物，包外贴化学指示胶带。③使用专用灭菌架或篮筐装载灭菌物品，灭菌包之间留有空隙；相同材质物品置于同一批次灭菌，如材质不同，将纺织类物品竖放于金属、搪瓷类物品之上；卧式灭菌柜内装填量不得超过 80%、预真空灭菌柜不得超过 90%，但不小于柜室容量的 10%，如使用脉动真空压力蒸汽灭菌器，装填量不得小于柜室容量的 5%。④灭菌时随时观察压力及温度并准确计时，加热速度不宜过快，只有当柜室的温度达到要求时开始计算灭菌时间。⑤灭菌器内温度降至室温、压力表在 0 位时取出的物品应冷却 30min 以上；每批次应检查灭菌是

合格，若灭菌不彻底或有可疑污染则不作为无菌包使用；快速压力蒸汽灭菌后的物品应在 4h 内使用，不能长时间储存。

ER 2-5
化学指示物

（4）**监测灭菌效果**：有 4 种方法监测灭菌效果。

1）物理监测法：将留点温度计的水银柱甩至 50℃ 以下，放入需灭菌的包内，待灭菌后检查读数是否达到灭菌温度。每次灭菌应连续监测并记录灭菌时的温度、压力和时间等灭菌参数，结果应符合灭菌的要求。

2）化学监测法：是目前广泛使用的常规监测手段，主要是通过化学指示剂在灭菌后呈现的颜色变化来辨别是否达到灭菌要求。化学监测法应进行包外、包内化学指示物监测，具体要求为灭菌包包外应有化学指示物，高度危险性物品包内应放置包内化学指示物，置于最难灭菌的部位。如果透过包装材料可直接观察包内化学指示物的颜色变化，则不必放置包外化学指示物。

3）生物监测法：生物监测法为最可靠的监测方法，每周进行一次。按照国家卫生健康委员会《清洗消毒及灭菌效果监测标准》（WS 310.3－2016）的规定，将嗜热脂肪杆菌芽孢菌片制成标准生物测试包或生物灭菌过程挑战装置（PCD），或使用一次性标准生物测试包，对灭菌器的灭菌质量进行生物监测。

4）B-D 试验：预真空（包括脉动真空）压力蒸汽灭菌器应在每日开始灭菌运行前空载进行 B-D 测试，B-D 测试合格后灭菌器方可使用。

5. 低温灭菌蒸汽消毒法　低温灭菌蒸汽消毒法是用较低温度杀灭物品中的病原菌或特定微生物，用于不耐高热的物品，如内镜、麻醉面罩和塑料制品等的消毒。将蒸汽温度控制在 73~80℃，持续 10~15min 进行消毒；用于乳类、酒类消毒时又称巴氏消毒法，是将液体加热到 61.1~62.8℃ 并保持 30min 或加热到 71.7℃ 并保持 15~16s 进行消毒。

6. 流通蒸汽灭菌法　流通蒸汽灭菌法是在常压下用 100℃ 的水蒸气消毒，相对湿度 80%~100%，适用于医疗器械、器具和物品手工清洗后的初步消毒，餐饮用具和部分卫生用品等耐热、耐湿物品的消毒。

（二）紫外线消毒法

紫外线是一种低能电磁波，穿透能力极弱，起到最大杀菌作用的波长是 253.7nm，可杀灭多种微生物，包括杆菌、病毒、真菌、细菌繁殖体、部分芽孢等，适用于室内空气和物品表面的消毒。

1. 紫外线作用机制　紫外线作用于微生物的 DNA，破坏菌体蛋白中的氨基酸，使菌体蛋白光解变性，降低菌体内氧化酶的活性，使微生物 DNA 失去转换能力而死亡。紫外线还可使空气中的氧气电离产生具有极强杀菌作用的臭氧。

2. 使用方法　空气消毒时首选紫外线空气消毒器，可在室内有人活动时使用，开机 30min 即可达到消毒效果。在室内无人情况下，采用悬吊式或移动式紫外线灯直接照射。紫外线灯安装的数量≥1.5W/m³，灯管高度距离地面 1.8~2.2m，照射时间≥30min。消毒室内空气时应关闭门窗，保持室内环境清洁、干燥，消毒时适应的室内温度为 20~40℃，相对湿度应低于 80%。

物品表面消毒时采用紫外线灭菌灯，有效距离为 25~60cm，照射时间为 20~30min。照射时应将物品摊开或挂起，使消毒物品各个表面充分暴露于紫外线下，具体消毒方法及注意事项应遵循生产厂家的使用说明。也可将床垫、毛毯、衣服、书籍等物品放在日光下直射，曝晒 6h 以达消毒效果。

3. 注意事项

（1）消毒时关闭门窗，保持室内消毒环境清洁、干燥，若室内温度低于 20℃ 或高于 40℃，相对湿度大于 80% 时，应适当延长照射时间。消毒物品表面时应使消毒物品表面充分暴露于紫外线中，消毒纸张、织物等粗糙表面时应正反面都照射，并适当延长照射时间。

（2）保持紫外线灯管表面清洁，一般每周用酒精布巾擦拭灯管表面，及时清除表面的灰尘、油污，以减少对紫外线消毒效果的影响。

（3）合理计算并记录消毒时间，紫外线的消毒时间须从灯亮 5~7min 后开始计时。当辐射强度低于 $70\mu W/cm^2$（功率≥30W 的灯）时，或者灯管累计使用时间超过 1 000h 时，应更换灯管。

（4）紫外线对人的眼睛、皮肤均有强烈的刺激，照射时人尽量离开房间，必要时戴防护镜和穿防护衣或用纱布遮盖双眼，用被单遮盖暴露的肢体，照射后开窗通风 3~4min。

4. 紫外线消毒效果监测 每年至少进行 1 次标定灯管照射强度，合格灯管的标准为普通 30W 直管型新灯辐照强度应≥$90\mu W/cm^2$，使用中辐照强度应≥$70\mu W/cm^2$；30W 高强度紫外线新灯的辐照强度应≥$180\mu W/cm^2$。具体方法有：①紫外线辐照计监测法，开启紫外线灯 5min 后，将波长是 253.7nm 的紫外线辐照计探头置于所测紫外线灯下垂直距离 1m 处，或特殊紫外线灯推荐的距离处测定，待仪表稳定后所示结果即为该灯管的辐照强度。②化学指示卡监测法，开启紫外线灯 5min 后，将紫外线灯强度辐射指示卡置于紫外线灯下垂直距离 1m 处照射 1min，根据指示卡颜色的变化来判断辐照强度。③生物监测法，一般每月 1 次，主要通过对空气、物品表面的采样，监测细菌菌落数以判断其消毒效果。

（三）臭氧消毒法

臭氧主要依靠其强大的氧化作用杀菌，是一种广谱杀菌剂，可杀灭细菌繁殖体、芽孢、病毒、真菌等，并可破坏肉毒杆菌毒素。主要用于医院空气、水（包括生活用水、公共场所的水、医院污水及非注射诊疗用水等）、食品加工管道、医疗器械、诊疗用品、物品表面及餐饮用具的消毒。使用臭氧消毒时应根据待消毒处理物品的种类，按相关标准选择相应规格的臭氧消毒器。

空气消毒时应关闭门窗，在封闭空间、室内无人状态下进行，一般臭氧浓度为 $20mg/m^3$，持续 30min；在密闭空间内相对湿度≥70%，采用 $60mg/m^3$ 的臭氧，持续 60~120min。消毒结束后须开窗通风 30min 以上，人员方可进入室内。

（四）等离子体灭菌法

等离子体灭菌法（plasma sterilization）是一种新型的低温灭菌技术，在专用的过氧化氢低温等离子体灭菌器内进行。作用原理是将过氧化氢作为灭菌介质，借助等离子体灭菌器中的机械装置，在特定真空和高频电磁场等物理条件作用下产生辉光放电，形成过氧化氢等离子体进行灭菌，具有很强的杀菌作用。适用于不耐高温、不耐湿的诊疗器械如电子仪器、光学仪器等的灭菌。

等离子体灭菌时应注意：①灭菌前所有物品均须被正确清洗和充分干燥，并使用专用的纸塑灭菌袋或无纺布包装。②对能吸收水分和气体的物品不适合采用该方法灭菌，如含纤维素的材料制成的物品或其他任何含木质纸浆的物品、亚麻制品、手术缝线及纸张等。③灭菌包不叠放，不接触灭菌舱内壁，物品装载总量不应超过灭菌舱容积的 2/3。

（五）电离辐射灭菌（冷灭菌）

电离辐射灭菌（ionizing radiation sterilization）是利用 X 射线、γ 射线或电子加速器产生的高能电子束，通过其穿透性来杀灭有害微生物的低温灭菌方法，也称冷灭菌。此法具有广谱灭菌作用，适用于不耐高温物品的灭菌，如橡胶、塑料、高分子聚合物（如一次性注射器、输液/输血器等）、精密医疗仪器、生物医学制品、节育用具及金属等。

（六）过滤除菌法

过滤除菌法（filtration sterilization）是利用物理阻留、静电吸附等原理去除介质中的微生物，通过规定孔径的过滤材料，去除气体或液体中的微生物，用于液体或空气的洁净及消毒处理。过滤除菌不能杀灭微生物，主要用于手术室、烧伤病房、器官移植病房、静脉药物配置中心等房间的空气净化处理。

（七）微波消毒灭菌法

微波是一种频率高、波长短、穿透力强的电磁波。在电磁波的高频交流电场中，细菌体内的蛋白质、核酸等极性分子发生高速运动，使温度迅速升高，导致菌体蛋白质凝固变性而坏死，达到消毒灭菌效果。

微波可杀灭细菌繁殖体、真菌、病毒及细菌芽孢等各种微生物，常用于食品和餐具的处理、医疗文件、药品及耐热非金属材料器械的消毒灭菌。

四、化学消毒灭菌法

化学消毒灭菌法是利用液体或气体的化学药物渗透到菌体内，使菌体蛋白凝固变性，细菌酶失去活性，导致微生物代谢障碍而死亡；或破坏细胞膜结构，改变其通透性，导致细胞膜破裂、溶解，从而达到消毒灭菌的目的。

凡不适用于物理消毒灭菌且耐潮湿的物品，如金属锐器（刀、剪、缝针）和光学仪器（胃镜、膀胱镜等）及皮肤、黏膜，病人的分泌物、排泄物，病室空气等，均可采用化学消毒灭菌法。

（一）化学消毒灭菌剂的种类

1. 灭菌剂（sterilant）　能杀灭包括细菌芽孢在内的一切微生物，并达到灭菌要求的制剂。如甲醛、过氧乙酸、环氧乙烷、戊二醛等制剂。

2. 消毒剂（disinfectant）　能杀灭环境中或传播媒介上的微生物并达到消毒要求的制剂。按消毒水平可分为高效、中效及低效消毒剂。

（1）高效消毒剂：能杀灭包括分枝杆菌在内的一切细菌繁殖体、病毒、真菌及真菌孢子等，对细菌芽孢有一定杀灭作用的消毒制剂。如含氯消毒剂、二氧化氯等。

（2）中效消毒剂：能杀灭分枝杆菌、真菌、病毒及细菌繁殖体等微生物的消毒制剂。如碘类、酚类消毒剂等。

（3）低效消毒剂：能杀灭细菌繁殖体和亲脂病毒的消毒制剂。如氯己定、苯扎溴铵等。

（二）化学消毒灭菌剂的使用原则

1. 首选物理消毒灭菌法，能用物理消毒灭菌的，尽量不选用化学消毒灭菌法。

2. 根据物品的性能及不同微生物的特性，选择合适的消毒灭菌剂。

3. 待消毒的物品在消毒前应洗净、擦干，去除油脂及脓、血液等有机物质。

4. 严格掌握消毒灭菌剂的有效浓度、消毒时间及使用方法。

5. 使用新鲜配制的消毒灭菌剂，消毒灭菌剂存放于无菌容器中，应定期更换，易挥发的要加盖，定期监测、调整浓度。

6. 消毒灭菌剂中不能放置纱布、棉花等物品，以防降低消毒效力。

7. 浸泡消毒后的物品使用前应用无菌生理盐水或无菌蒸馏水冲洗，气体消毒后的物品，应待气体散发后再使用，以免刺激组织。

8. 熟悉消毒灭菌剂的毒副作用，做好医务人员个人防护。

（三）化学消毒灭菌剂的使用方法

1. 浸泡消毒法（immersion disinfection）　是将需消毒的物品完全浸没在消毒灭菌剂中的方法。按被消毒物品和消毒灭菌剂的种类不同，确定消毒溶液浓度、浸泡时间。适用于耐湿不耐热物品的消毒，如锐利器械、精密仪器（内镜）等。

2. 擦拭消毒法（scrubbing disinfection）　是用化学消毒剂擦拭被污染物体表面或进行皮肤消毒的方法。应选用易溶于水、穿透性强、无显著刺激性的消毒剂。常用于地面、桌椅家具、墙壁等的消毒。

3. 喷雾消毒法（nebulization disinfection）　是用喷雾器将化学消毒剂均匀喷洒在空气中和物体表面进行消毒的方法。常用于空气和物品表面（如墙壁、地面）的消毒。

4. 熏蒸消毒法（fumigation disinfection）　是利用消毒药品所产生的气体进行消毒灭菌的方法。常用于换药室、手术室、病室的空气消毒。在消毒间或密闭的容器内，也可用熏蒸法对被污染的物品进行消毒灭菌。

（四）常用的化学消毒灭菌剂（表2-2）

表2-2　常用的化学消毒灭菌剂

消毒剂名称	消毒效力	性质与作用原理	使用范围与使用方法	注意事项
戊二醛	灭菌	无色、透明液体，与微生物的蛋白质及酶的氨基结合导致微生物灭活	（1）用于不耐热的诊疗器械、器具与物品的浸泡消毒与灭菌 （2）2%的碱性戊二醛溶液常用于浸泡不耐热的医疗器械、精密仪器，如内镜等 （3）浸泡法：常用浓度为2%，消毒时间需20~45min，灭菌时间需10h （4）消毒或灭菌后以无菌方式取出，用无菌蒸馏水或无菌生理盐水冲净后再用无菌纱布擦干方可使用	● 戊二醛对人体有毒性，应在通风良好的环境下使用；对皮肤黏膜有刺激，对人体有毒，配制时应注意个人防护 ● 盛装容器应洁净、加盖，使用前经灭菌处理，每周测定一次戊二醛溶液浓度，并过滤一次；放置于阴凉、干燥、通风的环境中保存 ● 对碳钢类制品如手术刀片有腐蚀性，使用前应加入0.5%亚硝酸钠防锈
环氧乙烷	灭菌	与菌体蛋白结合，使酶代谢受阻而杀灭微生物	（1）用于不耐高温、不耐湿热的诊疗器械、器具和物品（如电子仪器、光学仪器、化纤、塑料、陶瓷等制品）的灭菌 （2）小型灭菌器灭菌参数：浓度450~1 200mg/L，温度37~63℃，相对湿度为40%~80%，时间为1~6h；中型灭菌器灭菌参数：浓度800~1 000mg/L，温度55~60℃，相对湿度为60%~80%，时间为6h；大型灭菌器灭菌参数：用药浓度0.8~1.2kg/m³，温度55~60℃，时间为6h	● 易燃、易爆、有一定毒性，灭菌器应安放于阴凉、通风、无火源及电源开关处，室温低于40℃；气罐不应存放于冰箱里；灭菌时必须在密闭的环氧乙烷灭菌器中进行，并做好个人防护 ● 应设置专用的排气系统，保证有足够的时间进行灭菌后的通风换气；灭菌后的物品应在清除环氧乙烷残留后方可使用 ● 不可用于食品、液体、油脂类、粉剂类等灭菌
甲醛	灭菌	使菌体蛋白变性，酶活性消失	（1）用于不耐热、不耐湿的诊疗器械、器具和物品的灭菌 （2）常用低温甲醛蒸汽灭菌法，灭菌参数：气体甲醛作用浓度3~11mg/L，温度50~80℃，相对湿度80%~90%，时间为30~60min	● 灭菌箱须密闭，设置专用排气系统，不可使用自然挥发或熏蒸法；灭菌物品摊开，污染面暴露在外 ● 灭菌箱内温度、湿度对消毒效果有明显影响，应严格控制在规定范围内 ● 有致癌作用，不宜用于室内空气消毒
过氧乙酸	灭菌	无色或浅黄色透明液体，有刺激性，带有醋酸味，能产生新生态氧，主要通过氧化和酸性作用等杀灭细菌	（1）用于耐腐蚀物品、环境、室内空气等的灭菌 （2）浸泡法：一般物体表面使用浓度为0.1%~0.2%的溶液，作用时间30min；耐腐蚀医疗器械用浓度为0.5%的溶液，冲洗10min （3）喷洒法：环境灭菌时用浓度0.2%~0.4%的溶液喷洒，作用时间30~60min	● 稳定性差，贮存于阴凉、通风处，远离可燃物质 ● 稀释液应现配现用，使用时限在24h以内 ● 对金属和布类物品有很强的腐蚀性和漂白作用，消毒后用符合要求的水尽快冲洗 ● 配制时要注意个人防护

消毒剂名称	消毒效力	性质与作用原理	使用范围与使用方法	注意事项
含溴消毒剂（二溴海因）	高效	白色或淡黄色结晶，溶于水后，能水解生成次溴酸，使菌体蛋白变性	（1）游泳池水、污水、普通物体表面、疫源地消毒 （2）常用方法：喷洒法、擦拭法、浸泡法、冲洗法、直接投加等方法 （3）消毒参数：游泳池水消毒浓度 1.2~1.5mg/L；污水消毒浓度 1 000~1 500mg/L，作用时间 90~100min；一般物体表面消毒浓度 400~500mg/L，作用时间 10~20min	• 密闭贮存阴凉干燥耐酸容器内，远离易燃物和火源 • 对有色织物有漂白作用；对金属有腐蚀作用，消毒时应加入防锈剂亚硝酸钠 • 刺激性强，使用时避免与人体接触，须佩戴防护用品
二氧化氯	高效	在水溶液中放出有效氯，有强烈的刺激性气味，通过氧化、氯化作用破坏细菌酶的活性，使菌体蛋白凝固变性	（1）用于物品、环境、物体表面及空气的消毒 （2）浸泡法及擦拭法：100~250mg/L 的二氧化氯溶液用于细菌繁殖体污染的物品消毒；500mg/L 的二氧化氯溶液用于肝炎病毒和结核分枝杆菌污染的物品消毒；1 000mg/L 的二氧化氯溶液用于细菌芽孢污染的物品消毒；作用时间 30min （3）喷洒法：500mg/L 的二氧化氯均匀喷洒，用于细菌繁殖体污染的表面消毒，作用时间 30min；1 000mg/L 的二氧化氯均匀喷洒，用于肝炎病毒和结核分枝杆菌污染的表面消毒，作用时间 60min	• 应置于干燥、通风处保存 • 稀释液性质不稳定，应现配现用，使用时限不超过 24h • 金属制品消毒后，尽快用符合要求的水冲洗干净、干燥 • 对碳钢、铝有中度腐蚀性，对铜、不锈钢有轻度腐蚀性
含氯消毒剂（常用液氯、含氯石灰、含氯石灰精、次氯酸钠、氯胺T等）	中、高效	在水溶液中放出有效氯，有强烈的刺激性气味，通过氧化、氯化作用破坏细菌酶的活性，使菌体蛋白凝固变性	（1）适用于物品、物体表面、分泌物、排泄物等的消毒 （2）浸泡法和擦拭法：含有效氯 500mg/L 的溶液用于细菌繁殖体污染物品的消毒，作用时间 10min 以上；含有效氯 2 000~5 000mg/L 的溶液用于乙肝病毒、结核分枝杆菌、细菌芽孢污染物品的消毒，作用时间 30min 以上 （3）喷洒法：含有效氯 400~700mg/L 的溶液用于一般污染物品的消毒，作用时间 10~30min；含有效氯 2 000mg/L 的溶液用于经血液传播的病原体、结核分枝杆菌等物品的消毒，作用时间 60min 以上 （4）干粉消毒法：含有效氯 10 000mg/L 的干粉加入排泄物中，搅拌后消毒 2h 以上；有效氯 50mg/L 的干粉加入污水中，作用 2h	• 粉剂应在阴凉处避光、防潮、密封保存；水剂应在阴凉处密闭保存 • 溶液性质不稳定，应现配现用，使用时间≤24h • 配制粉剂时应戴口罩、手套 • 有腐蚀及漂白作用，不宜用于金属制品、有色织物及油漆家具的消毒
醇类（乙醇、异丙醇、正丙醇或两种成分的复方制剂）	中效	破坏细菌细胞膜的通透性，使菌体蛋白凝固变性从而达到消毒目的	（1）适用于手、皮肤、物体表面及诊疗器具的消毒，常用浓度为 70%~80% 的乙醇溶液 （2）手消毒：选用符合国家相关要求的醇类手消毒液，擦拭、揉搓时间≥15s （3）皮肤、物体表面消毒：擦拭 2 遍，作用时间 3min （4）诊疗器具消毒：完全浸没于加盖的消毒液中，作用时间≥30min；或进行表面擦拭消毒	• 易燃，应远离明火 • 开盖后应盖严，保存于阴凉处 • 不宜用于被血、脓、粪便等有机物严重污染的表面消毒 • 对醇类过敏者禁用

消毒剂名称	消毒效力	性质与作用原理	使用范围与使用方法	注意事项
碘酊	中效	使细菌蛋白氧化、变性而杀菌	(1)适用于注射及手术部位皮肤的消毒 (2)使用浓度：使用2%碘酊直接涂擦在注射及手术部位皮肤上，擦拭2遍以上，作用时间1~3min，稍干后用70%~80%的乙醇脱碘	● 避光密闭保存于阴凉、干燥、通风处；不适用于黏膜、对醇类刺激较敏感的部位和破损皮肤处的消毒 ● 对金属制品有腐蚀作用，不用于相应金属制品的消毒 ● 对碘过敏、皮肤过敏者慎用
含碘消毒剂（碘伏、复合含碘消毒剂）	中效	碘与表面活性剂结合形成络合物，能迅速而持久地释放有效碘，使菌体蛋白氧化而失活，从而达到杀菌的目的	(1)适用于手、皮肤、黏膜及伤口消毒 (2)擦拭法：对注射部位及手术部位皮肤的消毒，用碘伏消毒液原液局部擦拭2~3遍，作用时间2min；口腔黏膜创面消毒，用含有效碘1 000~2 000mg/L的碘伏擦拭，作用时间3~5min (3)冲洗法：阴道黏膜及伤口黏膜创面用含有效碘500mg/L的碘伏冲洗，作用时间按产品规定时间执行	● 避光密闭保存于阴凉、干燥、通风处 ● 稀释后稳定性差，宜现用现配 ● 对二价金属制品有腐蚀作用，不用于相应金属制品的消毒 ● 对碘过敏者慎用
季铵盐类消毒剂（苯扎溴铵）	低效、中效	阳离子表面活性剂，能吸附带阴离子的细菌，破坏细胞膜，导致菌体自溶死亡，还可改变其通透性使菌体蛋白变性而沉淀	(1)适用于皮肤与黏膜、物体表面的消毒 (2)环境或物品表面用浓度为1 000~2 000mg/L的溶液浸泡或擦拭15~30min (3)皮肤消毒用复方季铵盐消毒剂原液擦拭消毒，作用时间3~5min (4)黏膜消毒用浓度为1 000~2 000mg/L的季铵盐溶液，作用时间遵循产品说明	● 不宜与阴离子表面活性剂如肥皂或洗衣粉合用，也不能与碘或氧化物同用 ● 棉质物品有吸附作用，会降低疗效，不可在溶液中放入纱布、棉花等 ● 不适于瓜果蔬菜类消毒
胍类消毒剂（复方氯己定、氯己定）	低效、中效	能破坏菌体细胞膜的酶活性，使胞质膜破裂	(1)适用于手、皮肤与黏膜的消毒 (2)手术部位、注射部位皮肤，伤口创面，外科手消毒等用有效含量≥2g/L的氯己定加浓度70%乙醇溶液擦拭2~3遍，作用时间遵循产品说明 (3)口腔、阴道或伤口创面的消毒用有效含量≥2g/L的氯己定水溶液冲洗，作用时间遵循产品说明	● 避光密闭保存于阴凉、干燥处 ● 不适用于结核分枝杆菌、细菌芽孢污染物品的消毒 ● 不能与阴离子表面活性剂如肥皂混合或前后使用 ● 纱布、棉花有吸附作用，会降低药效，所以溶液内不可投入纱布、棉花等

注：灭菌剂是指能杀灭一切微生物（包括细菌芽孢）并达到灭菌要求的制剂。高效消毒剂是指杀灭一切细菌繁殖体（包括分枝杆菌）、病毒、真菌及其孢子等，对细菌芽孢也有一定杀灭作用的消毒制剂。中效消毒剂是指能杀灭分枝杆菌、真菌、病毒及细菌繁殖体等微生物的消毒制剂。低效消毒剂是指能杀灭细菌繁殖体和亲脂病毒的消毒制剂。

五、医院日常的清洁、消毒、灭菌

（一）医院用品危险性分类

1.高度危险性物品 指进入人体无菌组织、器官、脉管系统，或者有无菌体液从其中流过的物品，或直接接触破损皮肤、黏膜的物品，一旦被微生物污染就具有极高的感染风险。如膀胱镜、腹腔镜、手术器械、器官移植物、输液器、输血器等。

2.中度危险性物品 指与完整黏膜直接接触，但不进入人体无菌组织、器官和血流，也不接触破损皮肤、黏膜的物品，如喉镜、支气管镜、胃肠道内镜、呼吸机管道、体温计、压舌板等。

3. 低度危险性物品 指与完整皮肤接触而不接触黏膜的物品。如病人的日常生活用品，病室环境中的物品如病床、床头柜等，还有听诊器、血压计袖带、听筒、B超探头等。

（二）消毒灭菌的水平

根据消毒灭菌剂的浓度、作用强度、作用时间和对微生物的杀灭能力，将消毒灭菌法分为4个作用水平。

1. 灭菌水平 指杀灭包括细菌芽孢在内的一切微生物，使物品达到无菌保证水平。常用方法有压力蒸汽灭菌、干热灭菌、等离子体灭菌、电离辐射灭菌等物理灭菌法，还有使用甲醛、戊二醛、环氧乙烷、过氧乙酸等灭菌剂在规定条件下按照合适的浓度、有效的作用时间进行消毒的方法。

2. 高水平消毒法 指杀灭一切细菌繁殖体包括分枝杆菌、病毒、真菌及其孢子和绝大多数细菌芽孢的方法。常用有采用含氯制剂、二氧化氯、邻苯二甲醛、过氧乙酸、过氧化氢、臭氧、碘酊等以及能达到灭菌效果的化学消毒剂，在规定条件下按照合适的浓度、有效的作用时间进行消毒的方法。

3. 中水平消毒法 指杀灭除细菌芽孢以外的各种病原微生物包括分枝杆菌的方法。常用有碘类消毒剂、醇类和氯己定的复方、醇类和季铵盐类化合物的复方、酚类等消毒剂，在规定条件下按照合适的浓度、有效的作用时间进行消毒的方法。

4. 低水平消毒法 只能杀灭细菌繁殖体（分枝杆菌除外）和亲脂病毒的消毒方法，以及通过通风、换气、冲洗等机械除菌法。常用有采用季铵盐类消毒剂（苯扎溴铵）、氯己定等，在规定条件下，按照规范浓度、时间进行消毒的方法。

（三）医院日常清洁、消毒、灭菌工作

1. 医院环境分类与消毒 医院环境的清洁与消毒是控制医院感染的基础，环境表面的日常清洁、消毒遵循先清洁、后消毒的原则；发生感染暴发或者环境表面检出多重耐药菌时，须实施强化清洁与消毒。

（1）**环境空气及消毒**：从空气消毒的角度可将医院环境分为4类，应遵循国家相关要求采用相应的消毒方法。

Ⅰ类环境为采用空气洁净技术的诊疗场所，包括层流洁净手术室、层流洁净病室和无菌药物制剂室等。这类环境通常选用安装空气净化消毒装置的集中空调通风系统、空气洁净装置、循环风紫外线空气消毒器或静电吸附式空气消毒器、紫外线灯照射消毒以及达到Ⅰ类环境空气菌落数要求的其他空气消毒产品。

Ⅱ类环境是指有人的房间，包括普通手术室、产房、婴儿室、早产儿室、导管室、血液病病区、烧伤病区等保护性隔离病区，重症监护病区、新生儿室等。对这类环境消毒时必须采用对人无毒、无害且可连续消毒的方法，如通风、Ⅰ类环境净化空气的方法，达到Ⅱ类环境空气菌落数要求的其他空气消毒产品。

Ⅲ类环境包括母婴同室、消毒供应中心的检查包装灭菌区和无菌物品的存放区、血液透析中心/室、注射室、换药室、急诊室、化验室、其他普通住院病区等。除可采用Ⅱ类环境净化空气的方法外，还可采用臭氧消毒、紫外线消毒、化学消毒剂熏蒸或喷雾等方法（表2-3），可选用能达到Ⅲ类环境空气菌落数要求的其他空气消毒产品。

Ⅳ类环境包括普通门、急诊及其检查、治疗室，感染疾病科门诊及病区。可采用Ⅲ类环境中的空气消毒方法。

（2）**地面和物体表面的清洁与消毒**：地面、物体表面（如桌、椅、床头柜等）如无明显污染，采用湿式清洁；当地面或物体表面被病人的血液、体液等明显污染时，应先用吸湿材料去除可见的污染物，再进行清洁、消毒。

表 2-3　空气消毒常用化学消毒方法

消毒剂	消毒方法
0.5%~1.0% 过氧乙酸	按照 1g/m³ 的用量,加热熏蒸 2h,室内相对湿度 60%~80%
0.5% 过氧乙酸	按照 20~30L/m³ 的用量,加入超低容量喷雾器中进行喷雾消毒,作用时间 1h
3% 过氧化氢	按照 20~30L/m³ 的用量,加入超低容量喷雾器中进行喷雾消毒,作用时间 30~60min
二氧化氯	按照 10~20mg/m³ 的用量,加热熏蒸,具体时间遵循产品使用说明
臭氧	按照 20mg/m³ 的用量,臭氧熏蒸,具体时间遵循产品使用说明
纯乳酸	按照 0.12ml/m³,加等量水,加热熏蒸,时间 30~60min
食醋	按照 5~10ml/m³,加热水 1~2 倍,加热熏蒸,时间 30~60min

感染高风险部门的地面和物体表面应保持清洁、干燥,每天进行消毒,遇到明显污染时应随时去污、清洁与消毒。地面消毒一般选用含 400~700mg/L 有效氯的含氯消毒液擦拭,作用 30min;物体表面消毒方法同地面,也可采用浓度为 1 000~2 000mg/L 季铵盐类消毒液擦拭。

2. 被服类消毒　为避免交叉感染,被服类消毒时应采取分类清洗与消毒,将医护人员的工作服、值班被服与病人的被服分类分开洗涤,并高温消毒。感染病人的被服与普通病人的被服分开洗涤,采取先消毒、再清洗与消毒的方式进行,以防止传染源向外传播。婴幼儿衣被应单独洗涤。不能清洗的床上用品如枕芯、棉胎、垫褥等,可通过紫外线照射或臭氧机照射消毒。

3. 医疗器械及其他物品的消毒　对一般污染的医疗器械及其他物品,必须先进行清洁处理,去除表面的有机物(血渍、油污等),消除或减少有机物对消毒、灭菌效果的影响,方可再进行消毒、灭菌。被朊粒、产气荚膜梭菌及突发原因不明的传染病病原体污染的诊疗器械、器具和物品,使用后应先进行消毒,再进行清洗、灭菌处理。

4. 皮肤和黏膜的消毒　在实施侵入性诊疗操作,如注射、手术、导尿等时,应严格对皮肤、黏膜进行消毒;医务人员在进行诊疗活动时应注意对手的消毒,避免交叉感染。

5. 医院污物、污水的处理　根据《医疗废物分类目录》,医院的医疗废物包括感染性废物、病理性废物、损伤性废物、药物性废物、化学性废物等 5 类。应按照国家相关规定,对医疗废物分类收集与处置。

医院污水指排入医院化粪池的污水和粪便,包括医疗污水、生活污水和地面雨水,这些污水含有各种病原微生物和有害物质,可造成环境污染和社会公害。所以医院应建立集中污水处理系统并按污水种类分别进行排放,排放质量应符合《污水综合排放标准》;综合医院的感染病区和普通病区的污水应实行分流,应分别进行消毒处理。

六、消毒供应中心 / 室

消毒供应中心(central sterile supply department,CSSD)是医院内承担所有重复使用诊疗器械、器具和物品的清洗、消毒、灭菌以及无菌物品供应的部门。

ER 2-6
消毒供应中心

(一)消毒供应中心的设置

1. 建筑原则　应遵循医院感染预防与控制的原则,遵守国家法律法规对医院建筑和职业防护的相关要求。

2. 基本要求　消毒供应中心应有与产房、临床科室、手术室直接传递物品的专用通道;周围环境应清洁、无污染源,区域相对独立;内部通风、采光良好,气体排放、温度和湿度控制符合要求;辅助区域和工作区域分布合理,建筑面积应符合医院建设标准的规定,并兼顾未来发展的需要。

(二)消毒供应中心的布局

1. 工作区域　工作区域划分应遵循物品由污到洁,不交叉、不逆流;空气流向由洁到污;机械通风的去污区保持相对负压,检查包装灭菌区保持相对正压的原则。

(1)**去污区**:为污染区域,主要对重复使用的诊疗器械、器具和物品进行回收、分类、清洗、消毒(包括运输器具的清洗、消毒等),此区域的工作人员应采用标准防护。

(2)**检查包装灭菌区**:为清洁区域,用于对已去污的诊疗器械、器具和物品进行检查、装配、包装及灭菌(包括敷料制作等),要求器械和敷料分室包装。

(3)**无菌物品存放区**:为清洁区域,用于已灭菌物品的存放、保管和发放;一次性用物应设置专门区域存放。

2. 辅助区域 包括工作人员值班室、办公室、休息室、更衣室、卫浴间等。

(三)消毒供应中心的工作内容

1. 回收 对需重复使用的诊疗器械、器具和物品集中进行回收,对被朊粒、产气荚膜梭菌及突发原因不明的传染病病原体污染的诊疗器械、器具和物品,应双层封闭包装并标明感染性疾病名称,由消毒供应中心单独回收。采用封闭式回收,避免反复装卸;不应在诊疗场所对受污染的诊疗器械、器具和物品进行清点,回收工具每次使用后也要清洗、消毒、干燥后备用。

2. 清洗、消毒

(1)清洗方法包括机械清洗和手工清洗。机械清洗适用于大部分常规器械的清洗,手工清洗适用于精密、复杂器械的清洗和对有机物污染较重器械的初步处理。

(2)清洗步骤包括冲洗、洗涤、漂洗、终末漂洗。清洗用水、物品及操作等遵循国家有关规定。

(3)通常情况下应遵循先清洗后消毒的原则处理物品,被朊粒、产气荚膜梭菌及突发原因不明的传染病病原体污染的诊疗物品、器械、器具等应遵循国家相关规定进行处理。

(4)对清洗后的器械、器具和物品应进行消毒处理。首选湿热消毒,也可采用75%乙醇、酸性氧化电位水或其他国家许可的消毒液进行消毒。

3. 干燥、检查与保养 首选干燥设备根据物品性质对其进行干燥处理;无干燥设备及对不耐热的器械、器具和物品使用消毒低纤维絮擦布、压力枪或用95%以上浓度的乙醇进行干燥处理;对管腔类器械使用压力气枪进行干燥处理;不应使用自然干燥法进行干燥。

4. 包装 包括装配、包装、封包、注明标识等步骤,器械与敷料应分室包装。

(1)包装前根据器械装配技术规程,核对器械种类、规格和数量,拆卸的器械应组装后再包装。

(2)手术器械摆放在篮筐或有孔盘中配套包装;盆、盘、碗等单独包装,轴节类器械不应完全锁扣,有盖的器皿应开盖;摆放的物品应隔开,朝向一致,管腔类物品应盘绕放置并保持管腔通畅。

(3)包装分为闭合式和密封式两种。普通棉布包装材料应无破损、无污渍,一用一清洗;开放式的储槽不应被用于灭菌物品的包装;硬质容器的使用遵循操作说明;对灭菌手术器械采用闭合式包装,用两层包装材料分两次包装;密封式包装采用纸袋、纸塑料等材料。

(4)灭菌包外设有灭菌化学指示胶带。高度危险性物品包内放置化学指示卡;如果透过包装材料可以直接观察包内灭菌化学指示卡的颜色变化,则不放置包外灭菌化学指示胶带;使用专用胶带或医用热封机封包,应保持闭合的完好性,胶带长度与灭菌包体积、重量相适宜、松紧适度。

(5)灭菌物品包装的标识应注明物品名称、数量、灭菌日期、失效日期、包装者姓名等内容。

5. 装载、灭菌及卸载 根据物品的性质选择适宜的灭菌方法,按照不同的灭菌器要求装载灭菌包,放置方法恰当,尽量将同类物品同锅灭菌,装载时标识应注明灭菌时间、灭菌器编号、灭菌批次、科室名称、灭菌包种类等,标识应具有追溯性。灭菌后按要求卸载,并且待物品冷却,检查包外化学指示胶带变色情况以及包装的完整性和干燥情况。

6. 储存与发放 灭菌后物品应分类、分架存放于无菌物品存放区。一次性使用无菌物品应去除外包装后,进入无菌物品存放区。物品放置应固定位置、设置标识,定期检查、盘点、记录。在有效期内发放。发放时有专人专窗,或者按照规定线路由专人、专车或容器加防尘罩去临床科室发放；接触无菌物品前应先洗手或手消毒；无菌物品的发放遵循先进先出的原则，确认无菌物品的有效性；发放记录应具有可追溯性；对发放无菌物品的运送工具应每日进行清洁处理，干燥存放，有污染应消毒处理，干燥后备用。

7. 相关监测　有专人负责质量监测，根据要求定期对清洁剂、消毒剂、洗涤用水、润滑剂、包装材料等进行质量检查；定期进行监测材料的质量检查；对清洗消毒器、超声清洗器、灭菌器等进行日常清洁和检查；根据灭菌器的类型对灭菌效果分别进行检查。

（四）消毒供应中心的管理

消毒供应中心在主管院长或相关职能部门的直接领导下开展工作，由护理管理部门、医院感染管理部门、人事管理部门、设备及后勤管理等部门协同管理，以保障消毒供应中心的工作需要，确保医疗安全。

消毒供应中心应建立健全岗位职责，建立操作规程、消毒隔离、监测、设备管理、器械管理（包括外来医疗器械）及职业安全防护等管理制度和对突发事件的应急预案；建立质量管理追溯制度；完善质量控制过程的相关记录；同时建立与相关科室的联系制度。

第三节　手　卫　生

案例导入

护士小王今天担任麻醉护士，她在手术室洗手间先用洗手液进行了规范揉搓、洗手，然后用手消毒液进行了外科手消毒。

请思考：

1. 小王这样做的目的是什么？
2. 两种外科手消毒方法有哪些异同点？
3. 日常护理工作中应从哪些方面强化手卫生，以确保病人安全？

一、概念

1. 洗手（hand-washing）　指医务人员用肥皂（或皂液）和流动水洗手，去除手部皮肤污垢、碎屑和部分致病菌的过程。

2. 卫生手消毒（antiseptic hand rubbing）　指医务人员用速干手消毒液揉搓双手，以减少手部暂居菌的过程。

3. 外科手消毒（surgical hand antisepsis）　指外科手术前医务人员用洗手液和流动水揉搓、冲洗双手、前臂及上臂下 1/3，再用手消毒液清除或者杀灭上述部位的暂居菌和减少常居菌的过程。使用的手消毒液应具有可持续抗菌活性。

二、洗手法

【目的】

用流动水和洗手液揉搓、冲洗双手，去除手部皮肤污垢、碎屑及部分微生物的过程，以切断通过手传播感染的途径。

【操作程序】

1. 评估　手污染的程度，病人病情。

ER 2-7

洗手法

2.计划

（1）**护士准备**：着装整洁，修剪指甲，取下手表、饰物，卷袖过肘。

（2）**用物准备**：流动水洗手池设备、洗手液（或肥皂）、干手器或纸巾，必要时备护手液。

（3）**环境准备**：整洁、宽敞。

3.实施　洗手法见表2-4。

表2-4　洗手法

操作流程	操作步骤	要点说明
1.充分准备	打开水龙头，调节合适水流量和水温	● 水龙头最好是感应式或用肘、脚、膝控制的开关
2.淋湿双手	水温适当，在流动水下淋湿双手	● 太热或太冷会使皮肤干燥
3.涂抹洗手液	取适量洗手液（或皂液），均匀涂抹至整个手掌、手背、手指和指缝	● 盛放洗手液的容器应一次性使用
4.揉搓双手	揉搓双手，具体揉搓步骤为：①掌心相对，手指并拢相互揉搓（图 2-1A）；②掌心对手背沿指缝相互揉搓（图 2-1B）；③掌心相对，双手交叉，指缝相互揉搓（图 2-1C）；④弯曲手指使关节在另一手掌心旋转揉搓（图 2-1D）；⑤一手握另一手拇指旋转揉搓（图 2-1E）；⑥5 个手指尖并拢在另一手掌心旋转揉搓（图 2-1F）	● 揉搓步骤不分先后，每个步骤两手交替进行 ● 揉搓双手所有皮肤，包括指背、指尖和指缝，认真揉搓双手至少15s ● 必要时可增加手腕的清洗，交替揉搓手腕部及腕上 10cm
5.冲洗双手	在流动水下彻底冲净双手	● 冲净双手时注意指尖向下 ● 避免溅湿工作服
6.擦干双手	关闭水龙头，擦干双手，取适量护手液护肤	● 宜使用纸巾擦干双手 ● 避免二次污染

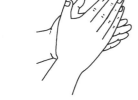

A.掌心相对，手指并拢相互揉搓。

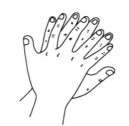

B.手心对手背沿指缝相互揉搓。

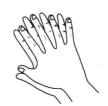

C.掌心相对，手指交叉指缝相互揉搓。

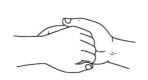

D.弯曲手指关节在掌心旋转揉搓。

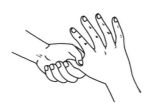
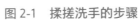

E.大拇指在掌心旋转揉搓。

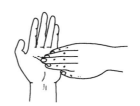

F.五指并拢，指尖在掌心旋转揉搓。

图 2-1　揉搓洗手的步骤

4.评价　手的清洗方法正确，揉搓覆盖到手部所有皮肤，冲洗彻底，工作服未被溅湿。

【注意事项】

1.明确洗手指征，出现以下情况时应立即洗手：当手部有血液或其他体液等肉眼可见的污染时；可能接触艰难梭菌、肠道病毒等对速干手消毒液不敏感的病原微生物时。

2.揉搓双手时应面面俱到，揉搓到指背、指尖和指缝的所有皮肤。

3.戴手套不能替代洗手，摘手套后应洗手。

三、卫生手消毒法

卫生手消毒法是为了消除致病微生物，预防感染与交叉感染，避免污染无菌物品、清洁物品。

（一）卫生手消毒指征

1. 手部没有肉眼可见污染时，宜使用手消毒液进行卫生手消毒。

2. "两前三后"时刻应洗手和 / 或使用手消毒液进行卫生手消毒。①接触病人前；②清洁、无菌操作前，包括进行侵入性操作前；③接触病人体液后，包括黏膜、破损皮肤或伤口、血液、体液、分泌物、排泄物、伤口敷料等之后；④接触病人后；⑤接触病人周围环境后，包括接触病人周围的医疗相关器械、用具等物品表面后。

3. 接触传染病病人后应先洗手，再进行卫生手消毒。①接触传染病病人的血液、体液和分泌物以及被传染性致病微生物污染的物品后；②直接为传染病病人进行检查、治疗、护理或处理传染病病人污物之后。

（二）卫生手消毒方法

1. 取适量的手消毒液于掌心，均匀涂抹双手。

2. 按照洗手法的揉搓步骤进行全覆盖揉搓，直至手部干燥，手的各个部位都要揉搓到位。

（三）注意事项

1. 选择合适的手消毒液。首选速干手消毒液，过敏人员可选用其他手消毒液；部分对乙醇不敏感的肠道病毒感染时，选取其他有效的手消毒液。手消毒液应符合国家相关要求，在有效期内使用。

2. 揉搓双手至少用时 15s，揉搓双手的指背、指尖和指缝。

3. 牢记卫生手消毒指征，时刻关注自身和病人安全。

四、外科手消毒法

外科手消毒是外科手术前，医护人员用流动水和洗手液揉搓、冲洗双手、前臂至上臂下 1/3，再用手消毒液清除或者杀灭手部、前臂至上臂下 1/3 处的暂居菌和减少常居菌的过程。

【目的】

清除手部、指甲、前臂的暂居菌和污物，将常居菌减少到最低限度，以抑制微生物的快速再生。

【操作程序】

1. **评估**　手部污染情况。

2. **计划**

（1）**护士准备**：着装整洁，修剪指甲，取下手表、饰物，卷袖过肘。

（2）**用物准备**：洗手池、水龙头、流动水、洗手液（或肥皂）、干手用品、手消毒液等。另备清洁指甲的用品、手刷或海绵等。

外科手消毒法

（3）**环境准备**：整洁、宽敞。

3. **实施**　外科手消毒法见表 2-5。

表 2-5　外科手消毒法

操作流程	操作步骤	要点说明
1. 充分准备	洗手之前应摘除手部饰物，修剪指甲	● 指甲长度不超过指尖 ● 不得戴假指甲、装饰指甲，保持指甲和指甲周围组织的清洁
2. 清洁双手	取适量的洗手液清洗双手、前臂和上臂下 1/3 处，认真揉搓每个部位	● 使用清洁指尖用品清洁指甲下的污垢 ● 使用海绵、其他揉搓用品或双手相互揉搓

操作流程	操作步骤	要点说明
3. 冲洗双手	流动水冲洗双手、前臂和上臂下 1/3 处	● 冲洗时水从手指尖流向肘部
4. 擦干双手	使用干手用品擦干双手、前臂和上臂下 1/3 处	
5. 消毒双手		
▲外科冲洗手消毒法	（1）取适量的手消毒液涂抹至双手的每个部位、前臂和上臂下 1/3 处 （2）在流动水下从指尖向手肘单一方向地冲净双手、前臂和上臂下 1/3 处 （3）用灭菌的布巾彻底擦干	● 揉搓 3~5min ● 保持双手位于胸前并高于肘部，冲洗时水从手部流向肘部 ● 布巾应一人一用
▲外科免冲洗手消毒法	（1）取适量的手消毒液放置在左手掌上 （2）将右手手指尖浸泡在左手消毒液中（图 2-2A） （3）将手消毒液涂抹在右手（图 2-2B）、前臂直至上臂下 1/3 处（图 2-2C），通过环形运动环绕将手消毒液涂抹在前臂至上臂下 1/3 处（图 2-2D），持续揉搓 10~15s，直至消毒剂干燥（图 2-2E） （4）取适量手消毒液放置在右手掌上 （5）左手手指尖浸泡在右手消毒液中 （6）将手消毒液涂抹在左手、前臂直至上臂下 1/3 处 （7）取适量的手消毒液放置在手掌上 （8）按洗手法揉搓双手直至手腕，覆盖到手部所有皮肤，揉搓至手部干燥	● 主要用于外科手部皮肤消毒，使用后无须再用水冲洗手部 ● 手消毒液的出液器应采用非手触式；保持 5s 以上 ● 将手消毒液完全覆盖皮肤区域 ● 持续揉搓 10~15s，直至消毒剂干燥 ● 手消毒液的取液量、揉搓时间及使用方法遵循产品的使用说明

4. 评价 手的清洗和消毒方法正确，冲洗彻底，工作服未被溅湿。

【注意事项】

1. 进行外科手消毒时应先洗手、后消毒。不同病人手术之间、手套破损或手被污染时，应重新进行外科手消毒。

2. 在外科手消毒过程中应保持双手位于胸前并高于肘部，使水由手部流向肘部。

3. 洗手与消毒可使用海绵、其他揉搓用品或双手相互揉搓。

4. 手术结束摘除手套后，应用洗手液清洁双手。

5. 使用后的清洁指甲用品，揉搓用品如海绵、手刷等应放到指定的容器中；揉搓用品、清洁指甲用品应一人一用一消毒或者一次性使用。

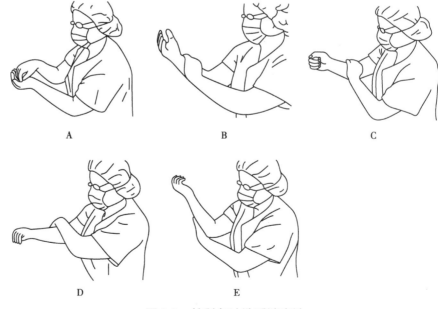

图 2-2 外科免冲洗手消毒法

第四节　无菌技术

案例导入

　　护士小彭今天为一名手臂烫伤的病人进行伤口换药。操作前确保换药室清洁、宽敞、明亮，环境已消毒；操作台面清洁、干燥、平坦，物品布局合理。小彭在洗手、戴帽子、戴口罩后按要求检查各类无菌物品的名称、有效期，包装是否完整，按照无菌技术操作原则准备无菌换药盘，并戴无菌手套进行换药操作。

　　请思考：
　　1. 小彭为病人伤口换药前为什么要按这样的流程检查操作环境？
　　2. 日常护理工作中应该遵守哪些无菌原则以保护病人的安全？
　　3. 小彭护士应该如何操作以体现对病人的关心和爱护？

一、概念

　　1. **无菌技术**（aseptic technique）　在执行医疗、护理操作过程中，防止一切微生物侵入机体，保持无菌物品及无菌区域不被污染的技术。

　　2. **无菌物品**（aseptic supply）　指经过灭菌处理后保持无菌状态的物品。

　　3. **无菌区域**（aseptic area）　指经过灭菌处理后未被污染的区域。

　　4. **非无菌物品（区域）**　指未经灭菌处理或虽经灭菌处理但又被污染的物品或区域。

二、无菌技术操作原则

　　1. **操作环境符合要求**　保持操作区域清洁、宽敞、明亮，定期消毒；无菌技术操作前 30min 停止清扫，减少人员走动，以免尘埃飞扬；操作台面清洁、平坦、干燥，物品布局合理。

　　2. **工作人员着装符合规范**　进行无菌操作前工作人员应着装整洁，修剪指甲，洗手、戴口罩，必要时穿无菌衣、戴无菌手套等。

　　3. **无菌物品合理放置**　①无菌物品和非无菌物品应分别放置，无菌物品须存放在无菌包或无菌容器内，一经取用，即使未用也不可再放回无菌容器 / 包内。②无菌包外标识清晰，注明包内无菌物品名称、灭菌日期，按失效期先后顺序摆放。③定期检查无菌物品保存情况，应符合存放环境要求，使用纺织品材料包装的无菌物品有效期为 14d；未达到环境标准时，使用普通棉布材料包装的无菌物品有效期不应超过 7d；医用一次性纸袋包装的无菌物品有效期为 30d；使用一次性医用皱纹纸、一次性纸塑袋、医用无纺布或硬质容器包装的无菌物品有效期为 180d；由医疗器械生产厂家提供的一次性使用无菌物品遵循包装上标识的有效期；无菌包过期或包布受潮均应重新灭菌。

　　4. **严格执行操作规范**　①取用或传递无菌物品必须使用无菌持物钳（或镊）。②进行无菌操作时操作者应面向无菌区域，身体应与无菌区域保持一定的距离，手、前臂应保持在肩以下、腰部或操作台面以上的视野范围内。③未经消毒的用物、手、臂等不可触及无菌物品或跨越无菌区域。④无菌物品疑被污染或已被污染，应予以更换或重新灭菌。⑤一套无菌物品仅供一位病人使用。

三、无菌技术基本操作法

　　（一）无菌持物钳的使用

　　【目的】

　　取放或传递无菌物品，保持无菌物品的无菌状态。

【操作程序】

1. 评估 操作环境、操作台,无菌持物钳及其容器的有效期、灭菌标识。

2. 计划

(1) **护士准备**:着装整洁,修剪指甲,洗手、戴口罩。

(2) **用物准备**:无菌持物钳,盛放无菌持物钳的容器。

无菌持物钳的种类:临床常用的无菌持物钳有卵圆钳、三叉钳和镊子(分长、短两种)(图2-3)。

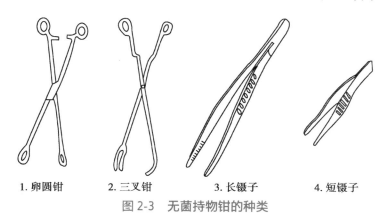

| 1. 卵圆钳 | 2. 三叉钳 | 3. 长镊子 | 4. 短镊子 |

图2-3　无菌持物钳的种类

无菌持物钳的存放:无菌持物钳应存放在无菌有盖容器内;一个容器内只能放置一把持物钳,防止取、放时碰撞而造成污染。保存方法有干式、湿式保存法及单个包装法,目前医院多采用干式保存法。

(3) **环境准备**:光线适宜,环境整洁、宽敞、干燥。

3. 实施 见表2-6。

表2-6　无菌持物钳的使用

操作流程	操作步骤	要点说明
1. 检查核对	检查并核对无菌持物钳及容器的名称、灭菌标识、灭菌日期	• 确保在有效期内 • 首次打开时应记录开启日期和时间,4h内有效;再次使用时应检查有效时间
2. 取出持物钳	打开盛放无菌持物钳的容器盖,手持无菌持物钳上1/3处,闭合钳端,将钳移至容器中央,垂直取出,关闭容器盖	• 手不可触及容器口内面 • 取、放时钳端不可触及容器口边缘 • 盖闭合时不可从盖孔中取、放无菌持物钳
3. 使用持物钳	使用时保持钳端向下,在腰部以上视线范围内活动,不可倒转向上	• 保持无菌持物钳的无菌状态 • 防止消毒液倒流而污染钳端
4. 放回持物钳	使用后闭合钳端,打开容器,快速垂直放回容器中,关闭容器盖	• 防止无菌持物钳在空气中暴露过久而污染

4. 评价 取、放无菌持物钳时,未触及容器口边缘。使用时钳端始终向下。

【注意事项】

1. 严格遵循无菌操作原则。

2. 取、放无菌持物钳时应先闭合钳端,不可触及容器口边缘。

3. 使用无菌持物钳过程中,始终保持钳端向下,不可触及非无菌区;远距离夹取无菌物品时,应将持物钳和容器一起移至操作处。

4. 无菌持物钳只能夹取或传递无菌物品,不可夹取油纱布或进行换药、消毒皮肤等,以防被污染。

5. 无菌持物钳存放时,每个容器只放一把持物钳/镊。使用干式保存法时一般每4h更换一次。

湿式保存时应注意：①消毒液应浸没无菌持物钳轴节以上 2~3cm 或镊子长度的 1/2。②无菌持物钳及容器应每周消毒 2 次，同时更换消毒液。使用频率高的部门如手术室、门诊换药室、注射室应每天消毒、灭菌。③取放无菌持物钳时不可触及液面以上容器内壁，放入无菌持物钳时须松开轴节以利于钳与消毒液充分接触。

（二）无菌容器的使用

【目的】

用于盛放无菌物品并保持其无菌状态。

【操作程序】

1. 评估 无菌容器的种类及有效期。

2. 计划

（1）**护士准备**：着装整洁，修剪指甲，洗手、戴口罩。

（2）**用物准备**：盛有无菌持物钳的无菌罐、盛放无菌物品的容器。常用的无菌容器有无菌盒、罐、盘等。无菌容器内盛灭菌器械、棉球、纱布等。

（3）**环境准备**：光线适宜，环境整洁、宽敞、干燥。

3. 实施 见表 2-7。

ER 2-9

无菌容器的使用

表 2-7　无菌容器的使用

操作流程	操作步骤	要点说明
1. 检查、核对	检查并核对无菌容器名称、灭菌日期、失效期、灭菌标识	• 应同时查对无菌持物钳以确保在有效期内 • 第一次使用应记录打开时间并签名
2. 正确开盖	打开容器盖，平移离开容器，内面向上置于稳妥处或拿在手中（图 2-4）	• 盖子不得在无菌容器上方翻转，以防灰尘落于容器内造成污染 • 防止盖的内面触及任何非无菌区域 • 手拿盖时，手不可触及盖的边缘及内面
3. 夹取物品	用无菌持物钳从容器内夹取无菌物品	• 垂直夹取物品，无菌持物钳及物品不可触及容器边缘
4. 正确关盖	取物后立即将盖由近向远或从一侧向另一侧盖严	• 避免容器内无菌物品在空气中暴露过久
5. 持托容器	手持无菌容器时（如无菌碗）应托住容器底部	• 手指不可触及容器边缘及内面

4. 评价 无菌容器的内面及边缘无污染。及时盖严无菌容器。

【注意事项】

1. 严格遵循无菌操作原则。

2. 持无菌容器时应托住底部，手指不可触及无菌容器的内面及边缘。

3. 从无菌容器内取出的物品虽未使用也不可再放回无菌容器内。

4. 无菌容器应定期消毒、灭菌；初次使用后，有效期不超过 24h。

（三）无菌包的使用

【目的】

从无菌包内取出无菌物品，供无菌操作使用。

【操作程序】

1. 评估 操作环境，操作台面，无菌包的名称、有效期、灭菌情况。

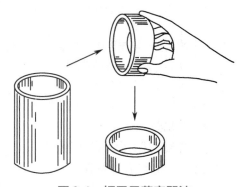

图 2-4　打开无菌容器法

2. 计划

（1）**护士准备**：着装整洁，修剪指甲，洗手、戴口罩。

（2）**用物准备**：无菌持物钳及容器，无菌包（内放无菌治疗巾、敷料、器械等），化学指示物（化学指示卡、化学指示胶带），治疗盘，记录纸、笔等。

（3）**环境准备**：光线适宜，环境整洁、宽敞、干燥。

3. 实施　见表 2-8。

ER 2-10

无菌包的使用

表 2-8　无菌包的使用

操作流程	操作步骤	要点说明
1. 包扎无菌包	（1）将待消毒物品、化学指示卡放在包布中央 （2）近侧包布一角先盖住物品，然后遮盖左右两角（角尖端向外翻折），最后一角折盖后，用化学指示胶带粘贴封口（图 2-5）	● 先用棉垫包裹玻璃物品，以免玻璃物品碰撞损坏 ● 包布角的尖端向外翻折以避免开包时污染包布内面 ● 包内、外均应有化学指示物监测灭菌效果
2. 贴签、灭菌	贴上标签，注明物品名称、灭菌日期，送灭菌处理	● 达到灭菌效果的物品方可使用
3. 检查、核对	（1）检查并核对无菌包名称、灭菌日期、有效期、化学指示胶带变色情况 （2）检查灭菌包有无潮湿、松散或破损	● 同时查对无菌持物钳以确保在有效期内 ● 标记模糊或已过期，包布潮湿、破损，则不可使用
4. 开包取物		
▲桌上开包法	（1）将无菌包放在清洁、干燥、平坦处，撕开粘贴 （2）揭开包布外角，再揭开左右两角，最后揭开内角 （3）检查确认包内化学指示卡灭菌有效 （4）用无菌钳/镊取出所需物品，放在事先备好的无菌区域内	● 手不可触及包布内面，操作时不可跨越无菌区
▲手上开包法	解开系带卷放在手上，手接触包布四角外面，依次揭开四角并捏住，将包内物品投放入无菌区域内	● 投放时，手托住包布使无菌面朝向无菌区域
5. 整理、记录	如无菌包内用物未用完，按原折痕包好，注明开包日期及时间	● 已打开过的无菌包内物品有效期 24h

4. 评价

（1）包扎无菌包方法正确，松紧适宜。

（2）打开或还原无菌包时，手未触及包布内面及无菌物品。

（3）操作时，手臂未跨越无菌区。

（4）及时、准确记录开包日期及时间。

【注意事项】

1. 严格遵循无菌操作原则。

2. 打开无菌包时手只能接触包布四角的外面，不可触及包布内面，不可跨越无菌区。

3. 包内物品未用完，应按原折痕包好，注明打开日期及时间，限 24h 内有效。

4. 包内物品超过有效期、被污染或包布受潮、破损，须重新灭菌。

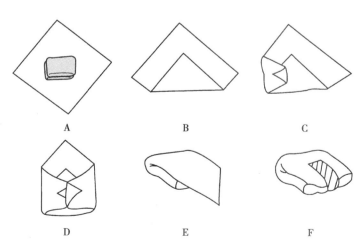

图 2-5　无菌包包扎法

（四）铺无菌盘法

【目的】

将无菌治疗巾铺在清洁、干燥的治疗盘内，形成一个无菌区，放置无菌物品，以供检查、治疗、护理用。

【操作程序】

1. **评估** 操作环境，治疗项目，无菌物品有效期。

2. **计划**

（1）**护士准备**：着装整洁，修剪指甲，洗手、戴口罩。

（2）**用物准备**：无菌器械钳、无菌包（内置无菌治疗巾）、治疗盘、无菌物品及容器、标签、弯盘、记录纸、笔等。

包内治疗巾折叠方法：①纵折法，将治疗巾纵折 2 次，再横折 2 次，开口边向外（图 2-6）。②横折法，将治疗巾横折后再纵折，再重复一次（图 2-7）。

（3）**环境准备**：光线适宜，环境整洁、宽敞、干燥。

3. **实施** 见表 2-9。

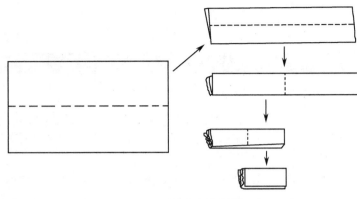

图 2-6　治疗巾纵折法

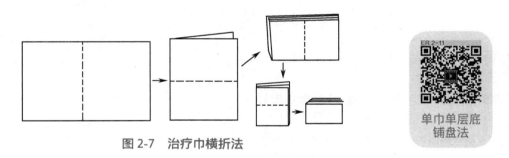

图 2-7　治疗巾横折法

ER 2-11　单巾单层底铺盘法　　ER 2-12　双巾铺盘法

表 2-9　铺无菌盘法

操作流程	操作步骤	要点说明
1. 检查开包	（1）取无菌治疗巾包，查看其名称、灭菌标记、灭菌日期，有无潮湿、松散及破损 （2）打开无菌包，用无菌钳取出一块无菌巾，放于清洁治疗盘内 （3）将剩余无菌治疗巾按原折痕包好，并注明开包日期、时间并签名	• 同时查对无菌持物钳、无菌物品以确保在有效期内 • 治疗盘应清洁、干燥 • 包内剩余治疗巾 24h 内有效
2. 取巾铺盘		
▲单巾单层底铺盘	（1）双手捏住无菌巾一边外面两角，轻轻抖开，双折铺于治疗盘上，将上层呈扇形折于近侧，开口边向外暴露无菌区（图 2-8） （2）放入无菌物品后，拉平扇形折叠层，盖于物品上，上下层边缘对齐 （3）将开口处向上翻折两次，两侧边缘向下翻折一次，露出治疗盘边缘	• 治疗巾的内面为无菌区，不可触及衣袖及其他有菌物品 • 上下层无菌巾边缘对齐后翻折以保持无菌 • 尽量将无菌物品调整到居中的位置
▲单巾双层底铺盘	（1）双手捏住无菌巾一边外面两角，轻轻抖开，从远到近，三折成双层底，上层呈扇形折叠，开口向外 （2）放入无菌物品拉平扇形折叠层，盖于物品上，边缘对齐（图 2-9）	• 避免跨越无菌区

操作流程	操作步骤	要点说明
▲双巾铺盘	（1）双手捏住无菌巾一边外面两角，轻轻抖开，从远侧向近侧平铺于治疗盘上 （2）放入无菌物品后，再取无菌巾一块无菌面向下盖于物品上，上下两层边缘对齐 （3）四周超出治疗盘部分向上翻折1次	● 无菌面朝上 ● 避免跨越无菌区
3.记录签名	注明无菌盘名称及铺盘日期、时间	● 保持盘内无菌，4h内有效

4. 评价

（1）无菌物品及无菌区域未被污染。

（2）无菌盘标识清楚，盘内物品放置合理、有序，便于操作。

【注意事项】

1. 严格遵循无菌操作原则。

2. 铺无菌盘的区域必须清洁、干燥，避免无菌巾潮湿、污染。

3. 手、衣物等非无菌物品不可触及无菌面，不可跨越无菌区。

4. 铺好的无菌盘尽早使用，有效期不超过4h。

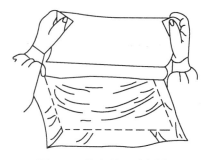

图 2-8　单巾单层底铺盘

（五）取用无菌溶液法

【目的】

保持无菌溶液的无菌状态，供治疗、护理用。

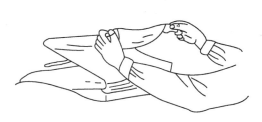

图 2-9　单巾双层底铺盘

【操作程序】

1. 评估　操作环境，无菌溶液的名称、有效期及用途。

2. 计划

（1）**护士准备**：着装整洁，修剪指甲，洗手、戴口罩。

（2）**用物准备**：无菌溶液、开瓶器、弯盘、无菌容器、无菌持物钳、消毒液、棉签、无菌纱布及无菌纱布罐、记录纸、笔等。

（3）**环境准备**：光线适宜，环境整洁、宽敞、干燥。

3. 实施　见表2-10。

表 2-10　取用无菌溶液法

操作流程	操作步骤	要点说明
1.清洁瓶体	取盛有无菌溶液的密封瓶，擦净瓶外灰尘	● 有外包装者无须擦尘
2.核对、检查	核对瓶签上的药名、剂量、浓度、有效期，检查瓶盖有无松动，瓶身有无裂缝，对光检查溶液的澄清度	● 确保溶液质量可靠
3.消毒、开瓶	用开瓶器撬开瓶盖，消毒瓶塞，待干后盖上无菌纱布，打开瓶塞	● 手不可触及瓶口及瓶塞的内面 ● 拉环瓶塞可直接钩住拉环打开
4.冲洗瓶口	手握溶液瓶，标签面朝向掌心，倒出少量溶液于弯盘内以冲洗瓶口（图2-10A）	● 避免溶液外溅和沾湿标签
5.倒出液体	由原处倒出所需溶液于无菌容器中（图2-10B）	● 倒液时瓶口高度适宜，勿使瓶口接触容器口周围，液体勿外溅
6.盖好瓶塞	倒液后立即盖好瓶塞	● 避免污染

操作流程	操作步骤	要点说明
7. 记录整理	(1) 在瓶签上注明开瓶日期、时间并签名，放回原处 (2) 按要求整理用物并处理	● 已开启的无菌溶液有效期为 24h ● 余液只做清洁操作用

4. 评价

(1) 无菌溶液未被污染。

(2) 瓶签未浸湿，瓶口未被污染，液体未溅出。

【注意事项】

1. 严格遵循无菌操作原则。

2. 不可将物品伸入无菌溶液瓶内蘸取溶液或直接接触瓶口倒液；已倒出的溶液即使未用，也不可再倒回瓶内，以免污染剩余溶液。

3. 已开启的无菌溶液瓶内的溶液，24h 内有效，一次性溶液瓶内未取用完的溶液不宜保留。

图 2-10　取用无菌溶液法

（六）戴、脱无菌手套法

【目的】

预防病原微生物通过医务人员的手传播疾病和污染环境，保护病人和自身免受污染。

【操作程序】

1. 评估　操作环境，无菌手套的号码、有效期及包装完好性。

2. 计划

(1) **护士准备**：着装整洁，修剪指甲，洗手、戴口罩。

(2) **用物准备**：无菌手套、弯盘。无菌手套一般有两种类型。①天然橡胶、乳胶手套。②人工合成的非乳胶产品，如乙烯、聚乙烯手套。

(3) **环境准备**：光线适宜，环境整洁、宽敞、干燥。

3. 实施　见表 2-11。

ER 2-13

戴无菌手套

表 2-11　戴、脱无菌手套法

操作流程	操作步骤	要点说明
1. 核对开包	(1) 检查并核对无菌手套号码、灭菌日期，包装是否完整、干燥 (2) 打开手套袋，在清洁、干燥的桌面上打开	● 选择大小合适的手套 ● 确认在有效期内 ● 开包过程避免污染
2. 取、戴手套 ▲分次取、戴 无菌手套法	(1) 一手掀起手套袋开口处外层，另一手捏住手套反褶部分（手套内面）取出手套，对准五指戴上（图 2-11A） (2) 未戴手套的手捏起另一袋口，用戴好手套的手指插入另一手套的反褶内面（手套外面）取出手套（图 2-11B），同法戴好 (3) 将后一只戴好的手套翻边扣套在工作服衣袖外面（图 2-11C），同法套好另一只手套（图 2-11D）	● 手不可触及手套的外面（无菌面） ● 手套取出时外面（无菌面）不可触及任何非无菌物品 ● 已戴手套的手不可触及未戴手套的手及另一手套的内面（非无菌面） ● 发现手套有破损或疑被污染，应立即更换
▲一次取、戴 无菌手套法	(1) 两手同时掀起手套袋开口处外层，一手同时捏住 2 只手套反褶部分，取出手套	● 手不可触及手套的外面（无菌面） ● 手套取出时外面（无菌面）不可触及任何非无菌物品

操作流程	操作步骤	要点说明
	（2）将两手套五指对准（图 2-12A），先戴一只手，再以戴好手套的手指插入另一手套的反褶内面（图 2-12B），同法戴好另一只手 （3）将后一只戴好的手套翻边扣套在工作服衣袖外面（图 2-12C），同法扣套好另一只手套（图 2-12D）	
3. 检查、调整	双手对合交叉检查是否漏气，并调整手套的位置	
4. 执行操作	根据医嘱完成相关护理操作	• 如手套破损应立即更换
5. 脱下手套	（1）用戴手套的手捏住另一手套污染面的边缘将手套脱下（图 2-13A），并握住脱下的手套 （2）再将脱下手套的手伸入另一只手套内（图 2-13B），捏住内面的边缘，将手套向下翻转脱下	• 勿使手套外面（污染面）接触到皮肤 • 不可强拉手套边缘或手指部分以免损坏
6. 整理用物	按要求整理用物并处理，洗手、脱口罩	• 将手套置于医疗垃圾桶内

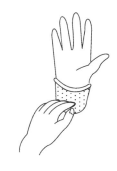
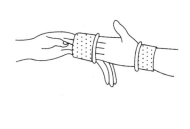

A. 一手捏住一只手套的反褶部分，另一手对准五指戴上手套。　B. 戴好手套的手指插入另一只手套的反褶内面。

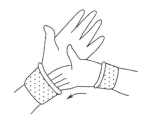
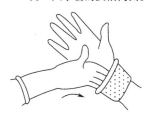

C. 将一只手套的翻边扣套在工作服衣袖外面。　D. 将另一只手套的翻边扣套在工作服衣袖外面。

图 2-11　分次取、戴无菌手套法

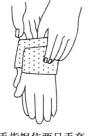
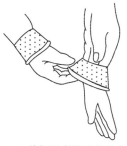

A. 两手指捏住两只手套的反褶部分，对准五指。　B. 戴好手套的手指插入另一只手套的反褶内面。

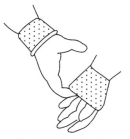
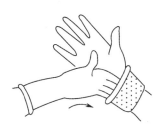

C. 将一只手套的翻边扣套在工作服衣袖外面。　D. 将另一只手套的翻边扣套在工作服衣袖外面。

图 2-12　一次性取、戴无菌手套法

4. 评价

（1）取、戴无菌手套过程中无污染。

（2）戴、脱手套时未强行拉扯手套，手套无破损。

【注意事项】

1. 严格遵循无菌技术操作原则。

2. 选择适合手掌大小的手套尺码，修剪指甲以防手套破损。

3. 戴手套时手套外面（无菌面）不可触及任何非无菌物品；已戴手套的手不可触及未戴手套的手及另一只手套的内面；未戴手套的手不可触及手套的外面。

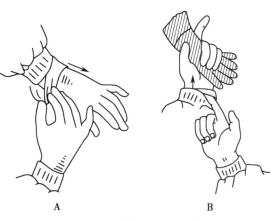

A　　　　　B

图 2-13　脱无菌手套法

4.戴手套后双手应保持在腰部或操作台面以上视线范围以内,如发现手套破损或可疑污染应立即更换手套。

5.戴手套不能替代洗手,必要时进行手消毒。

第五节 隔离技术

案例导入

护士小杨夜班时收入院了一位甲型 H1N1 流感病人。小杨为病人安排了一个单人病室,并告知病人在住院期间不能随意外出,也不得进入走廊和医护办公室,如有需要可以随时通过床头呼叫器与医护人员联系。

请思考:

1.该病人为什么要住在单人病室?

2.医护人员在接触该病人时应采取哪些护理措施?

3.隔离期间如何保护病人的心理安全?

一、概述

隔离是预防医院感染的重要措施之一,在隔离工作中护士应严格遵循隔离原则,认真执行隔离技术,同时应加强隔离知识教育,使所有出入医院的人员能理解隔离的意义并主动配合隔离工作。

(一)概念

隔离(isolation)指采用各种方法、技术,防止病原体从病人、携带者及场所传播给他人的措施。通过隔离可以切断传染源,将传染源、高度易感人群安置在指定地点和特殊环境中,暂时避免与周围人群接触,防止病原微生物在病人、工作人员及媒介中扩散。

知识拓展

古代隔离场所的设置

据《汉书·平纪》载"原始二年春(公元 2 年)……民疾疫者,舍空邸弟,为置医药。"汉平帝元始二年(公元 2 年),郡国遭旱灾、蝗灾,青州尤严重,老百姓四处逃荒。上至三公、卿大夫、使臣,下至一般官员都献出田地、住宅给贫民,安置流民衣食居住,同时将患疾疫的病人安排在一些腾空的房舍里施药医治。这是我国关于防治公共疫情采用隔离方法第一次比较规范的记载。

中国古代各级政府在疫情时建立诸如"疾馆""病迁坊""疠迁所""养济院"等隔离"病坊"。历代名医在长期战"疫"实践中,根据临床症状、体征、发病时间、地域、季节等特点,进行病机分析、辨证论治,拿出救治方案,逐步完善中医防治理论体系。

(二)隔离区域的划分

1.**清洁区**(clean area) 指进行呼吸道传染病诊治的病区中,不易受到病人体液(血液、组织液等)和病原体等物质污染,及传染病病人不应进入的区域。包括医护人员的值班室、卫生间、男/女更衣室、浴室以及储物间、配餐间等,主要是医护人员活动的场所。

2.**潜在污染区**(potentially contaminated area) 指进行呼吸道传染病诊治的病区中,有可能被病人体液和病原体等物质污染的区域,该区域位于清洁区与污染区之间。包括医护办公室、治疗室、护士站、病区内走廊等,是医护人员和病人共同活动的场所。

3. 污染区(contaminated area) 指进行呼吸道传染病诊治的病区中,传染病病人和疑似传染病病人接受诊疗的区域,以及被其体液、分泌物、排泄物等污染的物品暂存和处理的场所。包括病室,对病人物品和使用的医疗器械进行处置的房间,污物间以及病人用卫生间和入院、出院处理室等,主要是病人活动的场所。

4. 两通道(two passages) 指进行呼吸道传染病诊治的病区中的医务人员通道和病人通道。其中医务人员通道、出入口设在清洁区一端,病人通道、出入口设在污染区一端。

5. 缓冲间(buffer room) 指进行呼吸道传染病诊治的病区中清洁区与潜在污染区之间、潜在污染区与污染区之间设立的两侧均有门的过渡间。要求两侧的门不能同时开启,缓冲间即为医务人员的准备间。

(三)医院建筑布局与隔离要求

1. 医院建筑区域划分 根据病人获得感染危险性的程度,医院建筑区域可分为 3 个区域。①低度风险区域:即没有病人存在或病人只做短暂停留的区域,如行政管理部门、图书馆、会议室、病案室等。②中度风险区域:包括普通病人的诊疗区域,病人体液(血液、组织液等)、分泌物、排泄物对环境表面存在潜在污染可能性的区域,如普通病区、门诊科室、功能检查室等。③高度风险区域:对有感染或病原体定植病人诊疗的区域,以及对高度易感病人采取保护性隔离措施的区域,如感染性疾病科、手术部/室、重症监护病区/室、移植病区、烧伤病区/室等。

2. 感染性疾病病区的建筑布局与隔离要求 感染性疾病病区应设在医院相对独立的区域,并符合普通病区的建筑布局要求。

隔离要求:①应分区明确,标识清晰。②对不同种类的感染性疾病病人应分室安置。③应配备适量非手触式开关的流动水洗手设施。

3. 经空气传播疾病病人的隔离病区建筑布局与隔离要求

(1)**建筑布局**:经空气传播疾病病人的病区应设在医院相对独立的区域,设置清洁区、潜在污染区和污染区,并设立两通道和各区域之间的缓冲间。同时经空气传播疾病病人的隔离病区宜设置负压隔离病房。

(2)**隔离要求**:①应严格工作流程和对各区域、两通道等的管理。各区域之间界线清楚,标识明显。②对疑似病人应单独安置。③对确诊病人宜单独安置,同种疾病病人安置于一室时,两病床之间距离不少于 1.2m。④对病人出院所带物品应消毒处理。⑤进入隔离病区的人员应根据进入的区域遵循相关隔离要求,并做好个人防护。

4. 经接触传播疾病病人的隔离病区建筑布局与隔离要求 经接触传播疾病病人的隔离病区也应符合感染性疾病病区的建筑布局与隔离要求。

5. 经飞沫传播疾病病人的隔离病区建筑布局与隔离要求 经飞沫传播疾病病人的隔离病区在符合感染性疾病病区的建筑布局与隔离要求的基础上,对疑似病人应单独安置;对确诊病人宜单独安置,同种疾病病人安置于一室时,两病床之间距离不少于 1.2m。

6. 负压隔离病区/室的建筑布局与隔离要求 负压隔离病区/室是指隔离通过和可能通过空气传播的传染病病人或疑似病人的病区/室,主要通过机械通风方式,使病区/室内的空气按照由清洁区向污染区流动、空气静压低于周边相邻相通的区域,以防止病原微生物向外扩散。适用于经空气传播疾病病人的隔离。其建筑布局及设备、设施应符合国家相关要求。

隔离要求:①一间负压病室宜安排一个病人,限制病人到本病室外活动,如需要外出时戴医用外科口罩。②对病人出院所带物品应消毒处理。③进入负压隔离病室的人员应遵循国家相关要求,做好个人防护。

（四）隔离的管理要求

1. 布局规范 建筑布局应符合医院卫生学要求，具备隔离预防的功能，区域划分明确，标识规范、清晰。

2. 隔离制度 根据国家的有关法规、规定，结合各医院的实际情况，制订隔离预防制度并有效实施。

3. 实施原则 隔离的实施应遵循标准预防和基于疾病传播途径的预防的原则。应采取有效措施，管理传染源、切断传播途径和保护易感人群。

4. 人员管理 加强医务人员隔离及防护知识、技能的培训，提供合适、必要的个人防护用品。医务人员应掌握常见感染性疾病的传播途径、隔离方式和防护技术，熟练掌握操作规程；个人防护用品应符合国家相关标准，在有效期内使用并方便取用。

二、隔离预防原则

1. 在标准预防措施的基础上，根据疾病的传播途径（接触传播、飞沫传播、空气传播和其他途径传播如虫媒传播），结合各医院的实际情况，制订相应的隔离与预防措施。

2. 隔离病区/室应有隔离标识，标识颜色和内容根据需求制订。黄色标识用于经空气传播的隔离，粉色标识用于经飞沫传播的隔离，蓝色标识用于经接触传播的隔离。

3. 当一种疾病可能有多种传播途径时，应在标准预防措施的基础上，采取针对相应传播途径的隔离与预防措施。

4. 疑似呼吸道传染病病人应安置在单人隔离房间；受条件限制的医院，确诊的同种病原体感染病人可安置于一室。

5. 对隔离病人进行宣教，做好手卫生及相关隔离要求；当外出检查、诊疗、手术、转科、转运等时，应通知相关接收部门或单位，采取相应的清洁与消毒措施，减少对其他病人、医务人员和环境表面的污染。

6. 应限制无关人员进入隔离区域，严格管理陪护及探视人员。

三、隔离种类及措施

目前，隔离预防主要是在标准预防的基础上，针对经接触传播、飞沫传播、空气传播共三类疾病的传播实施隔离。

标准预防（standard precaution）是基于病人的体液（血液、组织液等）、分泌物（不包括汗液）、排泄物、黏膜和非完整皮肤均可能含有病原体的原因，针对医院病人、医务人员采取的一组预防感染措施。主要包括手卫生，根据预期可能的暴露而穿戴手套、隔离衣、口罩、帽子、护目镜或防护面罩等个人防护用品，安全注射，以及穿戴合适的防护用品处理污染的物品与医疗器械等。

（一）经接触传播疾病的隔离与预防

1. 总体要求 接触经接触传播疾病的病人及其污染物，如肠道传染病、经血液传播疾病、多重耐药菌感染、皮肤感染病人等，在标准预防的基础上，还应采取接触传播的隔离与预防措施。

2. 病人的隔离

（1）宜单间隔离；无条件的医院可采取床单位隔离或同种病原体感染病人隔离于一室。

（2）应限制病人的活动范围，减少转运。

3. 医务人员的防护

（1）接触隔离病人的体液（血液、组织液等）、分泌物、排泄物等物质时，应戴一次性医用橡胶检查手套，手上有伤口时应戴双层手套；接触污染物品后、离开隔离病室前应摘除手套，洗手和/或手消毒。

（2）进入隔离病室，从事可能污染工作服的操作时，应穿隔离衣；离开病室前，脱下隔离衣，按要求悬挂，每天更换清洗与消毒；或使用一次性隔离衣，用后按医疗废物管理要求进行处置。接触甲类及乙类按甲类管理的传染病病人时，应按要求穿脱医用一次性防护服；离开病室前，脱去医用一次性防护服，医用一次性防护服按医疗废物管理要求进行处置。

（二）经飞沫传播疾病的隔离与预防

1. 总体要求　接触经飞沫传播疾病的病人及污染物，如百日咳、白喉、流行性感冒、病毒性腮腺炎等，在标准预防的基础上，还应采取经飞沫传播疾病的隔离与预防措施。

2. 病人的隔离

（1）宜限制病人的活动范围；病人病情容许时，应戴医用外科口罩，并定期更换；应减少转运，当需要转运时，医务人员应注意防护。

（2）探视者应戴医用外科口罩，宜与病人保持 1m 以上距离。

（3）加强通风，应遵循国家相关规定进行室内空气的消毒。

3. 医务人员的防护

（1）应根据诊疗的需要，穿戴合适的防护用品；一般诊疗护理操作佩戴医用外科口罩，严格手卫生。

（2）与病人近距离（≤1m）接触或进行产生气溶胶的操作时，应戴帽子、医用防护口罩；进行可能产生喷溅的诊疗操作时，应戴护目镜或防护面罩，穿隔离衣；当接触病人及其体液（血液、组织液等）、分泌物、排泄物等时应戴一次性使用医用橡胶检查手套，操作完成后严格手卫生。

（三）经空气传播疾病的隔离与预防

1. 总体要求　接触肺结核、水痘等经空气传播的疾病时，应在标准预防措施的基础上，还应采用经空气传播疾病的隔离与预防措施。

2. 病人的隔离

（1）经空气传播疾病的病人确诊以后，应尽快转送至有条件收治这类疾病的医院或科室，在转运过程中应加强医务人员的防护。

（2）具有传染性的肺结核病人宜安置在负压隔离病室。

（3）当病人病情容许时，宜戴医用外科口罩，并定期更换；同时要限制病人的活动范围。

（4）应遵循国家卫健委颁发的《医院空气净化管理规范》进行空气消毒。

3. 医务人员的防护

（1）在不同的区域应穿戴不同的防护用品，严格按照医院感染预防与控制中的区域规范要求，离开时按要求摘脱防护用品，并正确处理使用后的物品。

（2）进入确诊或可疑传染病病人房间时，应戴帽子、医用防护口罩；进行可能产生喷溅的诊疗操作时，应戴护目镜或防护面罩，穿隔离衣；当接触病人及其体液（血液、组织液等）、分泌物、排泄物等时应戴一次性使用医用橡胶检查手套。

（3）防护用品的使用，应遵循医务人员个人防护用品的规范要求。

四、隔离技术基本操作法

隔离技术是指个人防护用品的专业使用法。个人防护用品主要是用于保护使用者避免接触病原体的各种屏障用品，包括口罩、手套、护目镜、防护面罩、隔离衣、医用一次性防护服、防水围裙等。医务人员应根据标准预防、不同传播途径疾病预防与控制需要及疾病危害性，选择适宜的个人防护用品。

（一）帽子的使用

1. 分为一次性帽子和布质帽子，帽子可防止工作人员的头屑飘落、头发散落或被污染，使用时应遮盖全部头发。

2. 以下情况应戴帽子：进行无菌技术操作时，进入污染区、保护性隔离区域、洁净医疗用房等时。

3. 被病人体液（血液、组织液等）、分泌物等污染时，应立即更换帽子。

4. 布质帽子应保持清洁，每次或每天更换与清洁；一次性帽子应一次性使用。

（二）口罩的使用

口罩可阻止对人体有害的物质被吸入呼吸道，也能防止飞沫污染无菌物品或清洁物品。医用口罩包括3类。①医用防护口罩：用于覆盖住使用者的口、鼻及下颌，为防止病原微生物、体液、颗粒物等的直接透过提供物理屏障，在气体流量为85L/min情况下，对非油性颗粒物过滤效率≥95%，并具有良好的密合性。②医用外科口罩：用于覆盖住使用者的口、鼻及下颌，为防止病原微生物、体液、颗粒物等的直接透过提供物理屏障。③一次性使用医用口罩：用于覆盖住使用者的口、鼻及下颌，为阻隔口腔和鼻腔呼出或喷出污染物提供物理屏障。

【目的】

保护工作人员和病人，防止感染和交叉感染。

【操作程序】

1. **评估**　口罩种类、有效期，病人病情、目前采取的隔离种类。

2. **计划**

（1）**护士准备**：着装整洁，洗手。

（2）**用物准备**：根据需要备合适的口罩。

（3）**环境准备**：环境整洁、宽敞。

3. **实施**　见表2-12。

ER 2-14
口罩的使用

表2-12　口罩的使用法

操作程序	操作步骤	要点说明
1. 清洗双手		● 按揉搓洗手的步骤洗手
2. 戴好口罩		● 根据用途选择口罩 ● 口罩应干燥、无破损、无污渍，大小合适
▲医用外科口罩	（1）检查口罩，区分上下、内外，有鼻夹的一侧朝上，鼻夹明显的一侧朝外，将口罩罩住鼻、口及下颌	● 挂耳式口罩将两侧系带直接挂于耳后 ● 系带式口罩下方带系于颈后，上方带系于头顶中部 ● 不应一只手提鼻夹
	（2）将双手指尖放在鼻夹上，从中间位置开始，用手指向内按压，并逐步向两侧移动，根据鼻梁形状塑造鼻夹	
	（3）调整系带的松紧度	● 确保不漏气
▲医用防护口罩	（1）一手托住防护口罩，有鼻夹的一面向外 （2）用防护口罩罩住鼻、口及下颌，鼻夹部位向上紧贴面部（图2-14A）	● 医用防护口罩只能一次性使用
	（3）用另一只手将下方系带拉过头顶，放在颈后双耳下（图2-14B） （4）再将上方系带拉至头顶中部（图2-14C）	
	（5）将双手指尖放在金属鼻夹上，从中间位置开始，用手指向内按鼻夹，并分别向两侧移动和按压，根据鼻梁的形状塑造鼻夹（图2-14D） （6）进行佩戴气密性检查	● 口罩潮湿后或受到病人体液（血液、组织液等）污染后，应及时更换 ● 检查方法：将双手完全盖住防护口罩，快速的呼气，若鼻夹附近有漏气应调整鼻夹；若四周有漏气，应调整到不漏气为止
3. 摘下口罩	先洗手，再取下口罩	

操作程序	操作步骤	要点说明
▲摘医用外科口罩	(1)系带式口罩先解开下面的系带,再解开上面的系带;挂耳式口罩双手直接捏住耳后系带取下 (2)用手仅捏住口罩的系带放入废物容器内	● 取下口罩时不可接触污染面(口罩前面) ● 不可将口罩挂在胸前
▲摘医用防护口罩	(1)用手慢慢地将颈部的下方系带从脑后拉过头顶(图2-15A) (2)拉上方系带摘除口罩(图2-15B) (3)捏住口罩系带放入医疗废物容器内(图2-15C)	● 手不可触及口罩的前面;不可将口罩挂在胸前
4.清洗双手		

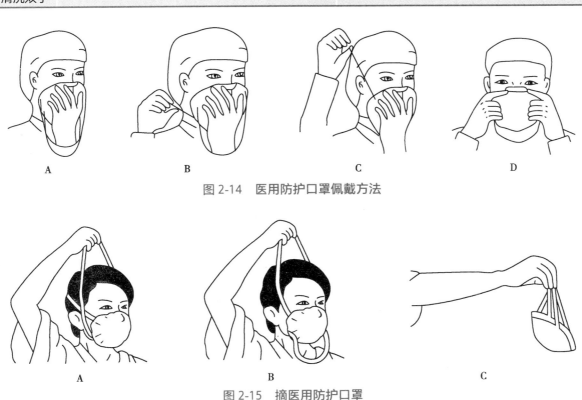

图 2-14　医用防护口罩佩戴方法

图 2-15　摘医用防护口罩

4.评价　戴、摘口罩方法正确。取下的口罩放置妥当。保持口罩的清洁、干燥。

【注意事项】

1.应根据不同的诊疗要求选用不同种类的口罩:①一般诊疗活动,可佩戴一次性使用医用口罩或医用外科口罩。②在手术部/室工作或诊疗、护理免疫功能低下的病人,进行有体液喷溅的操作或侵入性操作时,应戴医用外科口罩。③接触经空气传播的传染病病人,近距离(距离≤1m)接触飞沫传播的传染病病人或进行产生气溶胶的操作时,应戴医用防护口罩。

2.医用外科口罩和医用防护口罩只能一次性使用;口罩潮湿后或受到病人体液(血液、组织液等)污染后,应及时更换。

3.每次佩戴医用防护口罩进入工作区域之前,应做佩戴气密性检查,确保鼻夹附近及四周无漏气。

4.离开呼吸道传染病区域时,在摘脱各类防护用品时,应最后摘脱医用防护口罩。

(三)护目镜、防护面罩的使用

护目镜(eye visor/goggles)是指防止体液(血液、组织液等)、分泌物等溅入人体眼部的屏障用品。

防护面罩（防护面屏）（face shield）是指防止体液（血液、组织液等）、分泌物等溅到人体面部的屏障用品。

在进行可能发生病人体液（血液、组织液等）、分泌物、排泄物等喷溅的诊疗、护理操作时，应使用护目镜或防护面罩；为呼吸道传染病病人进行气管插管、气管切开等近距离操作，可能发生病人体液（血液、组织液等）、分泌物等喷溅时，宜使用全面型防护面罩。佩戴前应检查其有无破损，佩戴装置有无松脱；每次使用后应清洁与消毒。

（四）隔离衣与医用一次性防护服的使用

隔离衣（isolation gown）是用于防止医护人员肢体、躯干被病人体液（血液、组织液等）和其他感染性物质污染的衣服。

医用一次性防护服（disposable gowns）是由连帽上衣、裤子组成，为阻隔体液（血液、组织液等）、分泌物、颗粒物等的直接透过提供物理屏障。

【目的】

保护病人和工作人员免受病原体的侵袭而导致交叉感染。

【操作程序】

1. 评估　根据病人病情及隔离种类，选择隔离衣或医用一次性防护服。

出现以下情形时应穿隔离衣：①接触经接触传播的感染性疾病病人或其周围环境时，如肠道传染病病人、多重耐药菌感染的病人等。②可能受到病人体液（血液、组织液等）、分泌物、排泄物污染时。③对实施保护性隔离的病人，如大面积烧伤、骨髓移植等病人进行诊疗、护理时穿无菌隔离衣。

出现以下情形时应穿医用一次性防护服：①接触甲类及乙类按甲类管理的传染病病人时。②接触传播途径不明的新发传染病病人时。③为高致病性、高病死率的传染病病人进行诊疗、护理操作时。

ER 2-15

隔离衣的使用

2. 计划

（1）**护士准备**：衣帽整洁，修剪指甲，取下手表、饰物，卷袖过肘，洗手，戴口罩。

（2）**用物准备**：隔离衣、医用一次性防护服、挂衣架、手消毒用物、污物袋。

（3）**环境准备**：环境整洁、宽敞。

3. 实施

（1）隔离衣的使用见表2-13。

表2-13　隔离衣的使用

操作流程	操作步骤	要点说明
▲穿隔离衣法		
1. 检查、取衣	（1）检查隔离衣的完整性、清洁情况，核对长短、型号是否适合 （2）手持衣领取下隔离衣（图2-16A），清洁面向自己（图2-16B），将衣领两端向外折齐，露出肩袖内口	• 隔离衣须全部遮盖工作服，有破损、潮湿则不可使用 • 衣领及隔离衣内面为清洁面
2. 穿好衣袖	（1）右手持衣领，左手伸入袖内，右手将衣领向上拉，使左手露出（图2-16C） （2）换左手持衣领，右手伸入袖内，依上法使右手露出（图2-16D）	• 衣袖勿触及面部
3. 系好衣领	两手持衣领，由领子中央顺着边缘向后将领带系／扣好（图2-16E）	• 系领子时袖口不可触及衣领、帽子、面部和颈部
4. 扣好袖口	扣好袖口（或系上袖带）（图2-16F）	• 带松紧的袖口则不需要系袖口 • 不应露出里面的衣物

操作流程	操作步骤	要点说明
5. 系好腰带	（1）将隔离衣一边（约在腰下 5cm 处）渐向前拉，见到衣边捏住其外边缘（图 2-16G），同法捏住另一侧边缘（图 2-16H） （2）双手在背后将衣服边缘对齐，将背部完全覆盖（图 2-16I） （3）向一侧折叠，一手按住折叠处，另一手将腰带拉至背后折叠处（图 2-16J） （4）将腰带在背后交叉，回到前面打一活结（图 2-16K）	• 手不可触及隔离衣内面 • 隔离衣应能遮盖背面的工作服，折叠处不能松散 • 若后侧下部边缘有衣扣应扣上 • 穿好隔离衣后，双臂保持在腰部以上、视野范围内，且不得进入清洁区、接触清洁物
▲脱隔离衣法（图 2-17）		
1. 松解腰带	解开腰带，在前面打一活结（图 2-17A）	• 若后侧下部边缘有衣扣应先解开
2. 解开袖口	解开袖口，将衣袖上拉，在肘部将部分衣袖塞入袖袢内，充分暴露双手（图 2-17B）	• 勿使隔离衣衣袖外面塞入工作服袖内
3. 消毒双手		• 不能沾湿隔离衣
4. 解开衣领	解开领口（或领扣）（图 2-17C）	• 保持衣领清洁
5. 脱袖挂放	（1）右手伸入左手腕部袖内，拉下衣袖过手（图 2-17D） （2）用遮盖着的左手握住右手隔离衣袖子的外面，拉下右侧袖子（图 2-17E） （3）双手转换逐渐从袖管中退出，脱下隔离衣（图 2-17F） （4）左手握住领子，右手将隔离衣两边对齐，污染面向外悬挂于污染区；如果悬挂于污染区外，则污染面向里	• 不再使用时，将脱下的隔离衣污染面向里，衣领及衣边卷至中央成包裹状（图 2-17G），放入医疗废物容器内或放入污衣袋中
6. 清洗双手	按洗手法揉搓、洗手	

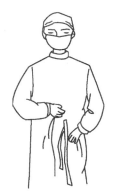
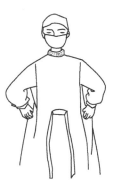
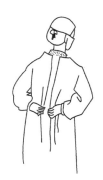
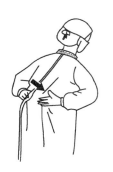
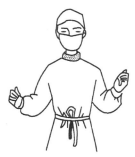

A. 取隔离衣。　　B. 清洁面朝向自己。　　C. 穿上一侧衣袖。　　D. 穿上另一侧衣袖。　　E. 系领口。　　F. 系袖口。

G. 将一侧衣边捏至前面。　　H. 同法捏住另一侧衣边。　　I. 将两侧衣边在背后对齐。　　J. 将对齐的衣边向一侧折叠。　　K. 系腰带。

图 2-16　穿隔离衣法

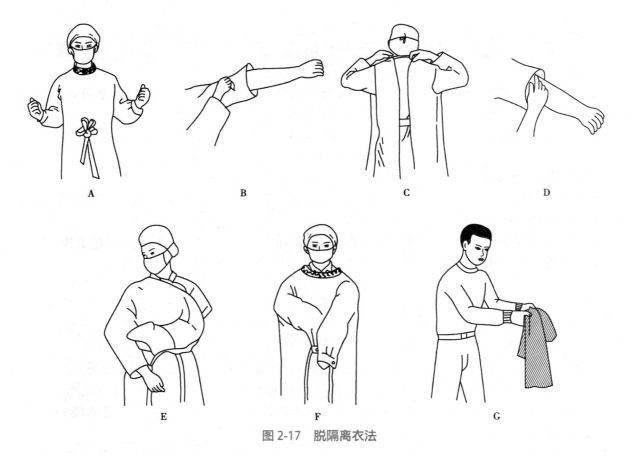

图 2-17　脱隔离衣法

（2）医用一次性防护服的使用

穿医用一次性防护服：对连体或分体医用一次性防护服，应先穿裤子，再穿上衣，然后戴帽子，最后拉上拉锁，穿戴完毕后进行完整性和密闭性的检查。

脱医用一次性防护服（分体）：应先将拉链拉开（图 2-18A）；然后向上提拉帽子，使帽子脱离头部（图 2-18B）；再脱衣袖、上衣；最后将污染面向里放入医疗废物袋（图 2-18C）。接着脱去裤子，由上向下边脱边卷（图 2-18D），污染面向里，脱下后置于医疗废物袋中（图 2-18E）。

ER 2-16

医用一次性
防护服的使用

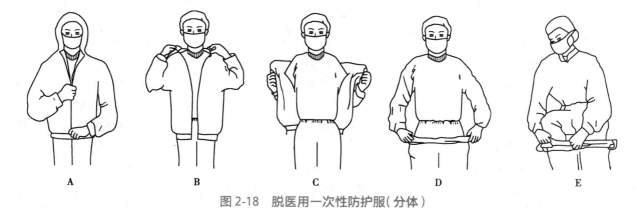

图 2-18　脱医用一次性防护服（分体）

脱医用一次性防护服（连体）：先将拉链一次性拉到底；再向上提拉帽子，使帽子脱离头部然后脱袖子；最后由上向下边脱边卷，污染面向里直至全部脱下后放入医疗废物袋内。

4. 评价

（1）隔离观念强，操作者、环境、物品无污染。

（2）手的消毒方法正确，冲洗彻底，隔离衣或医用一次性防护服未被溅湿。

【注意事项】

1. 隔离衣和医用一次性防护服只限在规定区域内穿脱。

2. 使用前应检查隔离衣和医用一次性防护服有无破损；穿时勿使衣袖触及面部及衣领；发现有渗漏或破损应及时更换；脱隔离衣和医用一次性防护服时应避免污染。

3. 隔离衣每天更换、清洗与消毒，遇污染随时更换。

（五）防水围裙的使用

分为重复使用的围裙和一次性使用的围裙。

1. 可能受到病人的体液（血液、组织液等）、分泌物及其他污染物质污染，进行复用医疗器械的清洗时，应穿防水围裙。

2. 对重复使用的围裙，每班使用后应及时清洗与消毒；遇有破损或渗透时，应及时更换。

3. 一次性使用围裙受到明显污染，遇到破损或渗透时应及时更换。

知识拓展

负压隔离舱的使用

自严重急性呼吸综合征（SARS）、禽流感、甲型 H1N1 流感等严重危害人类健康的烈性呼吸道传染病在全球暴发以来，如何对传染性呼吸道疾病进行有效防控，及时消除交叉感染，已成为世界各国关注的焦点。目前最有效的呼吸道疾病疫情防控措施是及时利用负压隔离舱对传染性、疑似传染性疾病病人进行隔离转运处置，切断病源传播途径。

负压隔离舱的原理主要是通过气动装置在某区域产生相对于周围环境的气压负值，维持特定空间位置上单向的入流，防止该处的空气随意逸散，起到隔离的效果。所以转运过程中不仅可以保障隔离舱内病人得到充足的新鲜空气，而且产生的污染气体不会向舱外渗漏，医护人员也可以从隔离舱外观察病人的生命体征，进行初步施救。

（张连辉　张　巍）

思考题

1. 手术室护士小刘正在为一位颅脑外伤的急诊病人进行手术前器械的紧急准备。请问：

（1）如果采用预真空压力蒸汽灭菌，对手术器械包进行灭菌时应注意哪些问题？

（2）如果这家医院在海拔 3 500m 的高地，有部分器械需要采用煮沸法进行消毒，小刘进行煮沸法消毒时应注意哪些事项？

2. 病人，女性，52 岁。行宫颈癌根治术后 2 周，拟行化疗，选择留置经外周静脉穿刺的中心静脉导管（PICC）。请问：

（1）为该病人进行穿刺时，穿刺部位皮肤消毒最好选择哪一种消毒剂？

（2）在穿刺过程中，如果护士怀疑手套被污染应如何处理？

3. 病人，男性，35 岁，因急性阑尾炎入院，术后右下腹手术切口处见少量淡黄色清亮渗出液。护士小王遵医嘱为病人进行伤口换药。请问：

（1）护士小王在为病人手术伤口换药时，应如何规范开展无菌操作？

（2）换药结束后，护士应该如何指导病人预防切口感染？

ER 2-17

练习题

第三章 ｜ 入院和出院护理

教学课件

思维导图

学习目标

1. 掌握　入院和出院护理工作内容；分级护理的适用对象和护理要点；轮椅和平车运送法的目的和操作要点。
2. 熟悉　入院程序和出院程序。
3. 了解　入院和出院的目的。
4. 学会使用轮椅和平车运送病人，确保病人安全。
5. 具有人道、博爱的职业道德，树立关爱生命、关心病人的意识；具有严谨求实的工作态度。

入院和出院护理是护理工作的基本内容之一。护士应掌握入院程序，为病人提供适宜的护理。出院时护士应协助病人办理出院手续，指导病人提高自护能力，提高生活质量。

第一节　入院护理

案例导入

内分泌科新入院一位 2 型糖尿病病人，患 2 型糖尿病 9 年，长期服用降血糖药。近期血糖控制不达标，随机血糖为 14.6mmol/L，出现视物模糊，下肢麻木感强，遂入院治疗。

请思考：

1. 该病人入院时，护士应采取哪些护理措施？
2. 根据病情，应给予该病人的护理级别是什么？
3. 护理该病人时，哪些护理措施能体现对病人的关爱？

入院护理是指病人经医生诊查后，确定需要住院做进一步检查和治疗时，由医生签发住院证后，护士对其进行的一系列护理工作。入院护理的目的：①协助病人熟悉环境，消除紧张、焦虑等不良情绪，使病人尽快适应医院生活。②满足病人的各种合理需求，增进护患关系，调动病人配合治疗和护理的积极性。③做好健康教育，满足病人对疾病信息的需求。

一、入院程序

病人经门诊或急诊医生检查、诊断后，确定需要住院治疗时，病人或其家属持住院证到住院处办理入院手续。病人的信息会通过医院电子病历系统通知病区护士，病区护士根据病人病情做好迎接新病人的准备工作。

病人及其家属办理入院手续后，依据病人病情可步行或采用轮椅、平车运送病人入病区。运送途中应注意安全和保暖,必要的治疗如氧气吸入不应中断。

二、病人进入病区后的初步护理

(一)一般病人进入病区后的初步护理

1. 准备床单位 病区护士接到住院处通知后,应根据病人病情及治疗需要准备好床单位。将备用床改为暂空床,备齐病人所需用品。传染病病人按消毒隔离原则安置。

2. 迎接新病人 护士应以热情的态度迎接新病人,并引领病人到指定的病室床位。主动向病人及其家属做自我介绍,说明护士的工作职责以及将为病人提供的护理措施,并介绍同室病友。护士应以自己的语言和行动消除病人的紧张情绪,增强病人的安全感和对护士的信任;并协助病人佩戴腕带标识。

3. 通知医生 通知主管医生诊查病人,必要时协助医生为病人进行体格检查。

4. 入院评估 测量病人的体温、脉搏、呼吸、血压、体重及身高等,收集病人的健康资料。通过对病人进行入院护理评估,了解病人的基本情况和身心需要,提出健康问题,拟订初步护理计划。

5. 录入电子住院病历

(1)将病人的相关信息按照要求录入医院电子病历系统。如有需要填写住院病历的,用蓝笔逐页填写住院病历眉栏及各种表格,用红笔在体温单 40~42℃ 之间相应时间栏内纵向填写入院时间。按有关要求整理住院病历(详见第十六章第一节)。

(2)填写入院登记本、诊断卡(放入住院病人一览表)、床头 / 尾卡。

6. 介绍与指导 向病人及其家属介绍病区环境、有关规章制度等,病人床单位及相关设备的使用方法,指导病人留取常规标本的方法、时间及注意事项。

7. 执行医嘱 根据医嘱执行各项治疗和护理措施,通知营养室准备膳食,对病人实施整体护理。

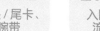

床头 / 尾卡、　　　入院护理
腕带　　　　　　流程图

(二)急诊病人入病区后的初步护理

1. 准备床单位 病区护士接到通知后,根据病人病情将其安置在危重病室或抢救室,准备暂空床。对急诊手术病人须准备麻醉床。

2. 通知医生准备急救 立即通知相关医生,准备好急救药品和器材,如供氧装置、负压吸引装置、输液用具、急救车及急救物品等。

3. 配合抢救 护士应密切观察病人病情变化,测量其生命体征,积极配合医生进行急救,做好护理记录。

4. 暂留护送人员 对不能正确叙述病情和要求的病人,如语言障碍、意识不清的病人或婴幼儿等,须暂留护送人员,以便询问病人病情及相关情况。

三、分级护理

分级护理是指病人在住院期间,医护人员根据病人病情和 / 或自理能力进行评定而确定的护理级别。

(一)护理分级方法

1. 入院后应根据病人病情严重程度确定病情等级。

2. 根据病人巴塞尔(Barthel)指数评定量表总分,确定其自理能力等级。

3. 依据病情等级和 / 或自理能力等级,确定病人护理分级。

4. 应根据病人的病情和自理能力的变化动态调整病人的护理分级。

（二）自理能力等级

自理能力分级根据 Barthel 指数评定量表（表 3-1）总分确定等级。根据总分，将病人的自理能力分为重度依赖、中度依赖、轻度依赖和无依赖 4 个等级（表 3-2）。对儿童病人、精神疾病病人等的自理能力等级评估可参考相应专科量表确定。

表 3-1　Barthel 指数评定量表

单位：分

序号	项目	完全独立	需部分帮助	需极大帮助	完全依赖
1	排便	10	5	0	—
2	洗澡	5	0	—	—
3	修饰	5	0	—	—
4	穿/脱衣	10	5	0	—
5	控制排便	10	5	0	—
6	控制排尿	10	5	0	—
7	如厕	10	5	0	—
8	床椅转移	15	10	5	0
9	平地行走	15	10	5	0
10	上下楼梯	10	5	0	—

Barthel 指数评定量表总分：＿＿＿＿＿＿＿

注：根据病人的实际情况，在每个项目对应的得分上画"√"。

表 3-2　自理能力分级

自理能力等级	等级划分标准/分	需要照顾程度
重度依赖	总分≤40	全部需要他人照护
中度依赖	总分 41~60	大部分需他人照护
轻度依赖	总分 61~99	少部分需他人照护
无依赖	总分 100	无需他人照护

（三）护理分级依据

根据病人病情和/或自理能力，护理级别通常分为 4 个，即特级护理、一级护理、二级护理及三级护理。

1. 符合以下情况之一，可确定为特级护理：

（1）病情危重，随时可能发生病情变化需要进行监护、抢救的病人。

（2）维持生命，实施抢救性治疗的危重症监护病人。

（3）各种复杂或者大手术后、严重创伤或大面积烧伤的病人。

2. 符合以下情况之一，可确定为一级护理：

（1）病情趋向稳定的重症病人。

（2）病情不稳定或随时可能发生变化的病人。

（3）手术后或者治疗期间需要严格卧床的病人。

（4）自理能力为重度依赖的病人。

3. 符合以下情况之一，可确定为二级护理：

（1）病情趋于稳定或未明确诊断前，仍须观察，且自理能力为轻度依赖的病人。

（2）病情稳定，仍须卧床，且自理能力为轻度依赖的病人。

（3）病情稳定或处于康复期，且自理能力为中度依赖的病人。

4.病情稳定或处于康复期，且自理能力为轻度依赖或无依赖的病人可确定为三级护理。

（四）分级护理措施

1.特级护理

（1）安排专人24h护理，严密观察病人病情变化，监测其生命体征。

（2）根据医嘱正确实施治疗、给药措施。

（3）根据医嘱准确测量并记录病人出入量。

（4）根据病人病情，正确实施基础护理和专科护理，如口腔护理、压力性损伤护理、气道护理及管路护理等，实施安全措施。

（5）保持病人的舒适和功能体位。

（6）实施床旁交接班。

2.一级护理

（1）每1h巡视病人一次，观察病人的病情变化。

（2）根据病人病情，测量其生命体征。

（3）根据医嘱正确实施治疗、给药措施。

（4）根据病人病情，正确实施基础护理和专科护理，如口腔护理、压力性损伤护理、气道护理及管路护理等，实施安全措施。

（5）提供护理相关的健康指导。

3.二级护理

（1）每2h巡视病人一次，观察病人的病情变化。

（2）根据病人病情，测量其生命体征。

（3）根据医嘱正确实施治疗、给药措施。

（4）提供护理相关的健康指导。

4.三级护理

（1）每3h巡视病人一次，观察病人的病情变化。

（2）根据病人病情，测量其生命体征。

（3）根据医嘱正确实施治疗、给药措施。

（4）提供护理相关的健康指导。

临床工作中，通常在住院病人一览表上的诊断卡和床头／尾卡上，采用不同颜色来表示病人的护理级别，能够更直观地了解病人的护理级别，做好常规护理工作，满足病人的身心需要。

第二节　出院护理

案例导入

　　心内科一位70岁的冠心病病人，因近期频发心绞痛入院。经过住院治疗后，病情稳定，医生开具出院医嘱。

请思考：

1.病人出院当日，护士应为病人做哪些工作？

2.如何对该病人进行出院指导？

3.进行出院指导时，哪些护理措施能体现对病人的关爱？

出院护理是指病人经过住院治疗和护理，病情好转、痊愈，或因其他原因须出院时，护士对其进行的一系列护理工作。出院护理的目的包括：①对病人进行出院指导，协助其尽快适应出院后的生活和工作，并能遵医嘱按时接受治疗或定期复查。②指导病人办理出院手续。③对病室及用物进行终末处理，准备迎接新病人。

出院护理
流程图

一、出院前的护理

1. 通知病人及其家属 医生根据病人康复情况，确定出院日期并开具出院医嘱。护士应根据出院医嘱，提前通知病人及其家属，并协助其做好出院准备。如根据病人的病情须转往其他医院继续诊治的，医生应开具出院医嘱并告知病人及其家属须进行转院治疗。

2. 评估病人身心需要 出院前，护士应对病人的身体情况、心理状况进行评估，进行有针对性的安慰和鼓励，增进病人的康复信心。

3. 进行出院指导 护士应根据病人康复的情况，指导病人出院后的注意事项，如休息、饮食、卫生、治疗、功能锻炼和定期复查等。针对老年人和慢性病病人，做好出院后长期治疗和居家护理的健康指导，在自我健康管理、自理能力、生活质量等方面对其进行正确的健康宣教，建立健康档案，做好随访登记。

4. 征求意见 征求病人及其家属对医疗、护理等各项工作的意见和建议，以便不断完善医院管理，改进工作方法，提高医疗、护理质量。

二、出院当日护理

（一）执行出院医嘱

1. 停止一切医嘱，注销各种治疗、护理执行单（如服药单、注射单、治疗单、饮食单等）。

2. 填写出院通知单，通知病人或家属到出院处结账，办理出院手续。

3. 用红笔在体温单 40~42℃ 之间的相应时间栏内纵向填写出院时间。

4. 撤去诊断卡和床头 / 尾卡。

5. 填写出院登记本。

6. 病人出院后须继续服药时，护士凭医嘱处方从药房领取药物，交给病人或家属带回，并指导其用药方法和注意事项。

（二）填写出院护理评估单

病人出院时，护士应按照护理程序的步骤，填写病人的出院护理评估单。

（三）护送病人出院

协助病人或家属办理出院手续。帮助病人解除腕带、整理用物，归还病人所寄存的物品，收回住院期间借用的物品，并做消毒处理。根据病人病情选用轮椅、平车或步行方式护送病人出院。

三、出院后的护理

（一）医疗、护理文件的处理

按有关要求整理出院病历（详见第十六章第一节），将电子病历转为归档状态，归档后由病案室保存。

（二）病室和床单位的处理

护士应等病人离开病室后，方可进行病室及病床单位的终末处理，以免给病人造成心理上的不舒适。

1. 对病室环境消毒可采用臭氧机消毒、紫外线消毒等方法，并开窗通风。

2. 撤去床上的污被服，放入污衣袋，根据病人病种分类进行清洗和消毒。

3. 床垫、床褥、棉胎、枕芯用紫外线照射或臭氧机消毒,也可在日光下曝晒6h。

4. 病床、床旁桌椅与地面用消毒溶液擦拭。

5. 对传染病病人的床单位及病室须按先消毒后清洗的原则处理。

6. 铺好备用床,准备迎接新病人。

第三节　运送病人法

案例导入

急诊科一名30岁女性病人,身高160cm,体重54kg。自述在家中擦玻璃时从高3m的窗台坠落,自觉小腿、腰部及骶尾部疼痛。入院检查:病人意识清楚,生命体征平稳,小腿骨折,怀疑腰椎骨折,需要去CT室做检查。

请思考:

1. 应选择什么方法运送病人?

2. 根据病人病情和体重,选择何种方式搬运病人?

3. 在运送时,如何确保病人安全,做到关心、关爱病人?

在病人入院、接受检查或治疗、室外活动、出院时,凡不能自主活动的病人均应由护士根据其病情及躯体活动受限程度选用不同的方式运送。常用的有轮椅运送法、平车运送法和担架运送法。在运送的过程中,护士应正确运用人体力学原理,确保病人的安全和舒适,有利于减轻操作疲劳,提高工作效率。

知识拓展

古代的轮椅

我国古代关于轮椅的记载可以追溯到南北朝时期。考古学者发现在一处约南北朝时期的石棺刻画上有轮椅的图案,明确刻画带有轮子的椅子,其形状、大小和近代使用的轮椅非常相似。《三国志》记载道:"亮性长于巧思,损益连弩,木牛流马,皆出其意。"不少历史文献和图案中记载,三国时期诸葛亮发明的"木牛流马"更像是如今轮椅的最初形态。根据史书记载,类似的手推车在当时诸葛亮北伐之时的战场上使用过,能载将近四百斤的重量,其主要的作用为运送战时的粮草。这种手推车的出现与后来轮椅的改进有很大关系。

一、轮椅运送法

【目的】

1. 运送不能行走但能坐起的病人入院、出院、检查、治疗及室外活动。

2. 帮助病人下床活动,促进其血液循环和体力的恢复。

【操作程序】

1. 评估

(1) 病人的年龄、病情、体重、躯体活动能力及损伤的部位。

(2) 病人的意识状态,对轮椅运送法的认知程度,心理反应及理解、合作程度。

(3) 轮椅各部件的性能是否良好。

（4）地面是否干燥、平坦，季节及室外的温度情况。

2. 计划

（1）**病人准备**：病人能够了解轮椅运送的目的、方法及注意事项，愿意配合。

（2）**护士准备**：着装整洁，修剪指甲，洗手、戴口罩。

（3）**用物准备**：轮椅（各部件性能良好）、毛毯（根据季节酌情准备）。

（4）**环境准备**：保证通道宽敞、地面防滑，移开障碍物。

3. 实施　见表 3-3。

ER 3-6
轮椅运送法

表 3-3　轮椅运送法

操作流程	操作步骤	要点说明
▲上轮椅		
1. 检查用物	仔细检查轮椅的轮胎、椅座、椅背、扶手、脚踏板、刹车及安全带等，将轮椅推至床旁（图 3-1）	• 确保各部件性能正常，保证病人安全
2. 核对、解释	认真核对病人姓名、床号、腕带，向病人介绍搬运的过程、方法及配合事项	• 确认病人，取得其合作 • 耐心向病人做好解释，减轻病人的心理压力
3. 安置轮椅	（1）使椅背和床尾平齐，面向床头 （2）车闸制动，翻起脚踏板	• 缩短距离，便于病人入座 • 防止轮椅滑动
4. 协助起床	（1）掀开盖被，扶病人坐起，移于床边 （2）协助病人穿衣服 （3）嘱病人用手掌撑住床面，坐于床边 （4）协助病人穿鞋	• 观察和询问病人有无眩晕和不适 • 寒冷季节注意保暖
5. 协助坐椅	（1）嘱病人将双手置于护士肩上，护士面对病人，双脚分开站稳，双手环抱病人腰部并夹紧，协助病人下床 （2）护士以自己的身体为轴转动，协助病人转身，嘱病人扶住轮椅把手，坐入轮椅中 （3）翻下脚踏板，协助病人将双脚置于脚踏板上 （4）嘱病人双手扶着轮椅两侧扶手，身体尽量向后靠坐稳，系好安全带	• 确保病人安全，避免发生意外 • 使足部获得支托，维持病人舒适 • 不可前倾、自行站起或下轮椅
6. 关切询问	询问病人感受，坐稳后是否舒适	• 关爱、关心病人 • 及时了解病人的心理状态
7. 整理病床	将病床整理成暂空床	• 保持病室整洁
8. 护送病人	（1）观察病人，确定其无不适后，松开车闸 （2）嘱病人勿前倾或自行下轮椅，推病人至目的地	• 运送过程中随时观察，及时发现病人病情变化
▲下轮椅		
1. 固定轮椅	将轮椅推至床尾，轮椅椅背与床尾平齐，固定车闸，翻起脚踏板，松开安全带	
2. 协助回床	护士面对病人，双手置于病人腰部，病人双手交叉于护士颈后，协助病人站立并慢慢坐回床边，脱去鞋和外衣，协助病人移至床正中	• 护士运用节力原则 • 确保病人安全
3. 安置病人	协助病人取舒适卧位，盖好盖被	
4. 归位整理	整理病人床单位，观察病情，推轮椅回原处	• 询问病人有无其他需要
5. 准确记录	洗手，记录	• 记录执行时间和病人反应

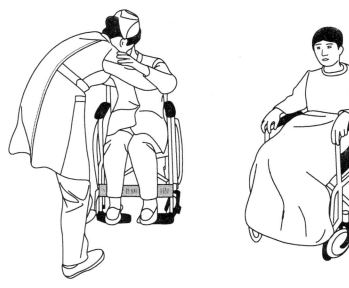

图 3-1　轮椅运送法

4. 评价

(1) 病人运送过程安全,无疲劳、不舒适。

(2) 护士动作协调、轻稳,运送病人顺利。

(3) 护患沟通有效,病人能主动配合。

【注意事项】

1. 使用前应仔细检查轮椅各部件的性能,以确保安全。

2. 病人上下轮椅时,固定好车闸。

3. 推轮椅运送病人时,速度要慢,并随时观察病人病情变化。

4. 下坡时应减速并倒退推轮椅,嘱病人抓紧扶手,身体尽量向后靠,勿向前倾或自行下轮椅;过门槛时,翘起前轮,避免过大的震动,保证病人的安全。

5. 寒冷季节应注意保暖。

二、平车运送法

【目的】

运送不能起床的病人入院、出院、检查、治疗、手术或转运。

【操作程序】

1. 评估

(1) 病人的年龄、病情、体重、躯体活动能力及损伤部位。

(2) 病人的意识状态,对平车运送法的认知程度、心理反应及合作程度。

(3) 平车性能是否良好。

(4) 地面是否干燥、平坦,室外的温度情况。

2. 计划

(1) **病人准备**:病人能够了解平车运送的目的、方法及注意事项,愿意配合。

(2) **护士准备**:着装整洁,修剪指甲,洗手,戴口罩。

(3) **用物准备**:平车(含垫子、枕头、保暖用物)。如运送骨折病人,平车上应垫木板;如为颈椎、腰椎骨折或病情危重的病人,应备中单。

(4) **环境准备**:环境宽敞,道路通畅,便于操作。

ER 3-7

平车运送法

3. 实施 见表3-4。

表3-4 平车运送法

操作流程	操作步骤	要点说明
1. 检查用物	仔细检查平车各部件，将平车推至病人床旁	• 确保各部分性能正常，保证病人安全
2. 核对、解释	核对病人床号、姓名、腕带，向病人及其家属解释操作的目的、方法和配合事项	• 确认病人，取得病人或家属的理解与配合 • 耐心解释，减轻病人的心理压力
3. 安置导管	妥善安置好病人身上的输液管道及各种导管	• 避免导管脱落、受压或液体反流，保持其通畅 • 确保各种治疗持续进行
4. 搬运病人	根据病人的病情和体重，选择合适的搬运方法	• 适用于病情许可，且病人能在床上配合者
▲挪动法 （图3-2）	(1)移开床旁桌椅，松开盖被 (2)将平车推至床旁，与床平行，紧靠床边，调整平车或病床使其高度一致 (3)将车闸制动 (4)协助病人将上半身、臀部、下肢依次向平车挪动 (5)由平车回床时，顺序相反，先挪动下肢，再挪动臀部、上半身	• 便于挪动 • 平车贴近床边，便于搬运 • 防止平车移动，确保病人安全 • 将病人头部卧于大轮端，以减少因颠簸引起的不适
▲一人搬运法（图3-3）	(1)移床旁椅至对侧床尾 (2)将平车放至床尾，使平车与床尾呈钝角 (3)将车闸制动，护士站在钝角内的床边 (4)松开盖被，协助病人穿好衣服 (5)护士一手臂自病人腋下伸至对侧肩部，另一手臂伸至病人大腿下，嘱病人双臂交叉于护士颈后，双手用力握住 (6)抱起病人，移步转身，将病人轻轻放在平车上，卧于平车中央	• 适用于患儿及病情允许且体重较轻的病人 • 便于搬运 • 运送时使病人头卧于大轮端，增加舒适感 • 缩短搬运距离 • 两脚前后分开并屈膝，可扩大支撑面降低重心，增加稳定性 • 确保病人安全
▲二人搬运法（图3-4）	(1)~(3)同一人搬运法 (4)护士甲、乙二人站在病人床边，将病人双手交叉置于胸或腹前，协助病人移至床边 (5)护士甲一手臂托住病人头、颈、肩部，另一手臂托住腰部；护士乙一手臂托住病人臀部，另一手臂托住腘窝处，二人同时抬起病人，移步转身至平车前，同时屈膝，将病人轻放于平车中央	• 适用于病情较轻，但自己不能活动而体重又较重的病人 • 护士甲应使病人头处于高位，减轻不适 • 抬起病人时，应尽量使病人的身体向护士倾斜，节力并保证病人安全
▲三人搬运法（图3-5）	(1)~(3)同一人搬运法 (4)护士甲、乙、丙3人站在床边，协助病人移至床边 (5)护士甲托住病人头、颈、肩、背部，护士乙托住腰部、臀部，护士丙托住腘窝、小腿处。3人同时抬起，并移步至平车，将病人轻放于平车中央	• 适用于病情较轻，但自己不能活动而体重又较重的病人 • 护士甲应使病人头处于高位以减少不适 • 病人尽量靠近护士，使重心落在支撑面内以达到省力的目的 • 注意动作协调一致，按口令同时抬起以保持平衡，保证病人安全
▲四人搬运法（图3-6）	(1)移开床旁桌椅，松开盖被 (2)在病人腰、臀下铺中单，将病人双手交叉置于胸或腹前 (3)将平车推至床旁，与床平行，紧靠床边，调整平车或病床使其高度一致 (4)用车闸制动	• 适用于颈椎、腰椎骨折，或病情较重病人 • 中单的质量一定要能承受病人的体重 • 对骨折病人须垫木板，并固定好骨折部位 • 防止平车移动，确保病人安全

操作流程	操作步骤	要点说明
	（5）护士甲站在床头，托住病人的头和颈、肩部；护士乙站在床尾，托住病人双腿；护士丙和丁分别站在病床和平车两侧，抓紧中单四角 （6）由一人喊口令，四人合力同时抬起，将病人轻轻放至平车中央	• 站于床头的护士应观察病人的病情变化 • 多人搬运时护士动作必须协调一致 • 应将昏迷病人头转向一侧，颅脑损伤病人头偏向健侧 • 对颈椎损伤或怀疑颈椎损伤的病人，搬运时要保持头部处于中立位，确保病人不会受到二次损伤
5. 安置病人	安置病人于舒适位置，用盖被包裹病人，先盖脚部，后盖两侧，头部两侧盖被的边角向外折叠，露出头部	• 确保病人保暖、舒适 • 整齐、美观
6. 关切询问	询问病人感受	• 关爱、关心病人 • 及时了解病人的心理状态
7. 整理病床	整理病人床单位，铺成暂空床	• 保持病室整洁美观
8. 运送病人	松开车闸，推送病人至指定地点	• 运送过程中确保病人安全、舒适
9. 准确记录	洗手，记录	• 记录执行时间和病人反应

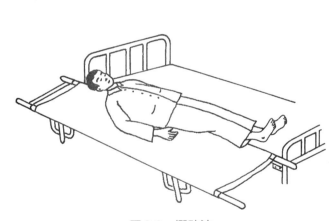

图 3-2　挪动法

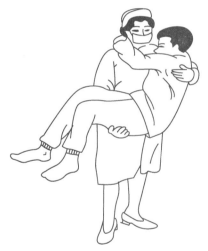

图 3-3　一人搬运法

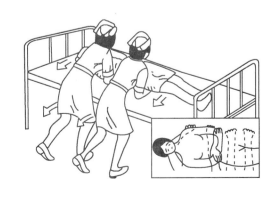

A

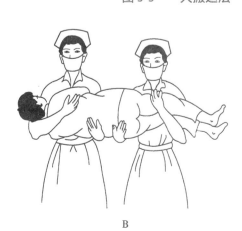

B

图 3-4　二人搬运法

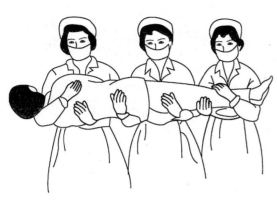

图 3-5　三人搬运法

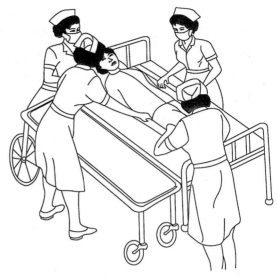

图 3-6　四人搬运法

4.评价

（1）病人在搬运过程中感觉平稳、舒适、安全，未中断治疗。

（2）护士动作正确、规范、节力、协调。

（3）护患沟通有效，病人能主动配合。

【注意事项】

1.搬运过程中动作轻稳，协调一致，保证病人安全、舒适。注意观察各类潜在并发症的发生，防止擦伤、坠床、管道脱落等。

2.病人头部卧于平车大轮端。小轮转弯灵活，大轮转动的次数少，以减少病人因颠簸产生的不适。

3.运送过程中，护士应站在病人头侧，以便观察病人病情变化，保证病人持续性治疗不受影响。

4.车速应适宜，不可过快。上下坡时，病人头部保持在高处一端，以免引起不适。

5.进出门时应先将门打开，不可用车撞门。

6.冬季注意保暖，避免病人受凉。

7.搬运颈椎损伤或怀疑颈椎损伤的病人时，应选用四人搬运法，搬运过程中要保持其头部处于中立位，并沿身体纵轴向上略加牵引颈部或用双手托起病人头部，慢慢移至平车中央。如搬运不当会引起高位脊髓损伤，甚至导致死亡。

ER 3-8

使用移位车的
病人运送法

知识拓展

全自动智能轮椅

随着人口老龄化的发展，部分老年人和残障人士由于身体原因导致行动无法独立，因此需要性能优越的代步工具提高他们活动的自由度。全自动智能轮椅是在原来电动轮椅的模型上加入移动机器人采用的技术。它通过电池供电，具有自动推动和导航的功能，可以帮助行动不便的人士在日常生活中更加独立和舒适地移动。具有安全性能强、舒适性能好、续航里程长、便携性好等特点。目前，智能轮椅的技术水平还有待提高，但是随着科技的发展，智能轮椅一定能够更加方便安全。

三、担架运送法

担架是急救时运送病人最基本、最常用的工具。其特点是可以上下楼梯，且对体位影响较小，方便上下各种交通工具，不受地形、道路等条件限制。

常用的担架有帆布担架和硬板担架两种，如现场急救缺少担架的情况下，可使用木板等代用品。担架的使用方法同平车运送法，可以采用两人或三人搬运法。由于担架位置较低，使用时先将担架抬起与床沿并齐，便于搬运病人，搬运时尽量保持平稳，不要摆动。

担架运送病人时应注意：

1. 搬运时，动作轻稳、协调一致，确保病人安全。

2. 病人应仰卧于担架中央，四肢不可靠近担架边缘，以免碰撞造成损伤。

3. 对胸、颈椎损伤的病人使用硬板担架。

4. 对疑似颈椎损伤的病人注意保持头颈中立位，颈下垫软枕或衣物，防止头颈左右移动。

5. 运送过程中注意保暖，避免病人受凉。

（潘彦彦）

思考题

1. 病人，女性，28岁，孕40周，入院待产，体重76.5kg，意识清楚，欲将其从待产室送去产房。请问：

（1）搬运该病人时，应采用何种运送法？

（2）搬运过程中应注意哪些问题，以确保病人安全？

2. 病人，女性，36岁，从高空坠落，意识不清，怀疑腰椎损伤，急诊入院。请问：

（1）将病人移到平车上应采用什么搬运方法？

（2）在运送过程中应注意哪些问题？

（3）对该病人应采用几级护理？为什么？

3. 病人，男性，63岁，因糖尿病住院治疗。3周后，病人意识清楚，病情稳定，医生同意出院。请问：

（1）在病人出院前，依据出院护理程序，护士需要完成哪些护理工作？

（2）护士应对该病人做哪些出院指导？

（3）出院后，护士应如何处理该病人的床单位？

ER 3-9

练习题

第四章 ｜ 卧位与安全

ER 4-1　　　ER 4-2

教学课件　　思维导图

学习目标

1. 掌握　常用卧位的适用范围及临床意义；影响病人安全的因素。

2. 熟悉　舒适卧位的基本要求及卧位的分类方法；变换卧位及卧床病人清洁、更换床单操作中的注意事项。

3. 了解　变换卧位的目的；卧床病人床单位清洁及更换床单的目的；使用保护具及辅助器具的目的。

4. 能针对病人病情及需要，正确为其安置舒适卧位，选择并使用保护具及辅助器具。

5. 具有评判性思维能力、爱伤意识，护理操作过程中语言亲切、态度和蔼，为病人实施人性化医疗服务。

　　舒适与安全是人类的基本需要，是维持人体健康，使机体处于最佳生理和心理状态的必备条件。因此，护士应为病人创造一个舒适与安全的休息环境，依据病情协助病人采取舒适的卧位以满足其舒适与安全的需要。

第一节　卧　位

案例导入

　　病人，男性，30岁。因右上腹剧烈疼痛，伴高热、恶心、呕吐到急诊科就诊。经体格检查及相关辅助检查，诊断急性胆囊炎合并穿孔。入院后在硬膜外麻醉下行胆囊切除术。手术顺利，术后回普外科病室。

请思考：

1. 病人在急诊科因剧烈腹痛采取的卧位属于何种卧位（按卧位的自主性分类）？

2. 病人术后回病室，护士应为其采取何种卧位？为什么？

3. 术后病人担心病情影响工作，表现烦躁，急于下床活动，此时护士应如何安慰病人并为其提供有效的心理护理？

　　卧位（patient position）是指病人在休息、治疗和检查时所采取的卧床姿势。临床常依据病情为病人安置卧位，正确的卧位不仅可以维持舒适，还可以预防因长期卧床而造成的并发症。

中医望诊：望姿态

在中医诊断学中，望姿态是指观察病人的动静姿态和肢体异常动作以诊察病情的方法。

正常人能随意运动而且动作协调、体态自然，无明显不适，是脏腑气血阴阳条畅的表现。病人的动静姿态、体位动作与机体的阴阳气血消长和寒热虚实变化关系密切。在疾病状态下，病人动静姿态、体位动作的改变往往是机体病理变化的外在反映。这些表现可以归纳为"阳主动，阴主静"。

因此，中医望诊中通过观察人的动静姿态和体位动作判断邪正关系，疾病的寒热虚实等，有助于疾病的诊断。正如《望诊遵经》所云："善诊者，观动静之常，以审动静之变，合乎望闻问切，辨其寒热虚实。"

一、概述

（一）舒适卧位

舒适卧位是指个体在卧床期间，身体各部位与周围环境处于合适的位置，且感觉轻松、自在。舒适卧位应满足以下基本要求：

1. 卧床姿势 应尽量符合人体力学的要求：扩大支撑面、降低重心，将体重平均分布于身体的负重部位，关节维持在功能位置。可在身体空隙部位垫软枕或靠垫等，以促进病人全身放松，充分休息。

2. 体位变换 至少每 2h 变换 1 次体位，同时加强对受压部位皮肤的护理。

3. 身体活动 病人身体各部位每天均应活动，改变卧位时应做关节活动范围练习，禁忌者如关节扭伤、骨折急性期等除外。

4. 受压部位 应加强对局部受压部位皮肤的护理，预防压力性损伤的发生。

5. 保护隐私 在护理操作中，应注意保护病人隐私，根据需要适当地遮盖身体以促进其身心舒适。

（二）卧位的分类

1. 按照卧位的自主性分类 卧位可分为主动卧位、被动卧位和被迫卧位 3 种。

（1）**主动卧位**（active lying position）：指病人身体活动自如，能根据自身意愿及习惯随意改变体位。见于病情较轻、术前及恢复期病人。

（2）**被动卧位**（passive lying position）：指病人自身没有改变体位的能力，只能处于被安置的体位。常见于昏迷、瘫痪和极度衰弱的病人。

（3）**被迫卧位**（compelled lying position）：指病人意识清楚，也有改变卧位的能力，但因疾病影响或治疗需要而被迫采取的卧位。如支气管哮喘急性发作者因呼吸极度困难而被迫采取的端坐位。

2. 根据卧位的平衡稳定性分类 卧位可分为稳定性卧位和不稳定性卧位。

（1）**稳定性卧位**：支撑面大、重心低，平衡稳定，是个体感到舒适且轻松的卧位。如侧卧位（图 4-1）和仰卧位（图 4-2）。

（2）**不稳定性卧位**：支撑面小、重心高，难以平衡，因大量肌群处于紧张状态，个体感觉不舒适、易疲劳。应尽量避免采取不稳定性卧位（图 4-3）。

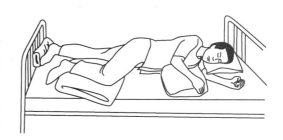

图 4-1 稳定性卧位（侧卧位）

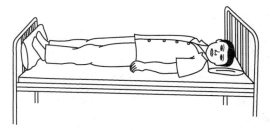
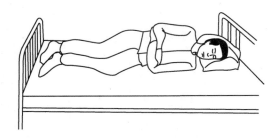

图 4-2 稳定性卧位(仰卧位) 图 4-3 不稳定性卧位

二、常用卧位

(一)仰卧位

仰卧位(supine position)又称平卧位,是一种自然的休息姿势。病人仰卧,头下放枕,双臂置于身体两侧,双腿自然放平。根据病情、检查或治疗的需要,仰卧位可分为 3 种类型。

1. 去枕仰卧位

(1)姿势:病人取去枕仰卧位,头偏向一侧,双臂置于身体两侧,双腿自然放平,枕横立于床头(图 4-4)。

(2)适用范围

1)昏迷或全身麻醉未清醒的病人:可防止因呕吐物反流入气管而引起的窒息或肺部并发症。

2)腰椎穿刺术后或椎管内麻醉后 6~8h 内的病人:可预防因颅内压降低而引起的头痛。如穿刺后脑脊液可自穿刺点漏出至硬脊膜外,造成颅内压降低,从而牵张颅内静脉窦和脑膜等组织而引起头痛。

2. 仰卧中凹位(休克卧位)

(1)姿势:病人仰卧,双臂置于身体两侧,抬高头、胸部 10°~20°,抬高下肢 20°~30°。可在膝下垫软枕,以维持病人的舒适与稳定(图 4-5)。

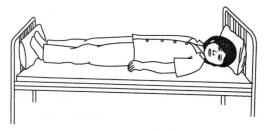
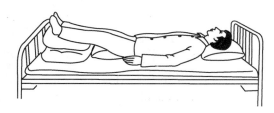

图 4-4 去枕仰卧位 图 4-5 仰卧中凹位

(2)适用范围:休克病人。抬高头、胸部,有利于保持气道通畅,改善通气功能,从而缓解缺氧症状;抬高下肢,有利于促进静脉血回流,增加心排血量,从而缓解休克症状。

3. 屈膝仰卧位

(1)姿势:病人仰卧,头下垫枕,双臂置于身体两侧,双膝屈起并稍向外分开(图 4-6)。

(2)适用范围

1)腹部检查:有利于腹部肌肉放松,便于检查。

2)导尿和会阴冲洗等:便于暴露操作部位,方便操作。使用该卧位时应注意保护病人隐私,并做好保暖工作。

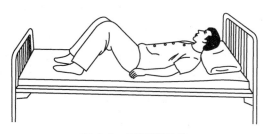

图 4-6 屈膝仰卧位

（二）侧卧位

1. 姿势 病人取侧卧位（side-lying position），双臂屈肘，一手放在胸前，一手放于枕边，下腿稍伸直，上腿弯曲。必要时应在胸腹部、背部及双膝之间放置软枕，以扩大支撑面、增加稳定性，使病人感到舒适与安全（图4-7）。

2. 适用范围

（1）**检查**：直肠指诊、胃镜与肠镜等检查，便于暴露操作部位，方便操作。

（2）**灌肠**：病人臀部尽量靠近床沿，以便于插管和灌液。

（3）**臀部肌内注射**：采用侧卧位注射时，病人应上腿伸直、下腿弯曲，以利于注射侧臀部肌肉的放松。

（4）**单侧肺部病变者**：依据病人病情采取健侧卧位或患侧卧位。

（5）**预防压力性损伤**：与仰卧位交替进行，可预防因局部组织长期受压所致的压力性损伤。

（三）半坐卧位

1. 姿势 病人取半坐卧位（semi-fowler position），根据病情需要先摇高床头支架，抬高上半身，再摇高膝下支架，以防止病人身体下滑。必要时，可在病人足底垫一软枕，防止足底触及床尾栏杆，以增加其舒适感。放平时，应先摇平膝下支架，再摇平床头支架（图4-8）。

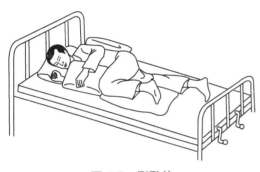

图4-7　侧卧位

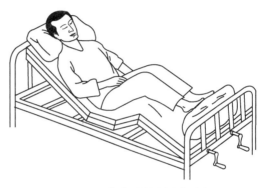

图4-8　半坐卧位（摇床法）

2. 适用范围

（1）**颜面部及颈部手术后的病人**：此卧位可减少伤口局部出血。

（2）**因心肺疾病引起呼吸困难的病人**：此卧位借助重力作用使部分血液滞留于下肢及盆腔脏器内，通过减少回心血量减轻肺淤血和心脏负担；同时，可使膈肌下降，通过增加胸腔容量减轻腹腔内脏器对心肺的压力，以增加肺活量，有利于气体交换，从而缓解呼吸困难。

（3）**腹腔、盆腔手术后或有炎症的病人**：此卧位可使腹腔渗出液流入盆腔，防止因感染向上蔓延引起膈下脓肿，从而使感染局限（由于盆腔腹膜具有抗感染能力较强、吸收较弱的特点，故可防止炎症的扩散与毒素的吸收，减轻中毒反应）。此外，腹部手术后的病人采取半坐卧位还有松弛腹肌，减轻腹部切口缝合处张力的作用，从而缓解疼痛、促进舒适，有利于切口愈合。

（4）**疾病恢复期体质虚弱的病人**：此卧位可促进病人逐渐适应体位的改变，有利于向站立位过渡。

（四）端坐位

1. 姿势 端坐位（sitting position）是在半坐卧位的基础上将床头抬高至70°~80°，使病人能向后靠坐（对虚弱者可在床上放一跨床桌，桌上放软枕以供其伏桌休息）；同时，抬高膝下15°~20°。必要时加床挡，以确保病人安全（图4-9）。

2. 适用范围 左心衰竭、心包积液、支气管哮喘发作的病人。病人因极度呼吸困难而被迫昼夜采取端坐位。

（五）俯卧位

1. 姿势 病人俯卧位（prone position），头偏向一侧，双臂屈曲置于头部两侧，双腿伸直；于胸下、髋部及踝部各放软枕以支撑身体，维持机体的舒适（图4-10）。

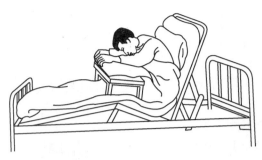
图 4-9 端坐位

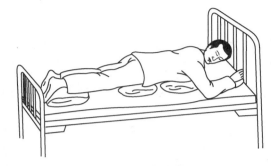
图 4-10 俯卧位

2. 适用范围

（1）腰、背部检查或配合胰、胆管造影检查时。

（2）脊椎手术后或腰、背、臀部有伤口的病人，不能平卧或侧卧时。

（3）胃肠胀气导致的腹痛者。此卧位可增加腹腔容积，从而缓解由胃肠胀气所致的腹痛。

（六）头低足高位

1. 姿势 头低足高位（trendelenburg position）是病人在仰卧状态，头偏向一侧，用支托物将床尾侧床脚垫高15~30cm（或视病情需要而定），将软枕横立于床头以防碰伤头部，增加安全性（图4-11）。此卧位因会使病人感到不适而不宜长时间使用；孕妇、高血压、心肺疾病病人慎用，颅内压增高者禁用。电动床可通过控制面板调节整个床面倾斜。

2. 适用范围

（1）**体位引流**：用于肺部引流，使痰液易于咳出。

（2）十二指肠引流术，有利于胆汁引流。

（3）**妊娠时胎膜早破**：此卧位可预防脐带脱垂。

（4）**跟骨牵引或胫骨结节牵引**：以人体重力为反牵引力，防止身体下滑。

（七）头高足低位

1. 姿势 头高足低位（dorsal elevated position）是病人处于仰卧，用支托物将床头侧床脚垫高15~30cm（或视病情需要而定），将软枕横立于床尾，以防足部触及床尾而引起不适（图4-12）。电动床可通过控制面板调节整个床面倾斜。

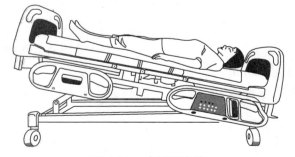
图 4-11 头低足高位

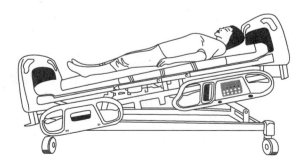
图 4-12 头高足低位

2. 适用范围

（1）**颅骨牵引**：以人体重力为反牵引力。

（2）**颅脑疾病或颅脑手术后的病人**：预防脑水肿，缓解颅内压增高症状。

（八）膝胸卧位

1.姿势　膝胸卧位（knee-chest position）指病人跪卧，双小腿平放于床上，稍分开；大腿与床面垂直；胸尽量贴近床面，腹部悬空，背部伸直，臀部抬起；头转向一侧，双臂屈肘置于头部两侧（图 4-13）。

2.适用范围

（1）肛门、直肠、乙状结肠镜检查及相应的治疗。

（2）矫正胎位不正或子宫后倾。矫正胎位时注意保暖，控制每次治疗时间在 15min 之内。

（3）促进产后子宫复原。

（九）截石位

1.姿势　截石位（lithotomy position）需病人仰卧于检查床上，双腿分开于支腿架上（支腿架上放软垫），臀部尽量齐床沿，双手放于身体两侧或胸前（图 4-14）。采取此卧位时应注意为病人遮挡与保暖。

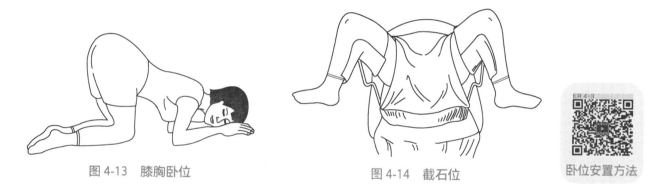

图 4-13　膝胸卧位　　　　图 4-14　截石位　　　　ER 4-3　卧位安置方法

2.适用范围

（1）**会阴、肛门部位的检查、治疗或手术**：如膀胱镜、妇产科检查、阴道灌洗等。

（2）产妇分娩。

三、卧位的变换

（一）协助病人移向床头

【目的】

协助滑向床尾而不能自行移动的病人移向床头，恢复舒适与安全。

【操作程序】

1.评估

（1）病人的年龄、体重，需要移向床头的原因。

（2）病人的意识、生命体征、躯体和四肢的活动度、伤口及引流情况等。

（3）病人的心理状态及合作程度。

2.计划

（1）**病人准备**：病人和 / 或家属了解移向床头的目的、过程及配合要点；病人情绪稳定，愿意配合。

（2）**护士准备**：着装整洁，洗手。

（3）**用物准备**：根据病人病情准备软枕。

（4）**环境准备**：环境整洁、安静，室温适宜，光线充足，必要时进行遮挡。

3.实施　见表 4-1。

表 4-1 协助病人移向床头法

操作流程	操作步骤	要点说明
1. 核对、解释	核对病人床号、姓名及腕带信息,向病人及其家属解释操作目的、过程及注意事项	• 建立安全感,取得病人配合 • 耐心向病人做好解释,减轻病人由于移动带来的心理压力
2. 固定脚轮	固定床脚轮	• 确保病人安全
3. 安置导管	(1)妥当安置各种导管及输液装置 (2)将盖被折叠于床尾或床一侧 (3)根据病人病情放平床头支架,将枕横立于床头	• 注意保持导管通畅。翻身时,应先检查各种导管有无脱落、移位、扭曲,防止其受压或折叠 • 避免碰伤病人
4. 协助移位		
▲一人协助法 (图 4-15)	(1)病人仰卧屈膝,双手握住床头栏杆,双脚蹬床面 (2)护士一手稳住病人双脚,一手托住臀部以助力,协助其移向床头	• 适用于体重较轻者或半自理者 • 减少病人与床之间的摩擦力,避免组织损伤
▲二人协助法	(1)病人仰卧屈膝 (2)护士分别站于床的两侧,交叉托住病人的肩部和臀部,或一人托住病人颈、肩部及腰部,一人托住臀及腘窝部,两人同时抬起病人移向床头	• 适用于病情较重或体重较重者 • 不可拖拉,以免擦伤皮肤
5. 询问、整理	(1)放回枕头,视病情安置病人于舒适卧位,整理床单位 (2)询问病人感受,观察病人反应	• 关爱、关心病人,及时了解病人的心理状态 • 注意观察各类潜在并发症的发生
6. 洗手、记录	(1)洗手 (2)记录	• 避免交叉感染 • 记录操作时间及病人反应

4. 评价

(1)病人能配合操作,感觉舒适与安全。

(2)护士动作轻稳、协调。

(3)护患沟通有效,满足双方需求。

【注意事项】

1. 协助病人移向床头时,注意保护其头部,防止头部因碰撞床栏而受伤。

2. 如病人身上带有各种导管,应先妥当安置导管,并在翻身后检查导管是否脱落、移位、扭曲、受压,以保持导管通畅。

3. 两人协助病人移向床头时,应动作协调、用力平稳。

(二)协助病人翻身侧卧

【目的】

1. 变换姿势、增进舒适。

2. 满足检查、治疗及护理的需要,如背部皮肤护理,更换床单。

3. 预防并发症,如压力性损伤、坠积性肺炎等。

【操作程序】

1. 评估

(1)病人的年龄、体重、目前的健康状况及需要更换卧位的原因。

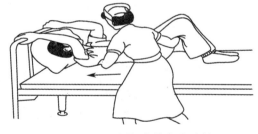

图 4-15 一人协助移向床头法

ER 4-4

协助病人
移向床头

（2）病人的生命体征、意识状况、躯体和四肢的活动能力；局部皮肤受压情况；骨折牵引；手术部位伤口及引流等情况。

（3）病人及其家属对更换卧位的目的、方法和操作过程的了解程度及配合能力等。

ER 4-5

协助病人
翻身侧卧

2. 计划

（1）**病人准备**：病人及其家属了解更换卧位的目的、方法、操作过程及配合要点。

（2）**护士准备**：着装整洁，洗手。

（3）**用物准备**：根据病人病情准备软枕、床挡等物品。

（4）**环境准备**：环境整洁、安静，室温适宜，光线充足，必要时进行遮挡。

3. 实施　见表4-2。

表4-2　协助病人翻身侧卧法

操作流程	操作步骤	要点说明
1. 核对、解释	核对病人床号、姓名及腕带信息，向病人及其家属解释操作目的、过程及注意事项	● 建立安全感，取得病人配合 ● 耐心向病人做好解释，减轻病人由于移动带来的心理压力
2. 固定	固定床脚轮	● 确保病人安全
3. 安置导管	（1）妥当安置各种导管及输液装置 （2）依据需要将盖被折叠至床一侧或床尾	● 注意保持各种导管通畅；翻身时，应先检查导管是否脱落、移位、扭曲，防止其受压或折叠
4. 安置病人	病人仰卧，双肘屈曲，双手放于腹部；双腿屈曲	
5. 协助翻身		
▲一人协助翻身法（图4-16）	（1）先将枕移向近侧，然后将病人的肩部、臀部移向近侧，再将病人的双下肢移近并屈曲 （2）护士一手扶病人肩部，一手扶病人膝部，轻轻将其推转向对侧，背对护士	● 适用于体重较轻者 ● 根据病人病情使用床挡 ● 使病人尽量靠近护士，可以缩短阻力臂，达到省力的目的 ● 不可推、拖、拉、拽，以免擦伤病人皮肤
▲二人协助翻身法（图4-17）	（1）甲、乙两护士站于病人同侧，先将枕移向近侧，护士甲托病人颈肩部和腰部，护士乙托病人臀部和腘窝，同时将病人抬起并移向近侧 （2）两护士分别扶托病人肩、腰、臀和膝部，轻推使其转向对侧	● 适用于病情较重或体重较重者 ● 两人动作协调、轻稳
6. 舒适与安全	按侧卧位要求，在病人背部、胸前及双膝间放置软枕以维持舒适；必要时使用床挡	● 扩大支撑面，确保卧位安全、稳定，病人舒适
7. 检查、安置	（1）检查并安置病人肢体，维持各关节处于功能位置 （2）检查并保持各种管道通畅 （3）询问病人感受，观察其背部皮肤情况并进行护理	● 维持舒适，避免关节挛缩 ● 关爱、关心病人，及时了解病人的心理状态 ● 注意观察各类潜在并发症的发生
8. 洗手、记录	（1）洗手 （2）记录	● 避免交叉感染 ● 记录翻身时间和病人皮肤情况，做好交接班

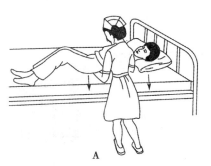
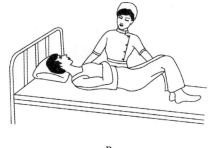
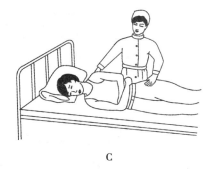

A   B   C

图 4-16　一人协助翻身侧卧法

4. 评价

（1）病人能配合操作，并且病人安全、舒适，受压部位的皮肤情况得到改善。

（2）护士动作轻稳、协调。

（3）护患沟通有效，双方需要得到满足。

【注意事项】

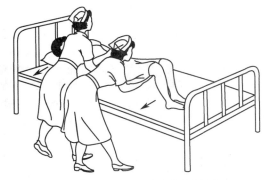

图 4-17　二人协助翻身侧卧法

1. 根据病人病情与皮肤受压情况确定翻身的间隔时间，在协助病人变换体位时应注意观察局部皮肤情况。如发现病人皮肤出现红肿或破损，应及时处理并酌情增加翻身次数，记录于翻身卡上，同时做好交接班工作。

2. 协助病人更换体位时，应在将病人身体抬离床面后再行进一步操作，切忌拖、拉、推、拽等动作，以免造成人为的皮肤擦伤；两人协助翻身时，应注意动作的协调与轻稳。

3. 协助有特殊情况的病人更换体位时应给予以下特殊处理：①病人身上带有各种导管时，应在翻身或移动前妥当安置管道，在变换卧位后仔细检查，防止导管出现扭曲、折叠、受压、移位、脱落等情况，以确保管道通畅。②为手术后病人翻身时，应先检查伤口敷料是否干燥、有无脱落，如敷料潮湿或已脱落则应先换药再翻身，翻身后注意避免压迫伤口。③对颅脑手术后的病人，应协助其取仰卧位或健侧卧位，翻身时避免因剧烈翻转头部引起脑疝，甚至导致病人突然死亡。④为牵引病人翻身时，不可放松牵引。⑤为石膏固定或有较大伤口病人翻身后，应使用软垫支撑避免肢体或伤口受压。

4. 协助病人更换体位时护士应注意节力原则。翻身时，病人尽量靠近护士，可以使重力线通过支撑面从而保持平衡；同时，缩短阻力臂可以达到安全、省力的目的。

（三）轴线翻身法

【目的】

1. 协助颅骨牵引、脊椎损伤、脊椎手术、髋关节术后的病人在床上翻身。

2. 预防脊椎再损伤及关节脱位。

3. 预防压力性损伤，增加病人舒适感。

【操作程序】

1. 评估

（1）了解病人的年龄、病情、意识状态及配合能力。

（2）观察病人损伤部位、伤口情况和管路情况。

2. 计划

（1）**病人准备**：病人及其家属了解轴线翻身法的目的、操作方法及配合要点。

ER 4-6

轴线翻身法

（2）**护士准备**：着装整洁，洗手。

（3）**用物准备**：根据病人病情准备大单、软枕、床挡等物品。

（4）**环境准备**：环境整洁、安静，室温适宜，光线充足，必要时进行遮挡。

3. **实施** 见表 4-3。

表 4-3　轴线翻身法

操作流程	操作步骤	要点说明
1. 同"协助病人翻身侧卧法"操作步骤 1~4		
2. 协助翻身		
▲二人协助病人轴线翻身法	（1）两名护士站于病床同侧，将大单置于病人身下；两名护士分别抓紧靠近病人肩、腰背、髋部、大腿等处的大单，将病人移至近侧，拉起同侧床挡 （2）护士绕至床对侧，协助病人将近侧手臂置于头侧，远侧手臂置于胸前，双膝间放一软枕 （3）护士双脚前后分开，两人双手分别抓紧病人肩、腰背、髋部、大腿等处的远侧大单，由其中一名护士发口令，两人同时将病人整个身体以圆滚轴式翻转至侧卧	• 适用于脊椎受损或脊椎手术后须改变卧位者 • 使病人尽量靠近护士，通过缩短阻力臂达到省力的目的 • 翻转时勿让病人身体屈曲，以免脊柱错位
▲三人协助病人轴线翻身法	（1）护士甲固定病人头部，纵轴向上略加牵引，使头、颈部随躯干一起慢慢移动；护士乙双手分别置于病人肩、背部；护士丙双手分别置于病人腰部、臀部，使其头、颈、腰、髋保持在同一水平线上，移至近侧 （2）翻转至侧卧位，翻转角度不超过 60°	• 适用于颈椎损伤者 • 应托持病人的头部 • 保持病人脊柱平直
3. 放置软枕	将软枕置于病人背部及双膝间，以支撑身体、维持舒适	• 保持双膝处于功能位置
4. 检查、安置	（1）询问病人感受，观察病人背部皮肤情况并进行护理 （2）维持病人肢体各关节处于功能位置 （3）检查、维持各种管道以确保通畅	• 关爱、关心病人，及时了解病人的心理状态 • 注意观察各类潜在并发症的发生 • 保证治疗的持续、有效
5. 洗手、记录	（1）洗手 （2）记录	• 避免交叉感染 • 记录翻身时间和病人皮肤情况，做好交接班

4. **评价**

（1）病人能配合操作，并且安全、舒适，受压部位的皮肤情况得到改善。

（2）护士动作轻稳、协调。

（3）护患沟通有效，双方需要得到满足。

【注意事项】

1. 翻转病人时，应注意保持其脊柱平直，以维持脊柱的正常生理弯曲，避免躯干屈曲，加重脊柱骨折、脊椎损伤和关节脱位。翻身角度不可超过 60°，避免由于脊柱负重增大而引起关节突骨折。

2. 病人有颈椎损伤时，勿扭曲或旋转病人的头部，以免因加重神经损伤而引起呼吸肌麻痹，甚至导致死亡。

3. 翻身时注意为病人保暖并防止坠床、管道脱落等意外；翻身动作轻柔，避免继发性脊髓神经损伤、椎体关节突骨折、植骨块脱落等并发症。

4. 准确记录翻身时间及病人背部皮肤情况。

俯卧位在通气治疗中的应用

采取俯卧位进行通气治疗，尤其是清醒时俯卧，能有效改善急性呼吸窘迫综合征（acute respiratory distress syndrome，ARDS）病人氧合状况，促进其康复。主要作用原理包括：

1. 病人仰卧位时，因受重力作用，腹侧到背侧的腹腔内压存在明显梯度变化；而俯卧位时，因胸廓及纵隔位置出现改变，重力作用明显减低，腹腔内压之间的梯度不明显，使肺内气体在体内更均匀地分布，改善氧合情况。

2. 根据人体解剖结构，仰卧位时心脏压迫在肺组织上，肺通气受限；当病人患有 ARDS 时，心脏体积增加，对肺的压迫更强。而俯卧位时，肺组织在心脏之上，心脏对肺的压迫程度大大降低。

3. ARDS 病人通常出现肺容量受限，尤以功能残气量显著降低最为明显。俯卧位通气能在一定程度上增加肺功能残气量。

四、卧床病人床整理及更换床单法

（一）卧床病人床整理法

【目的】

1. 保持病室整洁、美观，促进病人舒适。
2. 观察病人病情，预防压力性损伤等并发症。

【操作程序】

1. 评估

（1）了解病人体重、体型、病情、意识状态及配合能力。

（2）观察病人损伤部位、伤口情况和管路情况。

2. 计划

（1）**病人准备**：病人及其家属了解整理床单位的目的、操作方法及配合要点。

（2）**护士准备**：着装整洁，洗手、戴口罩。

（3）**用物准备**：根据病人病情准备床刷及床刷套等物品。

（4）**环境准备**：同病室内无病人进餐或进行治疗。关闭门窗，室温适宜。必要时进行遮挡。

3. 实施　见表 4-4。

表 4-4　卧床病人床整理法

操作流程	操作步骤	要点说明
1. 核对、解释	携用物至床边，核对病人床号、姓名及腕带信息，向病人解释操作目的、操作方法和操作过程中的配合方法	● 减轻病人因操作带来的心理压力 ● 询问病人需求，必要时协助其使用便器
2. 环境准备	（1）关闭门窗，屏风遮挡或拉上床帘 （2）放平床头和膝下支架 （3）移开床旁椅至床尾，移开床旁桌距床 20cm 左右	● 注意评估病人病情，确保安全，注意保暖 ● 方便操作
3. 松被、翻身	松开床尾盖被，协助病人翻身转至对侧，背向护士，移枕	● 翻身前，拉起对侧床挡，防止坠床 ● 观察病人受压部位皮肤 ● 妥善安置病人的管道，防止管道扭曲受压

操作流程	操作步骤	要点说明
4.松单扫床	(1)松开近侧污单 (2)用床刷扫净中单、橡胶单后搭在病人身上,从床头至床尾扫净大单上的渣屑 (3)依次将大单、橡胶单、中单逐层拉平,铺好 (4)协助病人翻身侧卧于铺好的一侧,转至对侧同法整理后协助其平卧	● 扫净枕下及病人身下的渣屑 ● 中线对齐,平整紧扎 ● 妥善安置病人的管道,防止管道扭曲、受压
5.整理盖被	整理盖被,折成被筒,被尾内折与床尾齐	● 注意不要将被尾塞到床垫下
6.整理枕头	取出枕头,拍松后放回病人头下	
7.安置卧位	(1)根据病人病情协助其取舒适卧位(按需摇高床头、膝下支架),拉起床挡 (2)询问病人感受,观察病人反应	● 注意被迫卧位的要求 ● 关爱、关心病人,及时了解病人的心理状态 ● 注意观察各类潜在并发症的发生
8.操作后整理	(1)移回床旁桌、椅;依据季节和病人病情,开窗通风 (2)洗手,脱口罩	● 病室整齐、美观 ● 保持空气流通,空气清新

4.评价

(1)符合病床实用、耐用、舒适与安全的原则。

(2)病人感觉舒适、安全。

(3)病室环境及病人床单位整洁、美观。

【注意事项】

1.注意节力原则。

2.避免拖、拉、拽等动作,以免因病人皮肤摩擦力增加而造成压力性损伤。

3.与病人有效沟通,注意保护隐私,避免受凉。

4.观察病人病情变化,协助其床上翻身时,避免各类治疗管道脱出。

(二)卧床病人床单位更换法

【目的】

1.保持病室整洁、美观,促进病人舒适。

2.观察病人病情,预防压力性损伤等并发症。

【操作程序】

1.评估

(1)了解病人的体重、体型、病情、意识状态、躯体活动能力及理解、配合能力。

(2)观察病人损伤部位、伤口情况与管路情况。

2.计划

(1)**病人准备**:病人及其家属了解更换床上用品的目的、操作方法及配合要点。

(2)**护士准备**:着装整洁,洗手、戴口罩。

(3)**用物准备**:治疗车上备大单、被套、枕套、中单及橡胶单(医用护理垫),床刷及床刷套。依据病人需要准备清洁衣、裤。将物品叠放整齐并按使用顺序摆放。

(4)**环境准备**:同病室内无病人进餐或进行治疗。关闭门窗,室温适宜。必要时进行遮挡。

3.实施 见表4-5。

ER 4-7

卧床病人
更换床单法

表 4-5　卧床病人更换床单位法

操作流程	操作步骤	要点说明
1. 核对、解释	携用物至床边,核对床号、姓名及腕带信息,向病人解释操作目的、操作方法和操作过程中的配合方法	• 减轻病人因操作带来的心理压力 • 询问病人需求,必要时协助其使用便器
2. 环境准备	(1)关闭门窗,屏风遮挡或拉上床帘 (2)放平床头和膝下支架 (3)移开床旁椅至床尾,移开床旁桌距床 20cm 左右	• 注意评估病人病情,确保安全 • 方便操作
3. 松被翻身	松开床尾盖被,协助病人翻身转至对侧,背向护士,移枕	• 翻身前拉起对侧床挡,防止病人坠床 • 观察病人受压部位皮肤 • 妥善安置各种导管,防止管道扭曲受压
4. 松单扫床	(1)松开近侧污单 (2)将污中单(医用护理垫)正面向内卷入病人身下,用床刷扫净橡胶单后搭在其身上 (3)将污大单正面向内卷塞于病人身下,扫净床褥	• 内卷时使污染面向内 • 从床头至床尾扫净枕下及病人身下的渣屑
5. 铺近侧单	(1)将清洁大单中线对齐床面中线,放于床褥上,将铺于对侧的一半大单正面向内卷好塞于病人身下,按照铺床方法铺好近侧清洁大单 (2)放平橡胶单 (3)铺清洁中单(医用护理垫)于橡胶单上,将铺于对侧的一半中单向内卷好,塞于病人身下 (4)近侧清洁中单(医用护理垫)、橡胶单一起塞入床垫下铺好 (5)协助病人平卧	• 塞于身下的大单正面向内
6. 移枕翻身	将枕移向近侧,再协助病人侧卧于已铺好床单的一侧	• 背向护士,卧位安全 • 必要时加床挡以防病人坠床
7. 铺对侧单	(1)松开各层床单,取出污中单(医用护理垫)放于床尾 (2)扫净橡胶单并搭于病人身上 (3)将污大单从床头卷至床尾(包括污中单),放入污衣袋内 (4)扫净床褥上的渣屑,取下床刷套放入污衣袋内 (5)同法铺好各层床单 (6)将枕移至床中间,协助病人取仰卧位	• 污单不要扔在地上 • 一次性床刷套弃于医用垃圾桶 • 各层床单要展平 • 避免病人受凉
8. 更换被套	(1)将清洁被套的纵线与床中线对齐,放于盖被上,在床尾侧打开被尾 1/3 (2)解开污被套系带,将棉胎纵向折成三折,S 形取出装入清洁被套内,充实两被角,对齐被套上端,将棉胎展平,充实到清洁被套中 (3)系好清洁被套尾端开口处的系带 (4)撤出污被套放于污衣袋中 (5)盖被折成被筒,被尾内折与床尾齐	• 取出的棉胎不能接触污被套的外面 • 盖被被头充实,被头距床头 15cm • 注意不要将被尾塞到床垫下
9. 更换枕套	取出枕芯,更换枕套后放回病人头下	• 枕套四角充实,开口背门
10. 询问、安置体位	(1)询问病人感受,观察病人反应 (2)依据病人病情,调整床头、膝下支架	• 关爱、关心病人,及时了解病人的心理状态 • 注意观察各类潜在并发症的发生 • 病人卧位舒适、安全
11. 操作后整理	(1)移回床旁桌、椅;合理开窗通风 (2)洗手,脱口罩	• 病室整齐、美观 • 保持空气流通、清新

4. 评价

(1) 符合病床实用、耐用、舒适与安全的原则。

(2) 病人感觉舒适、安全。

(3) 病室环境及病人床单位整洁、美观。

【注意事项】

1. 护士注意节力原则。

2. 避免拖、拉、拽等动作，以免因病人皮肤摩擦力增加而造成压力性损伤。

3. 与病人有效沟通，注意保护其隐私，避免受凉。

4. 观察病人病情，避免各类治疗管道的脱出，协助病人床上翻身。

第二节　安　全

> **案例导入**
>
> 病人，女性，71 岁。因诊断风湿性关节炎入院。病人既往冠心病病史 16 年，糖尿病病史 14 年。今日上午行左膝关节置换术，术后病人清醒返回病室。
>
> **请思考：**
>
> 1. 该病人可能存在哪些安全问题？
>
> 2. 如何预防该病人出现损伤？
>
> 3. 术后病人担心因年龄和糖尿病问题影响功能恢复，此时护理人员应如何解除病人的顾虑与焦虑，指导其进行康复训练？

一、概述

病人安全是医疗护理工作的重要组成部分及主要目标，护士要了解病人的安全需要，做好病人的安全防护工作。

（一）影响病人安全的因素

1. 卫生系统因素　宏观层面影响卫生服务进而影响病人安全的因素，包括卫生政策、法规和卫生体制等相关因素。

2. 医院管理因素

（1）**病人安全文化**（patient safety culture）：病人安全文化是病人安全的重要组织行为保障，主要要素包括对病人安全重要性的共同认识；对病人安全预防措施的信心；坦诚互信的沟通；团队协作精神；信息通畅；学习型组织及机构；医院领导者的参与；对差错不可避免性的认识；主动查找医疗安全隐患；非惩罚性的不良事件报告分析制度。

（2）**卫生产品、设备安全**：医院必须实施严格的医药卫生产品相关管理制度，保障医药卫生产品的安全质量，这是保障病人安全的基本要求。

（3）**医院工作环境设置**：医院的基础设施、物品配置、设备性能的完善与规范都是影响病人安全的因素。另外，陌生的住院环境容易使人产生焦虑、恐惧等情绪，使其缺乏安全感。

3. 医护人员因素　主要是医护人员的数量及其素质高低对病人安全造成的影响。充足的人员配备有利于及时满足病人的基本需求及病情监测等需要；医护人员的素质包括思想素质、业务素质和职业素质等，若其业务素质未达到执业标准，就可能因某些行为差错或过失而对病人造成身心伤害。

4. 病人因素 包括病人的年龄、感觉功能和目前的健康状况等。年龄会影响个体对周围环境刺激的感知能力，进而影响个体采取自我保护的行为。良好的感觉功能可以帮助人们了解周围的环境，进而识别、判断自身行为的安全性；感觉异常或障碍会妨碍个体对周围环境中现存的或潜在的危险因素的辨别，而使其受到伤害。

5. 社会和文化因素 群众的健康意识、公众对医疗服务的预期、卫生资源的可及性、医疗经济负担、医患关系、护患关系等社会和文化因素也会对病人安全产生一定的影响。

（二）医院常见的不安全因素及防范

1. 医院常见的不安全因素

（1）物理性损伤

1）机械性损伤：跌倒和坠床是医院最常见的机械性损伤。

2）温度性损伤：包括用热和用冷时所引起的损伤。医院内常见的温度性损伤是因热水袋、热水瓶导致的烫伤，因氧气、乙醚等易燃、易爆物品与液化气体所致的烧伤，因冰袋、冰枕等所致的冻伤等。

3）压力性损伤：因局部组织长期受压所致的压力性损伤，因高压氧舱治疗不当所致的气压伤，因石膏和夹板固定过紧所致的局部损伤等。

4）放射性损伤：医院内常见的放射性损伤有放射性皮炎、皮肤溃疡等，严重者可导致死亡。

（2）化学性损伤：医院内常见的化学性损伤是因化学消毒剂及药物使用不当所引起的，如化疗药物使用不当、药物剂量过大、配伍不当甚至用错药物等。

（3）生物性损伤：医院内常见的生物学损伤包括微生物和昆虫对人体的伤害，直接威胁病人的安全；蚊、蝇、虱、蚤、蟑螂等昆虫的叮咬不仅会影响病人的休息和睡眠，还会导致过敏性损伤，甚至传播疾病，应采取有效的防虫、杀虫措施，并加强防范。

（4）心理性损伤：病人对疾病的认知和态度，与周围人群的情感交流，医护人员对病人的行为和态度等因素均可影响病人的心理，甚至导致心理性损伤。

（5）医源性损伤：是指因医务人员行为及言语上的不慎，在病人心理或生理方面造成的损害。如进行治疗、护理时，个别医务人员因责任心不强、业务技术水平低所致的医疗事故，轻者会造成病人生理或心理上的痛苦，重者危及病人生命安全。

2. 病人安全防护的基本原则

（1）常规开展病人安全危险性评估。

（2）采取有效措施保护病人安全。

（3）妥善保管、规范使用各种医疗设备、仪器和器械。

（4）制订针对常见安全问题的应急预案。

（5）加强对病人和家属的安全教育，鼓励病人参与安全防护。

（6）创建积极、开放的病人安全文化。

3. 病人安全意外的一般处置原则

（1）损失抑制优先原则：指在损失发生后采取各种补救措施以防止损失进一步扩大，达到尽可能保护受损对象的目的。安全意外发生后，护士应优先关注病人的受损情况，积极采取补救措施以尽可能减少损伤。

（2）沟通互动为重原则：一旦发生安全意外，病人因利益受到损害或潜在损害，会出现紧张、害怕、焦虑等情绪反应，甚至怨恨相关人员。护士应配合医生及时和病人及其家属进行沟通互动并进行安慰，让其清楚医护人员都在努力防止和减轻损害的发生，从而获得病人的理解与配合。

（3）学习警示为主原则：护士应详细记录病人安全意外发生的过程，运用根本原因分析法等找出可能的原因（内在的或外在的），认真反思、详细记录，并做好交接班。另外，须按医院管理规定逐级报告意外事件,医院或病区应视情况组织一定范围的学习,查找相关安全隐患,并修订相关的管理措施与制度,以防类似意外事件的再次发生。

4. 医院常见安全意外的防护

（1）**跌倒和坠床**：①入院时向病人介绍病区环境及相关设施的正确使用方法。②固定好病床,必要时使用床栏,对躁动者按需使用保护具。③将呼叫器、病人必需物品放在便于取用处,主动搀扶、帮助下床活动的年老体弱者。④清除病室、走廊、卫生间等处的障碍物,保持地面的平整与干燥。⑤保持病室、走廊、卫生间等区域的良好照明。⑥加强对意识障碍、意识丧失、躁动等病人的巡视与观察,必要时留家属陪护,加强对重点病人的交接班。

（2）**用药错误**：①规范医院及病区的药品管理制度。②医院或病区内应设有集中配制药物或液体的专用设施。③护士应掌握药物的保管制度和药物使用的基本原则,熟悉各种药物的性能、不良反应等药物应用知识,正确指导病人合理、准确用药。④用药时护士须根据医嘱严格执行"三查七对"的核对制度。⑤药物应现用现配,并注意配伍禁忌。⑥病区应建立药物使用后不良反应的观察制度和程序,在用药后严密观察病人的反应。⑦合理使用抗生素等。

（3）**病人身份辨识错误**：①多部门共同合作制订确认病人身份的制度和程序,健全与完善各科室病人身份识别制度。②加强部门与工作人员之间的沟通。③实施《手术安全核查表》核查制度。④建立使用腕带作为识别标识的制度。⑤职能部门落实督导、检查职能。

（4）**病人转运意外**：①根据病人病情需要确定转运护送人员的组成,对病情不稳定者须指定医生或护士完成护送。②转运前做好转运设备、器材和药品的准备。③正确使用各种转运设备,转运途中及时观察、处理病人病情变化。④加强与转运所涉及各方的沟通与交接。⑤制订转运相关的管理规范,严格遵守相关管理规定。⑥交接转运病人须注意:应由交接双方共同评估病人病情;清楚交接病情、药物、病历等相关资料;合理安置病人并确保其安全与舒适。

（5）**导管意外**：①加强护患沟通,使病人和家属理解导管的重要性,并取得其理解与合作。②加强对有拔管危险或倾向病人的监护,必要时按需给予约束。③掌握妥善固定各种导管的相关技术,如固定导尿管时须预留足够长度以防因翻身牵拉而致的滑脱。④加强巡视以检查导管是否出现松动、滑脱、扭曲、受压等。⑤交接班时做好导管安全的检查及交接。

二、病人安全需要的评估

（一）个体危险因素的评估

1. 个人特点　包括年龄、性别、教育背景及个性等。

2. 身心健康状态　疾病的病程、严重程度、症状、自理能力与情绪/情感状态等。

3. 疾病诊治　某些诊疗手段、药物治疗的不良反应及用药不当所引起的毒性反应等。

4. 对环境的熟悉度　病人因环境不熟悉而缺乏安全感,导致与他人沟通交流受限,进而因信息缺乏而增加不安全感。

5. 既往就医经历　经历过或目睹过不良事件的病人往往显示出比他人更高的、对病人安全预防的参与度。

（二）环境危险因素的评估

如病床设计不合理、缺乏扶手等安全辅助设施;环境照明过暗或过亮;地板湿滑、地面不平或有障碍物;病人身上导管牵绊等均会提高病人跌倒、坠床的危险性。

三、保护具的使用

（一）适用范围

1. 儿科病人　小儿尤其是6岁以下的患儿,其认知及自我保护能力尚未发育完善,因此容易发生抓伤、坠床、跌倒、撞伤、烫伤等意外或不配合治疗的行为。

2. 坠床高危病人 如麻醉后未清醒、躁动不安、意识不清或年老体弱者等。

3. 某些术后病人 如失明、白内障摘除术后等。

4. 皮肤瘙痒病人 包括全身或局部瘙痒难忍者。

5. 精神疾病病人 如躁狂症、有自我伤害倾向等。

6. 长期卧床、极度消瘦、虚弱及其他易发生压力性损伤者。

（二）使用原则

1. 知情同意原则 使用前应向病人及其家属说明使用保护具的原因、目的和使用方法，在取得病人和 / 或家属的同意后方可使用。

2. 短期使用原则 约束器具只可短期使用，且使用时必须保持病人的肢体关节处于功能位，同时要保证病人舒适与安全。

3. 随时评价原则 应用约束器具时应随时观察病人的心理状况及约束部位有无皮肤破损、血液循环障碍、意外伤害等，做到及时评价使用效果、了解并发症；根据实际情况定时放松约束用具，并做好相应记录。如病人或家属要求解除约束用具，在解释、劝说无效的情况下应给予解除。

4. 记录原则 记录使用保护具的原因、目的、时间、每次观察的结果、护理措施及解除约束的时间。

（三）常用保护具的使用方法

1. 床挡（side rails） 主要预防病人坠床。常见的床挡可有多种样式，如多功能床挡和半自动床挡（图 4-18）。其中多功能床挡使用时须将床挡插入两边床沿，不用时可插于床尾，必要时还可在进行胸外心脏按压时垫于病人身下；半自动床挡一般固定于床沿两侧，可按需进行升降。

2. 约束带（restraint） 用于保护躁动病人，限制和 / 或约束身体某一部位的活动，防止病人自伤或伤害他人。根据使用部位不同，常用的约束带有手肘约束带（图 4-19）、肘部约束器（图 4-20）、约束手套（图 4-21）、约束衣（图 4-22）、肩部约束带及膝部约束带等。

（1）宽绷带：常用于腕部及踝部的固定。使用前须在腕部及踝部包裹棉垫，增加病人舒适感并保护皮肤，再用宽绷带打成双套结（图 4-23），固定在棉垫外并稍拉紧，松紧度以既不影响血液循环又不会使肢体脱出为宜，然后将绷带系于床沿上。

（2）肩部约束带（图 4-24）：常用于肩部的固定，以限制病人坐起。使用时让病人两侧肩部套进袖筒，在腋窝处衬棉垫，两袖筒上的细带在胸前打结固定，把两条长带子系于床头；还可用大单代替肩部约束带。

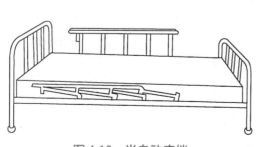

图 4-18　半自动床挡

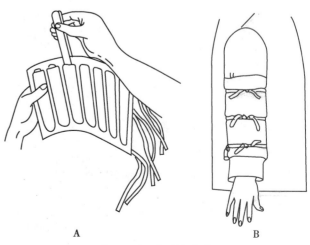

A　　　　　　　B

图 4-19　手肘约束带

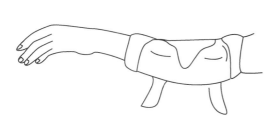

图 4-20　肘部约束器

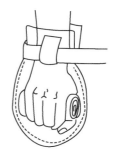

图 4-21　约束手套

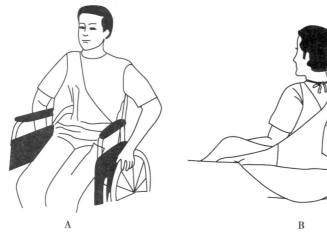

A

B

图 4-22　约束衣

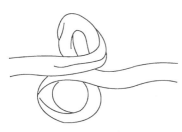

图 4-23　双套结

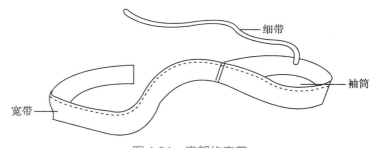

细带

袖筒

宽带

图 4-24　肩部约束带

（3）**膝部约束带**（图 4-25）：常用于膝部的固定，以限制病人下肢活动。用时在两膝及膝下均衬棉垫，将约束带横放于两膝上，两头带各固定一侧膝关节，然后将宽带系于床沿；也可用大单固定膝部。

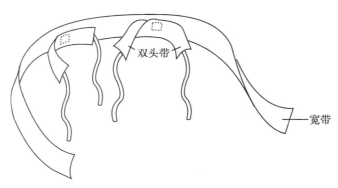

双头带

宽带

图 4-25　膝部约束带

（4）**尼龙搭扣约束带**：常用于手腕、上臂、膝部、踝部的固定。使用时在被约束部位垫上棉垫，将约束带放于关节处，对合约束带上的尼龙搭扣，调整适宜的松紧度后将系带固定于床沿。

3. 支被架　主要用于肢体瘫痪或昏迷的病人，防止盖被压迫肢体而造成不舒适或足下垂、压力性损伤等，也可用于烧伤病人进行暴露疗法时的保暖。使用时将架子置于需保护的肢体上，在支架上盖好盖被即可（图 4-26）。

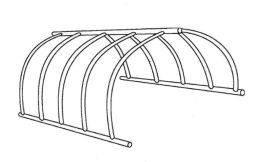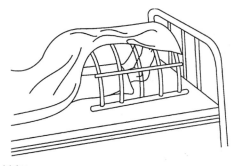

约束带的使用

图 4-26　支被架

【注意事项】

1. 严格掌握保护具的使用指征，始终维护病人的自尊。

2. 使用保护具时保持病人肢体关节处于功能位，并协助病人定时更换体位，以确保其安全与舒适。

3. 使用约束带时，必须放置衬垫以扩大支撑面；固定应松紧适宜（以能伸入 1~2 个手指为标准），并定时松解（每 2h 松解 1 次）或结合病人意愿给予松解。约束期间，须随时观察病人受约束部位的皮肤与肢体活动情况，避免如皮肤擦伤、关节脱位或骨折、臂丛神经牵拉损伤、肢体血液回流障碍、压力性损伤及疼痛等并发症，发现异常及时处理。必要时可通过局部按摩促进血液循环。

4. 为确保病人安全，使用保护具过程中应将呼叫器放置在病人易取得处或由专门人员陪护，以便其可以随时与医务人员取得联系。

5. 及时记录病人使用保护具的原因、开始使用与解除的时间、使用过程中的情况等。

四、辅助器的使用

辅助器是帮助病人保持身体平衡，提供身体支持的器材，是维护病人安全的护理措施之一。主要用于身体残障或因疾病、高龄而行动不便者进行活动时，以保障其安全。

1. 腋杖　是供给短期或长期残障者离床时所使用的一种支持性辅助用具（图 4-27）。腋杖的长度包括腋垫和杖底橡胶垫，适宜长度的简易计算方法为使用者身高减去 40cm。使用时，使用者双肩放松，身体挺直站立，腋窝与腋杖顶腋垫间相距 2~3cm，腋杖底端应侧离足跟 15~20cm，握紧把手时，手肘应可以弯曲。

2. 手杖　是一种手握式的辅助用具（图 4-28），常用于不能完全负重的残障者或老年人。手杖分木制或金属制，底端可为单脚或四脚型。手杖的长度应符合以下原则：①肘部在负重时能稍微弯曲。②手柄适合抓握，弯曲部与髋部同高，手握手柄时感觉舒适。手杖应由健侧手臂用力握住。

3. 助行器　是一种四边形或三角形的金属框架，自身轻，可将病人保护其中，支撑体重，便于站立、行走的工具（图 4-29）。具有支撑面积大、稳定性好的特点，适用于上肢健康、下肢功能较差的病人。使用者可以根据肢体功能选择使用步行

助行器、腋杖的使用

式助行器或轮式助行器。步行式助行器无轮脚、自身轻、高度可调、稳定性好,适用于下肢功能轻度受损的病人;轮式助行器有轮脚,易于推行移动,适用于上下肢功能均较差的病人。

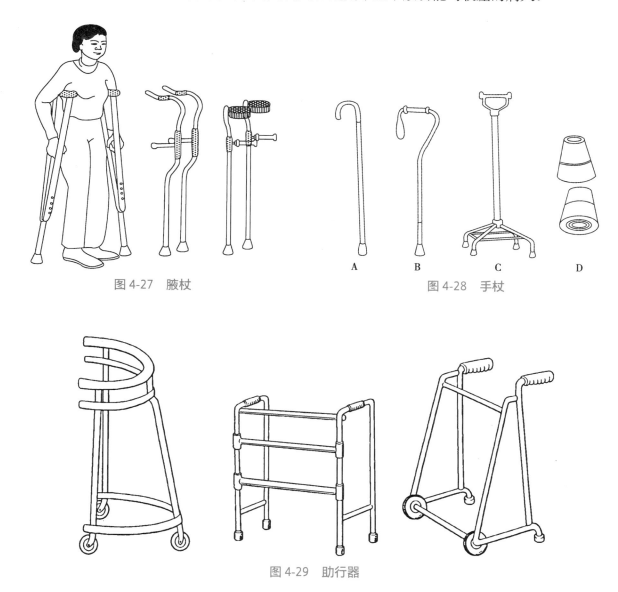

图 4-27　腋杖

图 4-28　手杖

A　　　　B　　　　C　　　　D

图 4-29　助行器

【注意事项】

1. 使用者意识清楚,身体状态良好、稳定。

2. 按需选择适合自身的辅助器。不适合的辅助器与错误的使用姿势不仅可致腋下受压进而造成神经损伤、腋下和手掌挫伤及跌倒,还会引起背部肌肉劳损和酸痛。

3. 使用者的手臂、肩部或背部均应无伤痛,活动不受限制,以免影响手臂的支撑力。

4. 使用辅助器时,病人的鞋要合脚、防滑,衣服要宽松、合身。

5. 调整腋杖和手杖后,须拧紧全部螺钉,橡皮底垫紧贴腋杖与手杖底端,并应经常检查确定橡皮底垫的凹槽是否能产生足够的吸力与摩擦力。

6. 选择较大的练习场地,避免拥挤和注意力分散。同时应保持地面干燥,无可移动的障碍物。必要时备一把椅子,供病人疲劳时休息。

（高　颖）

1. 病人,男性,26 岁。因支气管哮喘急性发作,呼吸极度困难不能平卧,焦虑不安。请问:

(1) 应为该病人安排何种卧位?

(2) 阐明采用此卧位的原因及方法。

2. 患儿,3 岁,因体温升高、咳嗽 3d 于急诊就诊。经诊查,患儿确诊为肺炎。医嘱给予抗生素静脉输液治疗。护士在为其进行静脉输液治疗时,患儿哭闹不止。请问:

(1) 此时可选用何种保护具以维持静脉输液治疗的持续进行?

(2) 使用保护具时应遵循哪些原则?

(3) 使用保护具时应采取哪些措施确保患儿的安全?

3. 病人,女性,76 岁。因持续性腹痛 4h,伴畏寒、恶心、呕吐等症状到急诊就诊。诊查后确诊为急性化脓性阑尾炎,并随即在硬膜外麻醉下行阑尾切除术。手术顺利,病人安返病房。请问:

ER 4-10

练习题

(1) 病人(麻醉未清醒)返回病房后应采取何种卧位?

(2) 术后第 2 天,病人病情稳定,此时应协助其采取何种卧位?为什么?

第五章 | 清洁护理

ER 5-1
教学课件

ER 5-2
思维导图

　　清洁（cleaning）是人类最基本的生理需要之一。清洁是指清除身体表面的微生物和污垢，防止微生物繁殖，促进血液循环，增强皮肤的抵抗能力，预防感染及并发症的发生。健康人具有保持身体洁净的能力，但当人患病时，自我照顾能力下降，往往无法满足自身清洁的需要，因而做好病人的清洁卫生工作是护士的重要职责之一。

第一节　口腔护理

案例导入

　　病人，男性，72 岁，10d 前因与家人争吵时突然昏倒、神志不清送入当地乡镇卫生院，入院诊断为脑栓塞。病人右侧肢体偏瘫，生活不能自理。住院治疗后病情不见好转，家人要求转至市级医院。入院体检时发现其佩戴活动义齿，且口腔黏膜有 1cm×1.5cm 大小的溃疡。

请思考：

1. 护士为病人进行口腔护理时，选用哪种漱口液？
2. 义齿如何清洗与保管？
3. 实施特殊口腔护理时，应注意哪些问题，如何体现对病人的关爱与尊重？

　　口腔具有摄取、咀嚼、吞咽食物以及发音、感觉、消化等功能。口腔护理（oral care）可保持口腔清洁，预防感染，促进口腔正常功能的恢复，提高病人的生活质量。护士应根据病人的病情及自理能力，指导或帮助其完成口腔护理。

一、一般口腔护理

适用于能自己完成口腔清洁的病人，护士为病人进行口腔卫生指导。

（一）口腔卫生指导

1. 刷牙用具的选择 牙刷和牙膏是清洁口腔的必备工具。牙刷应选用：①刷头小，以便在口腔内转动自如。②刷毛排列合理，各束之间有一定间距。③刷毛较软，刷毛长度适当。④牙刷柄长度、宽度适中，并具有防滑设计，使握持方便、感觉舒适。牙刷一般每 3 个月更换 1 次。若刷毛发生弯曲或倒伏，则须立即更换。牙膏应选用无腐蚀性的或根据个人需要选择含氟或药物牙膏，含氟牙膏有明显的防龋效果，特别适合于有患龋倾向的儿童和老年人使用。牙膏不宜固定品种，应轮换使用。

2. 刷牙的方法 刷牙可清除食物残渣，有助于减少口腔环境中的致病因素，增强组织抗病能力。刷牙通常于晨起和睡前进行，每次餐后漱口，条件允许的话也建议刷牙。目前提倡的刷牙方法有颤动法和竖刷法。

（1）**颤动法**：将牙刷毛面轻放于牙齿及牙龈沟上，刷毛与牙齿呈 45°，以快速环形来回颤动刷洗（图 5-1A），每次刷 2~3 颗牙齿，刷完一个部位后再刷相邻部位；刷前排牙齿的内侧面时可用牙刷毛面的顶端震颤刷洗（图 5-1B）；刷洗上下咬合面时，刷毛压在咬合面上，使毛端深入裂沟区做短距离来回颤动刷洗（图 5-1C）。

（2）**竖刷法**：将牙刷刷毛末端置于牙冠与牙龈交界处，沿牙齿方向轻微加压并顺牙缝纵向刷洗。牙齿的外侧面、内侧面及上下咬合面都应刷洗干净。

刷完牙齿后，再由内向外刷洗舌面，握紧牙刷并与舌面呈直角，轻柔刷向舌面尖端（图 5-1D），再刷舌的两侧面，而后嘱病人彻底漱口，清除口腔内的食物碎屑和残余牙膏。每次刷牙时间不应少于 3min。必要时可重复刷洗和漱口。刷牙时应避免采用横刷法，即刷牙时做左右方向拉锯式动作，此法会损害牙体与牙周组织。

3. 牙线剔牙法 牙线可清除食物残渣，去除牙齿间的牙菌斑，预防牙周病。建议每日使用牙线剔牙 2 次，餐后立即剔牙效果更好。具体方法为将牙线两端分别绕于两手示指或中指，用拉锯式轻轻将牙线越过相邻牙接触点，压入牙缝，然后用力弹出，每个牙缝反复数次即可（图 5-2）。使用牙线后彻底漱口，以清除口腔内碎屑。对牙齿侧面施加压力时须注意施力要轻柔，切忌将牙线猛力下压而损伤牙龈。

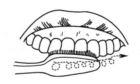

A. 牙齿外表面刷洗法。

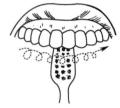

B. 牙齿内侧面刷洗法。

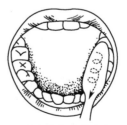

C. 牙齿咬合面刷洗法。

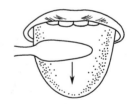

D. 舌表面刷洗法。

图 5-1　刷牙方法

（二）义齿的清洁与护理

义齿（denture）可帮助牙齿缺失者咀嚼食物，便于交谈，保持良好的口腔外形和个人外观。义齿也会积聚食物残渣，产生牙菌斑和牙石，也需要每天清洁与护理。有活动义齿的病人，应在每次饭后取出，协助病人按刷牙的方法用牙膏或义齿清洁剂刷洗干净，病人漱口后再戴上。夜间不戴时应清洗后浸泡于贴有标签的冷水杯中保存，每日换水 1 次。义齿不可浸泡于热水或乙醇等消毒溶液中，以免变色、变形和老化。

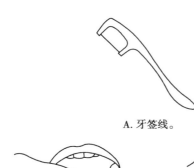
A. 牙签线。

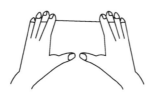
B. 手置牙线法。

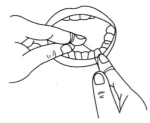
C. 拉锯式使用牙线清洁下牙法。

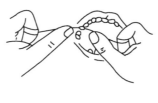
D. 拉锯式使用牙线清洁上牙法。

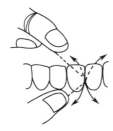
E. 将牙线用力弹出,每个牙缝反复数次。

图 5-2　牙线剔牙法

二、特殊口腔护理

适用于高热、昏迷、禁食、危重、鼻饲、口腔疾病、大手术后等自理能力缺陷的病人。一般每日进行 2~3 次特殊口腔护理,如病人病情需要,可酌情增加次数。

【目的】

1. 保持口腔清洁、湿润,使病人舒适,预防口腔感染等并发症。

2. 去除口腔异味,防止口臭,增进食欲,保持口腔正常生理功能。

3. 评估口腔变化(如黏膜、舌苔及牙龈等),以提供病人病情动态变化的信息。

【操作程序】

1. 评估

(1)病人的年龄、病情、意识及自理能力。

(2)病人的心理反应、合作程度。

(3)病人口腔状况

1)口唇:色泽、湿润度,有无干裂、出血、疱疹等。

2)牙齿:是否齐全,有无义齿、龋齿、牙石、牙垢等。

3)牙龈:颜色,有无溃疡、肿胀或萎缩、出血、脓液等。

4)舌:颜色、湿润度,有无溃疡、肿胀或齿痕,舌苔颜色及厚薄等。

5)口腔黏膜:颜色、完整性,有无溃疡、出血、疱疹、脓液等。

6)腭部:腭垂、扁桃体的颜色,有无肿胀及异常分泌物等。

7)口腔气味:有无异常气味,如烂苹果味、氨臭味、肝臭味、大蒜样臭味等。

(4)病人对口腔护理知识的了解程度及口腔卫生习惯。

2. 计划

(1)**病人准备**:病人了解口腔护理的目的、方法、注意事项及配合要点;取舒适卧位。

(2)**护士准备**:着装整洁,修剪指甲,洗手、戴口罩。

(3)**环境准备**:环境整洁、安静、舒适、安全、光线充足。

(4)**用物准备**

1)治疗车上层:治疗盘内备口腔护理包(内有治疗碗或弯盘盛棉球、弯止血钳和镊子各 1 把,弯盘、压舌板)、水杯(内盛温水)、吸水管、棉签、液体石蜡、手电筒、纱布数块、治疗巾及漱口溶液

（表 5-1）。治疗盘外备手消毒液。必要时备开口器和口腔外用药（常用的有口腔溃疡膏、西瓜霜等）。

表 5-1　常用的漱口溶液

名称	浓度 /%	作用及适用范围
生理盐水		清洁口腔，预防感染
复方硼酸溶液（朵贝尔溶液）		轻度抑菌，消除口臭
呋喃西林溶液	0.02	清洁口腔，广谱抗菌
过氧化氢溶液	1~3	抗菌防臭，用于口腔有溃烂、坏死组织者
碳酸氢钠溶液	1~4	碱性溶液，用于真菌感染
硼酸溶液	2~3	酸性防腐剂，抑菌，清洁口腔
醋酸溶液	0.1	适用于铜绿假单胞菌感染

2）治疗车下层：生活垃圾桶、医用垃圾桶。

ER 5-3

特殊口腔护理

3. 实施　特殊口腔护理方法包括刷洗法、擦洗法和冲洗法等。擦洗法在临床上应用最为广泛，包括棉球擦拭法（表 5-2）和棉棒擦拭法；冲洗法目前在临床上也得到了推广应用。

表 5-2　特殊口腔护理

操作流程	操作步骤	要点说明
1. 核对、解释	（1）携用物至床旁，核对病人 （2）向病人解释操作目的、注意事项	● 确认病人，有效核对 ● 耐心向病人做好解释，减轻病人的心理压力 ● 意识不清者，向家属解释
2. 安置体位	病人取侧卧位、仰卧位或半坐卧位，头偏向护士	● 体位视病人病情而定
3. 铺巾置盘	（1）铺治疗巾于病人颌下及胸前，置弯盘于病人口角旁 （2）倒漱口水，湿润并清点棉球数量	● 防止床单、枕头及病人衣服被浸湿 ● 便于操作后核对
4. 湿润口唇	用棉签蘸温水湿润病人口唇	● 防止病人张口时干裂处出血、疼痛
5. 协助漱口	协助病人用吸水管吸温水漱口	● 嘱病人勿将漱口水咽下 ● 昏迷者禁忌漱口
6. 评估口腔	（1）嘱病人张口（对昏迷病人或牙关紧闭者可用开口器协助张口） （2）护士一手用压舌板轻轻撑开颊部，另一手拿手电筒观察病人口腔情况	● 有活动义齿者取下义齿，用冷水刷洗，并浸泡于冷水中 ● 开口器应从磨牙处放入 ● 观察病人口腔有无出血、炎症、溃疡，是否有特殊气味
7. 擦洗口腔	用弯止血钳夹取含有口腔漱口液的棉球，按顺序擦拭 （1）牙齿外侧：嘱病人咬合上、下齿，用压舌板轻轻撑开左侧颊部，擦洗左外侧面，由磨牙向门齿纵向擦洗；同法擦洗右外侧面 （2）牙齿内侧面和咬合面：嘱病人张口，依次擦洗左侧牙齿的上内侧面→上咬合面→下内侧面→下咬合面→弧形擦洗一侧颊部。同法擦洗右侧 （3）上腭及舌面、舌下：由内向外擦洗上腭、舌面及舌下	● 棉球应包裹止血钳尖端，防止钳端直接触及口腔黏膜和牙龈 ● 每个部位用 1~2 个棉球，一个棉球擦洗一个部位，不可重复使用 ● 棉球拧至不滴水为宜，防止水分过多造成误吸 ● 擦拭过程中密切观察病人有无不适 ● 勿触及咽部，以免引起病人恶心
8. 关切询问	询问病人感受及擦拭过程是否耐受	● 关爱、关心病人 ● 及时了解病人的心理状态

操作流程	操作步骤	要点说明
9. 协助漱口	协助病人再次漱口,毛巾拭去口唇水渍	
10. 观察、涂药	(1)清点棉球数量 (2)必要时协助病人佩戴义齿 (3)再次观察病人口腔,如有溃疡等涂药于患处,对口唇干裂者涂液状石蜡或润唇膏	• 防止棉球遗漏在口腔内,避免发生窒息 • 做好义齿的清洁及相应的健康教育
11. 操作后处理	(1)撤去弯盘及治疗巾 (2)协助病人取舒适卧位,整理病人床单位及用物 (3)洗手,记录	• 记录病人口腔的异常情况及护理效果

4.评价

ER 5-4

口腔冲洗法

(1)病人口唇润泽,感觉口腔清洁、舒适;口腔有感染、溃疡、出血等情况应及时处理;擦洗时无口腔黏膜损伤。

(2)护士操作规范,动作轻柔。

(3)护患沟通有效,病人能主动配合,同时获得口腔卫生保健的知识与技能。

【注意事项】

1. 擦洗过程动作轻柔,以免损伤口腔黏膜和牙龈,特别是对凝血功能较差的病人。

2. 昏迷病人禁忌漱口,以免引起误吸。须用开口器者应从磨牙处放入,对牙关紧闭者不可用暴力使其开口;擦洗时棉球不宜过湿,以防溶液吸入呼吸道;棉球要夹紧,每次夹 1 个;操作后清点棉球数,防止遗留在口腔。当病人口腔内分泌物较多时,可先行抽吸,再清洁口腔。

3. 长期应用抗生素者,应观察其口腔黏膜有无真菌感染。

4. 传染病病人用物须按消毒隔离原则处理。

第二节　头发护理

案例导入

病人,女性,75 岁,独居老人。早晨醒来发现左侧肢体瘫痪,口角歪斜,说话吐字不清,社区工作人员送病人入院,诊断为脑梗死。护士每日为老人梳发并定期为其洗发。

请思考:

1. 护士为其进行梳发时应注意什么?

2. 如何为其进行床上洗发?

3. 实施床上洗发时,应注意哪些问题,如何体现对病人的关爱与尊重?

头发护理是个体日常卫生护理的重要内容之一。有效的头发护理可保持头皮清洁,促进头皮血液循环而预防感染,并能保持良好的心态、增加自信、维护自尊,维持良好的外观。

一、床上梳发

【目的】

1. 去除头皮屑和污秽,使病人整洁,减少感染机会。

2. 按摩头皮,促进头部血液循环,促进头发的生长和代谢。

3. 维护病人自尊、增强自信,使病人舒适、美观,有利于建立良好的护患关系。

【操作程序】

1. 评估

（1）病人的年龄、病情、梳发习惯、个人卫生习惯。

（2）病人的心理反应、自理能力以及合作程度。

（3）**病人头发状况**：评估病人头发的分布、长度、颜色、韧性、脆性及清洁情况，头发有无光泽，尾端是否有分叉；头皮有无抓痕、擦伤及皮疹等情况，有无头皮屑等。

2. 计划

（1）**病人准备**：病人明确梳发的目的，了解操作过程及配合要点。

（2）**护士准备**：着装整洁，修剪指甲，洗手、戴口罩。

（3）**用物准备**

1）治疗车上层：治疗盘内备治疗巾、梳子、30% 乙醇、纸袋（用于包脱落的头发），必要时备橡皮圈或发夹。治疗盘外备手消毒液。

2）治疗车下层：生活垃圾桶、医用垃圾桶。

（4）**环境准备**：环境整洁、安静、舒适、安全。

3. 实施 见表 5-3。

表 5-3　床上梳发

操作流程	操作步骤	要点说明
1. 核对、解释	携用物至床旁，核对病人信息，解释操作的目的并取得病人配合	• 确认病人 • 耐心向病人做好解释，取得合作
2. 安置体位	协助病人取仰卧位、坐位或半坐卧位	• 若病人病情较重，可协助其取侧卧位或仰卧位，头偏向一侧
3. 正确铺巾	坐位或半坐卧位病人铺治疗巾于病人的肩部，卧床病人铺治疗巾于枕头上	• 避免碎发和头皮屑掉落在枕头或床单上，保护床单位
4. 正确梳发	（1）协助病人头转向一侧，先将头发从中间梳向两边 （2）左手握住一股头发，由发根梳到发梢 （3）长发或遇有打结不易梳理时，应沿着发梢梳到发根（图 5-3）。必要时可将头发绕在手指上，用 30%乙醇湿润后，再小心梳顺，避免强行梳拉 （4）同法梳另一边	• 尽量使用钝圆的梳子，防止损伤头皮；如病人发质较粗或烫成卷发，可选用齿间较宽的梳子
5. 关切询问	梳发过程中询问病人有无不适	• 关爱、关心病人
6. 编辫	长发梳顺后，根据病人的喜好，可扎成束或编成辫	• 询问病人对发型的爱好，尽可能满足 • 发辫不宜扎得太紧，以免引起疼痛
7. 观察病情	观察病人反应及体力是否耐受	• 及时发现病人病情变化，并做出相应的处理
8. 操作后处理	（1）将脱落的头发放于纸袋中 （2）撤去治疗巾 （3）协助病人取舒适卧位，整理病人床单位 （4）清理用物 （5）洗手，记录	• 将纸袋弃于医疗垃圾桶内 • 促进病人舒适，保持病室整洁 • 减少致病菌传播 • 记录执行时间、病人反应和护理效果

4. 评价

（1）病人感觉清洁、舒适，自尊得到保护。

（2）护士操作方法正确，动作轻柔。

（3）护患沟通有效，病人获得头发护理知识与技能。

【注意事项】

1. 如发现病人有头虱应立即进行灭虱处理，以防传播。

2. 梳发时避免强行梳拉头发，同时注意观察病人反应。

3. 头发梳理过程中，可用指腹按摩头皮，促进头部血液循环。

4. 护士为病人进行头发梳理时，应注意病人个人喜好，尊重病人习惯。

5. 对于头发编成辫的病人，每天至少将发辫松开一次，梳理后再编好。

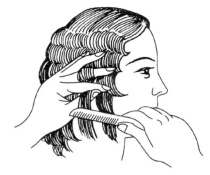

图 5-3　长发梳理法

二、床上洗发

为了保持头发的清洁，需要定期洗发，对长期卧床病人可每周洗发一次。洗发时应以确保病人安全、舒适及不影响治疗为原则。身体状况良好者，可在浴室内采用淋浴方法洗发；对不能淋浴者，可协助其坐于床旁椅行床边洗发；对卧床病人可行床上洗发。床上洗发的方法包括马蹄形卷/垫洗发法、扣杯式洗发法、床上洗头盆洗发法和洗头车洗发法等。

【目的】

1. 去除头发污秽及脱落的头屑，保持头发清洁，使病人舒适。

2. 按摩头皮，促进头部血液循环，促进头发的生长与代谢。

3. 维护病人自尊、自信，建立良好的护患关系。

【操作程序】

1. **评估**

（1）病人的年龄、病情、洗发习惯和自理能力、个人卫生习惯。

（2）病人的心理反应、合作程度。

（3）病人头发卫生状况，观察头发的分布、光泽、清洁状况等，头皮有无损伤、瘙痒、感染等。

2. **计划**

（1）**病人准备**：病人明确操作目的，了解操作过程，能配合采取适当体位，对有便意者护士应协助病人排便；有头虱的病人，须经灭虱处理后再洗发。

（2）**护士准备**：着装整洁，修剪指甲，洗手、戴口罩。

（3）**用物准备**

1）治疗车上层：治疗盘内备治疗巾、小橡胶单、毛巾（大、中、小各一条）、别针（或夹子）、棉球2个（以不吸水棉为宜）、眼罩或纱布、弯盘、洗发液、纸袋、梳子（自备）、小镜子、量杯，若为扣杯式洗发备搪瓷杯或橡胶管。治疗盘外备马蹄形卷/垫或床上洗头盆、洗头车、热水桶（内盛热水，水温略高于体温，以不超过40℃为宜），手消毒液。按需准备护肤霜（病人自备）、电吹风。

2）治疗车下层：污水桶、生活垃圾桶、医用垃圾桶。

（4）**环境准备**：调节室温，酌情关闭门窗，按需备屏风。

3. **实施**　见表5-4。

4. **评价**

（1）病人感觉头发清洁、舒适，心情愉快。

（2）护士操作时动作轻柔，未损伤病人头皮。

（3）护患沟通有效，病人和家属获得头发卫生保健的知识与技能。

表 5-4　床上洗发

操作流程	操作步骤	要点说明
1. 核对、解释	携用物至床旁,核对病人信息,解释操作的目的并取得病人配合	• 确认病人,取得其合作 • 耐心向病人做好解释,减轻病人的心理压力
2. 调节环境	(1)冬季关闭门窗,调节室温 (2)必要时使用屏风,按需给予便盆 (3)放平床头,移开床旁桌、椅	• 防止病人受凉
3. 铺巾、松领	(1)铺小橡胶单和大毛巾于枕上 (2)松开病人衣领,衣领向内反折,将中毛巾围于病人颈部,用别针固定	• 告知病人铺巾的目的和意义
4. 安置体位	协助病人仰卧,移枕于肩下,屈双膝,膝下枕垫	• 保证病人安全、舒适
5. 放洗头器		
▲马蹄形卷 / 垫洗发法(图 5-4)	将马蹄形卷 / 垫放于病人头下,使病人后颈部枕于马蹄形卷突起处,头部在槽中,槽出口接污水桶或污水盆	• 可以用橡胶单自制马蹄形卷 / 垫
▲扣杯式洗发法	取脸盆一个,盆底放一块毛巾,倒扣搪瓷杯于盆底,杯上垫一块儿折叠的毛巾,毛巾上裹一层薄膜固定,头部枕于毛巾上,脸盆内置一橡胶管,下接污水桶	• 利用虹吸原理引出污水
▲床上洗头盆洗发法(图 5-5)	将洗头盆的排水管置于污水桶中,颈托上垫毛巾,病人头部枕于毛巾上	• 目前常用的洗发法,简单方便,易于操作
▲洗头车洗发法	将洗头车置于床头侧边,协助病人上半身斜向床边,头部枕于洗头车的头托上,将接水盘置于病人头下	• 上半身斜向床边,防止水倒流
6. 保护眼、耳	用棉球塞病人两耳,纱布或眼罩盖双眼	• 防止操作中水流入眼睛和耳朵
7. 洗发至净	(1)先用少许热水放于病人头部试温后,充分润湿头发 (2)倒适量洗发液于手掌,均匀涂抹于头发上,从发际到脑后部方向揉搓,用手指指腹轻轻按摩头皮 (3)温水冲洗干净	• 询问病人感觉,确定水温 • 揉搓力度适当 • 按摩可促进病人头部血液循环 • 若残留洗发液会刺激头发和头皮
8. 关切询问	洗发过程中询问病人感受	• 关爱、关心病人 • 及时了解病人的心理状态 • 确保病人安全、舒适
9. 擦干头发	(1)解下病人颈部毛巾包住头发并擦干 (2)用热毛巾擦干面部 (3)取下眼罩,取出耳道内的棉球	• 及时擦干,避免病人受凉 • 尊重病人的习惯,协助病人使用护肤霜
10. 观察病情	(1)洗发过程中,应随时注意观察病人病情变化 (2)观察病人有无头部充血、疲劳等不适	• 及时发现病人病情变化,并做出相应的处理,如发现面色、呼吸、脉搏等有异常应立即停止操作,通知医生并配合处理 • 洗发时间不宜过长
11. 操作后处理	(1)撤去洗发用物 (2)将枕头移到床头 (3)取下病人包头的毛巾,梳顺头发,必要时用电吹风吹干头发,梳理发型 (4)撤去小橡胶单和大毛巾,协助病人取舒适卧位 (5)整理床单位,清理用物 (6)洗手,记录	• 梳理发型要尊重病人的习惯 • 确保病人舒适、整洁 • 减少致病菌传播 • 记录执行时间和效果

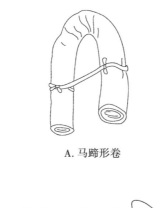

A. 马蹄形卷

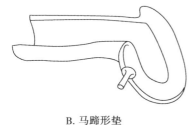

B. 马蹄形垫

C. 马蹄形垫床上洗头

图 5-4　马蹄形垫床上洗头法

【注意事项】

1. 洗发过程中,应随时注意观察病人病情变化,如发现面色、呼吸、脉搏等有异常应立即停止操作。

2. 病情危重和身体虚弱的病人不宜洗发。

3. 洗发时间不宜过长,以免引起头部充血、疲劳,造成病人不适。

4. 注意调节室温、水温(水温略高于体温,以不超过40℃为宜),注意保暖,及时擦干头发,以免病人受凉。

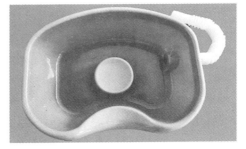

图 5-5　洗头盆

5. 洗发时注意保持病人舒适体位,保护伤口和各种管道,防止水溅入眼、耳,并避免沾湿衣、被。

6. 操作过程中,护士应正确运用人体力学原理,保持良好姿势,身体尽量靠近床边。

7. 有头虱的病人,须经灭虱处理后再洗发。

三、头虱、虮除灭法

虱子的产生与卫生不良、环境拥挤和接触感染者有关,可通过衣服、床单、梳子等传播。虱子有头虱、体虱和阴虱。头虱生长于头皮和头发,其卵(虮)紧黏附于头发,不易除掉。虱、虮寄生于人体后,不仅使病人局部皮肤瘙痒,易抓破皮肤而引起感染,还可传播流行性斑疹伤寒、回归热等疾病。

常用灭虱药液:① 30% 含酸百部酊:百部 30g 放入瓶中,加 50% 乙醇 100ml、纯乙酸 1ml,盖严瓶口,48h 即可。② 30% 百部含酸煎剂:百部 30g,加水 500ml 煎煮 30min,用双层纱布过滤,挤出药液;取滤渣再加水 500ml 煎煮 30min,过滤,挤出药液;取两次药液合并再煎至 100ml,待冷却后加入纯乙酸 1ml 即可。③灭虱香波:其主要成分是 1% 二氯苯醚菊酯。

具体使用方法:按洗发法做好准备,将病人头发分为若干小股;用纱布蘸取灭虱药液,按顺序擦遍头发,并反复揉搓 10min;帽子或治疗巾严密包裹头发 24h;取下帽子后,用箆子箆去死虱、虮,并清洗头发,如发现仍有活虱,须重复灭虱步骤。

第三节　皮肤护理

案例导入

　　病人，女性，66 岁，入院诊断为股骨骨折。既往糖尿病病史 5 年，高血压病史 7 年。入院查体重度消瘦，意识模糊。住院后对病人采取营养支持、控制血糖等对症治疗，护士定期为病人进行床上擦浴及背部按摩。

　　请思考：

　　1. 住院第 2 天责任护士准备为病人进行床上擦浴，擦浴的顺序应如何安排？

　　2. 护士如何实施背部按摩？

　　3. 为病人擦浴时应注意哪些问题，如何体现对病人的关爱与尊重？

　　皮肤是人体最大的器官，由表皮、真皮、皮下组织和附属器如毛发、皮脂腺、汗腺和指/趾甲等组成。完整的皮肤具有保护机体、调节体温、分泌、吸收、排泄、感觉等功能，并具有天然的屏障作用，可防止微生物入侵。

知识拓展

古代中医压力性损伤的防治

　　中医学称压力性损伤为"席疮"，因久着床褥生疮而命名。《疡医大全·席疮门主论》记载："席疮乃久病着床之人，挨擦磨破而成，上而背脊，下而尾闾，当用马屁勃软衬，庶不致损而又损，昼夜呻吟也。病患但见席疮，死之征也。"《疡医大全·席疮门主方》记载："验方，马屁勃垫之。又方，小麦麸绢装成垫褥，垫之。又方，盖屋陈烂草，研细垫睡。"可见，在古代压力性损伤病人的死亡率就很高，并论述了压力性损伤病人可用马屁勃、小麦麸、研细的盖屋陈烂草进行垫睡，以增加支撑面，防止患处皮肤继续受损而起到治疗作用。

一、皮肤的清洁护理

（一）淋浴和盆浴

适用于病情较轻、有自理能力、全身情况良好的病人。

【目的】

1. 去除皮肤污垢，保持皮肤清洁，使病人身心舒适。

2. 促进皮肤血液循环，增强其排泄功能，预防皮肤感染及压力性损伤等并发症。

3. 观察病人全身皮肤有无异常，为临床诊治提供依据。

4. 使肌肉放松，增加病人活动机会。

5. 促进护患交流，建立良好的护患关系。

【操作程序】

1. 评估

（1）病人的年龄、病情、意识、心理状态及自行完成洗浴的能力。

（2）病人皮肤状况

1）完整性：有无破损、出血、皮疹、水疱、硬结等。

2）颜色：有无苍白、发绀、发红、黄疸、色素沉着等。

3）温度：皮温是否正常，有无发热或冰冷。

4）弹性：是否良好，有无水肿、干燥、皱纹等。

5）感觉：对冷、热、触、痛的感觉是否正常，有无皮肤瘙痒等。

6）清洁度：出汗及皮脂分泌情况，体表散发出来的气味等。

（3）病人的皮肤清洁习惯，对皮肤清洁卫生知识的了解程度。

2. 计划

（1）**病人准备**：病人明确操作目的，了解操作过程及注意事项；根据需要协助病人排便。

（2）**护士准备**：着装整洁，修剪指甲，洗手、戴口罩。

（3）**用物准备**：治疗盘内放沐浴露或浴皂（根据病人皮肤情况选择酸碱度适宜的洗浴用品）、洗发液、毛巾 2 条、浴巾 1 条；治疗盘外放清洁衣裤 1 套、拖鞋（防滑）、手消毒液。治疗车下层备生活垃圾桶、医用垃圾桶。

（4）**环境准备**：调节室温在 22℃ 以上，浴室内设有呼叫器、扶手；地面、浴盆内防滑；水温以皮肤温度为准，夏季略低于体温；冬季可略高于体温。

3. 实施 见表 5-5。

表 5-5 淋浴、盆浴法

操作流程	操作步骤	要点说明
1. 核对、解释	（1）携用物至床旁，核对病人信息，解释操作的目的并取得病人配合 （2）询问病人有无排便需要	● 确认病人 ● 耐心向病人做好解释，取得其合作
2. 备物	（1）检查浴盆或浴室是否清洁 （2）浴室放置防滑垫 （3）协助病人准备洗浴用品，放于浴盆旁或浴室内易取得处	● 防止致病菌传播 ● 确保病人安全 ● 妥善保管病人贵重物品如钱包、手表
3. 指导	（1）指导病人调节冷、热水开关及使用浴室呼叫器 （2）协助病人入浴室，如自行进入浴室，嘱病人扶好安全扶手 （3）挂牌显示有人正在使用浴室	● 避免病人受凉或意外烫伤 ● 不能用湿手接触电源开关 ● 告知病人入浴室后不宜闩门 ● 防止病人出现意外性跌倒 ● 保护病人隐私
4. 洗浴	（1）病人洗浴时，护士应在可呼唤到的地方，并每隔5min检查病人情况，观察病人在洗浴过程中的反应 （2）当病人使用呼叫器时，护士应先敲门再进入浴室 （3）若病人不能自行完成洗浴，护士应与病人一起进入浴室，协助其完成沐浴；对盆浴病人须扶助其进出浴盆	● 护士不要离浴室太远，必要时可在旁守护，病人入浴时间过久应询问，防止发生意外 ● 保护病人隐私
5. 关切询问	洗浴过程中询问病人感受	● 关爱、关心病人 ● 若遇病人发生晕倒，应迅速抬出，平卧并保暖，通知医生救治
6. 观察、整理	（1）根据情况协助病人擦干皮肤，穿好清洁衣裤 （2）观察病人反应，询问其有无不适 （3）协助病人回病室，取舒适卧位 （4）整理洗浴用物，清洁浴盆或浴室 （5）取下门外示意牌	● 保暖，防止病人受凉 ● 确保病人安全、舒适
7. 洗手记录	（1）洗手 （2）记录	● 减少致病菌传播 ● 记录病人洗浴时间、浴后反应

4. 评价

（1）病人淋浴或盆浴后感到清洁、舒适，安全、无意外发生。

（2）护士能协助病人沐浴，确保病人安全。

（3）护患沟通有效，病人获得了有关皮肤护理方面的知识。

【注意事项】

1. 饭后须过 1h 才能洗浴，以免影响消化功能。

2. 盆浴浸泡时间不应超过 10min，浸泡过久易导致病人疲倦。

3. 防止病人受凉、晕厥、烫伤、滑跌等意外情况发生。若遇病人突然晕厥，应立即从浴室抬出病人，平卧、保暖，紧急通知医生并配合处理。

4. 妊娠 7 个月以上的孕妇禁用盆浴；衰弱、创伤和患心脏病需要卧床休息的病人，不宜淋浴或盆浴。

5. 传染病病人沐浴时，应根据病种、病情进行隔离。

（二）床上擦浴

适用于病情较重、长期卧床、活动受限（如石膏固定、牵引）、身体虚弱而不能自理的病人。

【目的】

1. 去除污垢，保持皮肤清洁，满足病人舒适的需要。

2. 促进皮肤血液循环，增强其排泄功能，预防皮肤感染及压力性损伤等并发症。

3. 观察病人全身皮肤有无异常，提供其病情的动态信息。

4. 活动肢体，使肌肉放松，防止关节僵硬和肌肉挛缩等并发症，保持良好的精神状态。

【操作程序】

1. 评估

（1）病人的年龄、病情、意识、心理状态、自理能力及配合程度。

（2）病人皮肤状况：同淋浴和盆浴。

（3）病人有无引流管及引流状况。

2. 计划

（1）**病人准备**：病人明确操作目的，了解操作过程，能积极配合操作。

（2）**护士准备**：着装整洁，修剪指甲，洗手、戴口罩。

（3）**用物准备**

1）治疗车上层：浴巾 2 条、毛巾 2 条（病人自备）、浴毯、治疗巾及小橡胶单各一、浴皂或沐浴露、指甲刀、梳子、按摩油或膏、爽身粉。治疗盘外备脸盆 2 个、热水壶 / 桶（内盛热水，水温按病人年龄、个人习惯和季节进行调节）、清洁衣裤和被单、手消毒液。

2）治疗车下层：便盆及便盆巾、水桶（盛污水用）、生活垃圾桶、医用垃圾桶。

3）屏风。

（4）**环境准备**：关闭门窗，调节室温在 24℃ 以上，用屏风遮挡或拉上围帘。

3. 实施　见表 5-6。

表 5-6　床上擦浴

操作流程	操作步骤	要点说明
1. 核对、解释	（1）携用物至床旁，核对病人信息，解释操作的目的并取得病人配合 （2）询问病人有无特殊用物需求	● 确认病人，取得其合作 ● 耐心向病人做好解释，减轻病人的心理压力 ● 温水擦浴时易引起排尿和排便反应，询问病人有无排便、排尿需求

操作流程	操作步骤	要点说明
2. 做好准备	(1)关闭门窗,调节室温 (2)用屏风遮挡病人,按需给予便盆 (3)协助病人移向护士,取舒适卧位,并保持身体平衡 (4)根据病人病情放平床头及床尾支架,放下床挡,松开床尾盖被,移至床尾,用浴毯遮盖病人 (5)将脸盆放于床旁桌上,倒水入盆,测试水温	• 避免病人受凉 • 室温为 24℃以上 • 保护病人隐私 • 节力原则 • 浴毯用于保暖和保护病人隐私
3. 擦洗面、颈部	(1)取一条浴巾铺于枕头上,另一条浴巾盖于病人胸部 (2)将微湿的小毛巾包在右手上(图 5-6),左手扶托病人头顶部,为病人洗脸及颈部 (3)先擦洗眼部:采用毛巾不同部位由内眦向外眦擦洗 (4)擦洗脸、鼻、颈部:先擦洗一侧,顺序为前额、颊部、鼻翼、人中、耳郭、耳后、下颌直至颈部,仔细擦洗皮肤皱褶处 (5)同法擦另一侧	• 避免擦浴时弄湿床单和浴毯 • 避免使用浴皂,防止对眼部的刺激 • 避免交叉感染 • 除眼部以外的其他部位,采用先用涂浴皂的毛巾擦洗,再用湿毛巾擦去皂液,清洗毛巾后再擦洗,最后用浴巾边按摩边擦干的顺序擦洗 • 注意洗净耳郭、耳后等处
4. 擦洗上肢和双手	(1)为病人脱下上衣:先脱近侧,后脱远侧;如有外伤,先脱健肢,后脱患肢,盖好浴毯 (2)铺浴巾于一侧手臂下面,另一条浴巾盖在手臂上 (3)掀开上面的浴巾,用涂沐浴液的小毛巾由远心端向近心端擦洗,擦腋下时,抬高或外展手臂;再用湿毛巾拭去浴液,直至擦净为止,最后用浴巾边按摩边擦干。同法擦另一侧 (4)浴巾放于床边,将脸盆放在浴巾上,病人两手浸泡于脸盆内,洗净并擦干	• 脱衣过程中询问病人感受,指导、鼓励病人配合 • 以免弄湿床铺,避免受凉 • 擦洗时动作快捷,询问病人感受 • 力量适度,以能促进皮肤血液循环并刺激肌肉组织为宜 • 注意随时用浴巾遮盖病人暴露部位 • 注意洗净腋窝等皮肤皱褶处 • 浸泡可软化皮肤角质层,便于清除指甲下污垢
5. 擦洗胸、腹部	(1)根据情况换水,将浴毯向下折叠至病人脐部,一条浴巾铺于病人身下,另一条浴巾盖于病人胸、腹部 (2)护士一手掀起浴巾,一手擦洗胸部。擦洗女性乳房时应环形擦洗,动作不宜过重 (3)将浴毯向下折叠至病人会阴部,擦洗腹部。腹部以脐为中心,顺结肠走向擦洗	• 减少病人身体不必要的暴露,保护病人隐私并避免受凉 • 注意洗净乳房下皱褶处 • 注意洗净脐部的皮肤皱褶处
6. 擦洗背部	(1)拉起对侧床挡,协助病人翻身侧卧,一条浴巾铺于病人身下,另一条浴巾盖于病人身上,依次擦后颈、背部、臀部 (2)进行背部按摩	• 确保病人安全,擦洗过程中询问病人感受 • 观察病人背部皮肤情况,必要时,擦洗后用按摩油或膏为病人按摩
7. 更衣、平卧	换上清洁上衣,先穿对侧,后穿近侧,或先穿患肢,后穿健肢,协助病人平卧	

操作流程	操作步骤	要点说明
8. 擦洗下肢	(1)将浴毯盖于病人胸、腹部,换水并调好水温,脱下病人裤子并用浴巾覆盖 (2)将另一条浴巾铺于擦洗部位下面 (3)露出病人近侧下肢,依次擦洗踝部、膝关节、大腿,注意擦净腹股沟处的皮肤 (4)同法擦洗另一侧	● 减少身体的暴露,保护病人隐私 ● 避免弄湿床单 ● 由远心端向近心端擦洗,促进静脉回流
9. 关切询问	擦浴过程中询问病人感受	● 关爱、关心病人
10. 浸泡双足	(1)将盆移于病人足下,盆下铺浴巾 (2)嘱病人屈膝,协助病人将双脚同时或先后移入盆内浸泡后清洗足部及趾部 (3)将盆取走,协助病人将两脚放于浴巾上,擦干,酌情擦拭润肤露/剂	● 浸泡过程中询问病人感受,适时进行足部护理的健康教育 ● 注意洗净并擦干趾间部位 ● 润肤露/剂可保持皮肤湿润,软化皮肤
11. 清洗会阴	(1)换水、盆和毛巾,盖好上下肢,只暴露会阴部,协助病人清洗会阴部 (2)对不能自行清洗者由护士协助完成	● 保护病人隐私
12. 穿裤子、梳发	(1)换上清洁裤子,根据需要修剪指/趾甲 (2)协助病人取舒适卧位,梳理头发	● 维护病人个人形象,满足其自尊需要
13. 观察病情	(1)擦浴过程中,应随时注意观察病人病情变化 (2)观察病人有无疲劳等不适 (3)擦浴过程中,注意保护病人伤口和引流管	● 擦浴过程中应注意观察病人病情变化及皮肤情况,如出现寒战、面色苍白、脉速等征象,应立即停止擦浴,并给予适当处理 ● 擦浴时间不宜过长 ● 注意保暖 ● 避免伤口受压,引流管打折或扭曲,一旦发现及时处理。
14. 操作后处理	(1)整理病人床单位,必要时更换床单 (2)清理用物 (3)洗手,记录	● 为病人提供清洁环境 ● 记录执行时间及病人反应

4. 评价

(1)病人感觉清洁、舒适、身心愉快,无不良反应。

(2)护士动作轻巧,确保病人安全,有异常情况能及时处理。

(3)护患沟通有效,取得病人信任,病人获得皮肤卫生保健的知识与技能。

【注意事项】

1. 擦浴时应注意病人保暖,控制室温,随时调节水温,及时为病人盖好浴毯,以保护隐私和避免受凉。天冷时可在被内操作。

2. 掌握擦洗的步骤,及时更换热水、盆及毛巾。病人腋窝、腹股沟等皮肤皱褶处

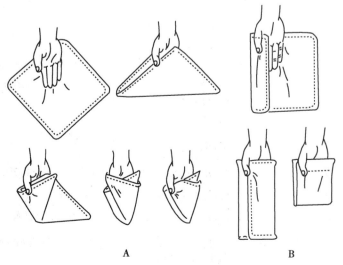

A   B

图 5-6　包小毛巾法

应擦洗干净。

3. 操作时动作敏捷、轻柔,减少翻动次数。擦拭时间控制在 15~30min 内完成。

4. 擦浴过程中应注意观察病人病情变化及皮肤情况,如出现寒战、面色苍白、脉速等征象,应立即停止擦浴,并给予适当处理。

5. 操作过程中应遵循节力原则,两脚分开,降低身体重心。端水盆时,水盆尽量靠近身体,以减少体力消耗。

二、背部按摩

背部按摩通常于病人洗浴后进行,进行背部按摩前应先了解病人病情,确定有无背部按摩禁忌证,如背部手术或肋骨骨折病人,背部出现压力性损伤的早期症状均应禁止进行背部按摩。

【目的】

1. 观察病人一般情况及皮肤是否有破损。

2. 保持背部清洁,预防感染。

3. 促进皮肤的血液循环,防止压力性损伤等并发症。

4. 促进病人舒适,缓解劳累与酸痛,有利于建立良好的护患关系。

【操作程序】

1. **评估**

(1)病人的病情、意识状态、卧床时间、卧位、更换卧位的次数、皮肤的状况等。

(2)病人的肢体活动能力、自理能力。

(3)病人皮肤的完整性、颜色、弹性、清洁度及有无丘疹、水疱等,病人对预防压力性损伤知识的了解程度。

2. **计划**

(1)**护士准备**:修剪指甲,洗手、戴口罩。熟悉背部护理的操作技巧,向病人解释背部护理的重要性、目的和注意事项。

(2)**用物准备**:清洁衣裤 1 套、脸盆(内盛热水,水温按病人年龄、个人习惯和季节进行调节)、毛巾 1 条、浴巾 1 条、按摩油/膏、屏风,必要时备便盆。

(3)**病人准备**:病人病情平稳,无压力性损伤等并发症,接受并能配合操作。

(4)**环境准备**:关闭门窗,调节室温在 24℃以上,用屏风或围帘遮挡病人。

3. **实施**　见表 5-7。

表 5-7　背部按摩

操作流程	操作步骤	要点说明
1.核对、解释	(1)携用物至床旁,核对病人信息,解释操作的目的并取得病人配合 (2)询问病人有无其他需要	● 确认病人,取得其合作 ● 耐心解释,减轻病人心理压力
2.关门调温	关闭门窗,屏风遮挡,调节室温	● 根据病人感觉调节室温
3.安置卧位	协助病人俯卧或侧卧,使背部靠近并朝向护士	
4.备水铺巾	(1)盛有温水的脸盆置于床旁桌或椅子上 (2)浴巾一半铺于病人身下,一半盖于病人上半身	● 防止浸湿床单和病人受凉 ● 保护病人的隐私并有利于病人放松
5.背部清洁	将小毛巾包裹于手上成手套状,依次擦净颈部、肩部、背部及臀部	

操作流程	操作步骤	要点说明
6. 全背按摩	(1) 护士斜站于病人右侧，两手掌蘸少许按摩油/膏，用手掌大、小鱼际以环形方式按摩。从骶尾部开始，沿脊柱两侧向上按摩至肩部，按摩肩胛部位时用力稍轻，再以环状动作向下按摩至腰部，按摩后，手再轻轻滑至臀部及尾骨处；如此有节奏地按摩数次 (2) 用拇指指腹蘸按摩油/膏，由骶尾部沿脊柱按摩至第 7 颈椎处(图 5-7)	• 力量要足够刺激肌肉组织，但要避免过大，防止造成皮肤损伤 • 按摩时间不少于 3min
7. 关切询问	(1) 与病人沟通交谈，分散其注意力 (2) 询问病人感受，按摩力度是否能接受	• 关爱、关心病人 • 及时了解病人的心理感受
8. 受压部位按摩	(1) 两手掌蘸少许按摩油/膏，用手掌大、小鱼际紧贴皮肤按摩其他受压处，按向心方向按摩，力度由轻至重，再由重至轻按压，按摩 3~5min (2) 按摩毕，用浴巾擦去皮肤上的按摩油/膏 (3) 背部叩击 3min	• 若病人局部出现压力性损伤的早期症状，则受损部位禁止按摩 • 也可用电动按摩器按摩，根据不同部位，选择合适的按摩头，紧贴皮肤进行按摩
9. 密切观察	(1) 观察病人病情变化 (2) 观察病人背部皮肤的颜色	• 及时发现病人病情变化，并做出相应的处理
10. 操作后处理	(1) 撤去浴巾，协助病人穿衣并取舒适卧位 (2) 整理床单位及用物 (3) 洗手，记录	• 记录执行时间及护理效果

4. 评价

(1) 病人背部皮肤清洁，背部肌肉无酸痛感，感觉舒适。

(2) 护理措施恰当，病人无受凉、皮肤损伤等情况的出现。

(3) 病人及其家属获得背部按摩的知识及技能，护患沟通有效，配合良好。

【注意事项】

1. 操作过程中护士应注意节力。

2. 若病人局部有压力性损伤早期症状出现，禁止在此处按摩，以免皮肤破损造成感染。

3. 背部护理过程中，可随时与病人交谈，分散其注意力，使其感觉自然、舒适，减少心理困扰。

4. 操作过程中，注意观察病人的病情，随时监测病人的心率、血压及呼吸情况，如出现异常应立即停止操作并给予相应处理。

5. 按摩力度适中，力度太小达不到效果，力度太大会损伤病人皮肤。

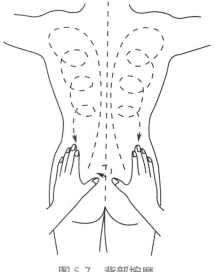

图 5-7 背部按摩

三、会阴部清洁护理

【目的】

1. 保持病人会阴部清洁，使其舒适，预防和减少感染。

2. 为导尿术、留取中段尿标本和会阴部手术做准备。

3. 保持有伤口的会阴部清洁,促进伤口愈合。

4. 去除会阴部异味,维护病人的自尊。

【操作程序】

1. 评估

（1）病人的年龄、病情、意识、心理状态、配合程度。

（2）病人有无大小便失禁、留置导尿管、泌尿生殖系统或直肠手术等。

（3）病人会阴部清洁程度、皮肤黏膜情况（有无皮肤破损、炎症、肿胀、触痛等），有无伤口、流血及流液等情况。

2. 计划

（1）**病人准备**：病人明确操作目的，了解操作过程及配合要点。

（2）**护士准备**：着装整洁，修剪指甲，洗手、戴口罩。

（3）**用物准备**

1）治疗车上层：治疗盘内备清洁棉球、纱布、无菌溶液、大量杯、镊子、一次性手套；治疗盘外备毛巾、脸盆、浴巾、橡胶单、中单（或医用护理垫）、卫生纸、水壶（内盛温水，水温与体温接近，以不超过40℃为宜）、凡士林或氧化锌软膏、手消毒液。

2）治疗车下层：便盆和便盆巾、生活垃圾桶、医用垃圾桶。

3）按需准备屏风。

（4）**环境准备**：病室安静、整洁，调节室温在24℃以上，用围帘或屏风遮挡病人。

3. 实施　见表5-8。

表 5-8　会阴部护理

操作流程	操作步骤	要点说明
1. 核对、解释	携用物至床旁，核对病人信息，解释操作目的并取得病人配合	• 确认病人，取得其合作 • 耐心向病人做好解释，减轻病人的心理压力
2. 屏风遮挡	拉好围帘或使用屏风，关闭门窗	• 保护病人隐私
3. 准备温水	脸盆内放温水，将脸盆和卫生纸放于床旁桌上，将毛巾置于脸盆内	• 确保水温合适，避免烫伤病人
4. 垫巾、脱裤	将橡胶单和中单（或医用护理垫）置于病人臀下，协助病人脱对侧裤腿盖在近侧腿部，加盖浴巾于近侧腿及会阴部，对侧腿用盖被遮盖	• 询问病人的冷暖感受 • 保暖，并保护病人隐私
5. 安置体位	协助病人取屈膝仰卧位，两腿外展	• 充分暴露会阴部
6. 戴手套	戴好一次性手套	• 预防交叉感染
7. 擦洗或冲洗会阴部		
▲为男性病人擦洗	（1）擦洗阴茎头部：提起阴茎，手持纱布将包皮后推露出冠状沟，用毛巾或棉球由尿道口向外环形擦洗阴茎头部 （2）擦洗阴茎体部：沿阴茎体由上向下擦洗，特别注意阴茎下皮肤 （3）擦洗阴囊部位：擦洗阴囊及阴囊下皮肤皱褶处	• 擦洗方向为从污染最小部位至污染最大部位，防止细菌向尿道口传播 • 反复擦洗，直至擦净阴茎头部 • 力量柔和、适度，避免过度刺激 • 轻柔擦拭，防止阴囊部位受压引起病人疼痛
▲为女性病人擦洗	右手持血管钳夹取清洁棉球由外向内、自上而下依次擦拭阴阜、大阴唇；接着以左手分开大阴唇，同样顺序擦拭小阴唇、尿道口、阴道口和肛门，污棉球置于弯盘内	• 擦洗阴唇外黏膜部分和皮肤皱褶处时，从会阴部向肛门方向擦洗，减少粪便中致病菌向尿道口传播的机会

操作流程	操作步骤	要点说明
▲为女性病人冲洗	(1)置便盆于病人臀下 (2)护士一手持装有温水的大量杯,一手持夹有棉球的大镊子,边冲水边擦洗会阴部 (3)再从会阴部冲洗至肛门部,冲洗后,将会阴部彻底擦干(图5-8) (4)撤去便盆	● 女性月经期或阴道分泌物较多时可采用会阴冲洗
8.关切询问	询问病人感受,有无不适	● 关爱、关心病人
9.擦洗肛门	擦洗肛门,特别注意病人肛门部位的皮肤情况	● 必要时在擦洗肛门前,可先用卫生纸擦净
10.观察、涂膏	观察病人会阴部及其周围部位的皮肤状况,如病人有大小便失禁,可在肛门和会阴部位涂凡士林或氧化锌软膏	● 保护皮肤
11.操作后处理	(1)撤去浴巾、中单及橡胶单(或医用护理垫) (2)脱去一次性手套,弃于医用垃圾桶内 (3)协助病人穿好衣裤,取舒适卧位 (4)整理病人床单位 (5)洗手并记录	● 促进病人的舒适,减轻其对操作的应激 ● 记录执行时间及护理效果

4.评价
(1)病人感觉会阴部清洁、舒适。

(2)操作中减少暴露,保护病人的隐私。

(3)护患沟通有效,病人及其家属掌握了会阴部清洁的方法。

【注意事项】

1. 进行会阴部擦洗时,每擦洗一处应清洗一次毛巾。如用棉球擦洗,每擦洗一处应更换一个棉球。

2. 如病人有会阴部或直肠手术,应使用无菌棉球擦净手术部位及会阴部周围。

3. 操作中减少暴露,注意保暖并保护病人隐私。

4. 对留置导尿管者,由尿道口处向远端依次用消毒棉球擦洗。

5. 女性病人月经期宜采用会阴冲洗。

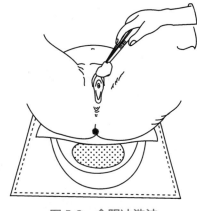

图5-8 会阴冲洗法

第四节 压力性损伤的预防及护理

案例导入

病人,女性,76岁,因脑梗死入院。病人半年前右侧肢体瘫痪,长期卧床。入院查体病人骶尾部皮肤有开放性溃疡,创面呈粉红色,无腐肉,可见浆液性水疱;病人主诉疼痛。

请思考:

1. 该病人骶尾部皮肤出现了什么并发症? 处于哪一期?

2. 护士应该采取哪些护理措施?

3. 实施治疗和护理时,应注意哪些问题,如何体现对病人的关爱与尊重?

一、压力性损伤的概念

压力性损伤（pressure injury）原称压疮或压力性溃疡，是指由剧烈和/或长期的压力或压力联合剪切力导致的皮肤和/或皮下软组织的局部损伤，通常发生在骨隆突处、医疗或其他器械下的皮肤和/或软组织，可表现为皮肤完整性被破坏或出现开放性溃疡，并可伴有疼痛。出于诊断或治疗目的而使用器械产生的压力性损伤被称为器械相关压力性损伤，其损伤形状与器械形状一致，这类损伤可以根据压力性损伤分期系统进行分期。

二、压力性损伤发生的原因

造成压力性损伤的直接因素是压力或压力联合剪切力，其他因素是通过影响软组织对压力和剪切力的耐受性而增加压力性损伤的风险。

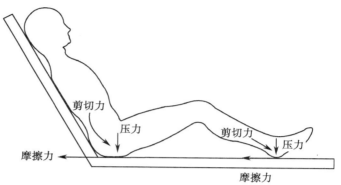

图5-9　压力性损伤发生的力学因素

（一）直接因素

压力性损伤发生的原因是由压力或压力联合剪切力或摩擦力，通常是2~3种力联合作用所致（图5-9）。

1. 压力　局部组织受到的持续性压力是引起压力性损伤的最主要原因。当机体局部受到的压强超过皮肤内毛细血管的压强值（正常为16~32mmHg，1mmHg=0.133kPa），便会导致毛细血管血流受阻，当压力持续存在时，如卧床或取坐位的病人长时间不改变体位，局部组织就会发生缺血、溃烂甚至坏死。

2. 剪切力　是由两层组织相邻表面间的滑行，引起进行性的相对移位时所产生的一种力。它是压力和摩擦力共同作用的结果，与体位密切相关，比如病人靠坐在轮椅上时，身体会向下滑，与髋骨紧邻的组织随骨骼向下移动，但皮肤与椅面间存在摩擦力，皮肤和皮下组织无法移动，加上皮肤垂直方向的压力，从而导致剪切力的产生。

3. 摩擦力　摩擦力是指相互接触的两物体，在接触面上发生的阻碍相对运动的力。当病人卧床、变换体位或坐轮椅时，皮肤随时都可受到床单或轮椅垫表面的逆行阻力摩擦，尤其当皮肤的接触面不平整时（如床单或衣裤有皱褶，或床单有渣屑时）受到的摩擦力会增加；当搬运病人时，拖拉动作也会产生摩擦力，这些均会导致皮肤擦伤，擦伤的皮肤一旦受到汗、尿、粪便等的浸渍，更易发生压力性损伤。

（二）危险因素

1. 活动受限　活动受限是发生压力性损伤的一个重要因素。正常人皮肤经受一定的压力时，机体产生不适的感觉，会采取措施缓解或避免压力，但有麻痹、极度无力、活动障碍者即使能感觉到压力也无法独立改变体位来缓解压力。被约束的病人无法自行翻身，某些疼痛病人为避免疼痛而采取被迫体位，也可能造成局部长期受压。

2. 意识状态改变或感觉障碍　意识模糊、意识不清、皮肤感觉功能障碍等病人意识不到改变体位的需要，发生皮肤损伤的危险性就会增加。

3. 局部潮湿或排泄物刺激　如大小便失禁、伤口分泌物增多、引流渗出液、出汗等可使皮肤浸渍、松软、耐受性降低，皮肤角质层的屏障功能下降，从而使皮肤发生破损，且潮湿的皮肤有利于微生物滋生，容易发生感染。

4. 营养不良、脱水或水肿　营养状况是影响压力性损伤形成的另一个重要因素。长期营养不良，可致肌肉萎缩、皮下脂肪变薄，皮肤与骨骼间的充填组织减少；机体脱水或水肿时皮肤弹性变差,在压力或摩擦力的作用下容易变形,压力性损伤发生的危险增加。

5.体温升高　体温升高时,机体新陈代谢率增高,细胞对氧的需求增加,加之局部组织受压,使已有组织缺氧更加严重。此外,高热时病人需要卧床休息以及会大量出汗,使发生压力性损伤的概率升高。

6.年龄因素　老年人因老化过程导致皮肤在解剖结构、生理功能及免疫功能等方面均出现衰退现象,表现为皮肤松弛、干燥,缺乏弹性,皮下脂肪萎缩、变薄,皮肤抵抗力下降,对外部环境反应迟钝,皮肤血流速度下降且血管脆性增加,导致皮肤的易损性增加。

7.医疗或其他器械使用不当　常见器械如呼吸面罩、外周中心静脉导管、吸氧管、绷带、约束带、石膏和夹板等。使用器械时,如衬垫使用不当,或松紧不适宜,或放置时间过长,致使局部血液循环受阻;石膏固定和牵引限制了病人身体或肢体的运动,加之石膏粗糙的表面摩擦皮肤,使病人容易发生压力性损伤。

8.药物影响　有些药物也可促进压力性损伤的形成。镇静催眠药使病人嗜睡,机体活动性减少。镇痛药的应用使病人对压力刺激不敏感;血管收缩药可使周围血管收缩,组织缺氧;甾体类抗炎药物干扰了组织对压力性损伤的炎症反应。

9.全身缺氧　慢性阻塞性肺疾病、急性一氧化碳中毒等病人由于机体全身处于缺血、缺氧状态,局部组织受压后容易发生压力性损伤。

三、压力性损伤的风险评估

(一)危险因素的评估

目前临床上常用的压力性损伤危险评估工具包括布雷登(Braden)压疮危险因素预测量表、Norton 量表等。应用压力性损伤风险评估工具时,应根据病人的具体情况进行动态评估,及时调整护理措施,实施重点预防。

1.布雷登压疮危险因素预测量表　是目前国内外用来预测压力性损伤发生的较为常用的方法之一(表 5-9)。评估内容包括感觉、潮湿、活动力、移动力、营养、摩擦力和剪切力 6 个部分。总分值范围为 6~23 分,分值越少,提示病人发生压力性损伤的危险性越高。评分≤18 分,提示病人有发生压力性损伤的危险,建议采取预防措施。

表 5-9　布雷登压疮危险因素预测量表

项目	分值 / 分			
	1	2	3	4
感觉:对压力相关不适的感受能力	完全受限	非常受限	轻度受限	未受损
潮湿:皮肤暴露于潮湿环境的程度	持续潮湿	潮湿	有时潮湿	很少潮湿
活动力:身体活动程度	限制卧床	坐位	偶尔行走	经常行走
移动力:改变和控制体位的能力	完全无法移动	严重受限	轻度受限	未受限
营养:日常食物摄取状态	非常差	可能缺乏	充足	丰富
摩擦力和剪切力	有问题	有潜在问题	无明显问题	—

2.Norton 量表　目前公认用于预测压力性损伤发生的有效评分方法(表 5-10),特别适用于对老年病人的评估。评估内容包括身体状况、精神状态、活动能力、灵活程度及失禁情况 5 个方面。总分值范围为 5~20 分,分值越少,提示发生压力性损伤的危险性越高。评分≤14 分,提示病人有发生压力性损伤的危险,建议采取预防措施。由于此评估表缺乏对营养状态的评估,故临床使用时须补充相关内容。

表 5-10　Norton 量表

项目	分值 / 分			
	4	3	2	1
身体状况	良好	一般	不好	极差
精神状态	思维敏捷	无动于衷	不合逻辑	昏迷
活动能力	可以走动	需协助	坐轮椅	卧床
灵活程度	行动自如	轻微受限	非常受限	不能活动
失禁情况	无失禁	偶有失禁	经常失禁	二便失禁

（二）高危人群的评估

压力性损伤发生的高危人群包括：①意识不清、昏迷、瘫痪、大小便失禁和服用镇静药的病人。②姑息治疗病人、老年人、新生儿、儿童。③身体衰弱、营养不良、贫血、糖尿病病人。④肥胖病人。⑤转运途中的病人，术前制动、手术时间过长的病人。⑥水肿病人。⑦疼痛病人。⑧发热病人。⑨使用和皮肤、黏膜紧密接触的医疗器械或其他设备的病人。对上述高危人群应加强压力性损伤的预防和管理。

（三）压力性损伤的好发部位

好发于经常受压和无肌肉包裹或肌层较薄，缺乏脂肪组织保护的骨隆突处，压力性损伤的发生与卧位及器械的长时间使用有着密切的关系。

1. 不同卧位的好发部位　体位不同，受压点不同，好发部位也不同（图 5-10）。

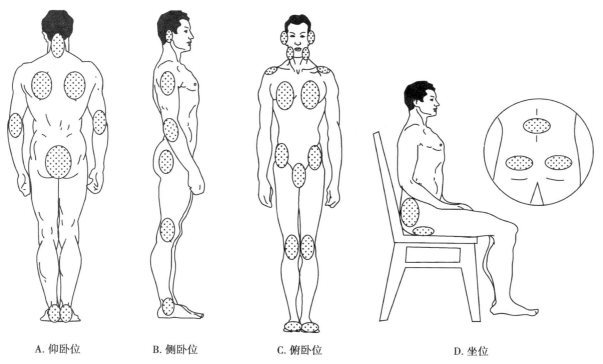

A. 仰卧位　　　B. 侧卧位　　　C. 俯卧位　　　D. 坐位

图 5-10　不同卧位压力性损伤的好发部位

（1）**仰卧位**：枕骨粗隆、肩胛部、肘部、脊椎椎体隆突处、骶尾部及足跟。
（2）**侧卧位**：耳郭、肩峰、肋部、肘部、髋部、膝关节的内外侧及内外踝等。
（3）**俯卧位**：面颊和耳郭、肩部、女性乳房、男性生殖器、肋缘突出处、髂嵴、膝部、足趾部等。
（4）**坐位**：好发于坐骨结节。

2.器械相关压力性损伤部位 多发生于器械与皮肤长期接触处,即器械直接压迫的皮肤之下,尤其以脂肪组织较少的部位最为严重,颜面部和颈部因皮下脂肪较少,更容易造成器械相关压力性损伤。

四、压力性损伤的分期及临床表现

压力性损伤的发生是一个渐进性过程,2014 年美国国家压疮咨询委员会(National Pressure Ulcer Advisory Panel,NPUAP)根据压力性损伤累及的深度和组织结构的变化将压力性损伤分为 1~4 期和 2 种情况(图 5-11)。

压力性损伤发生的原因及分期

1 期:完整皮肤的指压不变白红斑。病人局部皮肤完好,出现压之不变白的局限性红斑,常位于骨隆突处。与周围组织相比,该区域可有疼痛,触之坚硬或松软,皮温升高或降低。红斑的存在或感觉的变化,温度和硬度的变化可能会先于视觉可见的变化。肤色较深者因不易观察到明显的红斑而难以识别,可根据其颜色与周围皮肤不同予以判断。

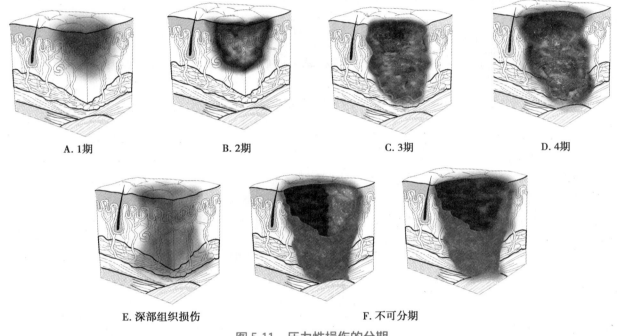

A. 1期   B. 2期   C. 3期   D. 4期

E. 深部组织损伤   F. 不可分期

图 5-11 压力性损伤的分期

2 期:部分皮层缺损。病人出现部分表皮缺损伴随真皮层暴露,表现为表浅、开放性的溃疡,创面呈粉色或红色且湿润,也可表现为完整的或破损的浆液性水疱,但脂肪及深部组织未暴露,无肉芽组织、腐肉和焦痂。这些损伤通常是由于不良的微环境,以及作用于骶尾部和足跟部的剪切力所引起的。

3 期:全层皮肤缺损。病人皮肤全层缺失,溃疡部位可见皮下脂肪,并且经常出现肉芽组织和疮缘内卷,但无筋膜、肌腱/肌肉、韧带、软骨/骨骼显露。可见腐肉和/或焦痂,但并未掩盖组织缺失的深度。此期压力性损伤的深度依解剖位置不同而表现各异,鼻、耳、枕骨和踝部因皮下组织缺乏可表现为表浅溃疡;臀部等脂肪丰富部位可发展成深部伤口。可能会出现潜行或窦道。

4 期:全层皮肤和组织缺损。病人全层皮肤和组织缺损,伴有骨骼、肌腱/肌肉外露。创面基底部可有腐肉和/或焦痂覆盖,常伴有潜行或窦道。与 3 期类似,不同解剖位置的组织损伤的深度存在差异,鼻梁、耳部、枕部和踝部的损伤深度较浅;而脂肪丰富的区域损伤可延伸到肌肉、筋膜、肌腱、韧带、软骨或骨骼，严重时可能导致骨髓炎。

不可分期压力性损伤：病人全层皮肤和组织缺损，溃疡的创面床完全被坏死组织和 / 或焦痂（颜色呈黄色、灰色，黑色、灰绿色或棕褐色）所覆盖。此期无法确定其实际缺损深度，只有彻底清除坏死组织和焦痂，暴露出创面基底部，才能确定压力性损伤的深度和分期。清创前通常渗液较少，甚至干燥，痂下感染时可出现溢脓、恶臭。

可疑深部组织压力性损伤：病人完整或破损的局部皮肤出现持续的指压不变白的深红色、栗色或紫色，或表皮分离呈现黑色的伤口床或充血性水疱，这是由于压力和 / 或剪切力所致皮下软组织受损，病人可伴疼痛，皮肤坚硬、糜烂、松软、潮湿，皮温升高或降低。疼痛和皮肤温度变化通常早于皮肤颜色的改变。肤色较深者难以识别深层组织损伤。该期伤口可迅速发展并暴露组织缺失的实际程度，也可能因溶解而不出现组织缺失。如果可见坏死组织、皮下组织、肉芽组织、筋膜、肌肉或其他深层结构，说明这是全皮层的压力性损伤（不可分期、3 期或 4 期）。

五、压力性损伤的预防

预防压力性损伤的关键在于及早发现和消除危险因素，护士在工作中应做到"七勤"，即勤观察、勤翻身、勤擦洗、勤按摩、勤更换、勤整理和勤交班。

（一）压力性损伤的风险性评估

全面的风险评估是预防压力性损伤的重要环节。评估病人是否有现存或潜在的危险因素，是否为高危人群及骨隆突处的皮肤受压情况，有无红斑、疼痛，根据病人的皮肤情况、病情和护理等级制订相应的计划。

（二）避免局部组织长期受压

1. 经常更换卧位　更换卧位可间歇性地解除压力或使压力再分布，避免局部组织长期受压，从而减轻受压程度。经常翻身是预防压力性损伤最简单而有效的方法，它可使骨隆突处交替受压。

翻身的间隔时间根据病人病情及受压处皮肤情况决定，一般每 2h 翻身 1 次，如果骨隆突处皮肤呈现红色，应避免病人局部继续受压并增加翻身次数，必要时每 30min 翻身一次。建立床头翻身记录卡（表 5-11），以保证翻身的正确性和不间断，每次翻身后，应观察病人皮肤有无水肿、发冷或发红。另外还可使用电动翻转床帮助病人变换卧位。

表 5-11　翻身记录卡

姓名：		床号：	
日期 / 时间	卧位	皮肤情况及备注	执行者
……	……	……	……

体位变换后须合理摆放病人体位，避免红斑区受压；可使用预防性敷料，如硅胶泡沫敷料等保护易患部位皮肤。注意足跟处的减压，镇静中的新生儿或婴儿头部受压部位的改变，以及避免皮肤与医疗设备直接接触。对手术病人须注意不同手术体位压力点的变化。

2. 选择和使用合适的支撑面　病人体位安置妥当后，可在骨隆突处或易受压部位垫水褥、气垫褥、医用级羊皮垫等，或在身体空隙处垫软枕、海绵垫等使支撑身体重量的面积增大，从而降低骨隆突部位皮肤所受到的压强。还可采用支被架抬高盖被，以减轻其对足部的压迫；对足跟有压力性损伤风险的病人，可用足跟悬挂装置、枕头或泡沫垫悬置足跟，使其减压。以上这些措施不能替代定期翻身。

3. 避免摩擦力和剪切力　在给病人翻身或搬运病人时,应将病人的身体抬离床面,避免拖、拉、推。对于长期卧床的病人,如须取半坐卧位时,在病情允许情况下,床头抬高限制在30°角,避免身体下滑而形成剪切力。不可使用破损便盆以免擦伤皮肤。对长期取坐位的病人除须注意维持身体的平衡与稳定及全范围活动外,还应注意保持合适坐姿,以减少剪切力和压力对皮肤和软组织的作用。

4. 减轻医疗器械或用具对机体的压力

(1) 选择尺寸大小及形状合适的器械:使用时佩戴合适,定期监测医疗器械固定装置的松紧度,避免病人过度受压,在不造成额外压力的情况下防止脱落。每天至少检查病人医疗器械下方或周围皮肤两次,观察有无压力相关损伤迹象,并注意保持医疗器械下方皮肤清洁。

(2) 衬垫应平整、柔软、松紧适度、位置合适:对使用石膏、绷带、夹板等固定的病人,尤其要注意骨隆突处的衬垫,应注意观察病人局部皮肤和肢端皮肤颜色的变化,一旦发现石膏绷带凹凸不平或过紧,立即通知医生,及时调整。

(3) 交替使用或重新放置医疗器械,使医疗器械所致压力得以再分布,在对儿童和成年人进行氧疗时,在保障安全的情况下,建议采用面罩和鼻塞交替给氧的方式以降低鼻、面部压力性损伤程度。

(三) 避免局部潮湿或理化因素的刺激

1. 保持皮肤清洁、干燥　对大小便失禁、出汗及分泌物多的病人,应及时洗净、擦干。清洁皮肤时采用温水或中性溶液清洁病人皮肤,避免使用碱性肥皂、含乙醇的用品,以免引起病人皮肤干燥或使皮肤残留碱性残余物而刺激皮肤。对皮肤易出汗的部位如腋窝、腘窝及腹股沟等处,应及时擦干汗液。对排泄失禁者,应及时擦洗皮肤,并根据病人皮肤情况采取防护措施,如局部使用皮肤保护剂、水胶体敷料或伤口保护膜等,以保护局部皮肤免受刺激。

2. 保持床单及被褥整洁、干燥、无碎屑　严禁让病人直接卧于橡胶单或塑料布上,对排泄失禁者,应使用高吸收性失禁产品,并及时更换床单、衣物,以减少对皮肤的刺激和损伤。

(四) 促进局部血液循环

1. 全范围关节运动　对长期卧床或活动障碍的病人,每日应进行主动或被动的全范围关节运动,以维持关节的活动性和肌肉的张力,促进肢体的血液循环,预防压力性损伤的发生。

2. 定期为病人温水擦浴　不仅能清洁皮肤,还能刺激皮肤血液循环,但水温不宜过高,以免损伤皮肤。

3. 适当按摩局部受压部位　病人变换体位后,对局部受压部位进行适当按摩,改善该部位的血液循环,预防压力性损伤发生。但已经出现反应性充血的皮肤组织则不主张按摩,因此时软组织已受到损伤,实施按摩可造成深部组织损伤。

(五) 改善机体营养状况

营养不良既可导致压力性损伤,又可影响压力性损伤的愈合。在病情许可的情况下应给予病人高蛋白、高能量、高维生素饮食和适当补充硫酸锌,对不能进食的病人,可使用鼻饲或静脉营养。另外,对水肿病人应限制水和盐的摄入,对脱水病人应及时补充水和电解质。

(六) 鼓励病人早期活动

早期活动可降低因长期卧床而造成的病人临床情况恶化的风险。活动频率和活动强度须根据病人耐受程度和发生压力性损伤危险程度决定。在病情许可的情况下,协助病人进行肢体功能练习,鼓励病人尽早离床活动,预防压力性损伤发生。

(七) 健康教育

为了让病人及其家属有效地参与预防压力性损伤的工作,应确保病人和家属的知情权,使其了解自身皮肤状态及压力性损伤的危害,指导其掌握预防压力性损伤的知识和技能,包括引起压力性损伤的原因、好发部位和表现、营养知识、减压装置的选择、翻身技巧及皮肤清洁技巧等,从而鼓励病人和家属有效地协助或独立采取措施预防压力性损伤。

六、压力性损伤的治疗和护理

治疗压力性损伤主要采用以全身治疗和局部治疗相结合的综合性措施。

(一)全身治疗

积极治疗原发病,补充营养和进行全身抗感染治疗等。良好的营养是创面愈合的重要条件,因此应给予病人平衡饮食,增加蛋白质、维生素及微量元素的摄入。对低蛋白血症病人可静脉输入血浆或人血白蛋白;不能进食者采用全肠外营养治疗,以满足机体代谢需要。此外,遵医嘱给予抗感染治疗,预防败血症发生。同时加强心理护理,消除不良心境,促进身体早日康复。

(二)各期压力性损伤的治疗和护理

护士首先要评估压力性损伤的部位及其与骨隆突处的关系、压力性损伤的大小、创面组织的形态、渗出液、有无潜行或窦道、伤口边缘及周围皮肤状况等,动态监测压力性损伤的发展,根据压力性损伤不同分期采取针对性的治疗和护理。

1.1 期 对此期病人护理的重点在于去除危险因素,避免压力性损伤进展。主要的措施是减压护理,如增加翻身次数,避免局部过度受压,避免摩擦力和剪切力等,可用皮肤保护膜、透明贴、水胶体敷料或泡沫类敷料贴敷在受损处,可减少摩擦,减轻局部压力,并有利于保持皮肤正常 pH 和维持适宜温、湿度,促进受损处恢复。由于此时皮肤已经受损,故不可局部按摩,防止加重损害。

2.2 期 对此期病人护理的重点是保护创面,预防感染。除继续上述措施避免损伤继续发展之外,还须保护已受损皮肤,促进创面愈合,做好水疱和创面的处理。①水疱处理:防止小水疱破裂,可用水胶体敷料,促进水疱自行吸收;对大水疱可在无菌操作下,用无菌注射器抽出疱内液体,挤出全部疱液,早期保留疱皮,用透明贴或溃疡贴等水胶体敷料外敷。②渗液较少的创面:用生理盐水清洗创面及周围皮肤后,用水胶体敷料,如透明贴、溃疡贴等外敷。③渗液较多的创面:采用藻酸盐敷料、泡沫敷料等外敷,以促进渗液的吸收。此期可每隔 3~5d 换药一次,也可根据渗液情况确定换药间隔时间。

3.3 期和 4 期 治疗护理原则为解除压迫,控制感染,去除坏死组织和促进肉芽组织生长。主要措施包括局部伤口的护理以及积极的全身支持措施,如增进营养、治疗原发病、给予抗感染和促进伤口愈合的药物以及减轻皮肤(尤其是伤口部位皮肤)的受压等。对局部伤口护理的措施有:

(1)**清洁伤口**:根据伤口类型选择伤口清洗液。创面无感染时可用生理盐水冲洗;创面有感染时可根据创面细菌培养及药物敏感试验结果选用合适冲洗液,如对铜绿假单胞菌感染的创面可用0.5% 醋酸溶液。对有坏死组织的伤口,可以用含蛋白酶的溶液清洗。

(2)**换药和包扎**:准确评估病人创面,根据不同创面选择相应的敷料换药:①伤口基底呈黑色,可清创后充分引流,选用藻酸盐、水凝胶类敷料外敷,以溶解和软化坏死组织,外加透明敷料或凡士林油纱布覆盖,每 1~2d 换药 1 次。②创面坏死组织呈黄色,先剪除软化的坏死组织,再用上述敷料外敷,每 2~3d 换药 1 次。③创面基底呈红色,可选用水胶体敷料,每 3~5d 换药 1 次。④有腔隙和窦道的创面,对渗出液多者可选用藻酸盐类敷料填充,外加高吸收性敷料或纱布覆盖;对渗液少者可用水胶体敷料,外加吸收性敷料或纱布覆盖;对肉芽组织过度生长以及中到大量渗液的伤口,可选用泡沫类敷料,结合使用弹力绷带,抑制肉芽组织的增生。

4.不可分期压力性损伤 先彻底清除坏死组织,暴露伤口床底部,明确压力性损伤的深度和分期后,再采取相应的治疗和护理。对于免疫缺陷、供血障碍和全身败血症期间未采用抗生素治疗的病人,清创应慎重。

5.可疑深部组织压力性损伤 密切观察病人病情,避免恶化,及时让病人或家属了解病情及预后,早期可采用水胶体敷料促使表皮软化,对疮面严禁强烈和快速的清创。

(三) 疼痛评估与处理

压力性损伤会使病人产生疼痛感,及时做好对压力性损伤相关性疼痛的评估、预防和控制。采取充分的疼痛控制手段,首先采用非药物治疗作为减轻压力性损伤疼痛的首要方法,必要时使用阿片类药物处理伤口处的急性疼痛或定期使用镇痛药控制疼痛。

(四) 其他治疗方法

封闭负压引流法、超声波疗法、高压氧疗、高频电疗和直流电药物离子导入、氦-氖激光照射等都可作为治疗压力性损伤的手段。对大面积压力性损伤或久治不愈者,可考虑手术清除坏死组织,行皮瓣重建、直接伤口闭合或植皮,以促使伤口愈合。

知识拓展

湿性敷料的应用

随着湿性伤口愈合疗法的推广,各种湿性敷料相继问世,现已广泛应用于压力性损伤预防和治疗的过程中。

常用敷料及其应用:①薄膜类敷料具有高潮气通透率,适用于早期压力性损伤;无吸收性能,不适用于有创面和渗液的伤口。②水胶体敷料与水作用产生胶膜,适用于表浅伤口、有少量至中量渗液的创面;不适用于渗液多的创面、感染创面和有肌腱、骨骼暴露的伤口。③水凝胶敷料可使创面自溶而清创,适用于有少至中量渗液的创面及骨膜或筋腱暴露的创面;不适用于大量渗液的伤口。④藻酸盐敷料适用于大量渗液、有感染、有空隙与窦道的创面;需第二层敷料,不能用于少量渗液及干的、焦痂的伤口。⑤泡沫类敷料可吸收大量渗出液,减少浸润;适用于中至大量渗液、无感染的伤口;但其不透明,不能直接观察创面。

第五节　晨、晚间护理

晨、晚间护理(morning and evening care)是为危重、昏迷、瘫痪、高热、大手术后或年老体弱等不能自理的病人进行生活护理,通过晨晚间护理不仅可以满足病人清洁的需要,还可以促进病人身心舒适、休息与睡眠,以利于早日康复。

一、晨间护理

晨间护理(morning care)一般在病人清晨醒来后、诊疗工作开始前完成,是密切观察病人病情及满足病人身心需要的重要途径,是增进护患关系的极好机会。对于能离床活动、病情较轻的病人,应鼓励其自行完成以增强疾病康复的信心。

(一) 晨间护理目的

1. 促进病人清洁、舒适,预防压力性损伤、肺炎等并发症的发生。
2. 评估病人病情,及时发现病人存在的问题,以便制订或调整护理计划。
3. 保持病室和床单位整洁、美观。
4. 进行心理和卫生指导,满足病人的身心需要,增进护患交流。

(二) 晨间护理内容

1. 问候病人,必要时留取标本,更换引流瓶。
2. 做好生活护理。鼓励或协助病人排便、刷牙、漱口(口腔护理)、洗脸、洗手、梳发、翻身,检查皮肤受压情况,热水擦洗背部,用按摩油或膏进行背部及受压部位按摩,安置舒适卧位。

3. 整理床单位，根据需要更换被单、被套和枕套。

4. 观察病人病情，了解其夜间睡眠情况，进行心理护理和健康指导。

5. 整理病室，酌情开窗通风，保持病室空气新鲜。

二、晚间护理

晚间护理（evening care）是指晚间入睡前为病人提供的护理，使病人清洁而舒适地入睡。同时，还能了解病人的病情变化，增加其战胜疾病的信心，尤其是对危重病人，晚间护理还可以减轻和消除白天因诊治疾病所致的痛苦以及亲友探视带来的疲劳。

（一）晚间护理目的

1. 保持病室安静、整洁，使病人清洁、舒适，易于入睡。

2. 观察和了解病人病情，了解其心理需求，做好身心护理。

3. 预防压力性损伤等并发症。

（二）晚间护理内容

1. 协助病人排便、刷牙或口腔护理、洗手、洗脸、擦洗及按摩背部，给予女病人会阴部的清洁护理，最后用热水泡脚。

2. 检查病人身体受压部位皮肤情况，擦洗并用按摩油或膏按摩背部及骨隆突处。

3. 整理床单位，根据需要更换衣、被、床单等，根据气温增减盖被，保持床单平整无皱褶。睡前协助病人排便、排尿。

4. 酌情开关门窗，创造良好的睡眠环境，保持病室安静，减少噪声。调节室内温度和光线，关大灯、开地灯，使病室光线暗淡。

5. 经常巡视病房，了解病人夜间睡眠情况，观察病情，如病人因精神紧张、疼痛等原因不能入眠，遵医嘱给予适当处理。

6. 指导病人养成好的睡眠习惯，如临睡前不能吃得过饱，饮水不能过多，不喝浓茶与咖啡，不要过度兴奋；入睡前用热水泡脚，喝一杯热牛奶可帮助入睡。

7. 解除病人的心理压力，若病人是因为担忧、焦虑、顾虑等心理因素影响睡眠时，应给予疏导、开导、安慰。

（李宗花）

思考题

1. 病人，女性，80岁。因高热就诊，入院时诊断为大叶性肺炎，持续给予大剂量抗生素治疗。入院第10天，口腔检查发现口腔黏膜有乳白色分泌物。请问：

（1）该病人口腔病变可能的原因是什么？

（2）为该病人进行口腔护理时应选择哪种漱口溶液？

（3）为该病人进行口腔护理时应注意什么问题？

2. 病人，女性，76岁。右侧肢体瘫痪半年，长期卧床，近期发现其骶尾部浅表皮肤有开放性溃疡，创面呈粉红色，无腐肉，可见浆液性水疱，病人主诉疼痛。请问：

（1）该病人骶尾部皮肤出现了什么并发症？

（2）发生此并发症的原因是什么？

（3）如何预防此并发症？

（4）目前应该采取何种治疗和护理措施？

ER 5-6

练习题

第六章 | 休息与活动

ER 6-1
教学课件

ER 6-2
思维导图

学习目标

1. **掌握** 促进休息和睡眠的护理措施;病人活动能力的评估;对病人活动的指导。
2. **熟悉** 睡眠时相、睡眠周期、影响睡眠的因素、睡眠障碍分类及住院病人的睡眠特点;活动受限对机体的影响。
3. **了解** 休息的条件;活动受限的原因。
4. **熟练**完成日常生活能力评定;学会指导病人进行关节活动度练习。
5. 具有爱伤观念,理解、关爱病人,确保病人安全;养成人文关怀意识。

在正常人的生活中,休息与活动是必不可少的。个体通过休息恢复体力和精力,重新获得应付各种应激的能力。而活动能满足个体的多种需要,如饮食、学习、娱乐等,同时能够增强机体各个系统的功能,提高适应能力。

第一节 休息与睡眠

案例导入

病人因胆结石、胆囊炎入院治疗。夜班护士在查房时发现病人情绪低落、焦虑不安,辗转反侧,难以入睡。护士在与病人沟通中了解到,病人易醒。担心即将手术,又一直放心不下生病的母亲,总是睡不着,睡着后又容易被夜间的响声惊醒。

请思考:

1. 病人出现了什么情况? 出现此种情况的原因是什么?
2. 护士应采取何种护理措施以促进病人睡眠?
3. 在护理病人的过程中,护士如何展现人文关怀?

一、休息的意义

1. **休息对健康人的意义** 休息不仅可以减轻或消除疲劳,缓解精神紧张与压力,恢复体力与精力;还可以维持机体生理调节的规律性,促进机体的正常生长发育,有利于工作、生活和学习。缺少休息可导致疲倦、劳累、乏力和注意力不集中;长期休息不良还会导致机体健康水平下降,甚至出现疾病。

2. **休息对病人的意义** 充足的休息是促进疾病康复的重要措施。休息不仅可以减少机体能量的消耗,提高治疗效果、缩短病程;还可以促进蛋白质合成,利于组织的修复。例如,人处于卧位时,肝、肾的血流量比站位时多50%,从而得到充足的营养物质,促进组织的修复和器官功能的恢复。

二、休息的条件

1. 生理上的舒适 身体舒服是保证有效休息的重要前提,包括各组织、器官功能良好;皮肤完整、无破损;关节、肌肉活动正常;卧位舒适;身体各部位清洁、无异味、无疼痛、无异常感觉等。任何一方面出现异常或不适,都会直接影响休息的方式和质量。

2. 心理上的放松 情绪紧张和精神压力会导致睡眠型态改变,因此个体的心理和情绪状态会影响休息的质量。个体患病时常伴有情绪、行为及日常生活形态的变化,难以适应疾病给自身及家庭带来的各种问题,出现害怕、焦虑、烦躁不安、抑郁、沮丧、依赖等情绪变化,直接影响病人的休息和睡眠型态。

3. 充足的睡眠 充足的睡眠是休息的最基本条件。睡眠的时间和质量是影响休息的重要因素,无论病人属于原发性睡眠障碍或住院后的继发性睡眠障碍,都可以引起睡眠时间的不足或质量的下降,影响病人的康复和休息。

4. 适宜的环境 医院的物理环境是影响病人休息的重要因素之一。环境中的空间、温度、湿度、光线、色彩、空气、声音等对病人的休息、疾病康复均有不同程度的影响。因此,医疗卫生服务机构在病区设计与设置时应考虑这些因素,为病人创造一个安静、整洁、舒适、安全的环境。

三、睡眠

睡眠是各种休息形式中最重要、最自然的方式,是人类的基本生理需要之一。

(一)睡眠的生理

1. 睡眠的发生机制 睡眠是由位于脑干尾端的睡眠中枢控制的,这一中枢向上传导冲动并作用于大脑皮质(或称上行抑制系统)与控制觉醒状态的脑干网状上行激活系统的作用相互拮抗,从而调节睡眠与觉醒的相互转化。

2. 睡眠的生理特点 睡眠时机体的许多生理功能都会发生变化,如嗅、视、听、触等感觉功能暂时减退,骨骼肌反射和肌肉紧张度减弱,同时伴有一系列自主神经功能的改变,如血压下降、心率减慢、呼吸变慢、代谢率降低、瞳孔缩小、胃液分泌增多等。

3. 睡眠的时相 根据睡眠发展过程中机体脑电波变化和活动功能的表现,睡眠可分为正相睡眠(orthodox sleep, OS)和异相睡眠(paradoxical sleep, PS)。

(1)正相睡眠:脑电波呈现同步化慢波,又称慢波睡眠(slow wave sleep, SWS)或非快速眼动睡眠(non-rapid eye movement sleep, NREM sleep);为正常人所必需,其特点是脑电波慢而同步,机体耗氧量下降,但脑耗氧量不变;腺垂体生长激素分泌明显增多;闭目,瞳孔缩小,全身肌肉松弛但保持一定的张力,正相睡眠有利于体力的恢复。此相睡眠可分为四期。

第一期:入睡期(Ⅰ期),此期为过渡时期,是所有睡眠期中睡得最浅的一期,容易被唤醒,机体生命体征与新陈代谢逐渐减慢,全身肌肉开始松弛。此期只维持几分钟。

第二期:浅睡期(Ⅱ期),此期仍可听到声音,容易被唤醒,身体功能活动继续减慢,肌肉逐渐放松。此期持续 10~20min。

第三期:熟睡期(Ⅲ期),此期肌肉完全放松,生命体征数值下降、规则,身体很少移动,很难被唤醒。此期持续 15~30min。

第四期:深睡期(Ⅳ期),此期身体完全松弛且无法移动,极难被唤醒,基础代谢率进一步下降,腺垂体分泌大量生长激素,加速受损组织修复,可能发生遗尿和梦游。此期大约持续 10min。

(2)异相睡眠:机体脑电波呈现去同步化快波,又称快波睡眠(fast wave sleep, FWS)或快速眼动睡眠(rapid eye movement sleep, REM),此相的特点是机体脑电波活跃,眼球快速转动,与觉醒时很难区分。此相各种感觉进一步减退,唤醒阈提高,骨骼肌反射和肌肉紧张度进一步减弱,几乎完全松弛,可有间断阵发性表现,如眼球快速运动、血压升高、心率加快、呼吸加快且不规则等交感神经兴奋性表现。做梦是异相睡眠的特征之一。异相睡眠有利于精力恢复,对精神和情绪上的平衡也十分重要。

4.睡眠周期 在正常状况下,睡眠周期是正相睡眠和异相睡眠不断重复的形态,每个睡眠周期都含有 60~120min 的有顺序的睡眠时相,平均是 90min;儿童的交替周期较成人短,约 60min。成人每 6~8h 的睡眠中,平均包含 4~6 个睡眠周期(图6-1)。

正常睡眠在入睡后最初的 20~30min,从正相睡眠的入睡期进入浅睡期和熟睡期,再经深睡期返回到熟睡期和浅睡期,再从浅睡期进入异相睡眠,大约持续 10min 后,又进入浅睡期。

在每个睡眠周期中,每一时相所用的时间也会发生变化,刚入睡时,正相睡眠的熟睡和深睡期占 90min,异相睡眠持续不超过 30min;进入深夜,异相睡眠会延长到 60min,而正相睡眠的熟睡和深睡期时间会相应地缩短。越接近睡眠后期,异相睡眠持续时间越长。如果在任何一期将个体唤醒,再继续睡眠时,不会回到将其唤醒的那个睡眠时相中,而是从睡眠最初状态开始。

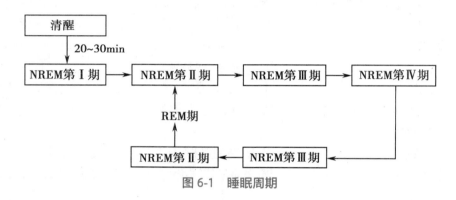

图 6-1 睡眠周期

(二)睡眠的评估

1.影响睡眠的因素

(1)生理因素

1)年龄:通常睡眠时间与年龄成反比,即随着机体年龄的增长,睡眠时间逐渐减少。

2)内分泌变化:女性在月经期普遍感到疲劳,希望通过增加睡眠补充体力;绝经期女性容易出现睡眠紊乱,可通过补充激素改善睡眠状况。

3)昼夜节律:睡眠是一种周期性现象,与人的生物钟保持一致。昼夜节律是指人体根据内在的生物性规律,在 24h 内规律地运行它的活动,相当于一个人的生物钟每天 24h 周期规律运转,形成一个人的日常生活节奏。如果人的睡眠不能与昼夜节律协同一致,长时间频繁地夜间工作或航空时差,会造成生物节律失调,产生疲劳与不适。

4)疲劳:适度疲劳有助于入睡,但是过度疲劳反而会使入睡困难,通常需要 3~5d 才能恢复。

(2)病理因素:几乎所有的疾病都会影响原有的睡眠型态。因躯体疾病造成的不适、疼痛、心悸、呼吸困难、瘙痒等症状均会影响正常的睡眠。高血压、心脏病、哮喘、睡眠呼吸暂停综合征等疾病病人常伴有失眠。

(3)心理因素:任何强烈的情绪变化及不良的心理反应,如焦虑、紧张、愤怒、悲伤等均可影响正常睡眠。

(4)环境因素:环境的变化直接影响人的睡眠状况,大多数人在陌生环境下难以入睡。医院是对特定人群进行防病、治病的场所,昼夜连续的治疗与护理、复杂和特殊的环境是影响病人睡眠的重要因素。

(5)饮食因素:一些食物及饮料的摄入也会影响睡眠状况。含有较多 L- 色氨酸的食物,如肉类、乳制品和豆类能促进入睡，缩短入睡时间，被认为是天然的催眠剂；少量饮酒能促进放松和睡眠，但大量饮酒会抑制脑干维持睡眠的功能，使睡眠变浅；浓茶、咖啡及可乐中含有咖啡因，使人兴奋，干扰睡眠。

（6）**药物因素**：某些神经系统药物、抗高血压药、抗组胺药、镇静药、镇痛药、平喘药及激素等均对睡眠有影响。

（7）**个人习惯**：睡前常进行的一些习惯性活动，如读书、洗热水澡、喝牛奶等均有助于睡眠，如果这些习惯被改变，也可能会导致睡眠障碍。

（8）**生活方式**：长期处于紧张忙碌的工作状态，生活无规律，缺乏适当的运动和休息，或者长期处于单调乏味的生活环境中，缺少必要的刺激，都会影响睡眠的质量。

2. 常见的睡眠障碍

（1）**失眠**（insomnia）：失眠是指尽管有合适的睡眠机会和睡眠环境，依然对睡眠时间和 / 或睡眠质量感到不满足，并且影响日间社会功能的一种主观体验。主要症状表现为入睡困难（入睡潜伏期超过 30min）、睡眠维持障碍（整夜觉醒次数≥2 次）、早醒、睡眠质量下降和总睡眠时间减少（通常少于 6.5h），同时伴有日间功能障碍。

（2）**发作性睡病**（narcolepsy）：是指不可控制的短时间嗜睡，发作时病人可由清醒状态直接进入异相睡眠，睡眠与正常睡眠相似，脑电图呈正常的睡眠波形。一般睡眠程度不深、易唤醒，但醒后又入睡。单调的工作、安静的环境以及餐后更易发作。猝倒症是发作性睡病最危险的并发症，约有 70% 的发作性睡病病人会出现猝倒现象，发作时病人意识清楚，躯干及肢体肌张力突然部分或全部失去，导致严重的跌伤，一般持续 1~2min。约有 25% 的发作性睡病病人会出现生动的、充满色彩的幻觉和幻听。发作性睡病属于异相睡眠障碍。

（3）**睡眠过度**（hypersomnia）：病人表现为过多的睡眠，可持续几小时或几天，难以唤醒。睡眠过度可发生于多种脑部疾病，如脑血管疾病、脑外伤、脑炎、脑肿瘤等，也可见于糖尿病、镇静药过量，还可见于严重的忧郁、焦虑等心理疾病，病人通过睡眠逃避日常生活的紧张与压力。

（4）**睡眠呼吸暂停**（sleep apnea）：是以睡眠中呼吸反复停顿为特征的一组综合征，每次停顿≥10s，通常每小时停顿次数＞20 次，病人临床上表现为时醒时睡，并伴有动脉血氧饱和度降低、低氧血症、高血压及肺动脉高压。睡眠呼吸暂停可分为中枢性和阻塞性睡眠呼吸暂停两种类型。目前认为中枢性睡眠呼吸暂停系由中枢神经系统功能不良造成（可能是与异相睡眠有关的脑干呼吸机制失调所致）；阻塞性睡眠呼吸暂停发生在严重、频繁、用力地打鼾或喘息之后。睡眠呼吸暂停是心血管疾病的危险因素，与高血压之间存在因果关系。

（5）**睡眠剥夺**（sleep deprivation，SD）：是睡眠时间和睡眠时相的减少或损失。一般成年人持续觉醒 15~16h，便可称为睡眠剥夺，此时极易转为睡眠状态。睡眠剥夺可引起睡眠不足综合征，出现心理、认知、行为等方面的异常表现。

（6）**睡行症**（sleep walking）：又称梦游症。发作时病人于睡眠中在床上爬动或下地走动，甚至到室外活动，病人面无表情、动作笨拙、走路不稳、喃喃自语，偶可见较复杂的动作如穿衣，每次发作持续数分钟，又复上床睡觉，在活动过程中可含糊回答他人的提问，也可被强烈的刺激惊醒，醒后对所进行的活动不能回忆。主要见于儿童，以男性多见。

（7）**梦魇**（nightmare）：病人表现为睡眠时出现噩梦，梦中见到可怕的景象或遇到可怕的事情，如被猛兽追赶，突然跌落悬崖等。因而呼叫呻吟，突然惊醒，醒后仍有短暂的意识模糊，情绪紧张、心悸、面色苍白或出冷汗等。对梦境中的内容能回忆片段，发作后依然入睡。常由于白天受到惊吓，过度兴奋或胸前受压、呼吸道不通畅，晚餐过饱引起胃部膨胀感等所致。梦魇发生于异相睡眠期。

（8）**夜惊**（night terrors）：病人表现为睡眠中突然惊醒，两眼直视，表情紧张、恐惧，呼吸急促，心率增快，伴有大声喊叫、骚动不安，发作历时 1~2min，发作后又复入睡，晨醒后对发作不能回忆。

（9）遗尿（enuresis）：指 5 岁以上的儿童仍不能控制排尿，在日间或夜间反复出现的不自主排尿。遗尿可分为原发性遗尿和继发性遗尿，前者指从婴儿期以来未建立排尿控制，家族中常有遗尿者；后者指一度能自行控制排尿，形成正常排尿习惯后，又出现遗尿。

八段锦功法源流及对睡眠的作用

八段锦之名，最早出现在南宋洪迈所著《夷坚志》中："政和七年，李似矩为起居郎……尝以夜半时起坐，嘘吸按摩，行所谓八段锦者。"说明八段锦在北宋已流传于世，并有坐式和站式之分。站式八段锦更便于群众习练，流传甚广。清末《新出保身图说》首次以"八段锦"为名，并绘有图像，形成了较完整的动作套路。其歌诀为："两手托天理三焦，左右开弓似射雕；调理脾胃须单举，五劳七伤往后瞧；摇头摆尾去心火，背后七颠百病消；攒拳怒目增气力，两手攀足固肾腰。"从此，传统八段锦动作被固定下来。

研究显示：通过对维持性血液透析病人实施 6 个月的八段锦运动干预后，病人的入睡时间缩短、睡眠时间延长、睡眠效率提高等整体睡眠质量得到改善。此外，另一项研究表明：与健身走活动对比，八段锦显著改善人体前后方向稳定性、侧向稳定性以及多向稳定性，同时，八段锦锻炼对中老年女性上下肢肌力的改善效果优于健身走。

---

3. 住院病人睡眠状况的评估

（1）**睡眠评估的重点**：①病人对睡眠时间和质量的个性化需求；②睡眠障碍的症状、类型、持续时间、对病人身心的主要影响；③引起睡眠障碍的原因。

（2）**睡眠评估的方法**：包括问诊、观察、量表测量和辅助检查。通过询问病人的个人睡眠特征，观察病人有无睡眠不足或异常睡眠行为的表现，必要时应用量表或睡眠脑电图测量，以明确病人的睡眠问题。

睡眠症状自评量表（Self-Rating Scale of Sleep，SRSS）由中国心理卫生协会编制，此量表适用于筛选不同人群中有睡眠问题者，也可用于对睡眠问题者治疗前后评定效果对比研究（表 6-1）。SRSS 共有 10 个项目，每个项目分 5 级评分（1~5），评分愈高，说明受评者睡眠问题愈严重。此量表最低分为 10 分（基本无睡眠问题），最高分为 50 分（最严重）。

表 6-1　睡眠症状自评量表

姓名：　　　性别：　　　年龄：　　　职业：				
1. 您觉得平时睡眠时间足够吗？	①睡眠过多了	②睡眠正好	③睡眠欠一些	④睡眠不够	⑤睡眠时间远远不够
2. 您在睡眠后是否已觉得充分休息过了？	①觉得充分休息过了	②觉得休息过了	③觉得休息了一点	④不觉得休息过了	⑤觉得一点儿也没休息
3. 您晚上已睡过觉，白天是否打瞌睡？	① 0~5d	②很少（6~12d）	③有时（13~18d）	④经常（19~24d）	⑤总是（25~31d）
4. 您平均每个晚上能睡几小时？	①≥9h	②7~8h	③5~6h	④3~4h	⑤1~2h
5. 您是否有入睡困难？	① 0~5d	②很少（6~12d）	③有时（13~18d）	④经常（19~24d）	⑤总是（25~31d）
6. 您入睡后中间是否易醒？	① 0~5d	②很少（6~12d）	③有时（13~18d）	④经常（19~24d）	⑤总是（25~31d）

7. 您在醒后是否难以再入睡？	① 0~5d	②很少 （6~12d）	③有时 （13~18d）	④经常 （19~24d）	⑤总是 （25~31d）
8. 您是否多梦或常被噩梦惊醒？	① 0~5d	②很少 （6~12d）	③有时 （13~18d）	④经常 （19~24d）	⑤总是 （25~31d）
9. 为了睡眠，您是否吃安眠药？	① 0~5d	②很少 （6~12d）	③有时 （13~18d）	④经常 （19~24d）	⑤总是 （25~31d）
10. 您失眠后心情/心境如何？	①无不适	②无所谓	③有时心烦、急躁	④心慌、气短	⑤乏力、没精神、做事效率低

评定注意事项：本量表由评定对象自己填写，在自评者评定前，一定要把量表的填写方法和每条项目的含义都弄明白，然后根据近1个月内的实际情况，做出独立的、不受任何人影响的自我评定。1次评定在20min内完成。

（3）**睡眠评估的内容**：①病人每天需要的睡眠时间及就寝的时间。②是否需要午睡及午睡的时间。③睡眠习惯，包括对食物、饮料、个人卫生、放松方式（阅读、听音乐等）、药物、陪伴、卧具、光线、声音及温度等的需要。④入睡持续的时间。⑤睡眠深度。⑥是否打鼾。⑦夜间醒来的时间、次数和原因。⑧睡眠中是否有异常情况（失眠、呼吸暂停、梦游等），其严重程度、原因以及对机体的影响。⑨睡眠效果。⑩睡前是否需要服用镇静催眠药物及药物的种类和剂量。

（三）住院病人的睡眠特点

1. 睡眠节律改变 表现为昼夜节律去同步化，又称节律移位，是指病人正常的昼夜节律遭到破坏，睡眠与昼夜节律不协调。昼夜节律去同步化的具体表现为病人白天昏昏欲睡，夜间失眠，觉醒阈值明显降低，极易被惊醒，继而出现焦虑、沮丧、不安、烦躁等症状。

2. 睡眠质量改变 睡眠质量是各睡眠时相持续的时间、睡眠深度及睡眠效果3个方面协调一致的综合体现。对住院病人睡眠质量的影响主要是睡眠剥夺、睡眠中断和诱发补偿现象。

四、促进休息和睡眠的护理措施

1. 创造良好的睡眠环境 为病人创造安静、安全、舒适、整洁的休息环境。根据情况调整病室的温度、湿度、空气、光线及音响，减少外界环境对病人感官的不良刺激。寝具清洁、干燥，宽度足够翻身，棉被厚度适宜。如为老年人布置睡眠环境，应依据老年人的睡眠习惯和需求，为其创造良好的睡眠环境，包括安静的环境和适应的光线、温度等。

2. 促进身体舒适 人只有在舒适和放松的情况下才能保证正常的睡眠。因此，采取有效措施减少病人的疼痛与不适，有助于促进其自然入睡。如酌情为疼痛病人提供镇痛药；解除腹胀、尿潴留等不适。满足病人睡眠习惯也是帮助其尽快入睡的有效措施。

3. 加强心理护理 病人在住院期间的心情十分复杂，如对环境的陌生感，离开亲人的孤独感，因患病产生的紧张、焦虑，对检查、治疗的顾虑等都会严重影响睡眠。因此，护士要善于观察病人，注重与病人的沟通，与其建立良好的信任关系，关心和体贴病人，帮助他们消除恐惧与焦虑，稳定情绪、恢复平静，以提高其休息和睡眠质量。

4. 合理安排护理工作 住院病人的觉醒阈值往往较低，极易被惊醒。因此，常规护理工作应安排在白天，并尽量减少对病人睡眠的干扰。如遇特殊情况，必须在睡眠期间进行护理时，间隔时间应尽量在90min（即一个睡眠周期），以避免病人在睡眠周期中出现睡眠中断。

5. 合理使用药物 护士应掌握的用药原则是当所有促进睡眠的方法都无效时才可使用镇静催眠药，并且用药时间越短越好。对于失眠病人，可适当使用镇静催眠药，护士必须掌握病人治疗疾病所服药物的药理性质及是否对睡眠有影响；治疗疾病同时再使用镇静催眠药，是否有不良反应，要注意观察病人用药期间的睡眠情况及身心反应,必要时与医生联系予以处理。

6. 睡眠障碍病人的护理

(1)**失眠**:找出原因,采取可促进睡眠的针对性措施,如睡前喝少量牛奶,进行放松和深呼吸练习,背部按摩,自我催眠等,必要时遵医嘱给予镇静催眠药。

(2)**发作性睡病**:应选择药物治疗。正确指导病人学会自我保护,注意发作前兆,减少意外发生,禁止病人从事高空、驾车、水上作业等工作,避免发生危险。

(3)**睡眠过度**:除药物治疗外,护士要加强病情观察,做好病人的心理护理,指导其控制饮食、减轻体重,增加有趣和有益的活动,限制睡眠时间。

(4)**睡眠呼吸暂停**:指导病人采取正确的睡眠姿势,保证呼吸道通畅。

(5)**其他**:为睡行症病人采取各种防护措施,如移开室内危险物品、锁门,避免发生危险;限制遗尿病人的晚间饮水量,并督促其睡前排尿。

第二节 活 动

案例导入

病人因获悉儿子车祸后晕倒急诊入院。上午 11 时,病人清醒后浑身瘫软,四肢无力,完全不能活动。病人入院前无相关器质性疾病。

请思考:

1. 病人四肢无法活动的原因是什么?目前病人机体活动能力为几级?

2. 护士应采取哪些护理措施提高病人的活动能力?

3. 在评估过程中,如何展现护士的人文关怀理念?

活动是人的基本需要之一,对维持健康非常重要,护士应从满足病人身心发展需要和疾病康复的角度来协助病人选择并进行适当的活动。

一、活动受限的原因

(一)生理因素

1. 疼痛 许多疾病引起的疼痛都会限制病人的活动。如术后病人因切口疼痛而主动或被动限制活动以减轻疼痛;类风湿关节炎病人,为避免关节活动时的疼痛,会被动减少活动,特别形成某种特定的姿势。

2. 运动、神经系统受损 这种损伤会造成暂时或永久性运动功能障碍,如脑血管意外、脊髓损伤等病人常因神经受损导致其所支配部分的身体运动出现障碍;重症肌无力、肌肉萎缩的病人也会出现明显的活动受限,甚至不能活动。

3. 损伤 肌肉、骨髓、关节的器质性损伤,病人都伴有身体活动能力的下降,如挫伤、骨折等。

4. 运动系统结构改变 肢体的先天畸形、失明或残障等,均可导致机体的活动受限。另外,疾病所造成的关节肿胀、增生、变形等也会影响机体活动。

5. 营养状态改变 由于疾病造成的严重营养不良,因不能为机体提供活动所需能量而限制了活动;极度肥胖者也会出现机体活动受限。

6. 疾病 先天性心肺畸形者因无法提供机体活动所需氧,可造成机体活动受限;外科手术后由于疾病的原因而限制病人活动等。

7. 医护措施的实施 为治疗某些疾病而采取的医护措施会限制病人活动。

（二）心理因素

当个体所承受的压力超过其适应范围时，会发生情绪制动，直到经过一段时间的调适后才能恢复正常的生活与活动。如遭受丧子之痛的母亲，因悲痛至极而无法活动。

（三）社会因素

较小的空间会限制个体的活动，使其正常的社交活动受到制动，称为社交制动，如被安置在隔离病区的传染病病人。

二、活动受限对机体的影响

（一）对皮肤的影响

活动受限对皮肤最主要的影响是形成压力性损伤（详见第五章第四节）。

（二）对运动系统的影响

人体长期处于活动受限的状态会导致骨骼、肌肉和关节的功能改变。出现全身软弱无力，腰背痛，肌肉萎缩，骨质疏松，关节僵硬、挛缩或变形等，严重时会导致运动系统功能丧失。

（三）对心血管系统的影响

1. 体位性低血压（postural hypotension） 由于全身肌肉张力下降，骨骼肌收缩时促进静脉血回流的能力降低，静脉血液滞留在下半身，循环血量减少，同时由于神经血管反射能力降低，病人直立时，血管不能及时收缩维持血压，机体出现交感神经兴奋，表现为低血压的症状，常会发生于长期卧位病人第一次下床活动时。

2. 深静脉血栓形成（deep venous throm-bosis） 病变可累及全身主干静脉，以左下肢多见。病人的卧床时间越长，发生血栓的危险性越高，特别是肥胖、脱水、贫血及休克的卧床病人。深静脉血栓的主要危险是血栓脱落栓塞于肺部血管，导致肺动脉栓塞。

（四）对呼吸系统的影响

1. 坠积性肺炎 长期卧床的病人大多处于衰弱状态，全身肌肉无力，呼吸肌运动能力减弱，胸廓与横膈运动受限，无力进行有效的深呼吸，加之病人无力咳嗽，不能将痰液咳出，致使呼吸道内分泌物排出困难，痰液大量堆积，并因重力作用流向肺底，如果不及时处理，将会造成肺部感染，导致坠积性肺炎。

2. 二氧化碳潴留 长期卧床病人肺底部长期处于充血、淤血状态，肺部扩张受限，有效通气量减少，影响氧气的正常交换，导致二氧化碳潴留，严重时病人会出现呼吸性酸中毒。

（五）对消化系统的影响

1. 食欲下降 由于活动量减少，人体可出现食欲下降、营养摄入不足、蛋白质代谢紊乱、消化和吸收不良。

2. 便秘 长期卧床会使胃肠道蠕动减慢，加之膳食纤维和水分的摄入量减少、不习惯床上排便等因素均会导致病人出现便秘。

（六）对泌尿系统的影响

1. 排尿困难 正常情况下，机体处于站姿或坐姿时会阴部肌肉放松，同时肌肉下压有助于排尿。平躺时，上述情况改变，出现排尿困难。

2. 尿潴留 长期存在排尿困难的卧床者会因膀胱膨胀造成膀胱逼尿肌过度伸展，导致机体对膀胱胀满的感受性变差，形成尿潴留。

3. 泌尿系统结石 机体因活动量减少，使尿液中的钙、磷浓度增加，如同时伴有尿潴留则会导致泌尿系统结石的形成。

4. 泌尿系统感染 尿潴留会减少正常排尿对尿道的冲洗作用，导致致病菌由尿道口进入尿道并大量繁殖，并上行至膀胱、输尿管和肾，造成泌尿系统感染。

（七）对心理、社会方面的影响

长期卧床会给病人带来一些心理和社会方面的问题。有些病人常出现焦虑、恐惧、失眠、愤怒、挫折感等；有些病人会变得胆怯、畏缩，或出现定向力障碍；有些病人由于疾病造成的身体残疾使其无法就业而面临经济困难。

知识拓展

八段锦能有效改善呼吸功能

八段锦作为民族传统体育项目开始进入我国高等院校课程，极大地促进了八段锦理论的发展，丰富了八段锦的内涵。国家体育总局健身气功管理中心委托北京体育大学对站式八段锦进行了重新研究与整理，将之定名为健身气功·八段锦、健身气功·十二段锦。

八段锦不仅对慢性阻塞性肺疾病病人的肺康复具有良好的效果，也能提高食管癌术后病人的肺功能。另有研究显示，八段锦联合吸气肌力量训练应用于老年尘肺病病人，可促进病人肺功能恢复，缓解其呼吸困难症状，提升病人运动耐力，提高病人生活质量。

三、病人活动能力的评估

（一）评估重点

评估重点包括病人对日常生活活动、康复运动的个体化需要，病人生活自理能力，病人的活动耐力，影响病人活动的主要因素，病人活动受限对病人的主要影响。

（二）评估方法

评估活动的方法包括问诊、体格检查和辅助检查。通过询问病人的日常活动能力、活动耐力的情况及影响因素，以及对病人肌力、机体活动功能、心肺功能的体格检查，辅助实验室检查结果，综合判断病人的活动需要和活动能力。

评估活动还可以运用研究工具，如日常生活活动（activity of daily living, ADL）量表等相关的测评工具，其中，广泛应用的主要有 Katz 指数、巴塞尔指数（Barthel index, BI）、普费弗（Pfeffer）功能活动量表、日常生活活动能力评定量表等。

（三）评估内容

1. 一般资料　病人的年龄、性别、文化程度、职业等信息可以帮助护士为病人选择适合的活动方式，提高护理措施的针对性。

2. 心肺功能　活动会增加机体对氧的需要量，出现代偿性心率及呼吸加快、血压升高，给呼吸和循环系统带来压力和负担。因此，活动前应评估病人的血压、脉搏、呼吸等指标，根据其心肺功能确定活动负荷量的安全范围，并根据其反应及时调整活动量。

3. 骨骼、肌肉状态　对肌力的评估可以通过机体收缩特定肌群的能力来判断，肌力一般分为6级（表6-2）。

表 6-2　肌力程度分级标准

等级	临床标准	等级	临床标准
0级	完全瘫痪、肌力完全丧失	3级	肢体能抬离床面但不能对抗阻力
1级	可见肌肉轻微收缩但无肢体运动	4级	能做对抗阻力的运动，但肌力减弱
2级	肢体可移动位置但不能抬起	5级	肌力正常

4. 关节功能　评估关节功能时，要根据病人疾病和卧床对关节的具体影响进行评估，通过病人自己移动关节的主动运动和护士协助病人移动关节的被动运动，观察关节是否有肿胀、变形和僵硬；关节的活动范围是否受限，关节活动时有无声响或疼痛、不适等症状。

5. 机体活动能力　通过对病人日常活动情况的评估来判断其活动能力，如通过观察其完成行走、穿衣、梳发、洗漱等活动的情况，综合评价机体的活动能力，机体活动功能受损程度可分为5度（表6-3）。

表6-3　机体活动功能受损程度

程度	临床标准	程度	临床标准
0度	完全能独立，可自由活动	3度	既需要有人帮助，又需要使用设备和器械
1度	需要使用设备或器械（如拐杖、轮椅）	4度	完全不能独立，不能参加活动
2度	需要他人的帮助、监护和教育		

6. 活动耐力（activity tolerance）　活动耐力是指个体对活动与运动的生理和心理耐受力。当活动的数量和强度超过耐受力时，机体会出现疲劳、心悸、胸闷、呼吸困难、头晕、四肢和腰背痛等症状。患有内脏、骨骼、肌肉、神经系统疾病，以及应用抗高血压药的病人均可出现活动耐力降低。

7. 目前患病状况　疾病的性质和严重程度决定了机体活动受限的程度。全面的评估有助于合理安排病人的活动量及活动方式，同时也有助于治疗与康复措施的实施。如慢性病或疾病恢复期的病人，病情对活动的影响较小，应鼓励其坚持主动运动以促进疾病康复；对截瘫、昏迷、骨折等病人须限制活动，应采取以护士协助为主的被动活动。

8. 社会心理状况　病人心理状况对活动的完成具有重要影响。病人在情绪低落、焦虑时，对活动缺乏热情，甚至产生厌倦或恐惧时，会严重影响活动的进行，难以达到预期效果。病人心境开朗时，对各种活动积极、热情，对疾病的治疗充满信心，能很好地完成各种活动。另外病人家属的态度也会影响病人的心理状态。因此，护士还应对家属进行指导，建议他们给予病人充分的理解和支持，帮助病人建立广泛的社会支持系统，提高病人战神疾病的信心。

四、对病人活动的指导

（一）选择合适的卧位

病人卧床时，身体应舒适、稳定，尽可能放松，减少肌肉和关节紧张。同时，应指导、协助病人及时变换卧位，避免因长时间缺乏活动而影响关节和肌肉的正常生理功能。

（二）协助病人变换体位

长期卧床者由于缺乏活动，或长时间采取不适当的被动体位或被迫体位，对脊柱、关节及肌肉组织活动造成影响，出现局部疼痛、肌肉僵硬等症状，甚至还会发生压力性损伤。因此，长期卧床病人如病情允许，应经常变换体位，给予背部护理，按摩受压肌肉，并协助病人进行关节和肌肉的功能活动，促进局部血液循环，帮助肌肉放松，减轻局部疼痛，保持关节和肌肉的正常生理功能和活动范围；还能避免压力性损伤的发生。

（三）维持关节活动范围

关节活动范围练习简称为 ROM 练习，是指根据每一特定关节可活动的范围，通过应用主动或被动的练习方法，维持关节正常的活动度，恢复和改善关节功能的锻炼方法。

1. ROM 练习目的　维持关节活动度；预防关节僵硬、粘连和挛缩；促进血液循环，有利于关节营养的供给；恢复关节功能；维持肌张力。

2. ROM 练习分类

（1）主动性 ROM 练习：指个体独立完成的关节全范围运动。病人消耗自己的能量来移动身体各部分,既可维持关节功能,又可维持肌肉力量。适用于可自行移动躯体的病人。

肩关节的活动范围

以手做成环状或支架来支托腿部

（2）**被动性 ROM 练习**：指个体依靠其他人员完成的关节全范围运动。对于活动受限的病人应尽早进行 ROM 练习,每天 2~3 次,在为病人进行清洁护理、翻身和更换卧位时完成练习,还可观察病人病情变化。

3. ROM 练习操作方法（表 6-4）

表 6-4　ROM 练习操作方法

操作流程	操作步骤	要点说明
1. 核对、解释	解释关节运动的目的及方法	● 确认病人,取得其合作
2. 操作准备	（1）帮助病人穿上宽松衣服 （2）调节床至合适高度,移开床边椅,将盖被折向床尾	● 便于病人活动和操作
3. 调整体位	（1）病人取自然放松姿势,面向操作者 （2）抬起病人手足,移动自身重心	● 使病人尽量靠近操作者 ● 尽量用足部力量,减少疲劳
4. 活动关节	（1）比较病人两侧关节的活动 （2）依次对病人颈、肩、肘、腕、手指、髋、膝、踝、趾关节做外展、内收、伸展、屈曲、内旋、外旋（各动作的定义见表 6-5、表 6-6）等关节活动范围练习（图 6-2、图 6-3）,并对比两侧活动的情况;情况许可时,活动脊柱	● 了解关节原来的活动程度 ● 每个关节应慢慢地、有节律地做 5~10 个完全的关节活动范围练习 ● 操作时关节前后应予以支托,用手做环状或支架以支撑关节远端肢体（图 6-4）
5. 关切询问	询问病人有无不适感受	● 关爱、关心病人 ● 及时了解病人的心理状态
6. 巡视观察	观察病人反应,出现疼痛、疲劳、痉挛或抵抗反应时,应停止操作	● 对急性关节炎、骨折、肌腱断裂、关节脱位者,应在临床医生和康复医生指导下完成,避免出现再次损伤 ● 对心脏病者,应注意观察病人胸痛、心律、心率、血压等方面的变化,避免因剧烈活动诱发心脏病
7. 整理、记录	（1）测量病人生命体征,整理床单位 （2）洗手,记录	● 协助病人采取舒适卧位 ● 记录运动的项目、次数、时间以及关节活动度的变化

表 6-5　各关节的活动形式和范围

关节	活动度	关节	活动度
颈椎		后伸	0°~60°
屈曲	0°~45°	外展	0°~170°
伸展	0°~45°	水平外展	0°~40°
侧屈	0°~45°	水平内收	0°~130°
旋转	0°~60°	内旋	0°~70°
胸、腰椎		外旋	0°~90°
屈曲	0°~80°	**肘和前臂**	
伸展	0°~30°	屈曲	0°~（135°~150°）
侧屈	0°~40°	旋后	0°~（80°~90°）
旋转	0°~45°	旋前	0°~（80°~90°）
肩		**腕**	
屈曲	0°~170°	掌屈	0°~80°

关节	活动度	关节	活动度
背伸	0°~70°	内收	0°~35°
尺偏	0°~30°	内旋	0°~45°
旋转	0°~45°	外旋	0°~45°
指间关节		**膝**	
屈曲	0°~（80°~90°）	屈曲	0°~135°
外展	0°~50°	**踝**	
髋		背曲	0°~15°
屈曲	0°~120°	跖屈	0°~50°
伸展	0°~30°	内翻	0°~35°
外展	0°~40°	外翻	0°~20°

表 6-6　各关节的活动形式的注释

动作	定义	动作	定义
屈曲	关节弯曲或头向前弯	内收	移向身体中心
伸展	关节伸直或头向后仰	内旋	转向中心
伸展过度（过伸）	超过一般的范围	外旋	自中心向外旋转
水平外展	肢体在水平面上向外侧运动，使关节远离身体中心	水平内收	肢体在水平面上向身体中心靠近
外展	远离身体中心		

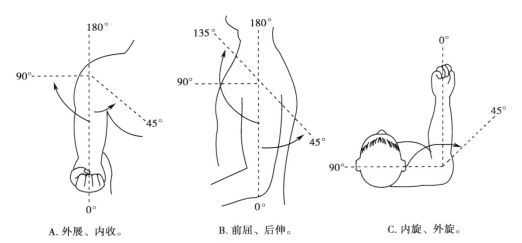

A. 外展、内收。　　B. 前屈、后伸。　　C. 内旋、外旋。

图 6-2　肩关节的活动范围

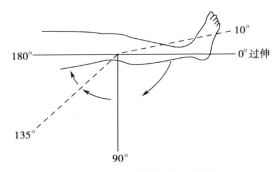

图 6-3　膝关节的活动范围

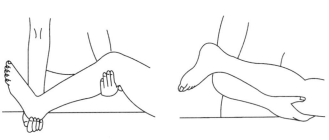

图 6-4　以手做成环状或支架来支托腿部

（四）肌肉练习

1. 等长运动　肌肉收缩时张力明显增加而长度不改变,因不伴有明显的关节运动,又称静力性运动。优点是不引起明显的关节活动,可在肢体固定早期应用,常用于骨科疾病,目的是加强肌肉力量,预防肌肉萎缩。

2. 等张运动　指对抗一定的负荷做关节的活动锻炼,同时也锻炼肌肉收缩。因伴有大幅度关节运动,又称动力性运动。优点是肌肉运动符合大多数日常活动的运动方式,同时能改善肌肉的神经控制。等张运动既可增加肌肉力量,又可促进关节功能,常遵循大负荷、少重复次数、快速引起疲劳的原则进行。

3. 进行肌力训练的注意事项

（1）根据病人病情及运动需要,制订适合的运动量及频度的练习计划。每次的肌肉练习达到适度疲劳,运动后有适当的间歇让肌肉充分复原,一般每日或隔日运动一次。

（2）肌肉的运动效果与运动者的主观努力密切相关,帮助病人充分认识活动与疾病康复的关系,经常对病人进行鼓励,及时显示练习效果以增强其信心。

（3）锻炼前后应做好准备及放松运动。

（4）肌力运动不应引起病人明显疼痛。如出现疼痛、不适,伴有血压、呼吸、脉搏、意识、情绪等方面变化时,应及时停止锻炼,并报告医生及时采取措施。

（5）注意肌肉等长收缩引起的升压反应及增加心血管负荷的作用。有轻度高血压、冠心病或其他心血管病变者慎用肌力练习;有较严重心血管病变者禁忌做肌力练习。

（樊子双）

思考题

1. 病人,女性,46岁,两个月前丧偶,病人主诉近两个月总感到疲乏,清醒时或白天昏昏欲睡,经常打呵欠,而晚上又难以入睡,并且出现头晕目眩、心悸气短、健忘等症状,工作效率明显下降。请问:

（1）病人目前主要问题是什么?

（2）出现该问题的主要原因是什么?

（3）护士应采取哪些护理措施帮助病人解决该问题?

2. 病人,女性,68岁,1周前因脑梗死发作住院治疗,现偏瘫、失语症状已经得到改善,病人左侧肢体无力,左上肢可移动位置和抬起,左下肢仅可移动位置,关节活动范围缩小。请问:

ER 6-5

练习题

（1）病人目前的机体活动能力为几级?如何评估?

（2）病人目前的状况对机体的主要影响有哪些?

（3）护士应该采取哪些护理措施提高病人的活动能力?

第七章 | 生命体征的观察与护理

教学课件　　　思维导图

学习目标

1. 掌握　生命体征的正常值、测量要点及注意事项；异常生命体征的观察及护理措施。
2. 熟悉　生命体征的生理性变化和常见的影响因素。
3. 了解　与生命体征有关的解剖学和生理学知识；体温计、血压计和指脉氧仪的种类及构造。
4. 熟练掌握体温、脉搏、呼吸、血压和疼痛等生命体征的测量技术，学会评判各种生命体征异常的问题并给予相应护理措施和健康指导，学会吸痰法和氧气吸入法。
5. 具有慎独、严谨求实、一丝不苟的责任心、工作态度和行为习惯。具有人文关怀的职业道德和护士职业素养，关心、体贴病人，确保病人安全。

医学上常将体温（body temperature）、脉搏（pulse）、呼吸（respiration）和血压（blood pressure）称为生命体征（vital sign）。近年来，随着对健康全过程及疼痛的研究越来越受到重视，世界卫生组织将疼痛确定为"第五大生命体征"。这些体征是机体内在活动的客观反映，也是衡量机体健康状况的可靠指标。因此，护士须掌握观察和评估生命体征的基本技能，及时了解病人疾病的发生、发展及转归，为临床诊断、治疗、护理提供可靠依据。

第一节　体温的观察与护理

案例导入

病人，男性，28 岁，周末篮球比赛后回家路上突遇大雨，全身被淋透。当晚出现寒战、发热，自觉全身肌肉酸痛，右胸疼痛，深呼吸时加重，以发热待查入院。入院时腋温 39.5℃，入院后体温持续在 39~40℃，24h 波动不超过 1℃，持续 6d 不退。

请思考：

1. 如何测量和记录该病人的体温？
2. 针对该病人的体温情况，应采取哪些护理措施？
3. 护理该病人时，哪些护理措施可以体现人文关怀？

体温（body temperature）指人体温度，生理学上的体温可分为体核温度（core temperature）和体表温度（shell temperature）。平常所指的体温就是体核温度，也称深部体温，即人体内部胸腔、腹腔和中枢神经系统等核心部分的平均温度，机体深部的体温较为恒定和均匀，且较体表温度高。体表温度也称皮肤温度，常受环境温度和衣着厚薄等多种因素影响，变化和差异较大，一般低于体核温度。保持相对恒定的体温是保证机体新陈代谢和正常生命活动的重要条件。

一、体温的产生与调节

（一）体温的产生

人体体温是物质生化代谢的产物。人摄入食物后，食物中的糖、脂肪、蛋白质经胃肠道消化吸收，在人体的内脏器官代谢，氧化分解而释放能量，其总量的 50% 以上迅速转化为热量，用以维持体温，并不断以热能的形式散发到体外；其余不足 50% 的能量贮存于三磷酸腺苷（ATP）内，以供机体利用，经过能量的转换与利用，最终也转化为热能。

（二）产热与散热

正常人的体温保持在相对恒定的状态，主要是由下丘脑体温调节中枢调节，通过一系列的生理反应，使产热和散热保持动态平衡的结果。

1. 产热过程　因热能来自物质代谢的化学反应，故产热过程又叫化学性体温调节。人体产热方式有非寒战产热和寒战产热。非寒战产热主要是维持各种生命活动，如呼吸、心跳、肌肉张力及细胞代谢等，这些活动时刻都在产热，不会因为身体内部体温调节的需求而有所改变；寒战产热则是当机体突然暴露于寒冷环境或为维持体温恒定的调节性活动。机体产热的主要部位是肝脏和骨骼肌。安静时，肝脏产热最大；运动时或遇冷时骨骼肌成为主要产热器官。使产热增加的主要因素有进食、运动、寒战、强烈的情绪反应、交感神经兴奋、甲状腺素分泌增多等；使产热减少的因素有禁食、肌肉运动减少等。

2. 散热过程　热的散失称为散热作用。人体散热的最主要部位是皮肤，其余散热途径为呼吸和排泄等生理活动。体表皮肤通过辐射、传导、对流以及蒸发等物理方式散热，故散热过程又叫物理性体温调节。

（1）**辐射**：在安静状态下，若机体周围环境气温较低，此时机体最主要的散热方式是以热辐射的形式经皮肤表面向周围散发热量，约占总散热量的 60%。皮肤与外界环境的温度差、机体有效辐射面积是影响辐射散热的主要因素。根据此原理，护士可通过降低病室温度，促进中暑病人的降温。

（2）**传导**：是指机体的热量直接传给与其接触的温度较低物体的一种散热方式。传导散热效果与所接触物体的导热性能、接触面积及温差大小有关。根据此原理，可利用冰袋、冰帽等为高热病人降温。

（3）**对流**：是指通过气体或液体的流动来交换热量的一种散热方式，是传导散热的一种特殊形式。对流散热的效果与气体或液体流动速度和温差大小有关，流速越大、温差越大，散热越多。临床工作中，开窗通风就是利用对流原理。

（4）**蒸发**：是指水分由液态转变为气态，同时带走大量热量的一种散热方式。每蒸发 1g 水可散失 2.43kJ 的热量。蒸发散热的效果与环境温度和湿度有关。为高热病人进行乙醇拭浴，就是利用蒸发带走热量来降低体温。

（三）体温的调节

人体的体温在神经和体液的共同调节下，通过生理性（自主性）体温调节（图 7-1）和行为性体温调节，维持相对恒定。通常所说的体温调节是指生理性体温调节，在下丘脑体温调节中枢控制下，通过发汗、寒战等一系列生理反应，调节机体的产热和散热，将体温维持在相对稳定的水平（称为调定点）。行为性体温调节是以自主性体温调节为基础，根据环境温度和个人对冷热的不同感觉，通过开窗通风、增减衣服、搓手跺脚等有意识的行为活动，达到调节体温的目的。

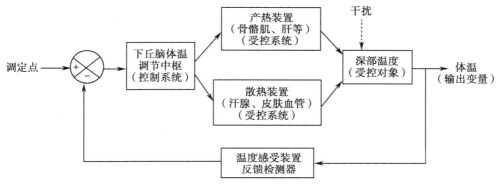

图 7-1　生理性(自主性)体温调节示意图

二、正常体温及其生理性变化

(一)正常体温

正常体温是一个温度范围。体温可用摄氏温度(℃)和华氏温度(℉)来表示。摄氏温度和华氏温度的换算公式为:

$$℉=℃×9/5+32$$
$$℃=(℉-32)×5/9$$

由于人体深部的温度不易测定,临床上常通过测量额部、口腔、耳腔、腋下、直肠等处的温度来代表体温。

(二)体温的生理性变化

个体的正常体温可因年龄、性别、昼夜、运动、用药等多种因素影响而发生生理性变化,这种波动一般不超过1℃。

1. 部位　直肠温度最接近于人体体核温度,而口腔、腋下测量体温更为方便、常用。健康成人的口腔、腋下和直肠等部位的正常体温范围见表7-1。

2. 昼夜　人的体温在24h内呈周期性波动,一般在清晨2~6时最低,午后1~6时最高。这种周期性的变化与机体昼夜活动的生物节律性有关,如长期从事夜间工作的人员可出现夜间体温上升、白天体温下降的现象。

表 7-1　成人正常体温平均值及波动范围

部位	平均值	正常范围
口腔	37.0℃(98.6℉)	36.3~37.2℃(97.3~99.0℉)
腋下	36.5℃(97.7℉)	36.0~37.0℃(96.8~98.6℉)
直肠	37.5℃(99.5℉)	36.5~37.7℃(97.7~99.9℉)

3. 年龄　年龄不同,体温有所不同。新生儿尤其是早产儿,由于体温调节中枢发育不完善,调节功能差,其体温易受外界环境的影响而发生变化。由于基础代谢水平不同,儿童、青少年体温略高于成年人。随着年龄的增长,体温有所降低,故老年人的体温略低于青、壮年。

4. 性别　女性平均体温比男性高约0.3℃,可能与女性皮下脂肪较厚、散热减少有关。成年女性体内孕激素分泌呈周期性变化,孕激素具有升高体温的作用,月经前期和妊娠早期女性体温可轻度升高,而排卵期体温较低,排卵日最低。因此,临床上可通过连续测量基础体温了解女性月经周期中有无排卵和确定排卵日期。

5. 运动或劳动　进行运动或劳动等剧烈肌肉活动时,骨骼肌紧张或强烈收缩导致产热增加,体温有所升高。因此,临床测量体温时应在病人安静状态下进行,如为小儿测温时应防止哭闹。

6. 药物　麻醉药物可抑制体温调节中枢或影响传入神经的活动而导致血管扩张,散热增加,体温下降,也会降低机体对寒冷环境的耐受能力。因此手术病人在术中、术后应注意保暖。

7. 其他　情绪激动、精神紧张、进食、喝咖啡、环境温度升高等均可使体温略有升高。而安静、睡眠、饥饿、服用镇静药后可使体温下降。

三、异常体温的观察及护理

（一）体温过高

体温过高（hyperthermia）又称发热（fever），是指机体在致热原的作用下或体温调节中枢的功能障碍时，体温调定点上移而引起的调节性体温升高并超过正常范围，当腋下温度超过 37℃ 或口腔温度超过 37.3℃ 时，一昼夜体温波动在 1℃ 以上可称为发热。根据致热原的性质和来源的不同，发热分为感染性发热和非感染性发热两大类。感染性发热较多见，由细菌、病毒、真菌、螺旋体、支原体、寄生虫等各种病原体感染引起；非感染性发热由病原体以外的各种物质引起，如无菌性坏死物质的吸收所引起的吸收热，变态反应性发热和体温调节中枢功能紊乱引起的中枢性发热等。

1. 发热的程度 按所测体温值超过正常由低到高（以口腔所测温度为例），发热程度可划分为 4 个等级，见表 7-2。

表 7-2 发热程度分类

发热程度	体温（口腔温度）变化
低热	37.3~38.0℃（99.1~100.4℉）
中等热	38.1~39.0℃（100.6~102.2℉）
高热	39.1~41.0℃（102.4~105.8℉）
超高热	41℃ 以上（105.8℉ 以上）

人体能耐受的最高温度为 40.6~41.4℃（105.1~106.5℉），体温高达 43℃（109.4℉）时很少人能够存活。直肠温度持续超过 41℃，可引起永久性脑损伤，持续 42℃ 以上 2~4h 可导致休克及严重并发症。

2. 发热的过程及表现 一般发热分为 3 个阶段。

（1）**体温上升期**：此时热代谢特点为产热大于散热。病人主要表现为疲乏无力、皮肤苍白、畏寒、干燥无汗，严重者可出现寒战。体温上升有骤升和渐升两种方式，前者是指体温突然升高，数小时内即升至高峰，多见于肺炎链球菌肺炎、疟疾等；后者是指体温逐渐上升，数日内达到高峰，病人多无明显寒战，常见于伤寒。

（2）**高热持续期**：此时热代谢特点是产热和散热在较高水平上趋于平衡，体温维持在较高状态。病人主要表现为皮肤灼热、颜面潮红、呼吸、脉搏加快，口唇干燥，头痛、头晕、食欲缺乏、全身不适、软弱无力等，严重者可出现谵妄、昏迷。

（3）**退热期**：此时热代谢特点是散热增加而产热趋于正常，体温逐渐恢复至正常水平。病人主要表现为大量出汗、皮肤温度降低。退热方式有骤退和渐退两种，骤退是指体温突然下降，在数小时内降至正常，多见于肺炎链球菌肺炎、疟疾等，病人由于大量出汗，体液丢失过多，易出现血压下降、脉搏细速、四肢冰冷等虚脱或休克现象；渐退是指体温在数天内逐渐降至正常，多见于伤寒。

3. 常见热型 针对同一发热病人，将在不同时间测得的体温数值分别记录在体温单上，各体温数值点连接形成有一定特征的体温曲线形态，称为热型（fever type）。某些疾病具有独特的热型，对协助诊断疾病和了解疾病转归有重要意义。常见以下几种热型：

（1）**稽留热**（continued fever）（图 7-2）：病人体温维持在 39~40℃，持续数天或数周，24h 内波动范围不超过 1℃。多见于肺炎链球菌肺炎、伤寒等。

（2）**弛张热**（remittent fever）（图 7-3）：病人体温在 39℃ 以上，波动幅度大，24h 内温差可达 1℃ 以上，体温最低仍高于正常水平。多见于败血症、风湿热、严重化脓性疾病等。

（3）**间歇热**（intermittent fever）（图 7-4）：病人体温骤然升至 39℃ 以上，持续数小时或更长，然后下降至正常，经过一个间歇，体温再次升高，并反复发作，即高热期和无热期交替出现。多见于疟疾。

（4）**不规则热**（irregular fever）（图 7-5）：发热无一定规律，持续时间不等。多见于流行性感冒、癌性发热等。

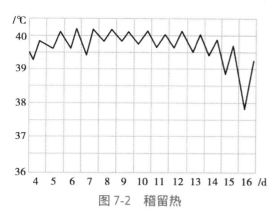

图 7-2　稽留热

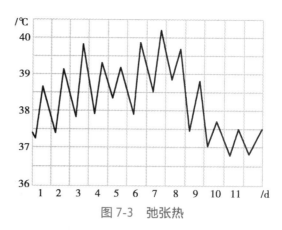

图 7-3　弛张热

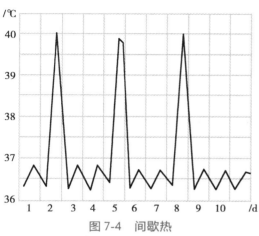

图 7-4　间歇热

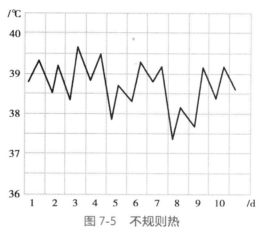

图 7-5　不规则热

（5）**波状热**（undulant fever）（图 7-6）：病人体温逐渐升高达 39℃以上，持续数日后逐渐降至正常水平，数天后又逐渐上升，如此反复出现。可见于布鲁氏菌病。

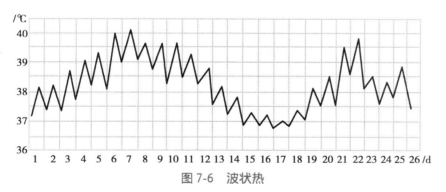

图 7-6　波状热

（6）**回归热**（relapsing fever）（图 7-7）：病人体温逐渐升高达 39℃以上，持续数日后骤降至正常水平，数天后又出现高热，即高热期与无热期各持续若干天，有规律地交替出现。常见于回归热、霍奇金病等。

4.发热病人的护理

（1）**病情观察**：对高热病人应每 4h 测量 1 次体温，体温降至 38.5℃（口温）以下时可改为每日 4 次，待其体温恢复正常 3d 后，改为每日 1~2 次。同时监测其呼吸、脉搏及血压变化，密切观察面色、意识、出汗及

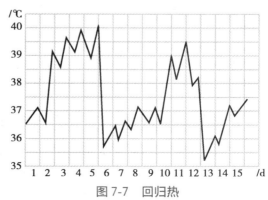

图 7-7　回归热

四肢末梢循环等,如有异常应立即联系医生。

(2)**降温**:可用物理方法或遵医嘱用药物降温。首选物理降温,方法有局部冷疗法、全身冷疗法,以及中医降温疗法。病人体温高于39℃时,可在其头部、腘窝、腹股沟等处局部放置冰袋、冷毛巾,通过传导方式散热;病人体温高于39.5℃时,可为其做温水或乙醇拭浴等全身冷疗方式降温。药物降温时应注意药物的剂量,尤其对年老体弱及心血管疾病者应谨防出现休克或虚脱现象。采用降温措施30min后应测量体温,并做好记录与交班。

(3)**补充营养和水分**:病情允许时,鼓励病人进食高能量、高蛋白、高维生素、易消化的流质或半流质饮食,宜少量多餐,以补充高热的消耗,提高机体的抵抗力。鼓励病人多饮水,每日以2 500~3 000ml为宜,以补充高热时消耗的大量水分,并促进毒素和代谢产物的排出,帮助散热。对不能进食的病人,遵医嘱给予鼻饲或静脉输液,以补充水分、电解质和营养物质。

(4)**促进舒适和安全**:①低热者可酌情减少活动,适当休息;高热者应卧床休息,以减少能量的消耗,有利于机体康复。②为病人提供温、湿度适宜,安静、舒适、通风良好的室内环境。③发热时唾液分泌减少,口腔黏膜干燥,且抵抗力下降,有利于病原微生物生长、繁殖,易引起口腔疾病和黏膜溃疡,故应在晨起、餐后、睡前协助病人做好口腔护理。④病人退热期大量出汗,应及时擦干汗液,更换衣服和床单,防止受凉,保持皮肤的清洁、干燥。对长期持续高热且处于被动体位的病人,应协助其翻身,防止压力性损伤、肺炎等并发症。⑤高热病人可能会出现谵妄、惊厥、躁动不安,应注意防止出现坠床、舌咬伤等安全隐患,必要时使用床挡或约束带固定、保护病人。

(5)**心理护理**:观察、了解发热各期病人的心理反应,耐心解答体温变化及伴随症状等,尽量满足病人的需要,消除躯体不适,关心、体贴病人,以缓解其紧张情绪。

(6)**健康教育**:教会病人及其家属准确监测体温的方法;指导发热病人及其家属学会发热的居家护理方法。

(二)体温过低

体温过低(hypothermia)是指各种原因引起的产热减少或散热增加,导致体温低于正常范围称体温过低。当体温低于35℃时称体温不升。体温不升是一种危险的信号,常常提示疾病的严重程度和不良预后。

1. 常见原因

(1)**散热过多**:长时间暴露在低温环境中,机体会散热过多、过快;在寒冷环境中大量饮酒,血管过度扩张,热量过多散失。

(2)**产热减少**:严重营养不良、极度衰竭,使机体产热减少。

(3)**体温调节中枢发育不良或受损**:如早产儿由于体温调节中枢尚未发育成熟,对外界的温度变化不能自行调节;颅脑外伤、脊髓受损、药物中毒等致体温调节中枢受损无法调节体温。

2. 临床分级 体温过低时须选用特殊的低体温测量仪测量。体温过低可分为4级,见表7-3。

3. 临床表现 体温过低时,病人常见的临床表现有皮肤苍白、冰冷,口唇、耳垂呈紫色,轻度颤抖,心率、呼吸减慢,血压降低,尿量减少,感觉和反应迟钝,意识障碍等,严重者可出现昏迷。

表7-3 体温过低分级

分级	体温及表现
轻度	32.1~35.0℃(89.8~95.0℉)
中度	30.0~32.0℃(86.0~89.6℉)
重度	25~29.9℃(77.0~85.8℉),瞳孔散大,瞳孔对光反射消失
致死温度	23.0~24.9℃(73.4~76.8℉)

4. 体温过低病人的护理

(1)**密切观察生命体征**:持续监测病人体温的变化,至少每小时测量1次,直至体温恢复至正常、稳定,同时注意对脉搏、呼吸、血压的监测及病情变化的观察。

(2)**提高环境温度**:维持室温在22~24℃,避免室内空气对流。

（3）**给予保暖措施**：给予病人毛毯、棉被、电热毯、热水袋、暖箱等保暖措施，操作中注意防止烫伤，给病人热饮，以提高机体温度。

（4）**加强病因治疗**：去除引起体温过低的原因，使病人体温恢复正常。

（5）**做好健康宣教**：待病人好转后，向病人及其家属讲解引起体温过低的原因以及护理方法。

四、体温的测量

（一）体温计的种类和构造

体温计是用来测量人体温度的工具。玻璃汞柱式体温计是一种传统的体温计，使用广泛，但存在水银污染环境的可能，并且存在为玻璃制品易破碎和所需测量时间比较长，对急危重症病人、老人、婴幼儿等使用和读数不方便等缺陷，目前正逐渐被电子体温计和红外线体温计等替代。

> **知识拓展**
>
> ### 古代中医测温诊病
>
> 我国古人很早就发现健康人的体温是恒定的，并根据体温的变化进行观察、诊病。古代中医将无病之人的体温作为标准温度，以此推测体表温度是高还是低，即中医所谓"发热"与"发寒"。中医典籍《黄帝内经》就记载了"尺热曰病温，尺不热脉滑曰病风"。所谓"尺热""尺不热"，是指发热与不发热。尺是腕端脉穴之一，与寸、关相连，统称寸关尺，是中医看病时必测部位。中医望、闻、问、切四法之切法，就是测脉相和体温，切在尺部，尺部的皮肤发热是温病的表现，尺部的皮肤不发热、脉象滑，则是感受风邪而发生的病变。为了校验准确性，医生切后往往还会触摸病人的额头、身体皮肤，与自己的体温做一综合对照，故又有切肤一说。由此可见，测量体温的办法及据此判断病症，先秦时期的中医已有一套系统的理论。

1. 玻璃汞柱式体温计

（1）**构造**：玻璃汞柱式体温计由一根真空毛细管，以及外侧带有刻度的玻璃棒构成；玻璃棒一端为贮汞槽，内盛汞液。当贮汞槽受热后，汞膨胀沿毛细管上行，其上行的高度与受热程度成正相关。毛细管与汞槽的连接处有一凹陷，使汞遇冷不会自行下降，保证数值准确并便于检视。玻璃棒外标温度值，如用摄氏单位表示，则 35~42℃ 之间，每一度用短线标出 10 小格，在 0.5℃ 和 1℃ 的地方用较粗且长的线标记，在 37℃ 处多标为红色，以示醒目。

（2）**种类**：根据使用部位，玻璃汞柱式体温计有口温计、腋温计和肛温计 3 种（图 7-8）。

1）口温计：贮汞槽细而长，玻璃棒呈三棱柱状，可用来测量口腔温度和腋窝温度。

2）腋温计：贮汞槽长而扁，玻璃棒呈扁平状，以便于贴近腋窝皮肤。

3）肛温计：贮汞槽略粗短，玻璃棒也呈三棱柱状，用于测量直肠温度。

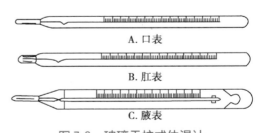

A. 口表

B. 肛表

C. 腋表

图 7-8　玻璃汞柱式体温计

2. 电子体温计　又称电脑数字式体温计，采用电子感温探头测量体温，测得的温度直接转化为数字显示，读数直观，测温准确，灵敏度高，使用方便。为适应不同需要有不同造型，如硬棒式、软棒式、奶嘴式等（图 7-9），测量体温时将电子体温计感应端直接置于腋窝处，或新生儿颈部、婴幼儿口腔等处，听到提示音后可读识体温。

3. 红外线测温仪　其原理是将物体发射的红外线辐射能转变成电信号，红外线辐射能的大小与物体本身的温度相对应,根据转变成电信号大小确定物体的温度。目前临床应用的种类较多,可测量额头、耳腔、手心、脸、耳道等部位的温度(图7-10)。

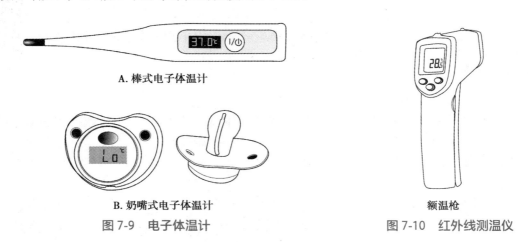

A. 棒式电子体温计

B. 奶嘴式电子体温计

图7-9　电子体温计

额温枪

图7-10　红外线测温仪

4. 化学体温计　是一种含有对热敏感的化学指示薄片的体温计,测温时薄片颜色随机体的温度而发生变化。可弃式化学体温计(图7-11)为一次性用物,适用于测量口腔温度,常用于婴幼儿或传染病病人,测温时点状薄片颜色随机体的温度而发生变化,颜色会从白色变成蓝色,最后蓝点的位置即为所测温度。

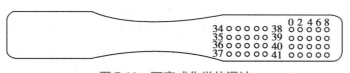

图7-11　可弃式化学体温计

(二)体温计的消毒与检查

1. 体温计的消毒

(1)**目的**:对测量后的体温计进行消毒处理,防止交叉感染。

(2)**消毒液**:常用的有75%乙醇、1%过氧乙酸、0.5%碘伏、1%度米芬等。

(3)**消毒方法**:①玻璃汞柱式体温计消毒法,测温后将体温计全部放入消毒液中浸泡,5min后取出,用清水冲洗,擦干后放入清洁、干燥容器中备用。注意口温计、腋温计、肛温计应分别清洗和消毒。②电子体温计消毒,根据电子体温计制作材料的性质不同选择不同的消毒方法,常用的有擦拭法、浸泡法、熏蒸法,一般只消毒电子感温探头部分。

2. 体温计的检查

(1)**目的**:确保测量体温的准确性。

(2)**操作方法**

1)玻璃汞柱式体温计:将全部体温计的水银柱甩至35℃以下,于同一时间放入已测过的40℃以下的温水中,3min后取出检视,凡出现误差在0.2℃以上、玻璃管有裂缝、水银自行下降等的体温计取出,不再使用。用纱布擦干合格的体温计后放入清洁容器中备用。

2)其他类型体温计:定期或使用之前,根据产品说明检查各部件是否齐全,结构和功能是否完好,电子体温计检查电池是否有电等。

(三)体温测量法

【**目的**】

动态监测病人体温变化,判断其体温有无异常;分析热型和观察伴随症状,协助诊断;为预防、诊断、治疗和护理提供依据。

【操作程序】

1. 评估

（1）病人年龄、病情、意识、治疗、测量部位等情况。

（2）病人在 30min 内有无影响测量体温准确性的因素存在。

（3）病人的心理状态、合作程度。

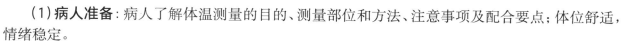

ER 7-3

体温测量法

2. 计划

（1）**病人准备**：病人了解体温测量的目的、测量部位和方法、注意事项及配合要点；体位舒适，情绪稳定。

（2）**护士准备**：着装整洁，洗手、戴口罩。

（3）**用物准备**：体温计的数量及种类依据病人数及病情进行准备。

若为玻璃汞柱式体温计，应检查是否已消毒且汞柱均已甩至 35℃ 以下。治疗盘内备容器 2 个（一个盛放已消毒的体温计，另一个盛放测温后的体温计）。若测肛温，另备润滑油、棉签、卫生纸。若为电子体温计，应检查电池是否有电，功能是否完好。另根据情况备消毒液、纱布或酒精棉片，秒表，记录本、笔，弯盘、防护手套等。

（4）**环境准备**：环境整洁、安静、安全，测肛温时应拉好床帘或屏风。

3. 实施　见表 7-4。

表 7-4　体温测量法

操作流程	操作步骤	要点说明
1. 核对、解释	备齐用物至病人床旁，核对信息并向其解释操作目的和方法	• 核对、确认病人 • 根据病人病情、年龄、意识状态等选择测量方法与部位 • 耐心向病人解释，缓解其紧张情绪
2. 安置体位	安置病人于舒适体位	• 一般采取坐位或卧位 • 如果为直肠测温则采取侧卧、俯卧、屈膝仰卧位，暴露肛门
3. 测量体温		
▲口温测量法	（1）嘱病人张口，将玻璃汞柱式体温计汞端或电子体温计的测试端斜放于舌下热窝处 （2）嘱病人轻轻紧闭口唇，用鼻呼吸 （3）测量时间：玻璃汞柱式体温计测量时间为 3min。电子体温计测量时间为 5~10s	• 舌下热窝位于舌系带的两侧，是口腔中温度最接近体核温度的部位（图 7-12） • 如使用玻璃汞柱式体温计应避免被咬碎，以免造成损伤 • 玻璃汞柱式体温计测量所需时间较长，此时可测量脉搏、呼吸
▲腋温测量法	（1）擦干病人腋下汗液，将体温计测试端放于腋窝深处，紧贴皮肤，嘱病人屈臂过胸夹紧体温计 （2）测量时间：玻璃汞柱式体温计测量时间为 10min。电子体温计测量时间为 5~10s	• 保证测量准确性 • 玻璃汞柱式体温计测量所需时间较长，此时可测量脉搏、呼吸
▲肛温测量法	（1）戴防护手套 （2）用肥皂液或油剂润滑测试端，嘱病人深呼吸，轻轻分开肛门，将体温计测试端轻柔插入肛门 （3）测量时间：玻璃汞柱式体温计测量时间为 3min。电子体温计测量时间为 5~10s	• 做好必要的职业防护 • 润滑体温计，避免损伤肛门 • 插入肛门深度：成人插入 3~4cm，幼儿插入 2.5cm，婴儿插入 1.25cm • 测温时，应始终守护在病人旁

操作流程	操作步骤	要点说明
4. 准确记录	(1)取出体温计,用消毒液纱布或酒精棉片擦拭 (2)准确读数,告知病人测试结果并记录于记录本上	● 从手持端擦向测试端 ● 若测试的是直肠温度,肛表取出后,用卫生纸擦拭肛门处遗留的润滑剂及污物 单位:℃或℉
5. 关切询问	询问病人感受,是否有其他不适感或需要	● 关爱、关心病人 ● 及时了解病人的心理状态和相关需求
6. 安置病人	整理病人床单位,协助病人取舒适卧位	
7. 消毒用物	根据体温计的不同种类进行相应的消毒	● 防止交叉感染
8. 洗手、记录	洗手,将体温测量值绘制于体温单上或记录在相应的记录单上	

4. 评价

(1)病人安全,无损伤,无不适。

(2)护士测量方法正确,测量结果准确。

(3)护士与病人或家属沟通良好、有效,得到其理解与配合。

【注意事项】

1. 对婴幼儿、精神异常、昏迷、口腔疾病、口/鼻手术、呼吸困难的病人不宜测量口温。腋窝有创伤、手术、炎症,腋下出汗多,肩关节受伤或过度消瘦者不宜测量腋温。直肠、肛门部位疾病及手术、腹泻病人,心肌梗死病人不宜测肛温。因肛温计插入直肠可引起一过性迷走神经兴奋,易导致心肌梗死病人出现严重心律失常。

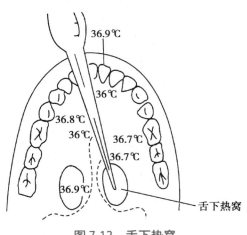

图 7-12　舌下热窝

2. **避免影响体温准确测量的各种因素**　测温前病人若有进食、饮用冷/热饮、冷/热敷、沐浴、运动、坐浴、灌肠等,应休息 30min 后再测量。

3. 用玻璃汞柱式体温计测口温时,如病人不慎咬碎体温计,首先应立即清除口腔内玻璃碎屑,防止损伤口腔、食管、胃肠道黏膜;然后口服蛋清液或牛奶以延缓汞的吸收;病人病情允许的情况下可服用粗纤维食物,以促进汞的排泄。

4. 发现体温与病情不符时,应重新测量并在床旁监测。

5. 若用玻璃汞柱式体温计集中为多个病人测量体温,在测量前后均应仔细清点和检查玻璃汞柱式体温计的数量及有无损坏,以免将体温计遗留在病人床上造成意外伤害。

6. 凡给婴幼儿、昏迷、危重病人及精神异常者测体温时,测量全程应有专人看护,以免发生意外。

第二节　脉搏的观察与护理

> **案例导入**
>
> 病人,男性,55 岁,中学教师,2 年前被诊断为风湿性心脏病。因心动过速、房颤加重入院治疗,使用地高辛等药物治疗后,病情已较为稳定,现在是早上 8:30,护士小徐正在为病人发放口服药,并协助病人服药。

一、脉搏的产生

脉搏（pulse）也称动脉搏动，在每个心动周期中，随着心脏的收缩与舒张，动脉内压力和容积发生周期性变化而导致动脉管壁发生周期性搏动，脉搏沿着动脉管壁向小动脉传播。

二、正常脉搏及其生理性变化

（一）脉率

脉率（pulse rate）是指每分钟脉搏搏动的次数，正常成人在安静状态下脉率为 60~100 次 /min。正常情况下，脉率和心率是一致的。脉率的生理性波动受年龄、性别、活动、情绪或服用某种药物等多种因素影响，当脉率微弱到难以测定时，应测心率。

1. 年龄　一般新生儿、幼儿的脉率较快，随年龄增长而逐渐减慢，到老年时稍有增快（表 7-5）。

2. 性别　同龄的女性脉率一般比男性稍快。

表 7-5　各年龄段的平均脉率

年龄组	正常范围 /(次·min⁻¹)		平均脉率 /(次·min⁻¹)	
出生 ~1 个月	70~170		120	
1~12 个月	80~160		120	
1~3 岁	80~120		100	
3~6 岁	75~115		100	
6~12 岁	70~110		90	
	男	女	男	女
12~14 岁	65~105	70~110	85	90
14~16 岁	60~100	65~105	80	85
16~18 岁	55~95	60~100	75	80
18~65 岁	60~100		72	
65 岁以上	70~100		75	

3. 活动与情绪　运动、兴奋、恐惧、激动、焦虑等使脉率稍快，休息、睡眠时稍慢。

4. 药物和食物影响　进食、饮浓茶或咖啡、使用兴奋剂等可使脉率增快，禁食、使用镇静药或洋地黄类药物可使脉率减慢。

（二）脉律

脉律（pulse rhythm）指脉搏的节律性，反映了左心室的收缩情况。正常脉律跳动均匀、规则，间隔时间相等，但正常小儿、青年和部分成年人，可出现吸气时增快，呼气时减慢，为窦性心律不齐，一般无临床意义。

（三）脉搏的强弱

脉搏的强弱指触诊时血流冲击血管壁所产生的主观感觉。脉搏的强弱与每搏输出量、脉压、外周血管阻力和动脉壁的弹性有关。正常情况下脉搏强弱相同。

（四）动脉壁的情况

动脉壁的情况指触诊时对动脉壁的主观感觉。正常动脉管壁柔软、光滑、有弹性。

三、异常脉搏的观察及护理

（一）常见的异常脉搏

1. 脉率异常

（1）**心动过速**（tachycardia）：成人在安静状态下脉率超过 100 次/min，称为心动过速或速脉。常见于发热、甲状腺功能亢进、心力衰竭、血容量不足、疼痛等病人。心动过速是机体的一种代偿机制，以增加心排血量，满足机体新陈代谢的需要。一般体温每升高 1℃，成人脉率增加约 10 次/min，儿童增加约 15 次/min。

（2）**心动过缓**（bradycardia）：成人在安静状态下脉率低于 60 次/min，称为心动过缓或缓脉。常见于颅内压增高、房室传导阻滞、甲状腺功能减退、低温、血钾过高，或服用强心苷类（洋地黄类）药物如地高辛、利血平、β 受体阻滞剂等病人。

2. 节律异常

（1）**间歇脉**（intermittent pulse）：在一系列正常、均匀的脉搏中，出现一次提前而较弱的脉搏，其后有一较正常延长的间歇（代偿间歇），称间歇脉。如每隔一个正常脉搏出现一次期前收缩，称为二联律；如每隔两个正常搏动后出现一次期前收缩，称为三联律。发生机制是心脏异位起搏点过早发出冲动而引起心脏搏动提前出现。常见于各种器质性心脏病，如心肌病、心肌梗死等，也可见于洋地黄中毒的病人。

（2）**脉搏短绌**（pulse deficit）：在单位时间内脉率少于心率，称为脉搏短绌，简称绌脉。触诊时可感知脉搏细数，极不规则；听诊时心率快慢不一，心律完全不规则，心音强弱不等。发生机制是由于过早的心室收缩使心室内仅有少量血液充盈，此时心室不能将足够的血液输送到周围血管，不能引起周围血管的搏动，导致脉率小于心率。常见于心房颤动（简称房颤）病人。

3. 强弱异常

（1）**洪脉**（surging pulse）：当心排血量增加、外周阻力小、动脉充盈度和脉压较大时，脉搏搏动强大、有力，称洪脉。常见于高热、甲状腺功能亢进、主动脉瓣关闭不全等病人。

（2）**细脉**（thready pulse）：当心排血量减少，周围动脉阻力较大，动脉充盈度降低，脉压较小时，脉搏细弱无力，触之如细丝，称细脉，也称丝脉（thready pulse）。常见于大出血、主动脉瓣狭窄、休克、全身衰竭的病人，是一种危险的脉象。

（3）**交替脉**（alternating pulse）：指节律正常而强弱交替出现的脉搏。主要由于心室收缩强弱交替出现所致，是心肌受损的一种表现，为左心室衰竭的重要体征。常见于高血压心脏病、冠状动脉粥样硬化性心脏病等病人。

（4）**水冲脉**（water-hammer pulse）：指脉搏骤起骤落，犹如潮水涨落，急促而有力。主要由于心排血量大，收缩压偏高，舒张压偏低使脉压增大所致。常见于主动脉瓣关闭不全、甲状腺功能亢进、严重贫血等病人。

（5）**奇脉**（paradoxical pulse）：指在平静吸气时脉搏明显减弱或消失。主要是由于吸气时左心室的搏出量减少，是心脏压塞的重要体征之一。常见于心包积液和缩窄性心包炎病人。

（6）**重搏脉**（dicrotic pulse）：正常脉搏波在其下降支中有个重复的脉搏波（降中波），但比脉搏波的上升支低，不能被触及。发生机制可能与血管紧张度降低有关。常见于伤寒、长期热性病、梗阻性肥厚型心肌病等。

4. 动脉壁异常
正常脉搏在用手指按压时，一般远端动脉管不能触及脉搏搏动，若仍能触及，则提示动脉硬化。因为动脉硬化,动脉壁的弹性纤维减少,胶原纤维增多,使动脉管壁变硬。早期硬化时可触及动脉壁弹性消失,呈条索状;晚期时动脉迂曲呈结节状。

（二）异常脉搏的护理

1. **加强观察**　观察病人的脉搏及其他的生命体征;观察抗心律失常药的疗效和不良反应。

2. **充分休息**　嘱病人增加卧床休息的时间,减少心肌的耗氧量。

3. **给予氧气**　根据病人病情,可适当给予氧气吸入。

4. **急救准备**　对危重病人须备好急救设备及药品。

5. **心理护理**　进行有针对性的心理护理,以缓解病人的紧张、恐惧情绪。

6. **健康教育**　指导病人遵医嘱服用抗心律失常药;教会病人及其家属自我监测脉搏的方法;指导病人注意劳逸结合,保持情绪稳定,选择清淡饮食,戒烟、限酒;教会病人简单的自救技巧等。

四、脉搏的测量

（一）脉搏测量的部位

测量脉搏的部位一般为一些表浅大动脉靠近骨骼的位置,如在颞部可摸到颞浅动脉,腕部摸到桡动脉,肘部摸到肱动脉,腹股沟处摸到股动脉,足背部摸到足背动脉等的搏动(图 7-13),临床上最常选择的诊脉部位是桡动脉。

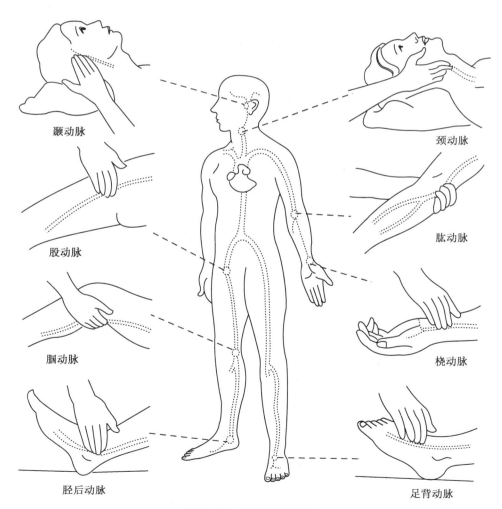

颞动脉

颈动脉

股动脉

肱动脉

腘动脉

桡动脉

胫后动脉

足背动脉

图 7-13　常用诊脉部位

（二）脉搏测量的方法

【目的】

判断病人脉搏有无异常，并观察其伴随症状，为预防、诊断、治疗和护理提供依据。

【操作程序】

1.评估

（1）病人年龄、病情、治疗等情况，测量部位的皮肤状况及肢体的活动度。

（2）病人在30min内有无影响脉搏测量准确性的因素存在。

（3）病人的心理状态、合作程度。

（4）有无安装起搏器。

2.计划

（1）**病人准备**：病人了解脉搏测量的目的、方法、部位、注意事项及配合要点；体位舒适，情绪稳定。

（2）**护士准备**：着装整洁，洗手、戴口罩。

（3）**用物准备**：治疗盘内备秒表，记录本、笔，必要时备听诊器。

（4）**环境准备**：环境整洁、安静、安全。

3.实施　见表7-6。

表7-6　脉搏测量法（以桡动脉为例）

操作流程	操作步骤	要点说明
1.核对、解释	备齐用物至病人床旁，核对床号、姓名	● 确认核对病人 ● 耐心向病人做好解释，缓解其紧张情绪
2.安放手臂	协助病人取卧位或坐位，手臂放于舒适的位置，掌心朝上，手腕伸展、放松	● 病人舒适，护士便于操作
3.测量脉搏	（1）以示指、中指、环指指腹按压桡动脉处 （2）一般情况下测量30s，测得数值乘以2；对危重病人或脉搏异常者应测1min （3）发现为绌脉时，应由两名护士同时测量，一人听心率，一人测脉率	● 力量适中，以能清楚触及脉搏为度 ● 同时感知脉律、脉搏强弱、动脉管壁弹性等情况 ● 将听诊器放于病人心尖部听心率，由听心率者发出"开始"和"停止"口令，计时1min
4.准确记录	告知病人测试结果，并将数值记录在记录本上	● 单位：次/min ● 绌脉记录格式：心率/脉率/min
5.关切询问	询问病人感受，是否有其他不适感或需要	● 关爱、关心病人 ● 及时了解病人的心理状态和相关需求
6.安置病人	整理病人床单位，安置病人于舒适体位	
7.绘制曲线	洗手，将脉搏测量值绘制在体温单上或记录在相应的记录单上	

4.评价

（1）病人安全，无损伤，无其他不适。

（2）护士测量方法正确，测量结果准确。

（3）护士能与病人或家属有效沟通，得到其理解与配合。

【注意事项】

1.若测量前病人有剧烈活动、紧张、恐惧、哭闹等情况，待安静休息30min后再测。

2.为偏瘫病人测量脉搏时，应选择其健侧肢体测量。

3.不可用拇指诊脉，因拇指小动脉搏动明显，易与病人动脉搏动相混淆。

4.当病人脉搏细弱无法测量清楚时，可用听诊器听心率1min。

第三节　呼吸的观察与护理

　　病人，男性，75岁，因咳嗽、咳痰1周，呼吸时肩膀疼痛就诊。该病人是一名退休煤矿工人，烟龄超过40年，目前每天抽3~4支烟。入院时血压正常，脉搏94次/min，体温38.9℃，血氧饱和度88%。初步诊断为肺炎。

　　请思考：

　　1. 如何为该病人测量呼吸及相关生命体征？

　　2. 根据病人的呼吸和血氧情况，可指导病人做哪些呼吸功能锻炼？

　　3. 为病人实施吸氧措施时，可进行哪些方面的健康教育和人文关怀？

　　呼吸（respiration）是机体与外界环境之间气体交换的过程。呼吸是维持机体生命活动所必需的基本生理活动之一，不断从外界环境中摄取新陈代谢所需要的氧气，并排出自身产生的二氧化碳。

一、正常呼吸及其生理性变化

（一）呼吸过程

　　呼吸系统由呼吸道和肺两部分组成，呼吸道包括鼻、咽、喉、气管、支气管。呼吸的全过程由3个相互关联的环节组成（图7-14）。

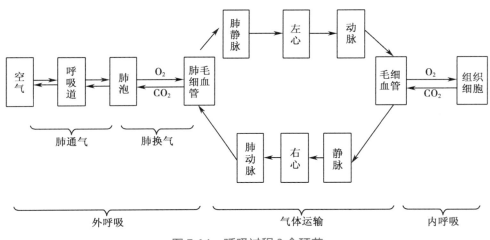

图 7-14　呼吸过程 3 个环节

　　1. 外呼吸　即肺呼吸，是指外界环境与血液之间在肺部进行的气体交换，包括肺通气和肺换气两个过程。

　　肺通气是指通过呼吸运动，肺与外界环境之间进行的气体交换。实现肺通气的相关结构包括呼吸道、肺泡和胸廓等，呼吸道是气体进出的通道，肺泡是气体交换的场所，胸廓的节律性运动是实现肺通气的原动力。

　　肺换气是指肺泡与肺毛细血管之间的气体交换。交换方式为分压差扩散，即气体从高分压处向低分压处扩散，肺毛细血管的血液不断地从肺泡中获得氧，释放出二氧化碳，交换的结果使静脉血变成动脉血。

　　2. 气体运输　通过血液循环将氧由肺运送到组织细胞，同时将二氧化碳由组织细胞运送至肺。

　　3. 内呼吸　指组织细胞与组织毛细血管血液之间进行气体交换及细胞内生物氧化的过程。组织细胞与体液之间的气体交换过程,也称组织换气。交换方式同肺换气,体循环毛细血管的血液不断地从组织中获得二氧化碳,释放出氧气,交换的结果为动脉血变成静脉血。

(二) 呼吸的调节

1. 呼吸中枢　指在中枢神经系统内产生和调节呼吸运动的神经细胞群,这些细胞群分布于脊髓、延髓、脑桥、间脑、大脑皮质等部位,它们密切联系、相互协调,共同完成对节律性呼吸运动的形成和调控。大脑皮质可随意控制呼吸运动,延髓和脑桥是产生基本呼吸节律的部位。

2. 呼吸的化学性调节　动脉血氧分压(PaO_2)、动脉血二氧化碳分压($PaCO_2$)和氢离子浓度($[H^+]$)对呼吸运动产生的影响,称化学性调节。$PaCO_2$在呼吸调节过程中发挥显著作用,当血液中$PaCO_2$升高,$[H^+]$升高,PaO_2降低时,刺激化学感受器,从而作用于呼吸中枢,引起呼吸的加深、加快,维持机体内环境中PaO_2、$PaCO_2$和$[H^+]$的相对稳定。

3. 呼吸的反射性调节

(1) **肺牵张反射**:当肺扩张到一定程度时,抑制吸气动作,从而产生呼气;相反,当肺缩小到一定程度时,开始抑制呼气动作,从而产生吸气,这种反射称肺牵张反射,又称黑-伯反射。其生理意义是一种负反馈调节机制,使吸气不致过长、过深,促使吸气及时转换为呼气,以维持正常的呼吸节律。

(2) **呼吸肌本体感受性反射**:指呼吸肌本体感受器在受到牵张刺激时,可反射性引起受牵拉的同一肌肉收缩。它的生理意义是当呼吸道阻力增加时,通过加强呼吸肌的收缩力量使呼吸运动也相应地增强。

(3) **防御性呼吸反射**:包括咳嗽反射和喷嚏反射。喉、气管和支气管黏膜上皮的感受器受到机械或化学刺激时,可引起咳嗽反射;鼻黏膜感受器受到刺激时,可引起喷嚏反射。这些反射能排出呼吸道内有害的刺激物和异物,对机体有保护作用。

(三) 正常呼吸及生理性变化

1. 正常呼吸　正常成人在安静状态下呼吸频率为16~20次/min,节律规则,频率与深度均匀、平稳,呼吸运动无声,不费力。呼吸与脉搏的比例一般为1:4。男性、儿童以腹式呼吸为主,女性以胸式呼吸为主。

2. 生理性变化

(1) **年龄**:年龄越小,呼吸频率越快。如新生儿呼吸频率约为44次/min。

(2) **性别**:同年龄的女性呼吸频率略高于男性。

(3) **活动**:剧烈活动可使呼吸运动加快、加深;休息、睡眠时呼吸运动减慢。

(4) **情绪**:强烈的情绪波动,如恐惧、愤怒、悲伤等情绪可引起呼吸改变。

(5) **其他**:高温环境、海拔增高可使呼吸加快、加深,剧烈疼痛也会引起呼吸改变。

二、异常呼吸的观察及护理

(一) 异常呼吸的观察

1. 频率异常

(1) **呼吸过速**(tachypnea):成人安静状态下,呼吸频率超过24次/min,称为呼吸过速,也称气促。见于发热、疼痛、甲状腺功能亢进等。一般体温每升高1℃,呼吸频率增加3~4次/min。

(2) **呼吸过慢**(bradypnea):成人安静状态下,呼吸频率低于12次/min,称为呼吸过慢。常见于颅内压增高、巴比妥类药物中毒、麻醉药或镇静药过量等。

2. 节律异常

(1) **潮式呼吸**:又称陈-施呼吸(Cheyne-Stokes respiration)。其特点是呼吸由浅慢逐渐变为深快,然后再由深快逐渐变为浅慢,经过一段时间(5~20s)的呼吸暂停后,又开始重复如上变化的周期性呼吸，其形态就如潮水起伏。潮式呼吸的产生机制是由于呼吸中枢的兴奋性降低，只有当机体缺氧严重，二氧化碳积聚到一定程度时，才能刺激呼吸中枢，使呼吸恢复或加强；当积聚的二氧化碳呼出后，呼吸中枢又失去了有效的刺激，呼吸又再次减弱继而暂停，从而形成了周期性的变化。多见于中枢神经系统疾病或受损，如颅内压增高、脑炎、脑膜炎及巴比妥类药物中毒等。

（2）比奥呼吸（Biot respiration）：又称间停呼吸，其特点是几次有规律的呼吸后，突然停止呼吸，间隔一个短时期后又开始呼吸，如此反复交替，即呼吸和呼吸暂停现象交替出现。产生机制同潮式呼吸，但比潮式呼吸更为严重，病人预后更差，常发生在呼吸完全停止前。

（3）叹息样呼吸：其特点是在一段浅快的呼吸节律中插入一次深大的呼吸，并伴有叹息声。偶尔一次叹息属于正常情况，可扩张小肺泡，多见于精神紧张、神经衰弱的病人，若反复、频繁发作则常是临终前的表现。

3. 深度异常

（1）**深度呼吸**：又称库斯莫尔呼吸（Kussmaul respiration），表现为呼吸深大而规则。多见于糖尿病、尿毒症等引起的代谢性酸中毒病人，通过深大呼吸排出体内过多的二氧化碳来调节酸碱平衡。

（2）**浅快呼吸**：表现为呼吸浅表而不规则，有时呈叹息样。多见于呼吸肌麻痹，某些肺与胸膜疾病，如肺炎、胸膜炎、肋骨骨折等，也可见于濒死的病人。

4. 声音异常

（1）**蝉鸣样呼吸**（strident respiration）：吸气时伴有一种高音调的，似蝉鸣样的音响。发生机制多因声带附近有阻塞，空气进入发生困难所致。常见于喉头水肿、喉头异物、支气管哮喘等病人。

（2）**鼾声呼吸**（stertorous respiration）：由于气管或支气管内有较多的分泌物积蓄，引起呼气时发出粗大的鼾声。多见于昏迷病人。

5. 形态异常

（1）**胸式呼吸减弱，腹式呼吸增强**：当胸部或肺部发生病变时，如肺炎、胸膜炎、胸壁外伤等产生剧烈的疼痛，均可使胸式呼吸减弱，腹式呼吸增强。

（2）**腹式呼吸减弱，胸式呼吸增强**：当腹腔内压力增高，如腹膜炎、大量腹水、肝/脾极度增大、腹腔内巨大肿瘤等，使膈肌下降受限，会造成腹式呼吸减弱，胸式呼吸增强。

6. 呼吸困难（dyspnea）　呼吸困难是指呼吸频率、节律、深浅度均出现异常，病人主观上感觉空气不足、胸闷，客观上表现为呼吸费力、烦躁不安，可出现发绀、鼻翼扇动、端坐呼吸。临床上可分为以下几种：

（1）**吸气性呼吸困难**：其特点是病人吸气费力，吸气时间延长，有显著的三凹征（胸骨上窝、锁骨上窝、肋间隙同时发生凹陷）。主要原因是上呼吸道部分梗阻，气流进入肺部不畅，肺内负压极度增高。常见于气管内异物、喉头水肿等。

（2）**呼气性呼吸困难**：其特点是病人呼气费力，呼气时间延长。主要原因是下呼吸道部分梗阻，气流呼出不畅所致。常见于支气管哮喘、阻塞性肺气肿等。

（3）**混合性呼吸困难**：其特点是病人吸气、呼气均感费力，呼吸表浅、呼吸频率增加。主要原因是广泛性的肺部病变使呼吸面积减少，影响换气功能所致。常见于肺部感染、广泛性肺纤维化、大片肺不张、大量胸腔积液、气胸等。

正常呼吸和异常呼吸的形态及特点见表7-7。

（二）异常呼吸的护理

1. 加强观察　观察病人的呼吸状况、伴随症状和体征，及时发现、报告和处置异常情况。

2. 环境舒适　调节病室内温度和湿度，适当通风，增强病人舒适感。

3. 充分休息　病情严重者卧床休息，减少耗氧量。

表 7-7 正常呼吸和异常呼吸的形态及特点

呼吸名称	呼吸形态	特点
正常呼吸	吸气 呼气	规则、平稳
呼吸过速		规则、快速
呼吸过缓		规则、缓慢
深度呼吸		深大而规则
潮式呼吸		潮水般起伏
间断呼吸		呼吸和呼吸暂停交替出现

4. **保持呼吸道通畅** 根据病人病情协助取半坐卧位或端坐位，及时清除其呼吸道分泌物，保持呼吸道通畅。指导病人有效咳嗽，进行体位引流；对痰液黏稠者给予雾化吸入以稀释痰液；必要时吸痰。

5. **改善缺氧状况** 酌情指导病人进行深呼吸、腹式呼吸、缩唇呼吸训练或使用呼吸训练器激励呼吸等呼吸训练技术，或根据医嘱指导病人氧气吸入或使用呼吸机辅助呼吸，促进气体交换，提高动脉血氧饱和度，改善缺氧状况。

6. **心理护理** 消除病人的紧张情绪，主动配合治疗及护理。

7. **健康教育** 指导病人戒烟、限酒，教会病人正确呼吸功能训练及有效咳嗽的方法。

三、呼吸的测量

【目的】

判断肺通气有无异常，协助临床诊断，为预防、治疗、护理提供依据。

【操作程序】

1. **评估**

（1）病人年龄、病情、治疗等情况。

（2）病人在 30min 内有无影响准确测量呼吸的因素存在。

2. **计划**

（1）病人准备：病人了解呼吸测量的目的、方法及注意事项；体位舒适，情绪稳定，保持自然呼吸状态。

（2）护士准备：着装整洁，洗手、戴口罩。

（3）用物准备：治疗盘内备秒表，记录本、笔，必要时备棉花。

（4）环境准备：环境整洁、安静、安全。

3. **实施** 见表 7-8。

4. **评价** 护士测量方法正确，测量结果准确。

脉搏、呼吸的
测量法

表 7-8　呼吸测量法

操作流程	操作步骤	要点说明
1. 核对、解释	备齐用物至病人床旁，核对床号、姓名	• 核对、确认病人 • 耐心向病人做好解释，缓解其紧张情绪
2. 测量呼吸	(1) 护士测脉搏后手仍然保持诊脉姿势 (2) 观察病人胸部或腹部起伏（一起一伏为一次呼吸） (3) 一般情况测量 30s，测得数值乘以 2；对婴儿或异常呼吸者应测 1min	• 避免所测呼吸受病人主观意识控制 • 同时注意节律、深度、声音、形态以及有无呼吸困难
3. 准确记录	告知病人测试结果，并将呼吸值先记录在记录本上	• 单位：次 /min
4. 关切询问	询问病人感受，是否有其他不适感或需要	• 关爱、关心病人 • 及时了解病人的心理状态和相关需求
5. 安置病人	整理病人床单位，安置病人于舒适体位	
6. 洗手、记录	洗手，将呼吸测量值绘制在体温单上或记录在相应的记录单上	• 在测量中发现的任何问题或偏差及时向上级护士或医生反馈

【注意事项】

1. 若测量前病人有剧烈活动、情绪波动、哭闹等情况，待安静休息 30min 后再测。

2. 由于呼吸受意识控制，故测量时要分散病人注意力，使其呼吸状态自然，以保证测量的准确性。

3. 危重病人呼吸微弱，可将少许棉花放于病人鼻孔前，观察棉花纤维被吹动的次数，计数 1min。

四、指脉氧的测量

指端脉搏血氧饱和度，也称脉搏血氧饱和度（pulse oximetry saturation，简称 SpO_2），指利用便携、无创伤的脉搏血氧仪，经皮肤检测外周小动脉（手指）搏动时循环血液中氧合血红蛋白占全部血红蛋白的百分比。该指标有助于判断机体缺氧程度，一般动脉血氧饱和度正常应在 95%~100%。

具体方法：备齐用物至病人床旁，打开脉搏血氧仪，等待机器完成检查，然后选择大小合适的探头，一般戴在病人示指上，等待数秒，读取显示器上的相关测量值。

指脉氧仪

注意事项：脉搏血氧仪的工作原理主要基于血红蛋白对不同波长光的吸收特性来工作。若手部有受伤致血供不良，在涂深色指甲油的手指测量或周围光线过强，寒冷等，都会影响精准测量和读取读数。因此，测量时选择处于完好状态的示指，并且手指要处于温暖状态，若冬季由于血液循环差，指端温度较低，可等手指复温后再进行测量。

五、吸痰法

吸痰法（aspiration of sputum）指利用负压吸引原理连接导管，经由口、鼻腔、人工气道将呼吸道的分泌物吸出，以保持呼吸道通畅，预防吸入性肺炎、肺不张、窒息等并发症的一种方法。

临床吸痰装置主要有中心吸引器（中心负压装置）、电动吸引器两种。中心负压装置管道连接到各病区病人床单位；电动吸引器由马达、偏心轮、气体过滤器、负压表、安全瓶、贮液瓶组成。接通电源后马达带动偏心轮，从吸气孔吸出瓶内空气，并由排气孔排出，不断循环转动，使瓶内产生负压，将痰液吸出。

在紧急状态下，可用注射器吸痰和口对口吸痰。前者注射器连接导管进行抽吸；后者由操作者托起病人下颌，使其头后仰并捏住病人鼻孔，口对口吸出呼吸道分泌物，解除其呼吸道梗阻症状。

【目的】

1. 清除呼吸道分泌物，保持呼吸道通畅。改善肺通气，促进呼吸功能。预防窒息、吸入性肺炎等并发症。

2. 取痰标本做痰培养和药敏试验，协助诊断和治疗。

【操作程序】

1. 评估

（1）病人的年龄、病情、意识状况、心理反应、合作程度。

（2）病人及其家属对吸痰的目的、方法、注意事项及配合要点的了解程度。

（3）病人呼吸道分泌物的量、黏稠度、部位，排痰的能力。

（4）病人的口、鼻腔黏膜有无异常，鼻腔有无阻塞，是否有人工气道等。

ER 7-6

吸痰法操作

2. 计划

（1）**病人准备**：病人了解吸痰的目的、方法、注意事项及配合要点；体位舒适，情绪稳定。对痰液黏稠的病人先遵医嘱进行超声雾化吸入，再叩拍胸、背部，吸痰。

（2）**护士准备**：着装整洁，洗手、戴口罩。

（3）**用物准备**

1）治疗车上层：治疗盘内备有盖罐 2 只（试吸罐和冲洗罐，内盛无菌生理盐水）、一次性无菌吸痰管数根、无菌纱布、无菌血管钳或无菌镊、弯盘，无菌手套，必要时备压舌板、开口器、舌钳、牙垫。治疗盘外备手消毒液，必要时备电插板等。

2）治疗车下层：生活垃圾桶、医用垃圾桶。

3）电动吸引器或中心负压装置性能完好。

（4）**环境准备**：室温适宜、环境清洁、光线充足、环境安静。

3. 实施　见表 7-9。

表 7-9　吸痰法

操作流程	操作步骤	要点说明
1. 核对、解释	携用物至病人床旁，认真核对病人床号、姓名并做好解释	• 核对、确认病人 • 耐心向病人做好解释，缓解其紧张情绪
2. 调节负压	（1）将电动吸引器接通电源，打开电源开关 （2）检查吸引器性能，调节负压	• 若为中心负压装置，直接打开开关 • 一般成人负压为 40.0~53.3kPa（300~400mmHg），儿童负压 < 40.0kPa（300mmHg）
3. 检查口、鼻	检查病人口腔、鼻腔，必要时取下活动义齿	
4. 安置体位	（1）协助病人取舒适体位，头部转向一侧，面向操作者 （2）铺治疗巾于病人颌下及胸前	• 口腔吸痰有困难可由鼻腔吸引；对昏迷病人可用压舌板或开口器帮助张口 • 保护衣物、被服不被污染
5. 连管试吸	戴无菌手套，打开吸痰管，连接吸痰管，先试吸少量生理盐水	• 检查负压及吸痰管是否通畅，同时润滑导管前端
6. 按序吸痰	（1）一手将吸痰管末端折叠，另一手用无菌血管钳/镊或者戴手套持吸痰管前端，经鼻或口腔插入病人口咽部 （2）放松吸痰管末端，边左右旋转边吸引并边向上提拉吸痰管 （3）先吸净口腔、咽部的分泌物；再吸气管内分泌物。若鼻腔、口腔、气管切开处均须吸痰，应注意无菌操作，先吸气管切开处，再吸鼻/口腔	• 插管时不可有负压，以免损伤呼吸道黏膜 • 吸痰分为无人工气道吸痰、经鼻气管插管吸痰、经口气管插管吸痰、经气管切开套管吸痰 • 有利于对呼吸道充分吸引 • 每次吸痰持续时间 < 15s • 每根吸痰管只使用 1 次 • 两次吸引间隔至少 1min，使病人进行通气和氧合

操作流程	操作步骤	要点说明
7. 抽吸、冲洗	退出吸痰管,在冲洗罐中抽吸生理盐水冲洗	• 以免分泌物阻塞吸痰管和吸引连接管管道
8. 观察情况	动态评估病人,观察其气道通畅情况,听诊呼吸音,必要时重复吸引	• 如一次未吸尽,间隔 3~5min,更换吸痰管后再次吸引,直至吸引干净 • 观察病人的反应和吸出液的颜色、性质及量等
9. 关切询问	询问病人感受,是否有不适感或其他需要	• 关爱、关心病人 • 及时了解病人的心理状态和相关需求
10. 安置病人	拭净病人口鼻喷出的分泌物,必要时进行口腔护理,协助病人取舒适卧位,整理病人床单位	• 使病人舒适
11. 整理用物	吸痰结束,关闭吸引器,取下吸痰管和负压管,分类处理用物	• 吸痰用物根据吸痰操作性质每班更换或每日更换 1~2 次
12. 洗手、记录	脱手套,洗手,记录	• 记录吸痰时间、次数;痰液颜色、性质、量;呼吸改善等情况

4. 评价

(1)病人能有效配合,呼吸道痰液及时被吸出,气道通畅,呼吸功能改善,呼吸道黏膜未发生机械性损伤。

(2)护士操作熟练、迅速,手法正确,程序规范。

(3)护患沟通有效,病人积极配合操作。

【注意事项】

1. 吸痰前应检查吸引装置,性能是否良好,连接是否正确。

2. 严格执行无菌操作,吸痰所用物品应每天更换 1~2 次,吸痰管应每次更换,并做好口腔护理。对气管切开者每次吸痰进入气管时应更换吸痰管。

3. 选择粗细适宜的吸痰管,特别是小儿吸痰,吸痰管不宜过粗。建议成人、儿童使用的吸痰管直径要小于其气管插管直径的 50%,婴儿则要小于 70%。

4. 吸痰动作要轻稳,防止损伤呼吸道黏膜。

5. 痰液黏稠时,在吸痰前可配合叩击、雾化吸入等方法,提高吸痰效果。

6. 应及时倾倒贮液瓶内的液体,不得超过瓶的 2/3。贮液瓶内应放少量消毒液,使吸出液不致黏附于瓶底,便于清洗、消毒。

六、氧气吸入法

氧气吸入法(oxygen inhalation)是指通过给病人吸入高于空气中氧浓度的氧气,提高动脉血氧分压(PaO_2)和动脉血氧饱和度(SaO_2),增加动脉血氧含量(CaO_2),纠正机体因各种原因造成的缺氧状态,促进组织的新陈代谢,维持机体生命活动的一种治疗方法。

(一)氧气吸入法

【目的】

1. 纠正各种原因造成的缺氧状态,提高 PaO_2 和 SaO_2,增加 CaO_2。

2. 促进组织的新陈代谢,维持机体生命活动。

【操作程序】

1. 评估

(1)病人的年龄、病情、意识、治疗情况、心理状态及合作程度。

（2）病人及其家属对吸氧的目的、方法、注意事项及配合要点的了解程度。

（3）**缺氧程度判断**：根据病人临床表现及血气分析的PaO_2和SaO_2来确定。血气分析检查是监测用氧效果的客观指标，当病人PaO_2低于50mmHg（6.67kPa）时，应遵医嘱给予病人吸氧。缺氧程度见表7-10。

（4）氧疗环境、供氧设备和给氧方式。

表7-10　缺氧程度

程度	血气分析		临床表现	
	PaO_2	SaO_2	发绀	呼吸困难
轻度	>6.67kPa（50mmHg）	>80%	不明显	不明显
中度	4~6.67kPa（30~50mmHg）	60%~80%	明显	明显
重度	<4kPa（30mmHg）	<60%	显著	严重

2. 计划

（1）**病人准备**：病人了解吸氧的目的、方法、注意事项及配合要点；体位舒适，愿意配合。

（2）**护士准备**：着装整洁，洗手、戴口罩。

（3）**用物准备**

1）治疗车上层：治疗盘内备小药杯（内盛冷开水）、纱布、弯盘、鼻导管、棉签、扳手。治疗盘外备用氧记录单、笔、标志，手消毒液。

2）治疗车下层：生活垃圾桶、医用垃圾桶。

3）供氧装置：有氧气筒和氧气压力表、管道氧气装置（中心供氧装置）两种。

第一种供氧装置：氧气筒及氧气压力表装置（图7-15）。

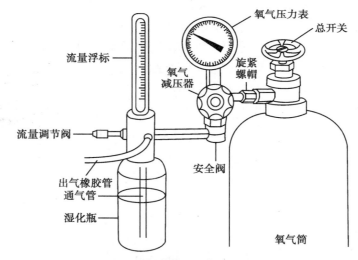

图7-15　氧气筒及氧气压力表装置

氧气筒是一圆柱形无缝钢筒，筒内耐高压达14.7MPa（150kg/cm²）的氧，容纳氧气约6 000L。氧气筒的顶部有一总开关，控制氧气的进出。氧气筒颈部的侧面，有一气门与氧气表相连，是氧气自筒中输出的途径。

氧气表由压力表、减压器、流量表、湿化瓶及安全阀组成。压力表可测知氧气筒内的压力；压力越大，表明氧气筒内氧气越多。减压器是一种弹簧自动减压装置，可将氧气筒内的压力减低至0.2~0.3MPa（2~3kg/cm²），使流量保持平稳，保证安全。流量表用来测量每分钟氧气的流出量。湿化瓶具有湿化氧气及观察氧气流量的作用,可选用一次性或内装 1/3~1/2 冷开水或蒸馏水的湿化瓶,通气管浸入水中,湿化瓶出口和鼻导管相连。安全阀的作用是当氧气流量过大、压力过高时,安全阀内部活塞即自行上推,过多的氧气由四周小孔流出,以确保安全。

装表法:氧气表装在氧气筒上,以备急用。方法:将氧气筒置于氧气架上,打开总开关(逆时针转 1/4 周),使少量气体从气门处流出,随即迅速关好总开关(顺时针),达到避免灰尘吹入氧气表、清洁气门的目的;将氧气表稍向后倾置于氧气筒的气门上,用手初步旋紧,再用扳手拧紧,使氧气表直立于氧气筒旁;连接湿化瓶;确认流量开关呈关闭状态,打开总开关,再打开流量开关,检查氧气装置无漏气、流出通畅,关紧流量开关,推至病室备用。因此装表法可简单归纳为一吹(尘)、二上(表)、三紧(拧紧)、四查(检查)。

氧气筒内的氧气供应时间可按下列公式计算:

$$可供应时间(h) = \frac{[压力表压力 - 5(kg/cm^2)] \times 氧气筒的容积(L)}{1kg/cm^2 \times 氧流量(L/min) \times 60min}$$

$$1kg/cm^2 \approx 0.1MPa$$

氧气浓度与流量的关系:吸入气氧浓度(%)= 21 + 4 × 氧流量(L/min)

第二种氧气供氧装置:管道氧气装置(中心供氧装置)。医院氧气集中供应站负责供给,由管道将氧气输送到门诊、急诊室、手术室、各个病区等。供应站设总开关控制,各用氧单位有固定在墙上的氧气插孔,连接特制的流量表,打开流量表即可使用。

装表法:将流量表安装在中心供氧管道氧气流出口处,接上湿化瓶(图 7-16);打开流量开关,调节流量,检查指示浮标能达到既定流量(刻度),确定全套装置无漏气后备用。

(4)**环境准备**:室温适宜、光线充足、环境安静、远离火源。

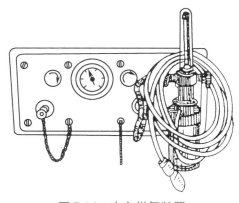

图 7-16　中心供氧装置

中心供氧装置给氧法操作　　氧气筒给氧法操作

3. **实施**　见表 7-11。

表 7-11　氧气吸入法

操作流程	操作步骤	要点说明
1. 核对、解释	携用物至病人床旁,认真核对病人床号和姓名,做好解释	• 核对、确认病人 • 耐心向病人做好解释,缓解其紧张情绪
2. 清洁检查	用湿棉签清洁病人双侧鼻腔并检查	• 观察病人鼻腔情况,检查鼻腔有无分泌物堵塞及异常
3. 连接导管	将鼻导管与湿化瓶的出口相连接	
4. 调节流量	调节所需氧流量	• 根据医嘱调节氧流量
5. 湿润检查	湿润鼻导管前端,并检查鼻导管是否通畅	

操作流程	操作步骤	要点说明
6. 插鼻导管	将鼻导管插入病人鼻孔	• 动作要轻柔,以免引起病人黏膜损伤
7. 固定导管	将导管环绕于病人耳部向下放置并调节松紧度	• 松紧适宜,防止因导管太紧引起皮肤受损
8. 关切询问	询问病人感受,是否有不适感或其他需要	• 关爱、关心病人 • 及时了解病人的心理状态和相关需求
9. 记录指导	(1)记录给氧时间、氧流量、病人反应 (2)告知病人及其家属吸氧注意事项	• 便于治疗前后对照和持续病情观察 • 嘱病人及其家属勿自行调节流量,勿在病房内吸烟等注意事项,确保用氧安全 • 应告知病人及其家属氧疗过程中如出现头痛、头晕、鼻黏膜干燥等及时告知医护人员
10. 用氧巡查	(1)观察氧疗效果 (2)巡察氧气装置有无漏气和是否通畅 (3)密切观察病人鼻腔黏膜情况和有无氧疗不良反应 (4)询问病人感受,是否有不适感或其他需要	• 病人缺氧症状改善情况、血气分析、血氧饱和度等指标变化 • 确保安全用氧,若有异常及时处理 • 观察病人鼻腔黏膜,干燥时宜使用水基润滑剂涂抹 • 及时发现和预防氧中毒、肺不张等各种氧疗不良反应 • 关爱、关心病人 • 及时了解病人的心理状态和相关需求
11. 停止用氧	(1)认真核对病人床号和姓名,做好停氧解释 (2)取下鼻导管	• 核对、确认病人 • 耐心向病人做好解释,缓解其紧张情绪 • 防止操作不当、关错开关、气流过大而引起组织损伤
12. 关切询问	询问病人感受,是否有不适感或其他需要	• 关爱、关心病人 • 及时了解病人的心理状态和相关需求
13. 安置病人	协助病人取舒适体位,整理病人床单位	
14. 按序撤氧	(1)若为氧气筒供氧:关闭总开关,放出余气后,关闭流量开关,再卸表 (2)若为中心供氧:关流量开关,取下流量表	• 卸表口诀:一关(总开关及流量开关)、二扶(压力表)、三松(氧气筒气门与氧气表连接处)、四卸(表)
15. 用物处理	清理用物	• 对一次性用物消毒后集中处理 • 氧气筒上悬挂空或满标志
16. 准确记录	洗手,记录	• 记录停止用氧时间及效果

4. 评价

(1)病人了解安全用氧的相关知识并能配合操作,缺氧症状得到改善,无呼吸道损伤及其他意外发生。

(2)护士能安全用氧,操作熟练、迅速,手法正确,程序规范。

(3)护患沟通有效,病人积极配合操作,彼此需要得到满足。

【注意事项】

1. 注意用氧安全

(1)吸氧环境设置安全用氧警示,筒上应标有"严禁烟火"标志。

(2)做好防火、防震、防油、防热"四防";氧气筒应放在阴凉处;筒周围严禁烟火和放置易燃物品,离暖气 1m 以上,离火炉 5m 以上;搬运时,避免倾斜、撞击;氧气表及螺旋口上勿涂油,也不用带油的手装卸,避免燃烧。

（3）应观察管路与病人的连接情况，管道破损、断裂和可见污染时应立即更换。经鼻高流量管路存有积水时，应立即清除。

2. 严守操作规程

（1）吸氧时，先调好流量后应用；停用氧气时，先拔出导管，再关闭各个开关，中途改变流量时，先分离鼻导管（鼻塞）与湿化瓶连接处，调好流量后再接上，以免一旦开关出错，大量氧气进入病人呼吸道而损伤肺组织。

（2）为急性肺水肿的病人吸氧时，湿化瓶内应盛装 20%~30% 乙醇，可降低肺泡内泡沫的表面张力，使泡沫破裂、消散，改善肺部气体交换，减轻缺氧症状。

（3）对未用或已用空的氧气筒，应分别标"满"或"空"的标志，以免急救时搬错。

（4）氧气筒内氧气不可用空，当压力表指针至 $5kg/cm^2$（0.5MPa）时，不可再用，以防灰尘入内，再次充气时引起爆炸。

3. 密切观察病人用氧效果，预防氧疗并发症。

（1）吸氧浓度若高于 60%，持续时间超过 24h，病人可出现氧疗不良反应。

1）氧中毒：病人表现为胸骨后不适、疼痛、灼热感，呼吸增快、恶心、呕吐、烦躁、断续的干咳，进行性呼吸困难，其特点是肺实质的改变。预防措施是避免长时间、高浓度氧疗，经常做血气分析，动态观察病人氧疗的治疗效果。

2）肺不张：病人吸入高浓度氧气后，因肺泡内氮气被大量置换，若支气管有阻塞，其所属肺泡内的氧气被肺循环血液迅速吸收，易引起吸入性的肺不张。病人表现为烦躁，呼吸、心率加快，血压上升，继而出现呼吸困难、发绀、昏迷。预防措施是控制吸氧浓度和持续时间，鼓励病人做深呼吸，多咳嗽并经常改变卧位、姿势，防止分泌物阻塞。

（2）**防治高碳酸血症**：用氧过程中密切观察病人意识、呼吸、脉搏、血压情况，及时判断用氧的疗效。对存在高碳酸血症风险者，如Ⅱ型呼吸衰竭病人易因不当吸氧出现呼吸抑制。其机制为由于Ⅱ型呼吸衰竭病人 $PaCO_2$ 长期处于高水平，呼吸中枢失去了对二氧化碳的敏感性，呼吸的调节主要依靠缺氧对外周化学感受器的刺激来维持，若吸入高浓度的氧气，解除了缺氧对呼吸的刺激作用，使病人呼吸中枢抑制加重，甚至呼吸停止。预防措施是给予控制性氧疗，对Ⅱ型呼吸衰竭病人宜采取持续低浓度、低流量（1~2L/min）的吸氧方式，维持 PaO_2 在 8kPa（60mmHg），并加强气道管理，保持气道通畅。如病人出现意识改变、呼吸由变快进而到变慢、心率变快或减慢、尿量减少等变化，则有高碳酸血症的可能，应根据医嘱给予动脉血气分析，并在血气分析指导下调整氧疗方案，密切监测病人 $PaCO_2$ 变化。必要时遵医嘱给予呼吸兴奋剂或机械通气以增加通气量从而纠正高碳酸血症。

（3）**防止医疗器械相关压力性损伤**：选择适宜型号的鼻导管、面罩，正确佩戴，对病人器械下方和周围受压的皮肤进行评估。对易发生压力性损伤者应增加皮肤评估频次，并采取有效预防措施。

（4）**呼吸道分泌物干燥**：氧气为干燥气体，若持续吸入未经湿化且浓度较高的氧气，可导致呼吸道黏膜干燥，使分泌物黏稠、结痂、不易咳出。预防的关键是加强对吸入氧气的湿化，定期做雾化吸入。

（5）**晶状体后纤维组织增生**：仅见于新生儿，以早产儿多见。由于视网膜血管收缩、视网膜纤维化，最后出现不可逆转的失明，因此，若新生儿用氧应严格控制吸入气氧浓度和吸氧时间。

（二）不同氧疗装置及其特点

为病人氧疗时，常须根据医嘱及病人的病情、所处的环境选择合适的氧疗装置，不同氧疗装置的优缺点和适用情况见表 7-12。

表 7-12　不同氧疗装置的特点及其适用人群

氧疗装置	氧流量	优点	缺点	适用人群
鼻导管 （图 7-17）	1~5L/min	1. 简便、快捷、价廉 2. 满足大部分轻症病人需要 3. 耐受性相对好，不影响病人进食和语言表达	1. 吸入气氧浓度不稳定，受潮气量、呼吸频率等因素影响 2. 不能提供高浓度氧 3. 长时间或流量在 5L/min 以上时湿化不足，病人耐受性变差	无高碳酸血症风险的低氧血症病人
鼻塞 （图 7-18）	1~5L/min	刺激性小，病人较为舒适，两侧鼻孔可交替使用。适用于长期用氧的病人	1. 吸入气氧浓度不稳定，易受潮气量、呼吸频率等因素影响 2. 不能提供高浓度氧 3. 长时间或流量在 5L/min 以上时湿化不足，病人耐受性变差，由于气流局部的刺激作用，容易导致病人鼻黏膜干燥、痰液黏稠	无高碳酸血症风险的低氧血症病人
普通面罩 （图 7-19）	5~10L/min	1. 简便、经济 2. 能利用呼出气体的湿热提供较好的湿化，适用于缺氧严重而无 CO_2 潴留的病人	1. 有幽闭感，影响病人进食和语言表达，有误吸风险 2. 氧流量低于 5L/min 会导致重复吸入	严重的单纯低氧血症病人，不宜用于伴高碳酸血症的低氧血症病人
储氧面罩或头罩	6~15L/min	提供更高浓度氧，适用于严重缺氧病人	1. 有幽闭感，影响病人进食和语言表达，有误吸风险 2. 若氧流量不足，非重复呼吸面罩会增加吸气负荷 3. 头罩与颈部之间空隙不足或部分重吸面罩可能导致 CO_2 重复吸入，加重 CO_2 潴留	1. 有高氧疗需求的病人。不宜用于有高碳酸血症风险的病人 2. 主要用于小儿给氧
文丘里面罩	2~15L/min	1. 精准给氧 2. 病人呼吸模式不影响吸入气氧浓度 3. 基本无 CO_2 重复吸入	1. 费用高，湿化效果一般，吸入气氧浓度有限 2. 氧流量与吸入气氧浓度之间须匹配	低氧血症伴高碳酸血症的病人
经鼻高流量湿化氧疗装置	空氧混合气流量 8~80L/min，氧浓度 21%~100%	1. 精准给氧，具有良好的湿化和温化，病人舒适性、依从性好 2. 应用范围广泛，效果、舒适度优于普通氧疗	需专门的设备和导管	需高浓度氧疗的病人，对高碳酸血症病人慎用
氧气枕给氧	1~5L/min	将氧气冲入特殊材料所制的装置中，使用简便、快捷，便于移动	容量有限（30~40L），只能短时间使用	用于家庭氧疗、危重病人的抢救或转运途中

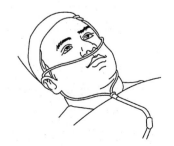

图 7-17　双侧鼻导管给氧法

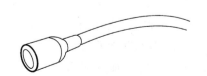

图 7-18　鼻塞给氧法

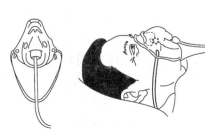

图 7-19　面罩给氧法

第四节 血压的观察与护理

案例导入

病人,男性,35 岁,IT 工程师,身高 176cm,体重 85kg。最近 1 个月连续加班熬夜编程,为了提神常边抽烟边工作,常吃夜宵,偶有头晕、头痛,休息后则恢复正常,因此并不在意。但昨日起头晕、头痛症状加重,在家自测血压 188/100mmHg,立即联系了签约医生,预约今日到社区卫生服务中心进行进一步检查。

请思考:

1. 如何准确测量该病人的血压?

2. 指导病人学会在平时自我监测血压,应关注哪些事项的指导?

3. 在为病人测量血压时,如何体现人文关怀?

血压(blood pressure,BP)是血管内流动的血液对单位面积血管壁的侧压力。通常所说的血压是指体循环的动脉血压,临床上一般用测得的肱动脉血压来代表。

在一个心动周期中,随着心室的收缩和舒张,动脉血压发生规律性的变化。当心室收缩时,动脉内的血液对动脉管壁所形成的最大压力,称为收缩压。当心室舒张时,动脉内的血液对动脉管壁所形成的最小压力,称为舒张压。收缩压与舒张压之差称为脉压。

一、正常血压及其生理性变化

(一)血压的形成

血压形成的前提条件是循环系统内有足够的血液充盈,其次是心脏射血力量和存在外周阻力,同时大动脉的弹性对血压的形成也有重要的作用。在外周阻力存在的情况下,心室收缩所释放的能量约 1/3 以动能的形式推动血液在血管内流动,其余 2/3 暂时以势能的形式贮存在主动脉和大动脉内,形成对血管壁的侧压力,导致血管扩张,此时为收缩压。心脏舒张时,主动脉和大动脉管壁发生弹性回缩,将一部分贮存的势能转变为动能,推动血液继续流动,此时血流对动脉管壁仍维持一定强度的压力,此为舒张压。

(二)影响血压形成的因素

1. 每搏输出量 当心率和外周阻力不变时,每搏输出量增加,射入主动脉内的血量增多,收缩压上升较舒张压明显,脉压增大。因此收缩压的高低主要反映每搏输出量的多少。

2. 心率 当其他因素不变,心率增加时,舒张压升高大于收缩压升高。主要是心脏舒张期缩短,在心舒期内流向外周的血量减少,而主动脉内存留的血量增多,故舒张压明显升高。反之,心率减慢时,舒张压降低大于收缩压降低。

3. 外周阻力 当心排血量不变时,如果外周阻力增加,血液向外周流动的速度减慢,舒张期主动脉内存留的血流量增多,因而舒张压明显升高。一般情况下,舒张压的高低主要反映外周阻力的大小。外周阻力的改变主要是由于骨骼肌和腹腔器官阻力血管口径的改变引起的,血液黏稠度也影响外周阻力。

4. 主动脉和大动脉管壁的弹性 大动脉管壁的弹性扩张可缓冲血压。老年人由于动脉管壁出现硬化,管壁的弹性纤维减少而胶原纤维增多,导致血管顺应性降低,大动脉的弹性储器作用减弱,对血压波动的缓冲作用也就随之减弱,因而收缩压增高而舒张压降低,脉压明显增大。

5. 循环血量和血管容积 正常情况下,循环血量和血管容积相适应,才能使血管足够的充盈,产生一定的体循环充盈压。当血管系统容积不变,血量减小时(如失血),则体循环平均压下降,动脉血压下降。血量不变而血管系统容积加大时,动脉血压也将下降。

(三)正常血压值

正常血压值以肱动脉血压为标准。正常成人在安静状态下的血压范围为收缩压 90~139mmHg,舒张压 60~89mmHg,脉压 30~40mmHg。血压的计量单位有 kPa 和 mmHg 两种。

mmHg 和 kPa 换算公式:1kPa＝7.5mmHg;1mmHg＝0.133kPa

(四)正常血压的生理性变化

1. **年龄** 血压会随着年龄的增长而增高,其中收缩压的升高比舒张压的升高更为显著(表 7-13)。

2. **性别** 女性在更年期前血压低于男性;更年期后血压升高,与男性差别不大。

表 7-13　各年龄组的平均血压值

年龄组	血压 /mmHg	年龄组	血压 /mmHg
1 个月	84/54	14~17 岁	120/70
1 岁	95/65	成年人	120/80
6 岁	105/65	老年人	140~160/80~90
10~13 岁	110/65		

3. **昼夜和睡眠** 血压呈现明显的昼夜波动。夜间血压最低,清晨起床活动后血压迅速升高。大多数人的血压在凌晨 2~3 时最低,上午 6~10 时和下午 4~8 时各有一个高峰,晚上 8 时后血压就逐渐下降,表现为"双峰双谷",这一现象称为动脉血压的日节律。

4. **环境** 寒冷环境可使外周血管收缩,血压可略有升高;高温环境可使血管扩张,血压可略有下降。故冬天血压值略高于夏天,长时间泡热水澡易使血压下降。

5. **体型** 通常高大、肥胖者血压偏高。

6. **体位** 通常情况下,卧位血压小于坐位血压,坐位血压小于立位血压,此与重力代偿机制有关。对于长期卧床或使用某些抗高血压药的病人,若突然由卧位改为立位,可出现眩晕、血压下降等体位性低血压的表现。

7. **身体部位** 一般情况下,两上肢血压并不完全相等。右上肢高于左上肢,因为右侧肱动脉来自主动脉弓的第一大分支头臂干,而左侧肱动脉来自主动脉的第三大分支左锁骨下动脉,由于能量消耗,使得右侧血压比左侧高 10~20mmHg。下肢血压高于上肢 20~40mmHg,因为股动脉的管径较肱动脉粗,血流量大。

8. **其他** 剧烈运动、情绪激动、吸烟、饮酒、摄盐过多、疼痛、药物等对血压也有影响。

二、异常血压的观察及护理

(一)常见的异常血压

1. **高血压**(hypertension) 指在未使用降压药物的情况下,非同日 3 次成人收缩压≥140mmHg 和 / 或舒张压≥90mmHg。基于诊室血压的血压分类和高血压分级见表 7-14。

2. **低血压**(hypotension) 指血压低于 90/60mmHg。常见于大量失血、休克、急性心力衰竭等疾病。

3. **脉压异常**

(1)**脉压增大**:脉压 >40mmHg,常见于主动脉硬化、主动脉瓣关闭不全、甲状腺功能亢进等疾病。

(2)**脉压减小**:脉压 <30mmHg,常见于心包积液、缩窄性心包炎、末梢循环衰竭、主动脉瓣狭窄等疾病。

表 7-14　基于诊室血压的血压分类和高血压分级

分级	收缩压 /mmHg	舒张压 /mmHg
正常血压	<120 和	<80
正常高值	120~139 和 / 或	80~89
高血压	≥140 和 / 或	≥90
1 级高血压 (轻度)	140~159 和 / 或	90~99
2 级高血压 (中度)	160~179 和 / 或	100~109
3 级高血压 (重度)	≥180 和 / 或	≥110
单纯收缩期高血压	≥140 和	<90
单纯舒张期高血压	<140	≥90

注：若病人收缩压和舒张压属于不同分级时，按两者中较高的级别分类。

（二）异常血压的护理

1.**加强观察**　观察病人的血压变化，指导病人按时、按量服药，并观察药物治疗效果和不良反应。

2.**合理饮食**　高血压病人应进食低盐、低脂、低胆固醇、高维生素、高纤维素饮食，避免辛辣刺激性食物。应减少钠盐的摄入，逐步降至 WHO 推荐的每人每日不超过 6g 食盐的要求。

3.**生活规律**　良好的生活习惯是保持健康，维持正常血压的重要条件。如保证足够的睡眠，养成定时排便的习惯，避免冷热刺激等。

4.**坚持运动**　积极参加力所能及的体力劳动和适当的体育运动，以改善血液循环，增强心血管功能。如步行、快走、慢跑、游泳、气功、太极拳等，应注意量力而行，循序渐进。

5.**控制情绪**　精神紧张、情绪激动、烦躁、焦虑、忧愁等都是诱发高血压的精神因素，因此高血压病人应保持心情舒畅，注意控制情绪。

6.**健康教育**　指导病人按时、按量服药，学会自我监测血压，学会观察药物的不良反应；保持情绪稳定，戒烟、戒酒，饮食清淡，保持大便通畅，注意保暖，避免冷热刺激，养成良好的生活规律。肥胖者须控制体重，适当运动。

三、血压的测量

血压的测量可分为直接测量法和间接测量法。直接测量法是指在主动脉内插管，导管末端接监护测压系统，直接监测主动脉的压力，仅适用于对急危重症病人、特大手术和严重休克病人的血压监测。间接测量法是借助血压计测量血压。

（一）血压计的种类与构造

1.**血压计种类**　常用医用血压计有水银血压计（图 7-20）、无液（表式）血压计（图 7-21）和电子血压计 3 种（图 7-22）。

（1）**水银血压计**：又称汞柱式血压计，分为台式和立式两种。水银血压计受外界的干扰很少，测得数值准确、可靠。

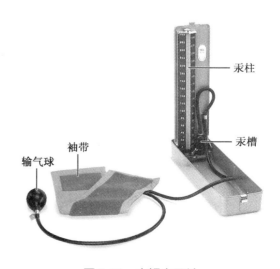

图 7-20　水银血压计

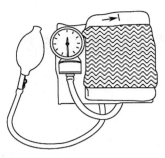

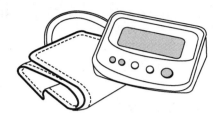

图 7-21　无液（表式）血压计　　　　　　　　　　　　　　　图 7-22　电子血压计

（2）**无液（表式）血压计**：又称弹簧式血压计、压力表式血压计。其优点是携带方便，但准确度不如水银血压计。

（3）**电子血压计**：根据使用场所分为医用电子血压计和家用电子血压计两类。此类血压计操作方便，但测量值易受周围噪声、袖带移动及摩擦等外界因素影响，须经常与水银血压计校准。

2. 血压计构造　血压计是根据血液通过狭窄的血管形成涡流时发出响声或感应压力波动而设计。主要由 3 部分组成。

（1）输气球和调节压力活门。

（2）**袖带**：由内层长方形扁平的橡胶气囊和外层布套组成。袖带的宽度和长度要符合要求，一般要求宽度比被测肢体的直径宽 20%，长度以能完全包绕肢体并固定为度。一般上肢标准规格的气囊袖带长 22~26cm，宽 12cm。气囊袖带上有两根橡胶管，一根与输气球相连，另一根与压力表相通。

（3）**压力计或压力显示屏**

1）水银血压计的压力计：由玻璃管、标尺、水银槽 3 部分组成。在血压计盒盖内面固定一根玻璃管，管面上标有双刻度 0~300mmHg 和 0~40kPa，玻璃管上端盖以金属帽和大气相通，下端和水银槽相通。

2）无液（表式）血压计的压力计：外形呈表状，正面盘上标有刻度，表上的指针指示血压数值。

3）电子血压计的压力显示屏：袖带中的压力传感器能实时检测到所测袖带内的压力及波动，将信号经数字化处理，在显示屏上直接显示收缩压、舒张压、脉搏数值。

> **知识拓展**
>
> ### 可穿戴生命体征监测
>
> 　　随着社会经济及网络信息技术的快速发展，用于医疗保健的具有健康监测功能的各种可穿戴产品层出不穷，如智能手表、智慧衫、智能帽、智能发带等。各种可穿戴健康监测设备被广泛应用于运动健身、远程病人监护和家庭医疗保健等民用领域，其中值得关注的是柔性可穿戴生命体征监测系统。该系统具有良好的柔韧性和穿戴体验，能实时监测人体的血氧饱和度、血压、心率、体温等重要生命体征信号，评估健康状况，尤其是针对新生儿、老人以及慢性疾病病人等特殊人群，实时获得他们健康状况的关键信息，对疾病的预防和诊断有很大帮助，还可以结合网络和通信技术实现远程医疗服务。

（二）血压测量

【目的】

判断血压有无异常，间接了解机体循环系统的功能状况，协助诊断，为预防、治疗和护理提供依据。

【操作程序】

1. 评估

（1）病人年龄、病情、治疗等情况，有无肢体偏瘫及功能障碍。

（2）病人在30min内有无影响测量血压准确性的因素存在。

（3）病人的心理状态、合作程度。

2. 计划

（1）**病人准备**：病人了解血压测量的目的、方法、部位、注意事项及配合要点；体位舒适，在测血压前20~30min内无剧烈活动或紧张、恐惧等影响血压的因素，情绪稳定。

（2）**护士准备**：着装整洁，洗手、戴口罩。

（3）**用物准备**：血压计、听诊器、记录本、笔。

（4）**环境准备**：环境整洁、安静、安全。

3. 实施　见表7-15。

表 7-15　血压测量法

操作流程	操作步骤	要点说明
1. 核对、解释	备齐用物至病人床旁，核对床号、姓名	● 核对、确认病人 ● 耐心向病人做好解释，缓解其紧张情绪
2. 测量血压 ▲ 上肢血压测量法（肱动脉）		
（1）选取体位	病人取坐位或仰卧位。坐位时肱动脉平第4肋软骨，仰卧位时平腋中线	● 使被测肢体的肱动脉与心脏位于同一水平，以确保血压数值的准确性
（2）选择肢体	一般选择右上臂。卷袖露出上臂，肘部伸直，掌心向上，自然放置	● 袖口不宜过紧，以免阻断血流，影响测得的血压值
（3）开血压计	放妥血压计	● 血压计的0点应与肱动脉、心脏位于同一水平
（4）缠好袖带	驱尽袖带内空气，平整地缠于病人上臂中部，其下缘距肘窝2~3cm，松紧以能塞入一指为宜	● 袖带过松、过紧可影响测得的血压值
（5）置听诊器	将听诊器胸件放于肱动脉搏动最明显处，一手稍加固定，一手握输气球，关闭压力活门	● 不可将胸件塞于袖带内 ● 听诊器胸件的整个膜部要与皮肤紧密接触 ● 电子血压计：无须使用听诊器
（6）输气加压	充气至动脉搏动音消失后再升高20~30mmHg（2.6~4.0kPa）	● 嘱病人在测量肱动脉血压时保持安静，以免影响准确测量
（7）放气视听	1）缓慢放气，以每秒4mmHg（0.5kPa）的速度为宜，同时注意动脉搏动音的变化 2）当听到第一声搏动音，此时水银柱所对应刻度即为收缩压；随后搏动逐渐减弱，当搏动音突然减弱明显或消失时，此时水银柱所对应刻度即为舒张压	● 水银血压计：双眼平视汞柱所指水银刻度，视线与水银柱弯月面保持同一水平 ● 表式血压计：双眼观察指针在表盘上的刻度指向，同时注意动脉搏动音的变化 ● WHO规定舒张压以动脉搏动音的消失作为判断标准
▲ 下肢血压测量法（腘动脉）		
（1）选取体位	病人取仰卧、俯卧、侧卧	

操作流程	操作步骤	要点说明
(2)安放下肢	挽起一侧裤腿,露出大腿部	• 必要时脱一侧裤子,以免影响血流,从而影响血压测量值的准确性
(3)缠好袖带	将袖带缠于大腿下部,其下缘距腘窝 3~5cm,松紧以能塞入一指为宜,将听诊器胸件放于腘动脉搏动最明显处,一手稍加固定,一手握输气球,关闭压力活门	
(4)输气加压	同肱动脉(6)	
(5)放气视听	同肱动脉(7)	
3.驱气整理	测量结束,驱尽袖带内空气,整理袖带和其他部件放入盒内	• 应将水银血压计右倾 45°,使得水银全部流回槽内,关闭水银槽开关
4.关切询问	(1)告知病人测试结果 (2)询问病人感受,是否有不适感或其他需要	• 关爱、关心病人 • 及时了解病人的心理状态和相关需求
5.安置病人	整理病人床单位,协助病人穿上衣服或裤子,取舒适体位	
6.准确记录	将血压值先记录在记录本上	• 格式:收缩压 / 舒张压 mmHg(kPa) • 当变音与消失音两者之间有差异时,两个读数都应记录:收缩压 / 变音 / 消失音 mmHg(kPa)如:120/80/60mmHg • 下肢血压记录时应注明
7.洗手、记录	洗手,将血压值记录在体温单上和 / 或相应的记录单上	

4.评价

(1)病人安全,无损伤,无其他不适。

(2)护士测量方法正确,测量结果准确。

(3)护士能与病人或家属有效沟通,得到其理解与配合。

【注意事项】

1. 对须密切观察血压者,测血压应做到"四定":定时间、定部位、定体位、定血压计。

2. 若测量前病人有剧烈活动、剧烈情绪波动、吸烟、进食等情况,应待安静休息 30min 后再测。

3. 对偏瘫、肢体有损伤的病人测血压时应选择健侧肢体。避免选择静脉输液一侧肢体,以免影响液体输入。

4.排除影响血压准确性的外界因素

(1)设备原因:袖带过宽可使大段血流受阻,测得血压值偏低;袖带过窄,须加大力量才能阻断动脉血流,测得血压值偏高。此外橡胶管过长、水银量不足也可使测得血压值偏低。

(2)操作原因:①肱动脉位置高于心脏水平,由于重力原因,会使得测得血压值偏低;反之则偏高。②袖带缠得过紧,未充气前血管已受压,会使得测得血压偏低;袖带缠得过松,充气后袖带呈气球状,有效面积变窄,测得血压值偏高。③测量者视线高于水银柱弯月面,使得测得血压值偏低;反之则偏高。④放气速度太慢,静脉充血时间长,使得测得舒张压偏高;放气太快,不易看清数字,读数不准。

5. 当肱动脉搏动音听不清或有异常需重新测量时,须将袖带内气体驱尽,待水银降至 0 点或电子血压计显示数字归零,稍候片刻再测量,一般连续测量 2~3 次,取其最低值。

第五节　疼痛的观察与护理

案例导入

　　肿瘤科责任护士上班后将负责昨日 3 位新入院的病人，了解到其中一位为肝癌晚期病人，男性，70 岁，退休教师，最近常主诉疼痛难忍，昨日被家人送入院，住在第一病房。护士接班后，先到第一病房巡视，发现该病人一人侧卧在床，情绪低落，眉头紧锁，不愿说话，时有咳嗽、呼吸急促。

　　请思考：
　　1. 应如何评估病人的疼痛程度？
　　2. 针对该病人的情况，应采取哪些护理措施以缓解病人的疼痛？
　　3. 在实施疼痛护理时，哪些措施体现了人文关怀？

一、概述

（一）定义

　　2001 年国际疼痛学会（International Association for the Study of Pain，IASP）将疼痛（pain）定义为一种不愉快的感觉体验，伴有实际或潜在组织损伤的情绪体验。是机体对有害刺激的一种保护性防御反应。

（二）性质

　　1. 疼痛是一种主观知觉体验，难以被评估。提示健康服务者在提供治疗和护理服务时应重视个体在经历疼痛时所存在的差异性。

　　2. 疼痛是身体的一种保护机制，是重要的预警信号。疼痛常表示机体存在组织损伤，提示有治疗的必要。

　　3. 相同的疼痛因个人的耐受力不同，而出现不同的反应。疼痛随诱因或侵犯器官、系统的不同而不同。

　　4. 疼痛存在一个明确的强度界限，即存在最大限值。疼痛一般可以被治疗和治愈。

（三）疼痛的类型

1. 病理分类

　　（1）**躯体性疼痛**：特点是刺激经由正常路径传入，可分为躯体痛和内脏痛，前者发生于骨、关节、肌肉、皮肤或结缔组织，性质多为剧痛或跳动性疼痛，可清楚定位；后者发生于内脏器官，如胃肠道和胰腺，其中实质性脏器被膜病变（如肿瘤）所引起的疼痛往往剧烈且定位清楚，而空腔脏器病变（如梗阻）所致疼痛多定位不清楚，且常为间歇性绞痛。

　　（2）**神经性疼痛**：特点为感觉冲动经异常的外周或中枢神经系统传入，可分为中枢神经性疼痛和周围神经性疼痛，前者又可分为传入性疼痛和交感神经性疼痛；后者又可分为多元神经痛和单一神经痛。

2. 临床分类

　　（1）**急性疼痛**（acute pain）：是指突然发生、有明确的开始时间、持续时间较短的疼痛。多发生在急性外伤、疾病或外科手术后，发作迅速，疼痛程度由中度至重度不等。常用的镇痛方法可以控制疼痛。

　　（2）**慢性疼痛**（chronic pain）：指疼痛持续 3 个月以上，无明显时间界限，无明显组织损伤，具有持续性、顽固性和反复性的特点，且疼痛程度不一。常发生在慢性非恶性疾病，如关节炎、腰背痛、头痛和周围神经病变,可伴随疲乏、失眠、抑郁和愤怒等症状。

(3)**癌痛**:晚期癌症病人的疼痛发生率为60%~80%,其中1/3的病人为重度疼痛。癌症疼痛常因癌肿肿大压迫、器质性损害、神经侵犯等情况引起疼痛。

1)肿大压迫:癌症一般是指异常增生的恶性肿瘤,一般会出现占位性病变。如果恶性肿瘤较大,可能会对局部形成压迫,导致出现堵塞的现象,容易引起疼痛。

2)器质性损害:癌症通常出现浸润、转移等现象,发生浸润时,可能会导致局部组织出现器质性损害,如骨质破坏、组织坏死等,通常会引起疼痛的症状。

3)侵犯神经:癌症若不及时治疗,可能会对神经系统造成损伤,局部神经可能会因异常增生的肿瘤细胞遭到破坏,引起较为明显的疼痛感。

此外,癌痛病人还常面临暴发痛(breakthrough pain),指在有效镇痛药治疗期间,病人在持续痛的基础上,突然出现的短暂而剧烈的疼痛,疼痛发作频繁、持续时间短、不可预测、与原来的慢性疼痛无必然联系。

(四)疼痛的原因、表现及影响因素

1. 原因

(1)**温度刺激**:体表接触过高或过低的温度均会造成组织损伤,受伤的组织释放组胺等化学物质,刺激神经末梢而导致疼痛。

(2)**化学刺激**:强酸、强碱等化学物质,不仅可以直接刺激神经末梢而致疼痛,还可使受损组织释放致痛物质,再次作用于痛觉感受器加剧疼痛。

(3)**物理损伤**:刀切割、针刺、碰撞、肌肉受压等均可使局部组织受损,刺激痛觉神经末梢而引发疼痛。大部分物理性损伤引起的组织缺血、淤血、缺氧等均可使组织释放致痛物质,而致疼痛加剧、疼痛时间延长。

(4)**病理因素**:疾病造成体内某些管腔堵塞,组织缺血、缺氧;空腔脏器过度扩张;平滑肌痉挛或过度收缩及局部组织炎性浸润等均可引起疼痛。

(5)**心理因素**:情绪紧张或低落、愤怒、悲痛、恐惧等心理状态都会引起局部血管收缩或扩张,因而导致疼痛。此外,疲劳、睡眠不足或用脑过度也会导致功能性头痛。

2. 表现

(1)**面部表情**:极度痛苦、皱眉、咧嘴或咬牙、呻吟或呼叫、大汗淋漓等。

(2)**体位**:常采取被迫体位。

(3)**睡眠和休息**:受影响。

(4)**胃肠道功能**:紊乱,出现恶心、呕吐。

(5)**情绪反应**:常有焦虑、愤怒、恐惧等情绪反应。

(6)**生命体征变化**:血压升高,呼吸和心率增快,体温升高,面色苍白,严重者可致休克。

3. 影响因素

(1)**年龄**:个体对疼痛的敏感程度因年龄不同而异,是影响疼痛的主要原因之一。婴幼儿对疼痛的敏感程度较成年人差。随年龄增长,疼痛的敏感度也随之增加,但老年人对疼痛的敏感程度会逐渐下降。

(2)**个人经历**:包括个体的疼痛经验及对疼痛原因的理解与态度。疼痛经验是个体自身对刺激体验所获得的感觉。个体对任何单一刺激所产生的疼痛,都会受到以前类似疼痛经验的影响,再从行为中表现出来,而个人对疼痛的态度则直接影响其行为表现。

(3)**社会文化背景**:病人所处的社会和文化背景,可影响个体对疼痛的认知评价和对疼痛的反应。

(4)**个体差异**:个体的疼痛敏感程度和表达方式常因其性格、特定环境不同而有差异。

(5)**情绪**:情绪能影响病人对疼痛的反应。消极的情绪,如沮丧、恐惧、焦虑、失望可加剧疼痛,

疼痛又会反过来增加焦虑情绪,形成不良循环;积极的情绪,如愉快、兴奋、自信可以减缓疼痛。

(6)**注意力**:个体对疼痛的注意程度会对疼痛感觉造成影响。当注意力集中在其他事物时,痛觉可以减轻甚至消失。

(7)**疲乏**:病人疲乏时对疼痛的耐受性下降,痛觉加剧。而充足的睡眠和休息可使疼痛感觉减轻。

(8)**支持系统**:在病人经历疼痛时,如果有良好的社会支持,如家属或朋友的陪伴,可以减少其孤独感和恐惧感,从而减轻疼痛。

(9)**治疗及护理因素**:穿刺、注射等一些治疗与护理操作有可能引起或加剧病人的疼痛感。因此,护士应掌握疼痛的知识,正确评估和处理疼痛;还应掌握必要的药理知识,使病人既能得到必要的镇痛处理又能避免药物的不良反应或成瘾性。

二、疼痛的评估

(一)一般状况的评估

进行疼痛评估时应倾听病人对疼痛感觉的主观描述,观察其出汗、心率和血压的变化,恶心、呕吐等自主神经相关反应,还应评估病人是否有恐惧、不安、急躁等心理或情绪反应。

(二)疼痛的程度与分级

护士不仅要密切观察病人是否有疼痛存在、疼痛的表现及影响因素,还应及时判断、报告病人的疼痛等级、状态和特征,可以利用一些疼痛评估工具进行疼痛分级(表7-16)。

表7-16 疼痛的分级方法

类别	名称	分级方法	适用特点
分级法	WHO四级疼痛分级法	0级:无痛。 1级(轻度疼痛):有疼痛但不严重,可忍受,睡眠不受影响。 2级(中度疼痛):疼痛明显,不能忍受,睡眠受干扰,要求用镇痛药。 3级(重度疼痛):疼痛剧烈,不能忍受,睡眠严重受干扰,需要用镇痛药	适用于所有场合,最常用,简单、方便
评分法	语言分级评分法	把一条直线分成5等份,0=无痛,1=微痛,2=中度疼痛,3=重度疼痛,4=剧痛。请病人按照自身疼痛程度选择合适的描述	适用于意识清楚,可自己表述的病人
	数字分级评分法	在一条直线上分段,用数字0~10替代文字描述疼痛的程度。0分表示无痛,10分表示剧痛,中间次序表示疼痛的程度,请病人自己评分	适用于意识清楚,可自己评分的病人。可进行疼痛治疗前后效果测定的对比
	视觉模拟评分法(图7-23)	用一条10cm直线,不作任何划分,仅在直线的两端分别注明"无痛"和"剧痛",请病人根据自己的实际感觉在线上标记疼痛程度(图7-23) 0表示无痛,轻度疼痛平均值(2.57±1.04)cm,中度疼痛平均值(5.18±1.41)cm,重度疼痛平均值(8.41±1.35)cm	灵活方便,病人有很大的选择自由,不需要选择特定的数字或文字
	面部表情量表法(图7-24)	由6个面部表情来表达疼痛程度,从微笑(代表不痛)到最后痛苦的哭泣(代表无法忍受的疼痛)	适用于任何年龄、无特定文化背景及性别要求的各种急、慢性疼痛病人

无痛　　　　　　　　　　　　　　　　　　　　剧痛

图7-23 视觉模拟评分法

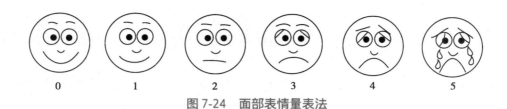

图 7-24　面部表情量表法

三、疼痛的护理

（一）寻找原因、对症处理

首先应设法减少或消除引起疼痛的原因，避免诱因。如对于外伤引起的疼痛，应酌情给予止血、包扎等处理后再给药镇痛；对于胸、腹部手术后引起的伤口疼痛，应在术前进行健康教育，术后指导病人通过有效咳嗽、深呼吸及协助按压伤口等措施缓解疼痛。

（二）合理运用镇痛措施

1. 药物镇痛　药物治疗是临床治疗疼痛最基本、最常用的方法。护士应根据病人的身体状况和医嘱正确使用镇痛药，并注意观察、记录病人使用镇痛药的效果及不良反应。镇痛药种类甚多，在诊断未明确之前不能随意使用镇痛药，以免掩盖症状，延误病情。

（1）**癌症三阶梯止痛**（three-step analgesic ladder）：主要是指针对癌性疼痛的药物治疗，对于癌痛镇痛，按照 WHO 及其他权威协会推荐的公认的疼痛处理原则及方法，主要遵循"早期、持续、有效地消除疼痛，限制药物的不良反应，对疼痛及治疗带来的心理负担降到最低，最大限度地提高生活质量"等镇痛理念，根据 WHO 癌痛三阶梯治疗指南，癌症疼痛治疗遵循 5 项基本原则。

1）首选无创途径给药，如口服，芬太尼透皮贴剂，直肠栓剂，输液泵连续皮下输注等，可依病人的不同病情和不同需求予以选择和调整剂量。

2）按阶梯给药，指镇痛药的选择应依疼痛程度，由轻到重选择不同强度的镇痛药。①轻度疼痛首选第一阶梯非甾体抗炎药，以阿司匹林为代表。②中度疼痛选弱阿片类药物，以可待因为代表，可合用非甾体抗炎药。③重度疼痛选强阿片类药物，以吗啡为代表，联合用非甾体抗炎药。两类药联合使用可增加阿片类药物的镇痛效果，减少阿片类药物的用量。

3）按时用药：是指镇痛药应有规律地按规定时间给予，不是等病人有需求时再给予。使用镇痛药时，必须先测定能控制病人疼痛的剂量，下一次用药应在前一次药效消失前给药。病人出现突发剧痛时，可按需给予镇痛药控制。

4）个体化给药：阿片类药物无理想标准用药剂量，存在明显个体差异，能使疼痛得到缓解的剂量即是正确的剂量。选用阿片类药物时，应从小剂量开始，逐渐增加至直到缓解疼痛又无明显不良反应的用药剂量，即应个体化给药。

5）注意具体细节：对使用镇痛药的病人，应注意监护，密切观察其疼痛缓解程度和身体反应，及时采取必要措施，减少药物的不良反应，提高镇痛治疗效果。

（2）**病人自控镇痛泵**：病人自控镇痛泵是指病人疼痛时，根据疼痛状况自行完成由计算机控制的、预先设定剂量的镇痛药治疗的方法。该法可满足不同病人、不同时刻、不同疼痛强度下的不同镇痛需要，并可使药物在体内持续保持最小镇痛药血药浓度。

2. 物理镇痛　指应用各种物理因子如冷、热疗，作用于患病个体，通过引起一系列生物学效应减轻局部疼痛，促进疾病康复。临床上常用理疗、按摩与推拿等物理镇痛方法。

3. 针灸镇痛　根据疼痛的部位，针刺或者灸法于不同的穴位，使人体经脉疏通、气血调和，以达到镇痛或缓解疼痛的目的。

（三）采取认知行为疗法

1. 松弛疗法　通过锻炼、放松肌肉，缓解血管痉挛，消除紧张、焦虑情绪，普遍降低交感神经系统兴奋性及代谢活动，可达到减轻疼痛的目的，如冥想、瑜伽、念禅和渐进性放松运动等。

2. 指导想象　是指通过对某种使人愉快的特定事物的想象，达到特定的正向效果，逐渐降低病人对疼痛的意识，达到松弛和减轻疼痛的作用。

3. 分散注意力　网状激动系统在接受充足的或过度的感觉输入时可阻断疼痛刺激的传导，此法不仅能通过向病人提供愉快的刺激，转移注意力以减轻对疼痛的意识，还能增加对疼痛的耐受性。此方法最适用于持续几分钟的短促、剧烈的疼痛。

4. 音乐疗法　音乐也是一种有效分散注意力的方法，注意根据病人的喜好选择不同类型的音乐，如古典音乐或流行音乐。病人一般至少要听 15min 才有治疗作用。

5. 生物反馈　用电子仪器将某些生理功能转化为某种声光信号，病人根据这种信号进行自我控制力的训练。实施前须告知病人肌肉紧张度越高，声光信号就越强；肌肉松弛时，声音则变低。病人根据这种信号进行自我训练使声音变低，从而达到缓解肌肉紧张、减轻疼痛的目的。此法对肌肉紧张和偏头痛尤其有效。

（四）促进病人舒适

通过护理活动促进舒适是减轻或解除疼痛的重要措施。如为病人提供舒适、整洁的病室环境；确保病人所需的物品都能够伸手可及；在各项治疗前，给予清楚、准确的解释，并将护理活动安排在药物显效时限内，以减轻病人焦虑等情绪，使其身心舒适、疼痛减轻。

（五）健康教育

根据病人的情况，选择相应的健康教育内容。一般应包括疼痛的机制与原因，如何面对疼痛，减轻或解除疼痛的自理技巧等，如教会病人使用疼痛评估工具，向病人强调真实反映疼痛的重要性，避免忍受和夸大疼痛；确定疼痛超过何种水平时，调整镇痛药或其他治疗方式；向病人提供控制疼痛的资料和信息等。

（陈荣凤）

思考题

1. 病人，女性，65 岁，因风湿性心脏病、心房颤动入院。主诉心悸、头晕、胸闷、四肢乏力。护士为其诊脉时发现：脉搏细速且不规则，同一单位时间内心率大于脉率，听诊心率快慢不一，心律完全不规则，心音强弱不等。请问：

（1）该病人属于哪一种脉搏异常？

（2）针对该病人的情况，护士应如何正确测量？

（3）对该病人的脉搏测量结果应怎么记录？

2. 病人，男性，79 岁，吸烟史 20 年，脑栓塞，右侧偏瘫 3 年，病后康复后生活能自理，能遵医嘱服用降压药，喜食熏肉和腌制食品。近日其血压不稳定，入院时测血压 150/95mmHg。自述在家测血压并记录，当血压值有波动会紧张、焦虑，担心预后。请问：

ER 7-10

（1）该病人入院时的血压属于哪级高血压？

（2）为该病人测量血压时应注意什么？

（3）如何对该病人实施护理和健康教育？

练习题

第八章 | 药物疗法与过敏试验法

ER 8-1　　　　ER 8-2

教学课件　　　思维导图

学习目标

1.掌握　药物治疗原则、注射原则；雾化吸入的目的及常用药物；各种注射法的目的、部位和注意事项；几种常用药物过敏试验液的配制浓度、注射剂量、试验结果的判断与过敏反应的处理。

2.熟悉　药物的种类、领取和保管原则；给药次数及间隔时间；破伤风抗毒素脱敏注射的原理。

3.了解　给药途径，影响药物疗效的因素和局部给药法的相关知识。

4.能运用相关给药知识对病人进行口服给药安全用药指导；能为病人正确、熟练地进行雾化吸入法和各种注射技术；能准确配制各种常见过敏试验所用药液，并能正确判断试验结果；能正确识别青霉素所致过敏性休克的临床表现，并配合医生进行救治。

5.具有人道、博爱的职业道德和严谨、细致的工作态度，对病人关心、体贴，确保药物治疗安全；养成规则意识和护理安全意识，严格执行无菌操作和查对制度，及时发现用药过程中病人的病情变化，体现护理专业素养。

药物治疗是临床最常用的一种治疗方法，其目的包括预防疾病、治疗疾病、协助诊断、减轻症状及维持正常的生理功能。为确保每位病人能安全、合理、有效地用药，护士必须了解病人的用药史，掌握有关药物的药理知识、给药方法和相关操作技能，及时、正确地对病人用药后的药物疗效和不良反应做出评价，才能指导病人有效、安全地用药，充分发挥其在给药过程中的重要作用。

第一节　给药的基础知识

案例导入

患儿，男性，2岁，因过敏性鼻炎就诊，医生开具医嘱"西替利嗪滴剂5滴，q.d. p.o."，家长取药后去护士站询问用药方法。

请思考：

1.护士应如何指导家长用药？

2.由于儿童用药的复杂性和特殊性，在为患儿用药时，如何保证患儿正确、安全地用药？

3.指导患儿家长用药时如何体现人文关怀？

一、药物的种类、领取和保管原则

（一）药物的种类

根据给药途径不同，将常用药物可分为：

1. 内服药 内服药分为固体剂型和液体剂型，其中固体剂型包括片剂、丸剂、散剂、胶囊等，液体剂型包括溶液、酊剂、合剂等。

2. 外用药 外用药有溶液、软膏、洗剂、搽剂、粉剂、碘剂、栓剂、滴剂、涂膜剂等。

3. 注射药 注射药有水剂、粉剂、油剂、结晶、混悬液等。

另外还有一些新型制剂，比如植入慢溶药片、粘贴敷片、微型胶囊剂、胰岛素泵等。

（二）药物的领取

药物的领取必须凭医生处方领取。通常门诊病人直接按医生处方在门诊药房自行领取，住院病人的药物领取各医院的规定有所不同，一般包括：

1. 病区内常用药物 病区内设有药柜，用于存放一定基数的常用药物，由专人负责，根据消耗量填写领药单，定期到药房领取、补充，便于病区内药物的正常使用。各病区的住院病人每天所用药物很多，其中口服药由中心药房专人负责核对、配备，病区护士负责核对、领回后再次进行核对和分发；病人所用注射类药品、抢救药品、临时医嘱的药物等，均由病区护士专人负责，根据使用量填写领药单到药房领取，以确保病人治疗的正常进行。

2. 贵重药物和特殊药物 病人使用的贵重药物、特殊药物，由医生开具处方，护士凭处方领取后方可给病人使用。

3. 剧毒药和麻醉药 病区内配备一定基数的剧毒药和麻醉药，使用后凭医生处方和空安瓿及时领取补充。

（三）药物的保管原则

1. 药柜放置 药物一般置于药柜内保管，药柜应放置在通风、干燥、光线明亮处，但要避免阳光直射，由专人负责，保持干净、整洁。

2. 药物分类放置，标签醒目 药物按内服、外用、注射、剧毒药等分类放置，并根据有效期先后顺序有计划地使用，以防失效，避免浪费。对麻醉药、剧毒药及贵重药应加锁保管或放保险柜保管，专人负责，班班交接。药瓶标签明确，字迹清晰，注明药物名称（中、外文对照）、浓度、剂量、规格。内服药贴蓝边标签，外用药贴红边标签，剧毒药和麻醉药贴黑边标签。

3. 定期检查药品质量 凡没有标签或标签模糊不清，已过有效期或有浑浊、沉淀、异味、变质、发霉、潮解等现象的均不可使用。

4. 根据药物不同性质妥善保存 药物的性质决定药物的保存方法，分类保存各类药物，避免药物变质，以免影响疗效甚至增加毒副作用。

（1）对易被热破坏的药物，如疫苗、抗毒血清、活菌制剂、免疫球蛋白等生物制品以及胰岛素、干扰素等应置于2~8℃冰箱内冷藏保存。

（2）对易氧化和遇光变质的药物应避光保存，如氨茶碱、维生素C、盐酸肾上腺素等，应装在有色密闭瓶中，注射用针剂放在有遮光纸遮盖的盒内，并置于阴凉处。

（3）对易挥发、潮解、风化的药物，如乙醇、乙醚、过氧乙酸、酵母片、糖衣片等，应放置于密闭瓶内，用后注意立即盖紧瓶盖。

（4）对易燃、易爆炸的药物，如乙醇、乙醚、环氧乙烷等属于危险化学品的，按照危险化学品存放原则分类存放，应密闭、单独存放，远离明火，置于低温、阴凉处，以防意外。

（5）病人个人专用药物领取后交由病人自行保管，需要冷藏保存的应单独存放，并注明病人床号、姓名，以免与他人药品混淆。

二、药物疗法原则

（一）遵医嘱给药

给药是一种非独立性的护理操作，必须要有医嘱作为依据。如对医嘱有疑问，应向医生核对清楚后方可给药，避免盲目执行医嘱。护士应具有一定的药理知识，才能准确根据医嘱给药。

在非抢救情况下，护士不执行抢救医嘱及电话通知的医嘱，只执行书面医嘱，并由医师签名后方能生效执行。对危重病人抢救过程中，医生下达口头医嘱后，护士须复述一遍，得到医生确认无误后方可执行，以确保用药安全。在接获电话医嘱或重要检验结果时，接听护士须对医嘱内容或检验结果进行复述，确认无误后方能执行并记录。抢救结束后医生须在6h内据实补写医嘱，并由医师签名。

（二）严格执行查对制度

1.**"三查"** 操作前、操作中、操作后查（查八对的内容）。

2.**"八对"** 对病人床号、姓名、药名、浓度、剂量、方法、时间、药品有效期（图8-1）。

同时注意严格检查药物质量，确保药物不变质，对于疑有变质的药物不能使用。

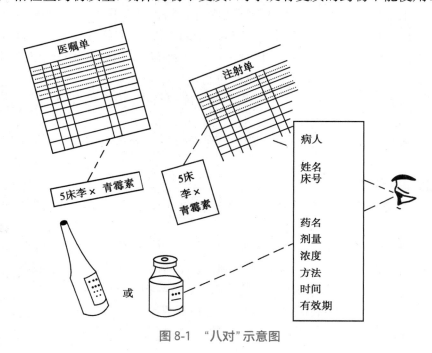

图8-1 "八对"示意图

（三）正确、安全、合理给药

1. 做到五准确，即将准确的药物、按准确的剂量、在准确的时间、用准确的方法、给予准确的病人。

2. 备好的药物应及时使用，避免久置引起药液污染或药效降低的情况出现。

3. 按需要进行药物过敏试验，对于容易发生过敏反应的药物，用药前应了解病人的用药史、过敏史、家族史，并按要求做药物过敏试验，结果阴性者方可使用，使用过程中加强观察，及时发现用药过程中的不良反应。

4. 注意药物配伍禁忌，两种或两种以上药物配伍使用时，要注意配伍禁忌，避免发生药源性疾病。

5. 指导病人用药，给药前应评估病人的病情、治疗方案、所用的药物，同时向病人解释用药的相关信息，以取得合作，征得其同意后方可用药。

（四）观察用药反应

药物的治疗作用与不良反应是药物两重性的表现。临床用药的效果正是药物作用两重性的综合体现。护士在用药过程中应注意监测病人的病情变化，评价药物疗效，及时发现药物的不良反应。对易引起过敏反应或毒性反应较大的药物，更应密切观察，必要时做好记录。

在用药过程中护士还须观察病人对药物治疗的信赖程度、情绪反应，有无药物依赖、滥用或不遵医嘱的行为等，根据病人具体的心理、行为反应采取相应的心理护理和行为指导。

（五）发现给药错误应及时采取措施

发现给药错误时应立即报告护士长、医生，协助医生做紧急处理，密切观察病人病情变化，以减少或消除由于差错造成的不良后果，并向病人及其家属做好解释工作。填写意外事件报告，检讨错误及造成的原因，以免再次发生此类事故。

三、给药途径

常用的给药途径有口服、舌下含服、吸入给药、皮肤给药、直肠给药以及注射（皮内、皮下、肌内、静脉和动脉注射）给药。除动、静脉注射药物直接进入血液循环外，其他给药途径药物均有一个吸收过程，吸收速度由快至慢的顺序依次为吸入给药→舌下含服→直肠给药→肌内注射→皮下注射→口服给药→皮肤给药。

四、给药次数和时间间隔

给药次数和时间间隔取决于药物的半衰期，以维持药物在血液中的有效浓度，能发挥其最大疗效而又不至于引起毒性反应为最佳选择，同时要兼顾药物的特性和人体的生理功能。临床常用外文缩写表示给药方法、给药部位、用药次数和时间间隔等，常用外文缩写及中文译意见表8-1。

表 8-1　常用外文缩写及中文译意

外文缩写	中文译意	外文缩写	中文译意
q.h.	每1h1次	st.	立即
q.2h.	每2h1次	DC	停止
q.4h.	每4h1次	p.o.	口服
q.6h.	每6h1次	i.c	皮内注射
q.d.	每日1次	i.h	皮下注射
b.i.d.	每日2次	i.m.	肌内注射
t.i.d.	每日3次	i.v.	静脉注射
q.i.d.	每日4次	i.v.gtt.	静脉滴注
q.o.d.	隔日1次	OD	右眼
b.i.w.	每周2次	OS	左眼
q.n.	每晚1次	OU	双眼
q.m.	每晨1次	AD	右耳
a.m.	上午	AS	左耳
p.m.	下午	AU	双耳
12n.	中午12点	a.a.	各
12m.n.	午夜12点	gtt.	滴
a.c.	饭前	p.r.n.	必要时（长期）
p.c.	饭后	s.o.s.	需要时（限用一次，12h内有效）
h.s.	临睡前		

五、影响药物疗效的因素

(一) 药物因素

1. 药物的吸收　药物的吸收是指药物自给药部位进入血液循环的过程。药物的分子量大小、化学性质和解离度、药物剂型、给药途径和给药部位影响着药物的吸收速度和量，进而影响药效的发挥。如水溶性制剂比油剂、混悬液以及固体剂型吸收得快；小分子药物及脂溶性高、极性低的药物容易通过细胞膜而被吸收；静脉给药直接进入血液循环比肌内注射给药药效发挥的速度要快。

2. 药物的分布　药物的分布是指药物随血液循环向组织、脏器转运的过程。药物在每一个组织和脏器中的分布是不均匀的。药物在体内的分布受血浆蛋白、器官的血流量、吸收部位的血液循环、pH、药物对组织/脏器的亲和力等因素的影响。

3. 药物的代谢　药物的代谢是指药物进入作用部位与组织细胞相互作用，失去活性并最终排出的过程。大部分药物在肝脏代谢，少部分在肾脏、肠系膜、血浆代谢。肝、肾功能不良者影响药物的代谢过程。

4. 药物的排泄　药物的排泄是指药物及其代谢产物自体内排出体外的过程，也是药物自体内消除的重要方式。药物主要经肾脏，其次是消化道、呼吸道、胆道、汗腺、乳腺、唾液腺排出。排泄器官功能障碍会影响药物的排泄，造成蓄积性中毒。

(二) 给药方法

1. 给药途径　不同的给药途径可影响药效的强弱和起效的快慢。例如，静脉给药时药物直接进入血液循环，作用最快。在某些情况下，不同的给药途径还会产生不同的药效。如注射硫酸镁有镇静和降血压作用，而口服硫酸镁则有导泻和利胆作用。

2. 给药时间　为了提高疗效和降低毒副作用，不同药物有不同的给药时间。如口服药于饭前空腹服用，吸收较容易，药效较迅速；对胃黏膜有刺激性的药物，则须于饭后服用，以免引起胃肠道不适反应；某些药物为了维持其在血液中的有效浓度，必须做到定时给药；对肝、肾功能不良者，应适当调整给药间隔时间。

3. 给药剂量　给药剂量与疗效存在一定的规律关系，药物必须达到一定的剂量才能产生效应。在一定的范围内剂量增加，疗效也会随之增强，但药物毒性也相应增大。当药物作用达到最大效应后，即使再增加剂量，其疗效也不会增强，反而会导致药物毒性作用增加。

4. 联合用药　指两种或两种以上药物同时或先后应用，其目的是增强疗效，减少不良反应。若联合用药后使原有的效应增强称为协同作用；若联合用药后使原有的效应减弱称为拮抗作用。如异烟肼和乙胺丁醇合用可增强抗结核作用；不合理的联合用药会降低疗效，加大毒性，如庆大霉素与依他尼酸钠或呋塞米配伍，可致永久性耳聋。临床静脉滴注药物时，注射剂在混合使用或被大量稀释时易产生物理或化学改变，因此要遵守常见药物配伍禁忌的规定，以保证发挥药物的最佳药效。

(三) 机体因素

1. 生理因素

(1) **年龄与体重**：通常药物"常用量"是针对14~60岁的人而言，不包括14岁以下的儿童及60岁以上的老年人。因为儿童和老年人对药物的反应与成人不同，除体重因素外，还与生长发育和机体的功能状态有关。小儿的神经系统、内分泌系统以及许多脏器发育尚未完善，新陈代谢又特别旺盛，因而对某些药物的应用有其特殊性；老年人的组织器官及其功能随年龄增长而出现生理性衰退，所以儿童和老年人的用药剂量应以成人剂量为参考酌情减量。

(2) **性别**：男性和女性对药物的反应一般无明显的差异，但女性处于月经期、妊娠期时，子宫对子宫收缩药、泻药及刺激性较强的药物较敏感，容易造成月经过多、流产或早产。此外，有些药物可能引起胎儿发育畸形，有些药物可通过胎盘进入胎儿体内或经哺乳进入婴儿体内引起中毒。

2. 病理因素　疾病可影响药物在体内代谢的过程，从而影响药物的疗效。肝实质细胞受损可导致某些肝药酶活性降低，对主要在肝脏代谢的药物要减量、慎用或禁用。肾功能受损时，某些主要经肾脏排泄的药物因半衰期延长，造成蓄积性中毒，故应减量或避免使用。

3. 心理因素　心理因素在一定程度上可影响药物的效应，如安慰剂能起到镇静、镇痛的作用，提示药物的疗效并非单靠其化学性质。给药中，护士应充分调动病人的主观能动性和抗病因素，以便药物更好地发挥疗效。

4. 个体差异　在年龄、体重、性别等基本因素相同的情况下，个体对同一药物的反应仍有差异。如体质特异的病人对某类药物敏感度高，虽服用极少量，但仍能引起中毒，必须避免使用。

（四）饮食因素

1. 促进药物吸收而增加疗效　酸性食物可增加铁剂的溶解度，促进铁的吸收；粗纤维食物可促进肠蠕动，增进驱虫剂的疗效；高脂饮食可促进脂溶性维生素吸收。

2. 干扰药物吸收而降低疗效　补钙时不宜同食菠菜，因菠菜中含有大量草酸，草酸与钙结合形成草酸钙从而影响钙的吸收；服用铁剂时不宜与茶水、高脂饮食同时服用，因为茶叶中的鞣酸与铁会形成铁盐而妨碍铁的吸收，脂肪抑制胃酸分泌，也会影响铁的吸收从而降低疗效。

3. 改变尿液 pH 从而影响疗效　动物性脂肪在体内代谢产生酸性物质，牛奶、豆制品、蔬菜等食物在体内代谢产生碱性物质，他们排出时影响尿液 pH，从而影响药物疗效。如氨苄西林在酸性尿液中杀菌力强，用它治疗泌尿系统感染时宜多食荤菜，使尿液偏酸，增强抗菌作用；氨基糖苷类、头孢菌素类、磺胺类药物在碱性尿液中抗菌力增强，使用这类药物时则宜多食素食，以碱化尿液，并增加药物在尿液中的溶解度以防析出结晶。

第二节　口服给药

案例导入

患儿，男性，20 个月，发热、咳嗽 3d。经检查医生诊断为支气管肺炎，入院治疗。医嘱：青霉素皮试，维生素 C 2mg p.o. t.i.d.，止咳糖浆 5ml p.o. t.i.d.。

请思考：

1. 护士为该患儿实施口服给药时应如何落实三查八对制度？

2. 该患儿服药时应注意哪些问题？

3. 由于该患儿年龄较小，服药时不太配合，一直有哭闹，家长情绪也因孩子哭闹而受到影响，此时护士应如何安抚患儿并喂服药物？

口服给药（oral administration）是指药物口服后经胃肠道黏膜吸收进入血液循环，从而发挥局部或全身的治疗作用，以达到防治和诊断疾病目的的一种给药方法。口服给药法是最常用、最方便而且较安全的给药方法，但因其吸收速度慢，药物产生疗效的时间较长，故不适用于急救给药，同时对于意识不清、呕吐频繁、禁食等病人也不适用此法给药。

一、安全、有效用药指导

（一）一般用药指导

1. 对需吞服的药物用温开水送服，不宜用茶水、果汁等。

2. 缓释片、肠溶片、胶囊须吞服且服用时不可嚼碎。

3. 舌下含片应放在舌下或两颊黏膜与牙齿之间待其溶化。

4. 对于慢性病病人和出院后需继续服药的病人，应使其了解用药的相关知识和服药中的注意事项，主动配合药物治疗，以减少用药后不良反应。

（二）特殊药物用药指导

1. 抗生素及磺胺类药物应准时服药，以保持其有效的血药浓度，保证药物的疗效。

2. 健胃及刺激食欲的药物宜饭前（饭前一般指饭前 30~40min）服用，因其刺激味觉感受器，使胃液大量分泌，可以增进食欲。助消化药及对胃黏膜有刺激性的药物宜饭后（饭后一般指饭后 30min）服用，以便使药物和食物均匀混合，有助于消化或减少药物对胃壁的刺激。

3. 强心苷类药物服用前应先测脉率（心率）及脉律（心律），如脉率低于 60 次 /min 或心律异常，应停止服用并报告医生。

4. 对牙齿有腐蚀作用或使牙齿染色的药物，如酸剂、铁剂，服用时可采用吸管，避免药物与牙齿接触，服药后立即漱口。

5. 止咳糖浆等对呼吸道黏膜有安抚作用的药物，服用后不宜立即饮水，以免冲淡药液，降低疗效；同时服用多种药物时，这类药物应最后服用。

6. 磺胺类药和退热药服用后宜多饮水，前者由肾脏排出，尿少时易析出结晶，阻塞肾小管；后者起发汗、降温作用，多饮水有利于增强疗效。

二、口服给药法

【目的】
减轻症状、协助诊断、预防和治疗疾病。

【操作程序】

1. 评估

（1）病人年龄、性别、体重、病情、用药史和过敏史，治疗情况，肝、肾功能情况等。

（2）病人的意识状态，合作程度，对治疗的态度，有无药物依赖，对所用药物的认知程度等。

（3）病人有无吞咽困难、呕吐，有无口腔、食管疾病等。

2. 计划

（1）**病人准备**：病人了解所用药物的性状、作用及不良反应，能配合口服用药。

（2）**护士准备**：着装整洁，洗手、戴口罩。

（3）**用物准备**

1）发药车上层：药盘、药杯、量杯、药匙、滴管、包药纸、研钵、纱布、治疗巾、小药卡、服药本、饮水管、小水壶（内盛温开水）。

2）发药车下层：生活垃圾桶、医用垃圾桶、消毒浸泡桶。

3）其他：必要时备注射器。

（4）**环境准备**：环境整洁、安静、舒适、安全。

3. 实施　见表 8-2。

表 8-2　口服给药法

操作流程	操作步骤	要点说明
1. 备物核对	（1）遵医嘱使用掌上电脑（PDA），在治疗室备药 （2）核对医嘱、服药本和小药卡，按病人床号顺序将小药卡插入药盘内，放好药杯，备好用物	● 严格执行三查八对，避免差错事故发生
2. 规范配药	（1）根据医嘱核对服药本、小药卡，无误后配药 （2）根据不同剂型的药物，采用不同的取药方法	● 配好一位病人的药后，再配另一位病人的药物 ● 先备固体药，再备水剂与油剂

操作流程	操作步骤	要点说明
▲配固体药	将药片、胶囊等固体药用药匙取出所需药量，放入药杯。同一病人同一时间内服用的多种药片放入同一药杯内	● 对粉剂、含化及特殊要求的药物须用纸包好放在药杯内
▲配液体药	1）摇匀药液，打开瓶盖 2）取量杯，一手拇指置于所需刻度，使其与护士视线平齐，另一手持药瓶，瓶签向上，倒药液至所需刻度处（图 8-2） 3）将药液倒入药杯，用湿纱布擦净瓶口，盖好 4）倒取不同药液须清洗量杯 5）油剂或不足 1ml 的药液，用滴管吸取，滴于事先加入少量温开水的药杯内 6）不宜稀释的药物，可用滴管直接滴入病人口中	● 避免药液内溶质沉淀而影响给药浓度 ● 瓶签向上，以免药液沾污瓶签 ● 同时服用几种药液时应倒入不同药杯内 ● 防止更换药液发生化学反应 ● 防止药液黏附杯内而影响剂量 ● 1ml 按 15 滴计算，滴药时使滴管稍倾斜，使药量准确
3. 双人核对	发药前须经另一人核对药物	● 按规定时间发药，确保用药安全
4. 发药准备	洗手后携服药本、发药盘、温开水等至病人床旁	
5. 核对、解释	再次核对病人床号、姓名及腕带、药名、浓度、剂量、用法、时间（图 8-3），解释服药的目的	● 确认病人，取得其合作 ● 耐心向病人做好解释，减轻病人由于治疗带来的心理压力
6. 按序发药	（1）按病床号顺序将药发送给病人 （2）解释用药的目的和注意事项	● 同一病人的所有药物应一次性取出，以免错漏 ● 医嘱调整，如剂量调整、更换药物或停药时，应告知病人
7. 协助服药	（1）协助病人取舒适卧位及服药，对重症病人应喂服 （2）看病人服药后方能离开	● 对鼻饲病人须将药片研碎，加水溶解后用注射器从胃管内注入 ● 特别是麻醉药、催眠药、抗肿瘤药
8. 关切询问	询问病人感受，服药后有无不适，观察病人反应	● 关爱、关心病人，及时了解病人的心理状态 ● 服药后注意观察病人有无并发症的发生
9. 整理、记录	（1）服药后，收回药杯，再次核对，协助病人取舒适卧位休息 （2）药杯经浸泡消毒后清洁，再消毒备用，一次性药杯集中消毒处理后销毁，清洁药盘和药车 （3）洗手，记录	● 防止交叉感染

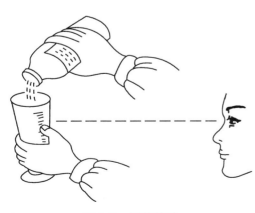

图 8-2　倒药液法

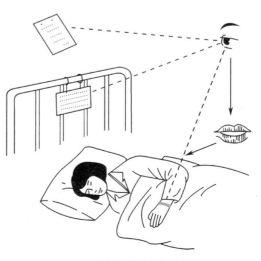

图 8-3　操作中查对示意图

4. 评价

（1）病人了解安全用药的知识，服药后达到预期疗效。

（2）护士安全、正确给药，无差错及病人无不良反应发生。

（3）护患沟通有效，病人能主动配合，需要得到满足。

【注意事项】

1. 发药前收集病人资料　发药前应收集病人相关资料，凡因特殊检查或手术须禁食者，暂不发药，并做好交接班；发药时如病人不在，应将药物带回保管，并进行交班；如病人出现呕吐，应查明原因再进行相应处理，并暂停口服给药；对小儿、鼻饲、上消化道出血或口服固体药困难者应将药物研碎并用水溶解后再服用。

2. 发药时注意倾听病人的意见　发药时如病人提出疑问，应虚心听取，重新核对，确认无误后再给病人服药。

3. 发药后观察药效和反应　发药后随时观察病人服药后的治疗效果，同时注意观察有无临床常见并发症，如药物过敏反应、窒息、药物不良反应等，若发现异常，应及时和医生联系，酌情处理。

4. 严格执行查对制度　备药、发药时严格执行查对制度，防止差错事故发生，确保病人用药安全。

第三节　雾化吸入法

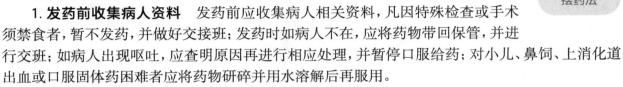

案例导入

病人，女性，62 岁，因慢性支气管炎急性发作就诊，门诊医嘱：庆大霉素 8 万 U + α- 糜蛋白酶 0.25g + 0.9% 氯化钠溶液 5ml 氧气雾化吸入。

请思考：

1. 病人进行氧气雾化吸入的主要目的是什么？

2. 雾化吸入过程中须注意哪些问题？

3. 护理该病人时，哪些护理措施可以体现人文关怀？

　　雾化吸入法（atomization inhalation）是用雾化装置将药液变成细微的气雾喷出，经口或鼻吸入，以达到湿化呼吸道、减轻局部炎症、祛痰、解除支气管痉挛等目的。雾化吸入时药物可直接作用于呼吸道局部，对呼吸道疾病疗效快，故临床应用广泛。

一、雾化吸入法的目的

1. 湿化呼吸道　常用于呼吸道湿化不足、痰液黏稠、气道不通畅的病人。

2. 预防呼吸道感染　常用于胸部手术前后的病人。

3. 改善通气功能　解除支气管痉挛，保持呼吸道通畅。常用于支气管哮喘等病人。

4. 控制呼吸道感染　消除炎症，减轻呼吸道黏膜水肿，稀释痰液，帮助祛痰。常用于咽喉炎、肺炎、肺脓肿、肺结核、支气管扩张等病人。

5. 治疗肺癌　间歇吸入抗肿瘤药治疗肺癌。

二、雾化吸入法常用药物

1. 稀释痰液药物　常用 α- 糜蛋白酶、乙酰半胱氨酸等，可稀释痰液，帮助祛痰。

2. 抗生素类药物　常用庆大霉素、卡那霉素，可控制呼吸道感染，减轻局部炎症。

3. 解除支气管痉挛药物　常用氨茶碱，沙丁胺醇等，可使支气管扩张，解除支气管痉挛。

4. 减轻呼吸道黏膜水肿药物　常用地塞米松等，地塞米松与抗生素常同时使用，可增加抗炎效果，减轻呼吸道黏膜水肿。

三、常用雾化吸入法

（一）超声雾化吸入法

1. 基本结构　超声雾化吸入器（图 8-4）是由超声波发生器、水槽、晶体换能器、雾化罐、透声膜、螺纹管和口含嘴（或面罩）组成。

2. 作用原理　超声波发生器通电后输出高频电能，电能通过水槽底部的晶体换能器转换为超声波声能，声能震动并透过雾化罐底部的透声膜作用于罐内的药液，使药液表面张力和惯性受到破坏，成为细微雾滴喷出，通过螺纹管随病人深而慢地吸气而进入呼吸道。

3. 作用特点　雾量大小可以调节，雾滴小而均匀（直径在 5μm 以下），药液随着深而慢的吸气可被吸入终末细支气管及肺泡。由于雾化器电子部分产热，能对雾化液轻度加温，使病人吸入的气雾温暖、舒适。

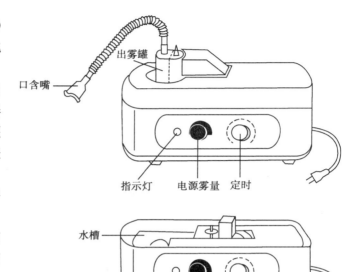

图 8-4　超声雾化吸入器

【目的】

同雾化吸入法的目的。

【操作程序】

1. 评估

（1）病人病情、治疗用药情况，有无药物过敏史等。

（2）病人呼吸道情况，如呼吸道是否感染、通畅，有无支气管痉挛、黏膜水肿、痰液等。

（3）病人面部及口腔黏膜状况，如有无感染、溃疡等。

（4）病人的意识状态、自理能力、心理状态及对雾化给药的认知及合作程度。

2. 计划

（1）**病人准备**：病人明确操作目的，了解操作过程，能配合采取坐位、半坐卧位或侧卧位。

（2）**护士准备**：着装整洁，洗手、戴口罩。

（3）**用物准备**：治疗车上放超声雾化吸入器一套，治疗盘内放置药液、冷蒸馏水、水温计、50ml 注射器、弯盘、纸巾等。

超声雾化
吸入法

（4）**环境准备**：环境整洁、安静、舒适、安全，室内温、湿度适宜。

3. 实施　见表 8-3。

表 8-3　超声雾化吸入法

操作流程	操作步骤	要点说明
1. 检查设备	检查超声雾化吸入器	● 确保设备功能正常
2. 连接装置	将雾化器主机与各附件连接，选择口含管	● 检查雾化器各部件完好，无松动、脱落现象
3. 水槽加水	水槽内加入冷蒸馏水约 250ml，水量应浸没雾化罐底部的透声膜	● 水槽内不可加温水或热水，水槽无水时不可开机，以免损坏机器

操作流程	操作步骤	要点说明
4. 罐内加药	(1)遵医嘱在PDA、移动护士站备药 (2)将药液稀释至30~50ml加入雾化罐内,将雾化罐放入水槽内,盖紧水槽盖	● 检查无漏液
5. 核对、解释	携用物至床旁,核对病人,解释目的,协助病人取舒适卧位,漱口	● 严格执行查对制度,防止差错 ● 耐心向病人做好解释,减轻病人由于治疗带来的心理压力
6. 开机调节	接通电源,打开电源开关,预热3~5min,再打开雾化开关,调节雾量,设定治疗时间	● 根据需要调节雾量,一般雾化时间为15~20min
7. 雾化吸入	当气雾喷出时,将口含管(面罩)放入病人口中(或戴在病人脸上),嘱病人紧闭口唇深呼吸,进行雾化吸入	● 嘱病人做深而慢的呼吸,使气雾进入呼吸道深部
8. 关切询问	询问病人感受,雾量大小是否合适	● 关爱、关心病人 ● 及时了解病人的心理状态
9. 巡视观察	观察病人治疗及装置情况	● 注意观察各类潜在并发症的发生 ● 发现水槽内水温超过50℃或水量不足时应关机更换或加入冷蒸馏水
10. 结束雾化	治疗完毕,取下口含管,先关雾化开关,再关电源开关	● 连续使用须间隔30min
11. 整理、记录	(1)协助病人清洁口腔,擦干面部,安置舒适卧位 (2)放掉水槽内的水并擦干水槽,雾化罐、螺纹管、口含管浸泡于消毒液内 (3)洗手,记录	● 防止交叉感染 ● 浸泡1h后,再洗净、晾干备用 ● 记录执行时间和病人反应

4. 评价

(1)病人呼吸道炎症消除或减轻;痰液能顺利咳出;呼吸困难缓解或消除。

(2)护士操作正确,机器性能良好。

(3)护患沟通有效,病人需要得到满足。

【注意事项】

1. 治疗前应检查机器各部件,确保性能良好,机器各部件型号一致,连接正确;使用雾化器后及时消毒雾化管道,防止交叉感染。

2. 在使用过程中,水槽内要始终维持有足够量的蒸馏水,水温不宜超过50℃,否则应关机更换冷蒸馏水;连续使用时,中间须间隔30min;水槽内无水时不可开机,以免损坏机器。

3. 水槽底部的晶体换能器和雾化罐底部的透声膜薄而质脆,易损坏,在操作及清洗过程中应注意保护。

4. 治疗过程中如发现雾化罐内的药液过少须添加时,可直接从小孔中加入,不必关机。

(二)氧气雾化吸入法

氧气雾化吸入法常用于咽喉炎、支气管炎、支气管扩张、支气管哮喘、肺炎、肺脓肿、肺结核等病人。

氧气雾化吸入器(图8-5)也称射流式雾化器,是借助高速氧气气流通过毛细管并在管口产生负压,将药液由邻近的小管吸

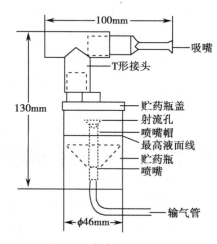

图8-5 氧气雾化吸入器

出,所吸出的药液又被毛细管口的高速气流撞击成细微的雾滴喷出,随病人吸气而进入呼吸道。

【目的】

1. 解除支气管痉挛,使呼吸道通畅,改善通气功能。

2. 消除呼吸道炎症反应,稀释痰液,减轻黏膜水肿。

氧气雾化
吸入法

【操作程序】

1. **评估** 同超声雾化吸入法。

2. **计划**

(1)**病人准备**:病人明确操作目的,了解操作过程,能配合采取坐位、半坐卧位或侧卧位。

(2)**护士准备**:着装整洁,洗手、戴口罩。

(3)**用物准备**:氧气雾化吸入器 1 个、供氧装置(湿化瓶内勿盛水)、根据医嘱备药液、弯盘、10ml注射器、纸巾等。

(4)**环境准备**:环境整洁、安静、舒适,室内温、湿度适宜,氧气放置安全,远离火源。

3. **实施** 见表 8-4。

表 8-4 氧气雾化吸入法

操作流程	操作步骤	要点说明
1. 准备用物	(1)遵医嘱在 PDA、移动护士站备药 (2)根据医嘱将药液稀释至 5ml 注入雾化器内	• 使用前要检查雾化吸入器、氧气装置是否完好
2. 核对、解释	携用物至床旁,核对病人信息并向其解释操作目的和方法,嘱病人取坐位或半坐卧位,漱口	• 严格执行查对制度,耐心向病人做好解释,减轻病人由于治疗带来的心理压力 • 教会病人正确使用氧气雾化吸入器
3. 连接氧气	将雾化器的进气口与氧气装置的输出口连接,调节氧流量 6~8L/min	• 各部件连接紧密,无漏气
4. 雾化吸入	嘱病人手持雾化器,将吸嘴放入口中,紧闭口唇深吸气,用鼻呼气,如此反复直至药液吸完	• 雾化过程中,如病人感觉疲劳,可关闭氧气,休息片刻后再继续吸入
5. 关切询问	询问病人感受,呼吸是否费力	• 关爱、关心病人 • 及时了解病人的心理状态
6. 巡视观察	观察病人治疗及装置情况	• 注意观察病人各类潜在并发症的发生 • 操作中严禁烟火和易燃品
7. 结束雾化	治疗完毕,取下雾化器,再关氧气开关	
8. 整理、记录	(1)协助病人清洁口腔,擦干面部,安置舒适卧位 (2)整理病人床单位,清理用物,用温水冲洗雾化吸入器并浸泡消毒 (3)洗手,记录	• 防止交叉感染 • 记录执行时间和病人反应

4. **评价**

(1)病人能正确配合,达到预期疗效,无不良反应。

(2)护士操作正确,用氧安全。

(3)护患沟通有效,病人需要得到满足。

【注意事项】

1. 正确使用供氧装置,操作时严禁接触烟火和易燃品,注意用氧安全。雾化时氧流量不可过大,以免损坏雾化器。

2. 氧气湿化瓶内勿盛水,以免湿化瓶内液体进入雾化器而使药液稀释而影响疗效。

3. 雾化过程中如病人感到疲劳,可关闭氧气停止雾化,适时再行吸入。

(三) 压缩雾化吸入法

压缩雾化吸入法是利用压缩空气,将药液变成细微的气雾,随着病人呼吸,使药液进入呼吸道的一种治疗方法。压缩雾化吸入器(图8-6)主要利用空气压缩机通电后,将空气压缩,压缩后的空气作用于雾化器内的药液,破坏药液的表面张力而形成细微的气雾,通过口含嘴随着病人的呼吸进入呼吸道。

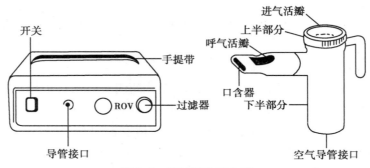

图 8-6 压缩雾化吸入器

【目的】

1. 湿化呼吸道 常用于呼吸道湿化不足所致的呼吸道痰液黏稠。

2. 治疗呼吸道感染 消除炎症,减轻呼吸道黏膜水肿。常用于咽喉炎、支气管扩张等病人。

3. 改善通气功能 解除支气管痉挛,保持呼吸道通畅。常用于支气管哮喘等病人。

【操作程序】

1. 评估 同超声雾化吸入法。

2. 计划

(1)**病人准备**:病人明确操作目的,了解操作过程,能配合采取坐位、半坐卧位或侧卧位。

(2)**护士准备**:着装整洁,洗手、戴口罩。

(3)**用物准备**:压缩雾化吸入器一套;治疗盘内放置药液、10ml注射器、弯盘、纸巾等。

(4)**环境准备**:环境整洁、安静、舒适、安全,室内温、湿度适宜。

3. 实施 见表8-5。

表 8-5 压缩雾化吸入法

操作流程	操作步骤	要点说明
1. 连接装置	(1)连接压缩机空气导管 (2)取下喷雾器的上半部分和进气活瓣,注入药液(2~8ml)后再安装好 (3)喷雾器与压缩机的空气导管相连接	• 使用前认真检查机器性能,正确连接
2. 核对、解释	携带物至床旁,核对病人信息并做好解释,协助病人取舒适卧位	• 严格执行查对制度,防止差错 • 减轻病人由于治疗带来的心理压力 • 教会病人使用压缩雾化器
3. 雾化吸入	打开压缩机开关,指导病人手持雾化器,紧闭双唇含住口含管进行呼吸	• 嘱病人进行深而慢的呼吸 • 喷雾器冒出的雾气变得不规则时,立即停止治疗
4. 关切询问	询问病人感受,呼吸是否费力	• 关爱、关心病人 • 及时了解病人的心理状态
5. 巡视、观察	观察病人治疗及装置情况	• 注意观察各类潜在并发症的发生

操作流程	操作步骤	要点说明
6. 结束雾化	当听到指示信号响,表明药液雾化完毕,取下口含管,关电源开关,拔下空气导管	
7. 整理、记录	(1)协助病人清洁口腔,擦干面部,协助其取舒适体位 (2)拆开压缩雾化器的所有部件,口含管放入消毒液内浸泡 (3)洗手,记录	• 协助病人翻身、叩背,促进痰液排出 • 防止交叉感染 • 浸泡1h后,再洗净、晾干备用 • 记录执行时间和病人反应

4. 评价 同超声雾化吸入法。

【注意事项】

1. 压缩雾化吸入器在使用时要放在平坦、光滑且稳定的平面上,切勿放置在地毯或粗糙的表面上,以免堵塞通风口;操作时不能覆盖压缩机表面。

2. 压缩雾化吸入器在使用时一定要连接牢固,导管一端连接压缩机,另一端连接雾化器。

3. 每次治疗结束后,对雾化器所有的配件都要进行清洁,彻底清除残留的药液和污垢。对雾化器必须进行消毒、灭菌后,才能继续使用。

4. 有时在吸入过程中因温度变化,导管内会因冷凝作用出现水汽,因此在治疗结束后应把导管从雾化器上拔下,打开压缩机开关,让压缩气流通过导管,直至吹干导管内壁。

(四)手压式雾化吸入法

手压式雾化吸入法是将药液预置于雾化器内的送雾器中,将雾化器倒置,利用其内腔形成的高压,用拇指按压雾化器顶部(图8-7),药液便可从喷嘴射出,形成细微的气雾,作用于口腔及咽部气管、支气管黏膜,进而被局部吸收的治疗方法。适用于支气管哮喘和喘息性支气管炎的对症治疗。

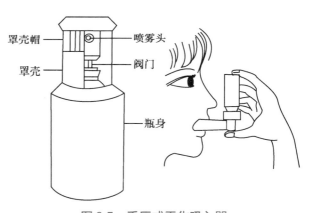

图 8-7 手压式雾化吸入器

【目的】

主要适用于应用肾上腺素类药、氨茶碱或沙丁胺醇等支气管扩张药。

【操作程序】

1. 评估 同超声雾化吸入法。

2. 计划

(1)**病人准备**:病人明确操作目的,了解操作过程,能配合采取坐位、半坐卧位或侧卧位。

(2)**护士准备**:着装整洁,洗手、戴口罩。

(3)**用物准备**:手压式雾化吸入器1个、弯盘,根据医嘱备药液。

(4)**环境准备**:环境整洁、安静、舒适、安全,室内温、湿度适宜。

3. 实施 见表8-6。

表 8-6 手压式雾化吸入法

操作流程	操作步骤	要点说明
1. 准备用物	(1)遵医嘱在PDA、移动护士站备药 (2)遵医嘱准备手压式雾化吸入器(内含药物)	• 使用前要检查雾化吸入器是否完好

操作流程	操作步骤	要点说明
2. 核对、解释	携用物至床旁,确认病人信息并做好解释,嘱病人取舒适体位	● 严格执行查对制度 ● 减轻病人的心理压力 ● 教会病人使用手压式雾化吸入器
3. 雾化吸入	(1)将雾化吸入器倒置,接口端放入双唇间,平静呼气 (2)吸气开始时按压气雾瓶顶部,使之喷药,深吸气、屏气、呼气,反复1~2次	● 病人紧闭嘴唇 ● 尽可能延长屏气时间(最好能维持10s左右),然后呼气
4. 结束雾化	治疗完毕,取下雾化器	
5. 关切询问	询问病人感受,症状是否得到缓解	● 关爱、关心病人 ● 及时了解病人的心理状态
6. 整理、记录	(1)协助病人清洁口腔,擦干面部,安置舒适卧位 (2)洗手,记录	● 雾化吸入器使用后放在阴凉处(30℃以下)保存;其塑料外壳应定期用温水清洁 ● 记录执行时间和病人反应

4. 评价 同超声雾化吸入法。

【注意事项】

1. 使用雾化吸入器之前应检查其各部件是否完好,有无松动、脱落等异常情况。

2. 深吸气时药液经口腔吸入,嘱病人尽量延长屏气时间,然后再呼气,以提高治疗效果。

3. 每次进行1~2喷,两次之间的间隔时间为3~4h。

4. 雾化吸入器使用后应放置在阴凉处保存,塑料外壳要定期清洁。

ER 8-8

各种雾化
吸入器

第四节　注射给药法

案例导入

　　病人,女性,42岁。1年前确诊为2型糖尿病,在家一直遵医嘱口服降血糖药控制血糖,近期血糖控制不佳来院就诊,医生根据其情况建议住院观察,使用胰岛素治疗。

　　请思考:

　　1. 选用哪种注射方法为该病人注射胰岛素?

　　2. 为病人进行胰岛素注射时应注意哪些问题?

　　3. 护理该病人时,哪些护理措施可以体现人文关怀?

　　注射法(injection method)是将无菌的药液或生物制剂注入体内,达到预防、诊断和治疗疾病的一种给药方法。注射给药具有吸收快,血药浓度迅速升高,给药量准确的特点,适用于需要药物迅速产生作用,或因各种原因不能经口服给药的病人。常用注射法根据针头刺入的组织不同分为皮内注射、皮下注射、肌内注射、静脉注射及动脉注射。

一、注射原则

(一)严格遵守无菌操作原则

1. 环境清洁,符合无菌技术操作要求。

2. 注射前护士必须洗手,戴口罩,保持着装整洁,必要时戴手套。

3. 操作过程中注射器空筒的内壁、活塞、乳头和针头的针梗、针尖必须保持无菌。

4. 对注射部位皮肤按要求进行消毒，并保持无菌。遵照 WS/T 367—2012 要求，选择合格的皮肤消毒剂，所选择的消毒剂应与药物性质、导管材质相匹配，并按说明书使用。皮肤常规消毒方法采用无菌棉签蘸取皮肤消毒剂，以注射点为中心，由内向外螺旋式旋转涂擦 2 遍，直径应在 5cm 以上，待干后方可注射。

（二）严格执行查对制度

1. 严格执行"三查八对"，确保用药安全。

2. 认真检查药物质量，如发现药物有浑浊、沉淀、变质、变色、过期，安瓿瓶身有裂痕或密封瓶盖松动等现象，均不可使用。

（三）严格执行消毒隔离制度

1. 注射时做到一人一套物品，包括注射器、针头、止血带、治疗巾等，避免交叉感染。

2. 所有物品须按消毒隔离制度和一次性用物处理原则进行处理，不可随意丢弃。

3. 注射前后护士均须消毒双手，避免交叉感染。

（四）做好注射前准备

1. **选择合适的注射器和针头** 根据药液量、黏稠度和刺激性的强弱以及给药途径选择合适的注射器和针头。注射器应完好无损、不漏气；针头锐利、无钩、无弯曲，型号合适；注射器和针头衔接紧密。一次性注射器须在有效期内，包装完好、无漏气方可使用。

2. **选择合适的注射部位** 选择注射部位时应注意避开神经和血管（动、静脉注射除外），不能在局部皮肤有炎症、瘢痕、硬结、化脓感染及患皮肤病处进针。对需长期注射的病人应有计划地经常更换注射部位。

3. **注射药物现用现配** 注射药液应在规定时间内临时抽取，以防药物效价降低或药液污染。

（五）注射前排尽空气

注射前应排尽注射器内空气，防止注射时形成空气栓塞。但须注意排气时要防止浪费药液和污染针头。

（六）掌握合适的进针角度和深度

各种注射法分别有不同的进针角度和深度要求，进针时不可把针梗全部刺入注射部位。

（七）注药前检查回血

进针达注射部位后、注射药液前，应抽动注射器活塞，检查有无回血。动、静脉注射必须见回血后方可注入药液。皮下、肌内注射如有回血，须拔针后重新更换部位进针，切不可将药液注入血管内。

（八）应用无痛注射技术

1. 做好解释工作，消除病人的思想顾虑，分散其注意力。

2. 应用无痛注射技术指导并协助病人采取合适的体位，使肌肉放松。

3. 注射时做到"两快一慢加均匀"，即进针快、拔针快、推药速度缓慢且均匀。

4. 注射刺激性较强的药物时，应选择较长的针头，做深部注射。同时注射几种药物时，刺激性较强的药物应最后注射。

二、注射用物

1. **基础注射盘** 常规放置下列物品：

（1）**皮肤消毒液**：符合国家规定的消毒液，按说明书使用。

（2）**无菌持物钳或镊子**：放于灭菌后的泡镊（或钳）筒中。

（3）**其他物品**：无菌纱布、砂轮、无菌棉签、开瓶器、弯盘，静脉注射时加止血带、海绵小垫。

2. 注射器及针头 (图 8-8)

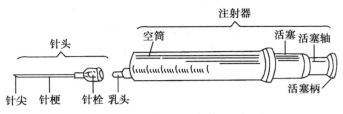

图 8-8　注射器及针头结构图

（1）**注射器**：注射器分为玻璃和塑料两种制品，其中塑料注射器为一次性使用。注射器由空筒和活塞两部分组成，活塞由活塞体、活塞轴和活塞柄 3 部分构成，空筒前端为乳头，空筒表面标有容量刻度。注射器规格有 1ml、2ml、5ml、10ml、20ml、30ml、50ml、100ml 等多种。

（2）**针头**：针头由针尖、针梗、针栓 3 部分构成。常用针头型号有 4、$4\frac{1}{2}$、5、$5\frac{1}{2}$、6、$6\frac{1}{2}$、7、8、9 号等数种。

各种注射术注射器规格及针头型号的选择见表 8-7。

表 8-7　各种注射术注射器规格及针头型号

注射技术	注射器规格 /ml	针头型号
皮内注射	1	4~5 号
皮下注射	1、2、2.5	5~6 号
肌内注射	2、2.5、5、10	6~7 号
静脉注射	5、10、20、30、50、100	$4\frac{1}{2}$~9 号
静脉采血	2、5（视采血量而定）	6~12 号

注射器及针头

3. 注射药物　遵医嘱准备。

4. 注射本或注射卡　根据医嘱准备注射本或注射卡，是注射给药的依据，便于"三查八对"，避免发生给药错误。

5. 治疗车备物　治疗车上层备手消毒液；治疗车下层备生活垃圾桶、医疗垃圾桶、锐器回收盒。

三、药液抽吸法

【目的】

遵医嘱准确进行药液抽吸，为各种注射做准备。

自安瓿内
吸药

自密封瓶内
吸药

【操作程序】

1. 评估　给药目的、药物性质及给药方法。

2. 计划

（1）护士准备：着装整洁，洗手、戴口罩。

（2）用物准备：基础注射盘、注射卡，根据注射方法选择合适的注射器和针头，遵医嘱备药。

（3）环境准备：环境清洁，光线充足，符合无菌操作的基本要求。

3. 实施　见表 8-8。

4. 评价

（1）严格按照操作程序抽吸药液，操作规范，手法正确，药量准确。

（2）抽吸药液过程中无污染和差错发生。

（3）严格执行查对制度，遵守无菌操作原则。

表 8-8　药液抽吸法

操作流程	操作步骤	要点说明
1. 核查药物	与注射卡核对药物名称,检查药物质量及有效期	
2. 抽吸药液		● 严格执行查对制度及无菌操作原则
▲自安瓿内抽吸药液	(1)消毒及折断安瓿,轻弹安瓿顶端,将药液弹至体部,用消毒砂轮在安瓿颈部锯痕(图 8-9),消毒安瓿颈部及拭去玻璃细屑,取无菌纱布包裹安瓿,折断安瓿 (2)检查并取出注射器和针头,调整针尖斜面向下并放入安瓿内的液面下,抽动活塞,吸取药液(图 8-10、图 8-11)	● 安瓿颈部如有蓝点标记,无需用砂轮划痕,消毒后直接折断安瓿 ● 注射器和针头衔接要紧密 ● 吸药时手不能握住活塞体,只能持活塞轴和活塞柄,不可触及活塞体部,防止污染药液
▲自密封瓶内抽吸药液(图 8-12)	(1)用开瓶器去除密封瓶铝盖中心部分,消毒液消毒瓶塞及周围,待干 (2)检查注射器后向瓶内注入与所需药液等量的空气 (3)倒转药瓶使针尖斜面保持在液面下,吸取所需药液量,以示指固定针栓,拔出针头	 ● 使密封瓶内压力增加,利于吸药 ● 吸取结晶和粉剂药物时,先用生理盐水或专用溶媒充分溶解药物后再吸取 ● 混悬液摇匀后立即吸取 ● 油剂可稍加温或两手对搓(药物易被热破坏者除外)后,用粗针头吸取
3. 排尽空气	将针头垂直向上,先回抽活塞使针头内的药液流入注射器内,并使气泡集中在乳头根部,轻推活塞,排出气体	● 排气时示指固定针栓,不可触及针梗和针尖 ● 在注射器底部的气体,可震动注射器使气体向上漂移至乳头根部排出
4. 保持无菌	将安瓿或密封瓶套在针梗上,再次核对后放于无菌巾或无菌棉垫内备用	● 保持无菌状态,避免污染
5. 处理用物	处理用物,洗手	

【注意事项】

1. 严格执行查对制度,遵守无菌操作原则。

2. 使用一次性注射器与针头时,应认真检查包装及有效期,凡包装漏气或超出有效期的,均不可使用。

3. 折断安瓿时应避免用力过大而捏碎安瓿上端。自安瓿内吸药时,安瓿的倾斜度不可过大,以免药液流出。

4. 抽吸药液时手只能触及活塞轴和活塞柄,不能触及活塞体;只能触及针栓,不能触及针梗和针尖;不可将针栓插入安瓿内,以防药液污染。

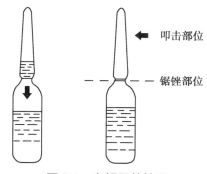

　　　　　　　　　　← 叩击部位

　　　　　　　　　　--- 锯锉部位

图 8-9　安瓿用前处理

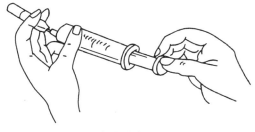

图 8-10　自小安瓿内抽吸药液

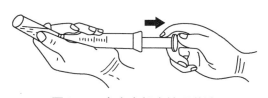

图 8-11　自大安瓿内抽吸药液

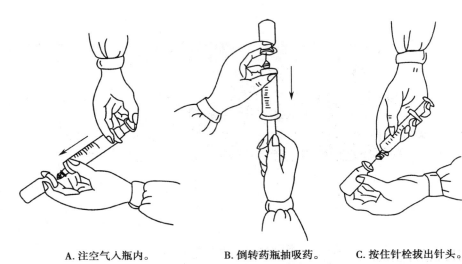

A. 注空气入瓶内。　　　　B. 倒转药瓶抽吸药。　　　　C. 按住针栓拔出针头。

图 8-12　自密封瓶内抽吸药液

5. 针头在进入和取出安瓿时，不可触及安瓿口外缘。

6. 自密封瓶内抽吸药液时注射器刻度朝向操作者，针尖斜面须在液面以下，以免吸入空气，影响药量的准确性。

7. 排气时示指固定针栓，不可触及针梗和针尖。先回抽活塞，使针栓内的药液全部回到空筒中后再轻推活塞排气，不可浪费药液以免影响药量的准确性。

8. 抽尽药液的空安瓿或药瓶不要立刻丢掉，以便查对。

知识拓展

人痘接种术

早在三千多年前，天花病毒曾肆虐人间。清《医宗金鉴》一书中记载："有谓取痘粒之浆而种之者；有谓服痘儿之衣而种之者；有谓以痘痂屑干吹入鼻中种之，谓之旱苗者；有谓以痘痂屑，湿纳入鼻孔种之，谓之水苗者。然即四者而较之，水苗为上，旱苗次之，痘衣多不应验，痘浆太涉残忍。"基于此我国发明了第一种人工免疫方法，即人痘接种，即通过直接使用取自天花病人的脓液进行接种，随着清代人痘接种术的普及，广大民众逐渐接受以接种人痘的方式来预防天花。后来科学家们不断研究，天花疫苗研制出来，真正结束了天花病毒的危害。

古代中医学是经验科学，清代人痘接种术印证了中医学是打开中国古代科学宝库的钥匙，流转于民间的医疗经验及素材蕴含着诸多具有"普世价值"的思想智慧，是现代医药科学技术创新的不竭之源。

四、常用注射法

常用注射法有皮内注射、皮下注射、肌内注射和静脉注射（图 8-13）。

（一）皮内注射

皮内注射（intradermal injection）是指将少量药液或生物制品注入表皮与真皮之间的方法。

【目的】

1. 用于各种药物过敏试验，以观察受试者有无过敏反应。

2. 预防接种。

3. 局部麻醉的起始步骤。

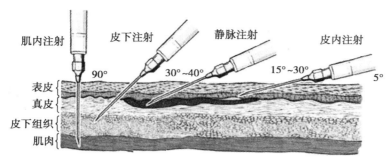

肌内注射　皮下注射　静脉注射　皮内注射

90°　30°~40°　15°~30°　5°

表皮
真皮
皮下组织
肌肉

图 8-13　常用注射法

【操作程序】

1. 评估

（1）病人病情、治疗情况、意识状态，用药史、家族史和过敏史等。

（2）病人心理状态，对用药的认知及合作程度。

（3）病人肢体活动情况和注射部位的皮肤状况。

2. 计划

皮内注射

（1）病人准备

1）明确操作目的，了解操作过程，能配合操作。

2）常用注射部位准备：进行药物过敏试验时选择前臂掌侧下段，因该处皮肤较薄，易于注射，且皮色较淡，如有局部反应易于辨认。卡介苗接种部位常选择上臂三角肌下缘。

（2）护士准备：着装整洁，洗手、戴口罩。

（3）用物准备

1）治疗车上层：注射卡、手消毒液，注射盘内备皮肤消毒液、无菌棉签、弯盘。无菌盘内放在治疗室已抽吸好药液的注射器和针头。如为病人进行药物过敏试验，须另备 0.1% 盐酸肾上腺素、注射器与针头。

2）治疗车下层：生活垃圾桶、医用垃圾桶、锐器回收盒。

（4）环境准备：环境清洁、安静，有足够的照明。

3. 实施（以药物过敏试验为例）　见表 8-9。

表 8-9　皮内注射

操作流程	操作步骤	要点说明
1. 核对、解释	携用物至病人床旁，核对床号、姓名，向病人及其家属解释，使其明确操作目的	• 严格执行查对制度，防止差错发生 • 耐心向病人做好解释，减轻病人由于治疗带来的心理压力
2. 询问三史	询问病人的用药史、家族史和过敏史，根据医嘱备药液	• 确保病人无过敏史后方可进行药物过敏试验
3. 定位、消毒	（1）选择注射部位，观察病人注射部位皮肤情况 （2）用 75% 乙醇消毒注射部位皮肤两遍，待干	• 禁止在皮肤有瘢痕、感染等部位进针 • 忌用碘剂消毒，以免影响对过敏反应结果的判断
4. 二次核对	再次核对药液，排尽注射器内空气	• 操作中查对
5. 进针、注药	（1）一手绷紧注射部位皮肤，另一手以平执式持注射器（图 8-14），示指固定针栓，注射器刻度与针尖斜面朝上，与皮肤呈 5° 角刺入皮内（图 8-15） （2）将针尖斜面完全刺入皮内后，放平注射器，一手拇指固定针栓，另一手推入药液 0.1ml，使局部隆起呈半球状皮丘，局部皮肤变白并显露毛孔	• 确保药液进入表皮与真皮之间 • 两手协调，防止针头脱出 • 保证注入剂量准确

操作流程	操作步骤	要点说明
6. 拔针、计时	注射完毕,迅速拔出针头,看表计时	• 防止皮丘消失,影响药效 • 拔针后勿按压针眼
7. 核对、询问	拔针后再次核对,关切询问病人感受,穿刺部位是否有疼痛感,嘱咐注意事项	• 操作后查对 • 关爱、关心病人 • 及时了解病人的心理状态
8. 整理、记录	(1)协助病人取舒适体位,清理用物 (2)洗手,记录	• 注意观察病人有无并发症的发生 • 20min 后观察结果 • 记录试验结果

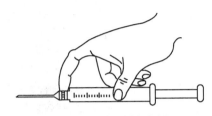

图 8-14　平执式持注射器

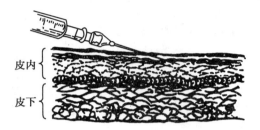

图 8-15　皮内注射针头进针深度示意图

4. 评价

(1)病人理解操作的目的并主动配合。

(2)护士无菌观念强,操作熟练,动作轻巧。

(3)护患沟通有效,病人能主动配合,需要得到满足。

【注意事项】

1. 若病人对注射的药物有过敏史,则不可做药物过敏试验,应与医生联系,更换其他药物。

2. 忌用碘类消毒剂,以免因脱碘不彻底,影响对局部反应结果的观察,且避免与碘过敏反应相混淆。

3. 注射完毕,嘱病人勿揉擦或按压局部,以避免影响对局部反应的观察。

4. 注射后注意观察病人有无疼痛、局部组织反应、虚脱、注射失败、过敏性休克和疾病传播等并发症的发生,一旦发现,及时通知医生进行妥善处理。

(二)皮下注射

皮下注射(subcutaneous injection)是指将少量药液或生物制剂注入皮下组织的方法。

【目的】

1. 须在一定时间内产生药效,而药物不能或不宜经口服给药时。

2. 预防接种。

3. 局部麻醉用药。

【操作程序】

1. 评估

(1)病人病情、治疗情况、意识状态等。

(2)病人心理状态,对用药的认知及合作程度。

(3)病人肢体活动情况和注射部位的皮肤状况。

2. 计划

(1)病人准备

1)明确操作目的,了解操作过程,能配合操作。

ER 8-13

皮下注射

2）常用注射部位准备：皮下注射部位常选用上臂三角肌下缘、腹部、后背、大腿前侧和外侧。

（2）**护士准备**：着装整洁，洗手、戴口罩。

（3）**用物准备**

1）治疗车上层：注射卡、手消毒液，注射盘内备皮肤消毒液、无菌棉签、弯盘。无菌盘内放在治疗室已抽吸好药液的注射器和针头。

2）治疗车下层：生活垃圾桶、医用垃圾桶、锐器回收盒。

（4）**环境准备**：环境清洁、安静，有足够的照明。

3. **实施**　见表8-10。

表8-10　皮下注射

操作流程	操作步骤	要点说明
1.核对、解释	携用物至病人床旁，核对床号、姓名、药液，向病人及其家属解释，使其明确操作目的	• 严格执行查对制度，遵守无菌操作规程 • 耐心向病人做好解释，减轻病人由于治疗带来的心理压力
2.定位、消毒	协助病人取舒适体位，选择注射部位，常规消毒皮肤，待干	• 按注射原则选择注射部位 • 对经常注射的病人，应有计划地经常轮流替换注射部位，确保最大治疗效果
3.二次核对	再次进行查对	• 确保病人无误
4.排气进针	(1)排尽注射器内空气，左手绷紧注射部位皮肤(过瘦者须捏起皮肤)，右手持注射器，示指固定针栓，针尖斜面向上，针尖与皮肤呈30°~40°角，快速刺入皮下(图8-16) (2)针梗进入1/2~2/3	• 勿全部刺入，防止针梗折断不易处理
5.注入药液	松开左手，抽吸无回血后缓慢推注药液，注药过程中注意询问病人感受，是否有明显疼痛感	• 关爱、关心病人 • 及时了解病人的心理状态 • 注意观察病人有无并发症的发生
6.拔针、按压	注射完毕，用无菌干棉签轻压针刺处，快速拔针、按压	• 减轻疼痛，防止药液外渗
7.核对、嘱咐	拔针后再次核对，嘱咐注意事项	• 操作后查对
8.整理、记录	(1)整理病人床单位，协助病人取舒适卧位，清理用物 (2)洗手，记录	• 注意分类处理垃圾，关注病人病情变化 • 记录注射时间、病人的反应

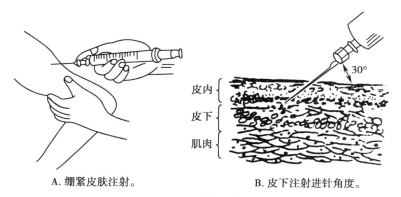

A. 绷紧皮肤注射。　　　　B. 皮下注射进针角度。

图8-16　皮下注射

4.**评价**

（1）病人理解操作的目的并主动配合。

（2）护士无菌观念强，操作熟练，动作轻巧。

（3）护患沟通有效，病人能主动配合，需要得到满足。

【注意事项】

1. 对长期注射者，应做好轮流交替使用不同注射部位的计划，及时更换注射部位，以促进药物的充分吸收。

2. 注射时及注射后注意观察有无针头堵塞，病人有无针口渗液、疼痛、局部或全身感染等并发症的发生，一旦发现，及时通知医生进行妥善处理。

3. 刺激性强的药物不宜皮下注射。

4. 注射少于1ml的药液时，必须用1ml注射器抽吸药液，以保证注入药液的剂量准确无误。

5. 注射进针角度不宜超过45°，以免刺入肌层；对过于消瘦者，应捏起局部组织，穿刺角度适当减小。在三角肌下缘注射时，进针方向稍向外侧，以免药液注入肌层。

（三）肌内注射

肌内注射（intramuscular injection）是指将一定量药液注入肌肉组织的方法。人体肌肉组织有丰富的毛细血管网，药液注入肌肉组织后，可通过毛细血管壁进入血液循环，毛细血管壁是多孔的类脂质膜，药物透过的速度较透过其他生物膜快，故吸收较完全而迅速。

【目的】

1. 需要在一定时间内产生药效，而不能或不宜口服的药物。

2. 药物不宜或不能静脉注射，要求比皮下注射更迅速发挥疗效。

3. 注射刺激性较强或药量较大的药物。

【操作程序】

1. 评估

（1）病人病情、治疗情况、意识状态等。

（2）病人心理状态，对用药的认知及合作程度。

（3）病人肢体活动情况和注射部位的皮肤状况。

2. 计划

（1）病人准备

1）明确操作目的，了解操作过程，能配合操作。

2）常用注射体位准备：病人明确肌内注射目的和自身情况，愿意合作并选择恰当体位以使肌肉松弛：①臀部注射，需病人取侧卧位时下腿弯曲、上腿伸直，肌肉放松；俯卧位时两足尖相对；仰卧位用于危重及不能翻身的病人，限于臀中肌和臀小肌注射。②上臂三角肌注射，需单手叉腰使三角肌显露。③股外侧肌注射，以自然坐位为宜。

（2）注射部位选择准备：一般选择肌肉较为丰厚，且距大血管、大神经较远的部位。其中最常用的注射部位为臀大肌，其次为臀中肌、臀小肌、股外侧肌及上臂三角肌。

1）臀大肌注射定位法：①十字法，指从臀裂顶点向左或向右侧划一水平线，然后从髂嵴最高点做一垂线，将一侧臀部分为4个象限，其外上象限并避开内角（从髂后上棘至股骨大转子连线）的区域为注射部位（图8-17A）。②连线法，即取髂前上棘与尾骨连线的外上1/3处为注射部位（图8-17B）。

2）臀中肌、臀小肌注射定位法：①构角法，以示指尖和中指尖分别置于髂前上棘与髂嵴下缘处，在髂嵴、示指、中指之间构成一个三角形区域，此区域即为注射部位（图8-18）。②三指法，即髂前上棘外侧三横指处（以病人的手指宽度为标准）为注射部位。

3）股外侧肌注射定位法：取大腿中段外侧，膝关节上10cm，髋关节下10cm处，宽约7.5cm处为注射部位。此处大血管、神经干很少通过，且注射范围较广，适用于多次注射或2岁以下幼儿注射（图8-19）。

4）上臂三角肌注射定位法：取上臂外侧，肩峰下2~3横指处（图8-20），此处肌肉较薄，只可做小剂量注射。上臂三角肌九区划分法将三角肌的长度和宽度都均分为三等分,使三角肌成为 9 个区,分别为三角肌上、中、下 1/3 部的前、中、后区(图 8-21)。三角肌上 1/3 部的前、中、后区为三角肌肌内注射的绝对安全区;中 1/3 部的前、中区为相对安全区;中、下 1/3 部的后区,因有桡神经通过,为三角肌注射的危险区;下 1/3 部的前、中区因肌肉太薄不能做肌内注射。

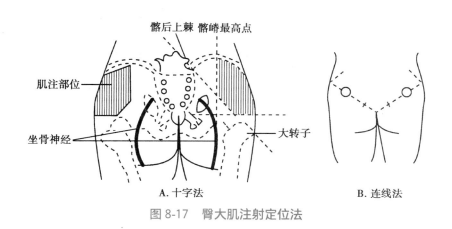

臀大肌注射
定位法

图 8-17　臀大肌注射定位法

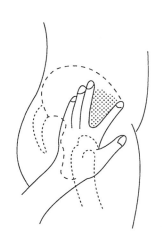

图 8-18　臀中肌、臀小肌注射定位法

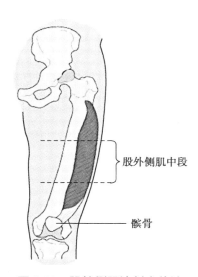

图 8-19　股外侧肌注射定位法

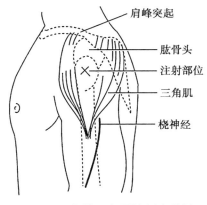

图 8-20　上臂三角肌注射定位法

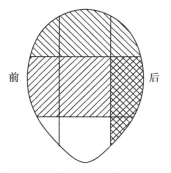

肌内注射

图 8-21　上臂三角肌九区划分法

（3）**护士准备**：着装整洁，洗手、戴口罩。

（4）**用物准备**

1）治疗车上层：注射卡、手消毒液，注射盘内备皮肤消毒液、无菌棉签、弯盘。无菌盘内放遵医嘱在治疗室已抽吸好药液的注射器和针头。

2）治疗车下层：生活垃圾桶、医用垃圾桶、锐器回收盒。

（5）**环境准备**：环境清洁、安静，有足够的照明。

3. 实施　见表8-11。

表8-11　肌内注射

操作流程	操作步骤	要点说明
1. 核对、解释	携用物至病人床旁，核对床号、姓名、药液，向病人及其家属解释，使其明确操作目的	• 严格执行查对制度，遵守无菌操作规程 • 耐心解释，减轻病人压力
2. 安置卧位	根据注射部位，协助病人取正确的体位	• 使注射部位肌肉松弛
3. 定位、消毒	选择注射部位，常规消毒皮肤，待干	• 避开神经和血管
4. 二次核对	再次进行查对	• 确保病人无误
5. 排气、进针	（1）排尽注射器内空气，左手拇指和示指分开并固定注射部位皮肤 （2）右手以执笔式持注射器（图8-22），中指固定针栓，针头与皮肤呈90°角，右手手腕带动手臂，用力适中，快速刺入针梗的1/2~2/3	• 拇指和示指不能污染消毒部位皮肤 • 切勿将针头全部刺入
6. 注入药液	抽动活塞，确认无回血后，缓慢推注药液，注药过程中注意询问病人感受，是否有明显疼痛感	• 如有回血，应立即拔针，不能注入药液 • 及时了解病人的心理状态 • 注意观察病人有无并发症的发生
7. 拔针、按压	注射完毕，用无菌干棉签轻压针刺处，快速拔针，按压片刻（图8-23）	• 减轻疼痛，防止药液外渗
8. 核对、嘱咐	拔针后再次核对，嘱咐注意事项	• 操作后查对
9. 整理、记录	（1）整理病人床单位，协助病人取舒适卧位，清理用物 （2）洗手，记录	• 注意分类处理垃圾，注意观察病人病情变化 • 记录注射时间、病人的反应

4. 评价

（1）病人理解操作的目的并主动配合。

（2）护士无菌观念强，操作熟练，动作轻巧。

（3）护患沟通有效，病人能主动配合，需要得到满足。

【注意事项】

1. 对2岁以下婴幼儿不宜选用臀大肌注射，因婴幼儿未能独立行走前，其臀部肌肉发育不完善，选择臀大肌注射时有损伤坐骨神经的危险。可选用臀中肌、臀小肌或股外侧肌进行注射。

2. 进针时切勿将针梗全部刺入，防止不合作的病人躁动时，针梗从根部衔接处折断。若针头折断，应嘱病人保持局部与肢体不动，固定局部组织，以防断针移位，同时尽快用无菌血管钳夹住断端取出针头。若断端全部埋入，速请外科医师诊治处理。

3. 对需长期注射者，应交替更换注射部位，并选用细长针头，以避免或减少硬结的发生；注射刺激性强的药物时，也应选择长针头深部注射。

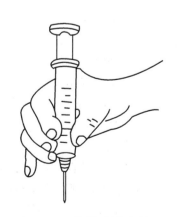

图8-22　执笔式持注射器

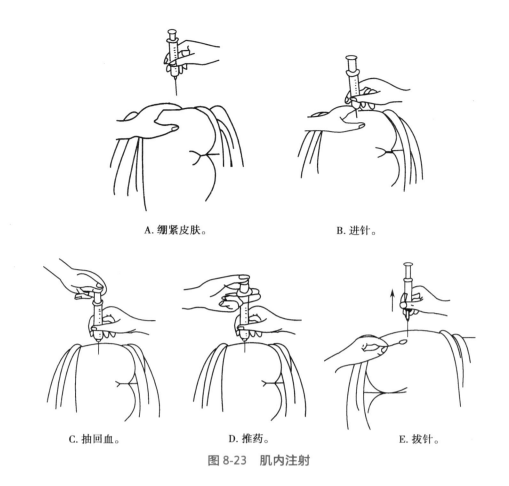

A.绷紧皮肤。　　　　　　　　B.进针。

C.抽回血。　　　　D.推药。　　　　E.拔针。

图 8-23　肌内注射

4.多种药物同时注射时,应注意配伍禁忌。

5.注射时及注射后注意观察有无针头堵塞,病人有无针口渗液、疼痛、神经性损伤、局部或全身感染等并发症的发生,一旦发现,及时通知医生进行妥善处理。

(四)静脉注射

静脉注射(intravenous injection)是指自静脉管腔注入无菌药液的方法。

【目的】

1.注入药物　用于不宜口服、皮下或肌内注射,需要迅速发挥药效的药物,尤其是治疗急危重症病人时。

2.诊断性检查　由静脉注入药物,如肝、肾、胆囊等 X 线造影检查。

3.静脉营养治疗。

4.股静脉注射　主要用于急救时加压输液、输血或采集血标本。

【操作程序】

1.评估

(1)病人年龄、病情、治疗情况、意识状态等。

(2)病人心理状态,对静脉注射给药的认知及合作程度。

(3)病人肢体活动能力、注射部位的皮肤状况、静脉充盈度、血管弹性。

2.计划

(1)病人准备

1)明确操作目的,了解操作过程,能配合操作。

2)常用注射部位准备:①四肢浅静脉,上肢常用肘部浅静脉(贵要静脉、肘正中静脉、头静脉),

腕部、手背的浅静脉;下肢常用足背静脉网、大隐静脉、小隐静脉(图 8-24)。②头皮静脉,小儿头皮静脉较为丰富,分支甚多,互相沟通交错成网且静脉表浅易见,易于固定,又方便小儿肢体活动。常用的头皮静脉有鼻额静脉、颞浅静脉、耳后静脉、枕静脉。③股静脉,股静脉位于股三角区,在股动脉的内侧 0.5cm 处,即为股静脉(图 8-25)。

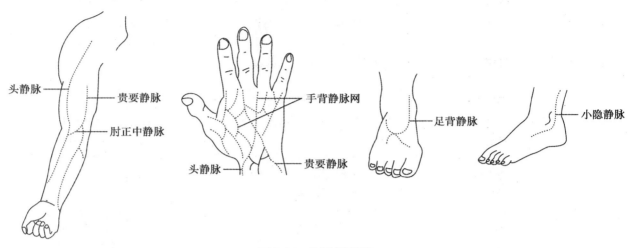

图 8-24　四肢浅静脉

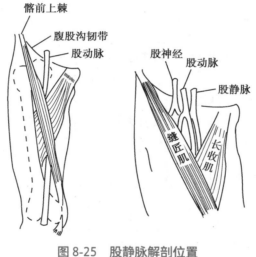

图 8-25　股静脉解剖位置

静脉注射

（2）**护士准备**：着装整洁,洗手、戴口罩。

（3）**用物准备**

1）治疗车上层：注射卡、手消毒液,注射盘内备皮肤消毒液、无菌棉签、弯盘、止血带、头皮针、敷贴、无菌纱布。无菌盘内放遵医嘱在治疗室已抽吸好药液的注射器和针头。

2）治疗车下层：生活垃圾桶、医用垃圾桶、锐器回收盒。

（4）**环境准备**：环境清洁、安静,有足够的照明。

3. 实施　见表 8-12。

4. 评价

（1）病人理解操作目的并主动配合。

（2）护士无菌观念强,操作熟练,动作轻巧。

（3）护患沟通有效,病人能主动配合,需要得到满足。

表 8-12　静脉注射

操作流程	操作步骤	要点说明
▲四肢浅静脉注射		
1. 核对、解释	携用物至病人床旁，核对床号、姓名，向病人及其家属解释，使其明确操作目的	• 严格执行查对制度，遵守无菌操作规程 • 耐心解释，减轻病人压力
2. 选择静脉	选择粗、直、弹性好、易于固定的静脉，避开静脉瓣	• 长期静脉注射者，应有计划地从远心端到近心端选择静脉
3. 定位、消毒	(1) 在穿刺点上方约 6cm 处系止血带，嘱病人握拳 (2) 常规消毒皮肤，待干	
4. 核对、排气	再次核对，排气或连接头皮针后排尽空气	• 操作中查对
5. 静脉穿刺	以左手拇指绷紧静脉下端皮肤，右手持注射器，示指固定针栓，或拇指、示指、中指固定头皮针针柄，针尖斜面向上与皮肤呈 15°~30°角，自静脉上方或侧方刺入皮下，再沿静脉走向潜行刺入静脉，见回血后再顺静脉进针少许(图 8-26)	• 若穿刺失败，应更换针头重新进行穿刺 • 一旦局部出现血肿，应立即拔出针头，按压局部，另选其他静脉更换针头重新穿刺
6. 推药、询问	松止血带、嘱病人松拳，固定针头，缓慢推注药液，询问病人感受，推注速度能否接受，穿刺部位是否有疼痛感觉	• 根据病人年龄、病情、药物性质，掌握推注速度 • 关爱、关心病人，了解病人的心理状态 • 注意观察有无液体外渗、静脉炎等并发症的发生
7. 拔针、按压	将干棉签置于穿刺点上方，快速拔出针头，按压片刻	
8. 核对嘱咐	拔针后再次核对，嘱咐注意事项	• 操作后查对
9. 整理、记录	(1) 协助病人取舒适卧位，清理用物 (2) 洗手，记录	• 注意分类处理 • 记录注射时间、病人用药后的反应
▲股静脉注射		
1. 核对、解释	携用物至病床旁，核对床号、姓名，向病人及其家属解释	• 严格执行查对制度，遵守无菌操作规程 • 耐心向病人做好解释，减轻病人由于治疗带来的心理压力
2. 安置体位	协助病人取仰卧位，下肢伸直略外展外旋	• 暴露注射部位，注意保护病人隐私，拉围帘进行遮挡
3. 定位、消毒	(1) 常规消毒局部皮肤，排尽注射器内空气并消毒术者左手示指和中指 (2) 在股三角区扪及股动脉搏动最明显的部位并用左手示指加以固定	
4. 核对穿刺	(1) 再次核对无误后，右手持注射器，针头和皮肤呈 90°或 45°角，在股动脉内侧 0.5cm 处刺入 (2) 抽动活塞见暗红色回血，提示针头进入股静脉	• 操作中查对 • 如抽出鲜红色血液，提示针头进入股动脉，应立即拔出针头，用无菌纱布加压按压 5~10min
5. 推药询问	固定针头，缓慢推注药液，询问病人感受，推注速度能否接受，穿刺部位是否有疼痛感觉	• 关爱、关心病人，并随时听取病人感受 • 及时了解病人的心理状态 • 注意观察有无液体外渗等并发症的发生
6. 拔针、按压	注射完毕，拔出针头，用无菌纱布按压 3~5min	• 避免引起出血或形成血肿
7. 核对、嘱咐	拔针后再次核对，嘱咐注意事项	• 操作后查对
8. 整理、记录	(1) 协助病人取舒适卧位，清理用物 (2) 洗手，记录	• 注意分类处理垃圾 • 记录注射时间、病人用药后的反应

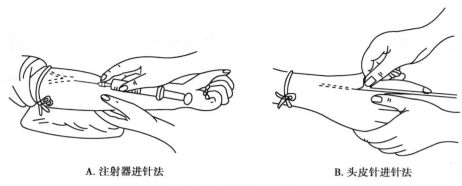

A. 注射器进针法　　　　　　　　　　　B. 头皮针进针法

图 8-26　静脉注射进针

【注意事项】

1. 对长期静脉用药的病人，为保护血管，应有计划地从远心端向近心端更换注射部位。

2. 注射对组织有强烈刺激性的药物时，应另备抽有 0.9% 氯化钠溶液的注射器和头皮针，穿刺成功后，先注入少量 0.9% 氯化钠溶液，证实针头在静脉内后，再换上抽有药液的注射器进行推药，以防药液注入血管外而致组织坏死。同时推注药液过程中，应注意观察回血情况，确保针头在静脉管腔内。

3. 静脉穿刺或推注药物的过程中，病人一旦出现局部疼痛、肿胀或抽吸无回血时，应立即停止注射，拔出针头、按压局部，另选静脉注射。

4. 根据病人的年龄、病情及药物性质，掌握注入药物的速度，并随时听取病人的主诉，观察注射局部及病情变化。

5. 对有出血倾向者不宜采用股静脉注射；进针后如抽出鲜红色血液，提示针头刺入股动脉，应立即拔出针头，用无菌纱布加压按压穿刺处 5~10min，确认无出血后，再在另一侧股静脉穿刺。

6. 特殊病人的静脉穿刺要点

（1）**肥胖病人**：肥胖者皮下脂肪较厚、静脉较深，故静脉不明显，但较易固定，注射时，触摸血管走向后可从静脉上方进针，进针角度稍加大（30°~40°）。

（2）**消瘦病人**：皮下脂肪少、静脉易滑动，但静脉较明显，穿刺时须固定静脉，从静脉正面或侧面刺入。

（3）**水肿病人**：可沿静脉解剖位置，用手按揉局部，以暂时驱散皮下水分，使静脉充分显露后再行穿刺。

（4）**脱水病人**：静脉萎陷，充盈不良，可做局部热敷、按摩，待血管扩张显露后再穿刺。

（5）**老年病人**：老年人皮肤松弛、皮下脂肪较少，静脉多硬化、脆性较大，血管易滑动，针头难以刺入，且易刺破血管壁。可采用手指固定穿刺点静脉上下两端，然后在静脉上方直接穿刺。

7. 静脉注射失败的常见原因

（1）针头刺入过浅，未刺入静脉内：刺入过浅或因静脉滑动，针头未刺入静脉内。表现为抽吸无回血，推注药液局部隆起，病人有疼痛感（图 8-27A）。

（2）针头刺入较浅，针尖斜面未完全刺入静脉内：针尖斜面部分在皮下，部分在静脉内。表现为抽吸虽有回血，但推注药液可有局部隆起，病人有疼痛感（图 8-27B）。

（3）针头刺入较深，刺破对侧血管壁：针尖斜面部分在静脉内，部分在静脉外。表现为抽吸有回血，推注少量药液局部可无隆起，但因部分药液注入静脉外，病人有疼痛感（图 8-27C）。

（4）针头刺入过深，穿透对侧血管壁：针头刺入过深，穿透对侧血管壁。表现为抽吸无回血，药液注入深层组织，病人有疼痛感（图 8-27D）。

（五）动脉注射

动脉注射（intra-arterial injection）是自动脉内注入无菌药液的方法。常用的动脉有桡动脉、股动脉、颈总动脉和锁骨下动脉。

【目的】

1. 注入造影剂进行某些特殊检查，如脑血管造影、下肢动脉造影等。

2. 注射抗肿瘤药进行区域性化疗。

3. 抢救重度休克病人，经动脉加压输入血液，以迅速增加有效血容量。

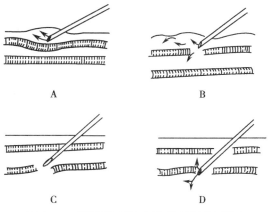

图 8-27　静脉注射穿刺失败原因示意图

【操作程序】

1. 评估

（1）病人年龄、病情、治疗情况、意识状态等。

（2）病人心理状态，对动脉注射给药的认知及合作程度。

（3）病人肢体活动能力、注射部位的皮肤状况和动脉状况。

2. 计划

（1）病人准备

1）明确操作目的，了解操作过程，能配合操作。

2）常用注射部位准备：一般选择动脉搏动最明显处，采集血标本常用桡动脉、股动脉。区域性化疗时，头面部疾病选用颈总动脉，上肢疾病选用锁骨下动脉或肱动脉，下肢疾病选用股动脉。

（2）护士准备：着装整洁，洗手、戴口罩。

（3）用物准备

1）治疗车上层：注射卡、手消毒液，注射盘内备常规皮肤消毒液、无菌棉签、弯盘、无菌纱布。无菌盘内放遵医嘱在治疗室已抽吸好药液的注射器和针头。

2）治疗车下层：生活垃圾桶、医用垃圾桶、锐器回收盒。

（4）环境准备：环境清洁、安静，有足够的照明。

3. 实施　见表 8-13。

表 8-13　动脉注射

操作流程	操作步骤	要点说明
1. 核对、解释	携用物至病人床边，核对病人信息并做好解释	● 严格执行查对制度，遵守无菌操作规程 ● 耐心向病人做好解释，减轻病人由于治疗带来的心理压力
2. 安置卧位	协助病人取合适体位，暴露穿刺部位。桡动脉穿刺时取仰卧位或坐位，股动脉穿刺时取仰卧位，下肢伸直并外展外旋	● 桡动脉穿刺点在前臂掌侧腕关节上 2cm 处 ● 股动脉穿刺点在腹股沟股动脉搏动明显处
3. 消毒皮肤	（1）常规消毒穿刺部位皮肤 （2）消毒护士左手示指和中指（或者左手戴无菌手套）	● 消毒范围直径不少于 5cm
4. 核对、排气	再次核对、排气	● 操作中查对
5. 固定、穿刺	用左手示指和中指触及动脉搏动最明显处并固定动脉于两指间，右手持注射器，在两指间垂直进针或与动脉走向呈 40° 角刺入动脉	

操作流程	操作步骤	要点说明
6. 推药、询问	穿刺后见有鲜红色血液进入注射器,马上以右手固定穿刺针的方向和深度,左手缓慢推注药液,询问病人感受,推注速度能否接受,穿刺部位是否有疼痛感	• 关爱、关心病人,并随时听取病人感受 • 及时了解病人的心理状态 • 注意观察有无液体外渗等并发症的发生
7. 拔针、按压	注射完毕,迅速拔针,局部加压按压 5~10min	• 用无菌纱布按压,直至不出血为止
8. 核对、嘱咐	拔针后再次核对,嘱咐注意事项	• 操作后查对
9. 整理、记录	(1)协助病人取舒适卧位,清理用物 (2)洗手,记录	• 注意分类处理 • 记录注射时间、病人用药后的反应

4. 评价

(1)病人理解操作目的并主动配合。

(2)护士无菌观念强,操作熟练,动作轻巧。

(3)护患沟通有效,病人能主动配合,需要得到满足。

【注意事项】

1. 严格执行查对制度、无菌操作原则、消毒隔离制度。

2. 推注药液过程中密切观察病人穿刺部位情况和病情变化,出现异常情况及时处理。

3. 拔针后采用无菌纱布加压按压,防止局部出血或形成血肿。

(六)微量注射泵的应用

微量注射泵(micro-perfusion pump)是指将小剂量药液持续、均匀、定量注入人体静脉内的注射装置。临床常用于在 ICU 或 CCU 连续低流量注射液体药剂,如麻醉药、抗肿瘤药或抗凝血药等;早产儿或新生儿营养剂的注射;低流量注射、输血;各种激素的注射等。其操作简便,在抢救危重病人时能减轻工作量,提高工作效率,准确、安全、有效地配合医生抢救。

ER 8-17

微量注射泵

【目的】

准确地控制和调节输注速度,将小剂量药液持续、均匀、定量、准确注入人体静脉内。

【操作程序】

1. 评估

(1)病人年龄、病情、治疗情况、意识状态等。

(2)病人心理状态,对微量注射泵给药的认知及合作程度。

(3)病人肢体活动能力、注射部位的皮肤状况和血管壁弹性情况,是否已建立或须重新建立静脉通道。

2. 计划

(1)**病人准备**:病人明确操作目的,了解操作过程,能配合操作。

(2)**护士准备**:着装整洁,洗手、戴口罩。

(3)**用物准备**

1)治疗车上层:注射盘内备常规皮肤消毒液、无菌棉签、弯盘、无菌纱布、注射泵延长管、头皮针、敷贴,需要时备三通管。注射盘外备微量注射泵,遵医嘱在 PDA 移动护士站抽好药液的注射器,注射卡、手消毒液。

2)治疗车下层:生活垃圾桶、医用垃圾桶、锐器回收盒。

(4)**环境准备**:病室环境要清洁、安静,有足够的照明。

3. 实施 见表8-14。

表8-14　微量注射泵的应用

操作流程	操作步骤	要点说明
1. 核对、解释	携用物至病人床旁,核对床号、姓名,向病人及其家属解释,使其明确操作目的	• 严格执行查对制度,遵守无菌操作规程 • 耐心向病人做好解释,减轻病人由于治疗带来的心理压力
2. 抽药、固定	(1)接通电源,打开开关 (2)将已抽吸药液的注射器稳妥地固定在注射泵上	
3. 设定速度	设定注射速度:一般10ml注射器注射速度为0.1~200ml/h;20~50ml注射器注射速度为0.1~300ml/h	
4. 连接器针	将注射器与头皮针连接	
5. 静脉穿刺	选择静脉、皮肤消毒、头皮针穿刺的方法同四肢浅静脉注射法	
6. 注射开始	静脉穿刺成功后,用胶布将头皮针固定好后按"开始"键,注射开始	• 注射过程中加强巡视,随时评估病人的反应和药物输注情况,发现报警信号,及时处理和排除故障
7. 注射继续	继续注射药物	• 当药液即将注射完毕时,"即将结束键"闪烁并报警
8. 注射结束	(1)按压"静音键"停止铃声 (2)再次按压"静音键",关闭"完毕"和"操作"灯	• 药液注射完毕,机器自动停止,"完毕键"闪烁并发出连续响声报警
9. 拔针、关泵	拔出针头,松开注射器与静脉穿刺针的连接。取出注射器,关闭微量注射泵,切断电源	
10. 再次核对		• 操作后查对
11. 整理、记录	(1)协助病人取舒适卧位,清理用物 (2)洗手,记录	• 注意分类处理 • 记录注射时间、病人用药后的反应

4. 评价

(1)病人理解操作目的并主动配合。

(2)护士无菌观念强,操作熟练,动作轻巧。

(3)护患沟通有效,病人能主动配合,需要得到满足。

【注意事项】

1. 用微量注射泵时宜单独建立静脉通道。因多种药物联合应用时,药物间易出现配伍禁忌,导致药物疗效降低,甚至产生毒副作用。

2. 切勿在同一静脉留置针肝素帽处插入2~3个通道,避免受输液速度、压力或推药等其他操作影响药液持续泵入,使药物浓度忽高忽低,血药浓度受到影响,引起病情变化,延误治疗,出现不良反应。

3. 注射开始后严格无菌操作,连续输液者每24h更换注射器和泵管1次,若有污染要及时更换。

4. 无明显原因病人血压、心率出现较大变化时,应观察注射泵连接管、血管是否通畅,将微量泵延长管部分与正压接头处脱开,观察连接管、血管是否通畅,切勿折叠延长管并向血管内挤压,尤其在应用硝普钠时,以免造成病人血压突然下降。

5. 根据报警提示及时做出正确的处理。

无针注射

无针注射（needle-free injection，NFI）以其安全、有效、无针头恐惧、病人耐受性好等优点得以在临床应用。越来越多证据表明，向表皮和真皮中输送小体积的药物具有提高疗效、缩短起效时间的优势。

目前，国内上市的新型无针透皮递送系统已经提供连续注射及脉冲注射模式，提高了注射速率及灵活性。NFI系统作用原理是利用动力源产生高压，推动药物从微米级的细孔喷出，产生高速（流速一般大于100m/s）高压射流，利用射流动量进入或穿透皮肤并弥散到皮肤或皮下组织中。喷射过程分为3步：射流产生、射流在空气中传导、射流作用于皮肤。基于激光驱动的NFI系统能够对能量以及穿透深度精确控制，有望为临床提供更高效的NFI设备。

第五节　局部给药法

病人，男性，65岁，因青光眼术后须滴眼药水巩固治疗效果。
请思考：
1. 护士为该病人用药时应如何安置体位？
2. 护士在为病人滴眼药水时须注意哪些问题？
3. 护士在为该病人滴眼药水时，病人比较紧张，担心术后效果不好，我们该如何帮助病人消除疑虑，体现人文关怀？

除前面介绍的几种主要给药途径以外，根据各专科的特殊治疗需要，还可采用以下局部给药方法。

一、滴药法

滴药法是指将药物滴入某些体腔从而产生疗效的给药方法。以下对眼、耳、鼻的滴药方法逐一做简单的介绍。

1. 滴眼药法　用滴管或眼药滴瓶将药液滴入结膜囊，以达到消炎、杀菌、收敛、麻醉、扩瞳、缩瞳等治疗作用，也可用作某些诊断检查。

帮助病人滴眼药时，协助病人取仰卧位或坐位，头略后仰，用干棉签拭去眼部分泌物，嘱病人眼睛向上注视。护士左手取一干棉球放于病人下睑处，并用示指固定上睑，拇指将下睑向下牵拉，右手持滴管或滴瓶，在距离眼睑1~2cm处，将1滴药液滴入结膜下穹中央。如果涂眼药膏，则将眼药膏挤入结膜下穹部，长度1cm左右即可。

操作时严格执行无菌操作规程，预防交叉感染。认真核对，注意检查眼药水的质量和药液的性质。滴药时，一般先左后右，防止遗漏和差错。应用扩瞳药或致痛的药物时，应事先告知病人以消除紧张。滴药的动作要轻柔，以防伤及眼球。

2. 滴耳药法　将药液滴入耳道，以达到清洁耳道、消炎的目的。帮助病人滴耳药时，协助病人取侧卧位或头偏向一侧，患耳向上，用棉签清洁耳道。护士一手持干棉球，向上向后轻拉病人耳郭，使耳道变直，另一手持滴管，将药液沿外耳道顺耳后壁滴入3~5滴，并轻提耳郭或在耳屏上加压，使气体排出，药液容易流入，再将干棉球塞入外耳道。

操作时滴管口不可触及病人皮肤,防止交叉感染。滴入的药液温度要适宜,以免刺激内耳引起眩晕。如昆虫类进入耳道,可选用油剂药液,滴药后 2~3min 便可取出。清除耳内耵聍时滴入软化剂后可有胀感,耵聍取出后胀感即消失,嘱病人不必紧张。

3. 滴鼻药法 通过从鼻腔滴入药物,治疗鼻窦炎;滴入血管收缩药,减少分泌,减轻鼻塞症状。帮助病人滴鼻药时,嘱病人先排出鼻腔分泌物并清洁鼻腔,协助病人取仰卧位或侧卧位,护士一手持干棉球,并轻推鼻尖,暴露鼻腔,另一手持滴瓶距离鼻孔 2cm 处滴入药液,每侧滴入 2~3 滴。轻捏鼻翼或嘱病人将头部向两侧轻轻晃动,促使药液均匀分布到鼻窦口,提高药液效果。

二、插入给药法

插入给药法包括直肠给药和阴道给药,常用栓剂进行插入给药。栓剂是药物与相适应的基质制成的固体制剂,专用于腔道给药。栓剂的熔点是 37℃左右,进入体腔后能缓慢融化而产生疗效。

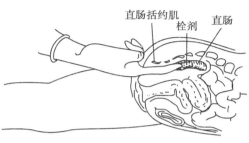

图 8-28　直肠栓剂插入法

1. 直肠栓剂插入法(图 8-28) 将栓剂插入直肠,产生局部或全身治疗作用。用药时协助病人取侧卧位,膝部弯曲并暴露肛门。嘱病人深呼吸,降低腹部压力。护士戴上指套或手套,将栓剂插入病人肛门,并用示指将栓剂沿直肠壁轻轻推入 6~7cm,嘱病人保持侧卧姿势 15min 后方可改变体位。

2. 阴道栓剂插入法 将消炎、抗菌栓剂插入阴道,治疗阴道、宫颈炎症。用药时协助病人取屈膝仰卧位,分开双腿并充分暴露会阴部。护士一手戴指套或手套,以示指或置入器将栓剂以向下向前的方式,置入阴道内 5cm 以上,并将病人体位改变为仰卧位,尽量仰卧 15min 以上方可改变体位。

操作时注意保护病人隐私,准确判断阴道口,必须置入足够深度。为延长药物作用时间,尽量晚上用药,指导病人治疗期间避免性生活及盆浴,保持内裤清洁。阴道出血和月经期禁用。

三、皮肤给药法

皮肤给药是将药物直接涂于皮肤处,以起到局部治疗的作用。常用于皮肤的药物有溶液、软膏、糊剂等多种剂型。

1. 溶液类 在病人患处下方垫塑料布或橡胶单,用持物钳直接夹取蘸湿药液的棉球,涂抹于患处,至清洁后用干棉球擦干。主要用于急性皮炎伴有大量渗液或脓液的病人。

2. 软膏类 用棉签将软膏涂于患处,不宜涂药过厚;一般不需要包扎,但是局部有溃疡或大片糜烂时,涂药后应包扎。

3. 糊剂类 用棉签将药液直接涂于患处,不宜涂药过厚,影响药物吸收;还可将药物涂于无菌纱布上,贴于受损皮肤处,并包扎固定。主要用于亚急性皮炎,有少量渗液或轻度糜烂的病人。

操作前了解病人对局部用药处的主观感觉,并有针对性地做好解释工作。注意观察病人用药后局部皮肤反应情况,尤其是对小儿和老年病人的观察。动态地评价用药效果并实施提高用药效果的措施。

四、舌下给药法

舌下给药法是通过舌下黏膜丰富的毛细血管,将药物吸收,可避免胃肠道刺激,同时起效快。使用时指导病人将药物放在舌下,让其自然溶解、吸收,不可咀嚼、不可直接吞下,以免影响药物疗效。使病人了解此类药物不可嚼碎咽下,而需要自然溶化,被口腔黏膜吸收,否则会降低药效。同时应教会病人如何评价药效,用药后症状不缓解,可重复用药,但在服药同时要及时就医。

第六节 药物过敏试验及过敏反应的处理

案例导入

病人，男性，60岁，因感冒致发热、咳嗽到村卫生室就医，医生根据其病情须使用青霉素注射治疗，使用青霉素前对其进行青霉素过敏试验，结果显示为阴性，而后为其实施青霉素、双黄连静脉滴注。7d后该病人出现皮肤瘙痒、荨麻疹、发热、关节肿痛、全身淋巴结肿大、腹痛等症状。

请思考：
1. 该病人可能发生了什么情况？
2. 操作中如何预防此类情况的发生？
3. 针对病人此类情况，护理时如何体现人文关怀？

一、青霉素过敏试验与过敏反应的处理

（一）青霉素过敏反应的原因

药物过敏反应（drug anaphylaxis）属于异常的免疫反应，发生的基本原因是抗原、抗体的相互作用。青霉素本身无抗原性，其制剂所含的6-氨基青霉烷酸高分子聚合体、青霉噻唑酸和青霉烯酸降解产物是一种半抗原，进入机体后与组织蛋白或多肽分子相结合而形成青霉噻唑蛋白完全抗原，使T淋巴细胞致敏，并作用于B淋巴细胞，使B淋巴细胞转化为浆细胞而产生相应的抗体IgE，IgE附着于某些组织如皮肤、鼻咽、声带、支气管黏膜下的肥大细胞和嗜碱性粒细胞表面，使机体处于致敏状态。当机体再次接受该抗原时，抗原与肥大细胞和嗜碱性粒细胞表面的IgE特异性结合，导致细胞破裂，释放出多种生物活性物质，如组胺、白三烯、缓激肽等血管活性物质，引起平滑肌痉挛，毛细血管扩张及通透性增加，腺体分泌增多，从而产生一系列过敏反应的临床表现（图8-29）。

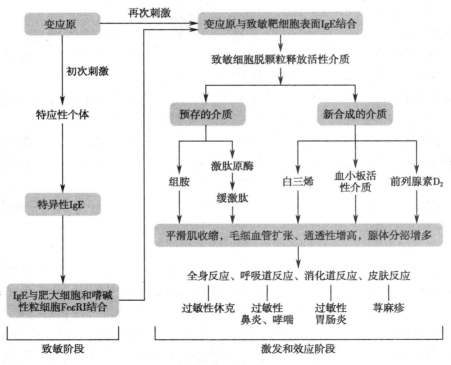

图 8-29 青霉素过敏反应原理

（二）青霉素过敏反应的临床表现

1. 过敏性休克 过敏性休克是过敏反应中最严重的一种反应。发生率为万分之五到万分之十，一般于用药数秒或数分钟内呈闪电式发生，也有的发生于用药半小时后，有极少数发生于连续用药的过程中，但大多发生在注射后 5~20min 之内。主要临床表现如下：

（1）**呼吸道阻塞症状**：由喉头水肿和肺水肿引起，病人表现为胸闷、气急、哮喘与呼吸困难，伴有濒死感。

（2）**循环衰竭症状**：周围血管扩张导致循环血量不足而引起面色苍白、冷汗、发绀、脉细弱、血压下降等。

（3）**中枢神经系统症状**：由于脑组织缺氧引起头晕、眼花、面部及四肢麻木、意识丧失、抽搐、大小便失禁等。

（4）**皮肤过敏症状**：出现皮肤瘙痒、荨麻疹及其他皮疹。

2. 血清病 一般发生于用药后的 7~12d，临床表现和血清病相似，如皮肤瘙痒、荨麻疹、发热、关节肿痛、全身淋巴结肿大、腹痛等症状。

3. 各器官或组织的过敏反应

（1）**皮肤过敏反应**：瘙痒、荨麻疹，严重者可发生剥脱性皮炎。

（2）**呼吸道过敏反应**：可引起哮喘或诱发原有哮喘发作。

（3）**消化系统过敏反应**：可出现过敏性紫癜，以腹痛和便血为主要表现。

上述症状可单独出现，也可同时存在，临床最早出现的是呼吸道症状或皮肤瘙痒，因此必须注意病情观察和倾听病人的主诉。

（三）青霉素过敏性休克的处理

1. 立即停药、就地抢救 立即停药，及时、迅速就地抢救，通知医生，同时协助病人平卧，给予保暖。

2. 注射首选药物 立即皮下注射 0.1% 盐酸肾上腺素 0.5~1ml，患儿剂量酌减，如症状不缓解，可每隔 30min 皮下或静脉注射 0.5ml，直至病人脱离危险期。盐酸肾上腺素具有收缩血管、增加外周阻力、兴奋心肌、增加心排血量及松弛支气管平滑肌的作用。

3. 改善呼吸功能 ①立即给予氧气吸入，改善缺氧症状。②出现呼吸抑制时，应立即进行口对口人工呼吸或简易呼吸器人工呼吸，并遵医嘱肌内注射尼可刹米或洛贝林等呼吸兴奋药。③出现喉头水肿影响呼吸时，应立即配合医生准备气管插管或施行气管切开术。

4. 维护循环功能 ①血压不回升，可用右旋糖酐以扩充血容量，必要时给予多巴胺、间羟胺等升压药物。②如病人发生心搏骤停，立即进行胸外心脏按压。

5. 纠正酸中毒和抗过敏 遵医嘱给予 5% 碳酸氢钠等碱性药物以纠正酸中毒；应用抗组胺药，如肌内注射盐酸异丙嗪或苯海拉明以对抗过敏反应；静脉注射地塞米松 5~10mg 或将氢化可的松 200mg 加入 5% 或 10% 葡萄糖液 500ml 内静脉滴注。

6. 密切观察病情 密切观察病人生命体征、尿量及其他临床变化，做好详细的病情动态记录。病人未脱离危险前不得搬动。

（四）青霉素过敏反应的预防

1. 询问三史 使用各种剂型的青霉素前，必须详细询问病人的用药史、家族史和过敏史。对已知有过敏史者，禁止做过敏试验；对无过敏史者，凡首次用药、停药 3d 以上者，用药过程中更换批号时必须做过敏试验，试验结果为阴性时方可用药。对过敏体质者应慎做药物过敏试验。

2. 用药前做药物过敏试验，准确判断试验结果，试验结果为阴性时方可用药。对结果为阳性者绝对禁止使用青霉素，同时报告医生，在各种执行单上和病人床头醒目注明，并告知病人及其家属引起注意。

3. 试验液要现用现配 青霉素水溶液极不稳定，放置时间过久，除药物被污染或药物效价降低外，还可分解产生各种致敏物质，导致过敏反应的发生；配制的试验液浓度与注射剂量要准确，保证结果判断正确。

4. 做好急救准备工作 进行过敏试验或使用药物前均应备好 0.1% 盐酸肾上腺素、注射器、氧气装置及其他急救药物和器械；过敏试验或注射时严密观察病人反应；注射后嘱咐病人勿马上离开，继续观察 30min，无过敏反应后方可离开。

5. 排除影响因素 不能在同一时间内，在同一手臂上做青霉素以外的其他药物的过敏试验，以免影响对结果的准确判断。病人空腹时不宜做过敏试验，以免因低血糖导致晕厥时，与过敏反应的表现相混淆。

（五）青霉素过敏试验法

【目的】

预防青霉素过敏反应。

【操作程序】

1. 评估

（1）病人的病情、用药史、家族史和过敏史。

（2）病人是否进食，空腹时不宜进行过敏试验。

（3）病人的注射部位皮肤情况、心理状态及合作程度。

2. 计划

（1）**病人准备**：病人了解青霉素过敏试验的目的和意义，能积极配合操作。

（2）**护士准备**：着装整洁，洗手、戴口罩。

（3）**用物准备**

1）治疗车上层：注射盘内备皮肤消毒液、无菌棉签、砂轮、弯盘、开瓶器、青霉素、10ml 生理盐水、1ml 和 5ml 的一次性注射器、注射卡、手消毒液。另备 0.1% 盐酸肾上腺素。

2）治疗车下层：生活垃圾桶、医用垃圾桶、锐器回收盒。

（4）**环境准备**：环境整洁、安静、安全，温、湿度适宜，符合无菌操作原则要求。

3. 实施

（1）**试验液配制**：以每 1ml 含 200~500U 的青霉素生理盐水溶液（200~500U/ml）为标准，皮内试验的剂量为 0.1ml（含 20~50U），具体配制方法见表 8-15。临床青霉素的制剂有 40 万 U、80 万 U、160 万 U、400 万 U，表 8-15 中以每瓶含青霉素 80 万 U 为例进行配制。

ER 8-18
青霉素皮内
试验液的配制

表 8-15 青霉素皮内试验液的配制方法

步骤	青霉素	加生理盐水 /ml	药物浓度 /(U·ml^{-1})	要求
溶解药液	80 万 U/ 瓶	4	20 万	充分溶解
1 次稀释	取上液 0.1ml	0.9	2 万	混匀
2 次稀释	取上液 0.1ml	0.9	2 000	混匀
3 次稀释	取上液 0.1~0.25ml	0.9~0.75	200~500	混匀

（2）**试验方法**：确定病人无青霉素过敏史后，按照皮内注射的方法于前臂掌侧下段注射 0.1ml（含 20~50U）青霉素试验液，20min 后观察试验结果，进行试验结果的判断。

（3）**结果判断**

1）阴性：局部皮丘无改变，周围无红肿，全身无自觉症状。

2）阳性：局部皮丘隆起，并出现红晕、硬结，直径大于 1cm，或红晕周围有伪足、痒感，严重时病人可出现过敏性休克。

4. 评价

（1）病人理解试验目的及注意事项。

（2）护士严格遵守操作规程，无菌观念强，操作熟练，动作轻巧。药液配制、试验方法和结果判断正确。

（3）护患沟通有效，病人能主动配合，需要得到满足。

【注意事项】

1. 操作前必须仔细询问病人用药史、过敏史和家族史，对有青霉素过敏史者禁止做此项试验。曾使用过青霉素，但停药已超过 3d 或在使用过程中改用不同生产批号的制剂时，须重做药物过敏试验。

2. 进行试验液配制时，抽吸药液量要准确，每次抽吸后应充分混匀，以确保试验液浓度的准确性。

3. 皮试后须严密观察病人反应，并准确、及时、真实记录。如试验结果为阳性，则禁用青霉素，并在体温单、医嘱单、病历卡、床头卡、门诊卡、注射卡上醒目地标明"青霉素阳性"，同时告知病人及其家属。

4. 青霉素水溶液极不稳定，放置过久除引起效价降低外，还可分解产生致敏物质，因此使用青霉素应现用现配。配制试验液或溶解青霉素的生理盐水应专用。

5. 如对试验结果有怀疑，应在对侧前臂掌侧下段皮内注射生理盐水 0.1ml，20min 后进行对照比较，确认青霉素试验结果为阴性时方可用药。

二、头孢菌素过敏试验与过敏反应的处理

头孢菌素属于半合成的广谱、高效、低毒类抗生素。青霉素与第一代头孢菌素之间的交叉过敏性较多见，目前研究认为头孢菌素 C7 位的 R1 侧链与青霉素 C6 位的侧链结构相同或相似是导致交叉过敏反应的主要因素。故临床上现在根据药物及病人具体情况选择是否需要进行头孢菌素的药物过敏试验。现以头孢曲松钠（0.5g/瓶）为例介绍过敏试验法。

（一）头孢菌素过敏试验法

【目的】

预防头孢菌素过敏反应。

【操作程序】

1. 评估 同青霉素过敏试验法。

2. 计划 同青霉素过敏试验法，须将青霉素换成头孢菌素。

3. 实施

（1）**试验液配制**：以每毫升含 500μg 的头孢曲松钠生理盐水溶液（500μg/ml）为标准，皮内试验的剂量为 0.1ml（含 50μg）。具体配制方法见表 8-16。

（2）**试验方法**：确定病人无头孢曲松钠过敏史后，按照皮内注射的方法于前臂掌侧下段注射 0.1ml（含 50μg）头孢曲松钠试验液，记录时间，20min 后观察试验结果，进行试验结果的判断。

表 8-16　头孢曲松钠皮内试验液的配制方法

步骤	头孢曲松钠	加生理盐水 /ml	药物浓度	要求
溶解药液	0.5g/瓶	2	250mg/ml	充分溶解
1 次稀释	取上液 0.2ml	0.8	50mg/ml	混匀
2 次稀释	取上液 0.1ml	0.9	5mg/ml	混匀
3 次稀释	取上液 0.1ml	0.9	500μg/ml	混匀

（3）结果判断：同青霉素过敏皮内试验法。

4. 评价

（1）病人理解试验目的及注意事项，并能主动配合。

（2）护士严格遵守操作规程，无菌观念强，操作熟练，动作轻巧。药液配制、试验方法和结果判断正确。

（3）护患沟通有效，彼此需要得到满足。

【注意事项】

1. 青霉素过敏者对头孢菌素类抗生素有部分交叉过敏，对其使用头孢菌素类抗生素时要慎重，对存在青霉素过敏性休克者绝对禁忌使用头孢菌素类抗生素。

2. 在进行试验时，为防止出现假阳性，应禁止病人短时间内使用抗组胺药或糖皮质激素类药物。

3. 在使用过程中，即使试验结果为阴性，病人仍有可能产生过敏反应，故使用过程中注意严密观察病人的反应。

（二）头孢菌素过敏反应的处理

同青霉素过敏反应的处理。

三、破伤风抗毒素过敏试验与过敏反应的处理

破伤风抗毒素（tetanus antitoxin，TAT）是一种特异性抗体，能中和病人体液中的破伤风毒素，使机体产生被动免疫，临床上常用于破伤风疾病的预防和破伤风病人的救治。但 TAT 是马的免疫血清，对于人体是一种异种蛋白，具有抗原性，注射后易发生过敏反应。因此，在首次用药前必须做过敏试验，曾用过 TAT 但超过 7d 者，如再次使用应重新做过敏试验。

（一）破伤风抗毒素（TAT）过敏试验法

【目的】

预防 TAT 过敏反应。

【操作程序】

1. 评估 同青霉素过敏试验法。

2. 计划 同青霉素过敏试验法，须将青霉素换成 TAT。

3. 实施

（1）试验液配制：以每毫升含 150IU 的 TAT 生理盐水溶液（150IU/ml）为标准，皮内试验的剂量为 0.1ml（含 15IU）。

具体配制方法：每支（1ml）含破伤风抗毒素 1 500IU，从原液中抽取 0.1ml 加生理盐水稀释到 1ml 即为标准试验液。

（2）试验方法：按照皮内注射的方法于前臂掌侧下段注射 0.1ml（含 15IU）的破伤风抗毒素试验液，20min 后观察试验结果，进行试验结果的判断并记录。

（3）结果判断

1）阴性：局部皮丘无改变，周围无红肿，全身无反应。

2）阳性：局部反应为皮丘红肿、硬结，直径大于 1.5cm，红晕超过 4cm，有时出现伪足、痒感。全身过敏反应同青霉素过敏反应。

4. 评价

（1）病人理解试验目的及注意事项，并能主动配合。

（2）护士严格遵守操作规程，无菌观念强，操作熟练，动作轻巧。药液配制、试验方法和结果判断正确。

（3）护患沟通有效，彼此需要得到满足。

【注意事项】

1. 操作前必须仔细询问病人用药史、过敏史和家族史，在首次用药前必须做过敏试验，曾用过TAT但超过7d者，如再次使用应重新做过敏试验。

2. 进行试验液配制时，抽吸药液量要准确，以确保试验液浓度的准确性。

3. 如对试验结果有怀疑，应做对照反应试验，在对侧前臂掌侧下段皮内注射生理盐水0.1ml，20min后进行对照比较。试验结果为阴性反应，将需要剂量一次进行注射；如试验结果为阳性反应，应采取脱敏注射。

（二）破伤风抗毒素脱敏注射法

1. 脱敏注射法 破伤风抗毒素脱敏注射法是采用多次剂量递增的方法，将破伤风抗毒素注入试验阳性者体内（表8-17）。

2. 脱敏注射法的机制 当小剂量TAT抗原进入人体后，同吸附于肥大细胞或嗜碱性粒细胞膜上的IgE结合，使其逐步释放少量的组胺等活性物质，而机体本身释放的组胺酶可将其分解，不至于对机体产生严重损害。因此，经过多次小剂量反复注射TAT后，可使细胞表面的IgE抗体大部分甚至全部被结合而消耗掉，最后大量注射TAT时，便不会发生过敏反应。

表8-17 破伤风抗毒素脱敏注射法

次数	TAT/ml	加生理盐水/ml	注射途径	间隔时间/min
1	0.1	0.9	肌内注射	20
2	0.2	0.8	肌内注射	20
3	0.3	0.7	肌内注射	20
4	余量	加至1	肌内注射	20

3. 注意事项 对TAT过敏试验阳性的病人，采用脱敏注射法时，每次注射后均须密切观察病人的反应。如发现病人有气促、发绀、荨麻疹等不适或发生过敏性休克时应立即停止注射，并迅速处理。如反应轻微，待反应消退后，酌情增加注射次数，减少每次注射剂量，以达到顺利注入余量的目的。

四、碘过敏试验与过敏反应的处理

临床上碘化物造影剂常用于支气管、脑血管、心血管、胆囊、肾脏、膀胱等组织和器官的造影。病人在使用该药物时可发生过敏反应，应在造影前24~48h做过敏试验，阴性者方可做碘造影检查。

（一）碘过敏试验法

【目的】

预防碘过敏反应。

【操作程序】

1. 评估 同青霉素过敏皮内试验法。

2. 计划 同青霉素过敏试验法，须将青霉素换成碘液。

3. 实施

（1）试验方法

1）口服法：口服5%~10%碘化钾5ml，每日3次，连续3d，观察结果。

2）皮内注射法：皮内注射碘造影剂0.1ml，20min后观察，判断结果。

3）静脉注射法：缓慢静脉注射碘造影剂1ml（30%泛影葡胺1ml），观察5~10min后，判断结果。在静脉注射造影剂前，必须先行皮内注射，然后再行静脉注射，如试验结果为阴性，方可进行碘剂造影。

（2）试验结果判断

1）口服法：有口麻、头晕、心慌、恶心、呕吐、流泪、流涕、荨麻疹等症状为阳性。

2）皮内注射法：局部有硬块、红肿，直径超过 1cm 为阳性。

3）静脉注射法：有血压、脉搏、呼吸和面色等改变为阳性。

4. 评价

（1）病人理解试验目的及注意事项，并能主动配合。

（2）护士严格遵守操作规程，无菌观念强，操作熟练，动作轻巧。药液配制、试验方法和结果判断正确。

（3）护患沟通有效，彼此需要得到满足。

【注意事项】

1. 静脉注射造影剂前应先做皮内试验，结果为阴性时再行静脉注射试验，2 次结果均为阴性者方可进行碘剂造影。

2. 有少数人过敏试验结果为阴性，但在注射碘造影剂时依旧会发生过敏反应，故造影时仍须备好急救物品。

（二）碘过敏反应的处理

过敏反应的处理同青霉素过敏反应处理。

五、链霉素过敏试验与过敏反应的处理

链霉素对多数革兰氏阴性杆菌有较强的抗菌作用，但因本身所含杂质（链霉素胍和二链霉胺）能引起机体释放组胺，导致机体出现过敏反应、毒性反应，容易产生耐受性，目前临床已较少使用。虽然链霉素引起过敏反应临床上较少见，但一旦出现过敏性休克比青霉素过敏反应更为严重，且死亡率很高。

（一）链霉素过敏试验法

【目的】

预防链霉素过敏反应。

【操作程序】

1. 评估 同青霉素过敏皮内试验法。

2. 计划 同青霉素过敏皮内试验法，须将青霉素换成链霉素，另备葡萄糖酸钙或氯化钙、新斯的明。

3. 实施

（1）试验液配制：以每毫升含 2 500U 的链霉素生理盐水溶液（2 500U/ml）为标准，皮内试验的剂量为 0.1ml（含 250U），具体配制方法见表 8-18。

表 8-18 链霉素皮内试验液的配制方法

步骤	链霉素	加生理盐水 /ml	药物浓度 /(U·ml^{-1})	要求
溶解药液	100 万 U/ 支	3.5	25 万	充分溶解
1 次稀释	取上液 0.1ml	0.9	2.5 万	混匀
2 次稀释	取上液 0.1ml	0.9	2 500	混匀

（2）试验方法：按照皮内注射的方法于前臂掌侧下段注射 0.1ml（含 250U）链霉素试验液，记录时间，20min 后观察试验结果，进行试验结果的判断并记录。

（3）结果判断：同青霉素过敏皮内试验法。

4. 评价 同青霉素过敏皮内试验法。

【注意事项】

1. 对链霉素过敏试验阳性者，要禁用链霉素，同时要告知医生，并在体温单、医嘱单、病历卡、床头卡、门诊卡、注射卡上醒目地标明"链霉素阳性"，也要告知病人及其家属。

2. 在使用过程中，即使试验结果为阴性，病人仍有可能产生过敏反应，故使用过程中注意严密观察病人的反应。

（二）链霉素过敏反应的处理

链霉素过敏反应的临床表现同青霉素过敏反应，但较少见。轻者表现为发热、荨麻疹，重者可出现过敏性休克。一旦发生过敏性休克，其处理方法与青霉素过敏性休克相同。

链霉素的毒性反应比过敏反应更常见、更严重，病人可出现全身麻木、抽搐、肌肉无力、眩晕、耳鸣、耳聋等症状。病人若有抽搐，可静脉缓慢注射 10% 葡萄糖酸钙或氯化钙 10ml，因链霉素与钙离子进行络合，使中毒症状减轻。病人若出现肌肉无力、呼吸困难，遵医嘱皮下注射新斯的明 0.5~1mg，必要时给予 0.25mg 静脉注射。

（梅运飞）

思考题

1. 病人，男性，40 岁。静脉注射 50% 葡萄糖，推注过程中病人主诉疼痛，抽吸有回血，但局部有肿胀。请问：

（1）该病人发生了什么情况？

（2）应如何处理？

（3）请分析还有哪些原因可引起静脉注射失败？

2. 病人，女性，56 岁，患慢性充血性心力衰竭，应用地高辛治疗后，出现食欲明显减退、恶心、呕吐、头晕，心率为 46 次 /min，心律不齐。请问：

（1）该病人出现了什么情况？

（2）使用地高辛治疗时应注意什么？

3. 病人，男性，25 岁。因发热、咳嗽、咽喉肿痛 1d 就诊，诊断为上呼吸道感染。给予肌内注射青霉素钠 80 万 U，2 次 /d。肌内注射前，护士给病人做青霉素过敏试验。过敏试验 3min 后，病人感到头晕、胸闷、气促、畏寒，护士赶到后发现病人口唇发绀、面色苍白，出冷汗，继而意识模糊、呼之不应，血压 50/36mmHg，心率 120 次 /min，呼吸 25 次 /min。请问：

（1）该病人发生了什么情况？

（2）对该病人应如何进行抢救？

（3）在临床工作中如何预防此种情况的发生？

ER 8-19

练习题

第九章 | 静脉输液和输血

教学课件

思维导图

学习目标

1. 掌握 静脉输液和输血的注意事项；静脉输血前的准备工作；输液反应和输血反应的临床表现、预防及护理。

2. 熟悉 静脉输液的原理及目的，常用溶液的种类及作用，常用输液部位；发生输液反应和输血反应的原因；静脉输血的目的、血液制品的种类及适应证。

3. 了解 输液微粒污染；血型和交叉配血试验；成分输血和自体输血。

4. 能熟练完成周围静脉输液法、静脉输血，学会正确计算输液速度与时间；能预防、识别并处理常见的输液反应和静脉输血反应；学会排除输液故障。

5. 具有人道、博爱的职业道德，树立生命至上、全心全意为护理对象服务的职业情感；依法执业、严谨务实，养成规则意识和护理安全意识，对病人关心、体贴，确保病人安全，能严格执行无菌操作和查对制度。

静脉输液和输血是临床治疗疾病和抢救生命的重要措施。通过静脉输液和输血，可以迅速、有效地补充机体丢失的体液和电解质，增加血容量，改善微循环，维持内环境的稳定。同时，通过静脉滴注药物，可以达到治疗疾病的目的。

第一节 静脉输液

案例导入

心内科收治一位 70 岁患有慢性肺源性心脏病、呼吸道感染的病人，护士小王遵医嘱为病人进行静脉输液：①5% 葡萄糖 250ml＋丹参 20ml，静脉滴注，1 次 /d。②5% 葡萄糖 250ml＋环磷腺苷 60mg，静脉滴注，1 次 /d。③0.9% 氯化钠 250ml＋氨曲南 2g，静脉滴注，2 次 /d。④5% 葡萄糖 500ml＋维生素 C 3.0g，静脉滴注，1 次 /d。

请思考：

1. 输液过程中出现溶液不滴，应如何解决？

2. 如何预防输液反应的发生？

3. 为该病人进行静脉输液时，应从哪些方面进行人文关怀？

静脉输液（intravenous infusion）是将大量无菌溶液或药液通过静脉注入血液循环的治疗方法。

一、静脉输液的原理及目的

（一）静脉输液的原理

静脉输液是利用大气压和输液系统内的液体静压高于人体静脉压的原理，将溶液或药液输入体内。

（二）静脉输液的目的

1. 补充水分及电解质，预防和纠正水、电解质紊乱和酸碱平衡失调，常用于各种原因引起的脱水、酸碱平衡失调的病人，如腹泻、剧烈呕吐、大手术后的病人。

2. 增加循环血量，改善微循环，维持血压及微循环灌注量，常用于休克、大出血、严重烧伤的病人。

3. 补充营养，供给能量，促进组织修复，维持正氮平衡，常用于不能经口进食、慢性消耗性疾病、胃肠道吸收功能障碍的病人，如昏迷、口腔疾病、禁食、大手术后的病人。

4. 输入药物，治疗疾病，常用于中毒、感染、组织水肿及各种经静脉输入药物治疗的病人，如输入解毒药起到解毒作用，输入抗生素控制感染，输入脱水剂降低颅内压等。

二、静脉输液常用溶液的种类及作用

（一）晶体溶液

晶体溶液（crystalloid solution）分子量较小，在血管内存留时间短，可有效纠正体内水、电解质紊乱，对维持细胞内外水分的相对平衡起着重要的作用。

1. **葡萄糖溶液**　用于补充水分及能量，减少组织分解和蛋白质消耗，防止酮体产生。因其进入人体后迅速分解，一般不会产生高渗、利尿的作用，通常作为静脉给药的载体和稀释剂。常用溶液有 5% 葡萄糖溶液、10% 葡萄糖溶液。

2. **等渗电解质溶液**　用于补充水和电解质，维持体液和渗透压平衡。体液丢失时常伴有电解质紊乱，缺钠时，血容量往往也降低。因此，补充液体时要兼顾水与电解质的平衡。常用溶液有 0.9% 氯化钠溶液、5% 葡萄糖氯化钠溶液、复方氯化钠溶液。

3. **碱性溶液**　用于纠正酸中毒，纠正机体酸碱平衡失调。常用溶液包括碳酸氢钠溶液和乳酸钠溶液，临床常用的碳酸氢钠溶液的浓度有 1.4% 和 5% 两种，乳酸钠溶液的浓度有 1.84% 和 11.2% 两种。

4. **高渗溶液**　用于利尿、脱水，还具有降低颅内压、改善中枢神经系统功能的作用。常用溶液有 20% 甘露醇、25% 山梨醇、25%~50% 葡萄糖溶液。

（二）胶体溶液

胶体溶液（colloid solution）分子量较大，在血管内存留时间长，能有效维持血浆胶体渗透压，增加血容量，提高血压，改善微循环。

1. **右旋糖酐**　为水溶性多糖类高分子聚合物。常用溶液有中分子右旋糖酐和低分子右旋糖酐。中分子右旋糖酐能提高血浆胶体渗透压，扩充血容量。低分子右旋糖酐能降低血液黏稠度，减少红细胞聚集，改善微循环和组织灌注，防止血栓形成。

2. **血浆代用品**　与低分子右旋糖酐作用相似，扩容效果良好，输入后，机体循环血量和心排血量显著增加。因在体内停留时间较右旋糖酐长，且不易发生过敏反应，病人急性大出血时可与全血共用。

3. **血液制品**　能提高胶体渗透压，扩大和增加循环血量，补充蛋白质和抗体，有助于组织修复和增强机体抵抗力。常用制品有 5% 白蛋白和血浆蛋白等。

（三）静脉高营养液

静脉高营养液能提供病人能量，补充蛋白质、各种维生素和矿物质，维持正氮平衡。常用溶液有复方氨基酸、脂肪乳等。

输入溶液的种类和量应根据病人体内水、电解质及酸碱平衡情况来确定,通常遵循"先晶后胶、先盐后糖、宁少勿多、补钾四不宜"的原则。

知识拓展

静脉输液的变革

我国临床输液的方式从传统的全开放式输液,逐渐发展成半开放式输液,到 20 世纪 90 年代发展成全封闭式输液,如今,逐步发展成静脉药物集中配制(pharmacy intravenous admixture service, PIVAS)中心式输液,这是医疗机构为病人提供静脉用药集中调配专业技术服务的部门。静脉药物集中配制中心通过静脉用药处方医嘱审核干预、加药混合调配、参与静脉输液使用评估等药学服务,为临床提供优质的可直接静脉输注的成品输液。输液方式的迭代更新,保障临床的用药安全,防范职业暴露风险。

1999 年 12 月,中华护理学会静脉输液治疗专业委员会在北京成立,标志着我国静脉治疗管理迈上新台阶,为安全输液搭建了平台,便于开展国际交流,使中国护士了解国外静脉治疗管理的科学性、先进性以及安全输液的理念。此后,各地护理学会都相继成立了静脉治疗专业委员会,并对静脉治疗专科护士的资格进行认证。静脉治疗专科护士的资格认证是护理专业化的一个侧面,是与国际静脉治疗护理专业发展水平接轨的一个标志。

三、常用输液部位

(一)周围浅静脉

1. 上肢浅静脉 常用的有肘正中静脉、贵要静脉、头静脉、手背静脉网,其中手背静脉网是为成人输液时的首选部位。

2. 下肢浅静脉 常用的有大隐静脉、小隐静脉和足背静脉网。因下肢静脉有静脉瓣,容易形成血栓,故对成人不宜选择下肢静脉进行穿刺。

3. 头皮静脉 头皮静脉极为丰富、分布广、表浅易见,不易滑动,可用于 3 岁以下的婴幼儿静脉输液。常用的输液部位有颞浅静脉、鼻额静脉、耳后静脉及枕静脉。

(二)中心静脉

1. 中心静脉导管(central venous catheter, CVC) 经锁骨下静脉、颈内静脉、股静脉置管,尖端位于上腔静脉或下腔静脉的导管,首选锁骨下静脉。

2. 外周中心静脉导管(peripherally inserted central venous catheter, PICC) 经上肢贵要静脉、肘正中静脉、头静脉、肱静脉,颈外静脉(新生儿还可通过下肢大隐静脉,头部颞浅静脉、耳后静脉等置管)穿刺置管,尖端位于上腔静脉或下腔静脉的导管(图 9-1)。

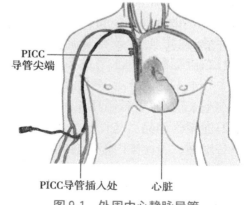

图 9-1 外周中心静脉导管

四、静脉输液常用穿刺工具

按照输液工具所到达的位置,可将静脉输液法划分为周围静脉输液法和中心静脉输液法。

1. 周围静脉输液法 常用的穿刺工具有一次性静脉输液钢针、外周静脉留置针。一次性静脉输液钢针可用于单次给药,对腐蚀性药物、刺激性药物不应使用一次性静脉输液钢针。外周静脉留置针法可保护血管,减少反复穿刺造成的痛苦和血管损伤,宜用于短期静脉输液治疗、静脉穿刺困难、年老体弱、化疗、脱水、大手术后及危重病人的支持疗法,也可用于中心静脉压的测定,不宜用于持续静脉输注具有刺激性或发疱性的药物。

2. 中心静脉输液法　常用的穿刺工具有 CVC、PICC等,CVC 置管操作多由医生完成,常用于危重病人、需要短时间内输注大量液体的病人,可建立中心静脉导管用于血流动力学监测和任何性质的药物输注。PICC 的操作多由临床专科护士完成,适用于中长期静脉治疗的病人,可用于任何性质的药物输注。

五、常用静脉输液法

(一) 密闭式周围静脉输液法

【目的】

同静脉输液的目的。

一次性静脉输
液钢针输液法

【操作程序】

1. 评估

(1) 病人的年龄、病情、意识状态、心肺功能及营养状况等。

(2) 病人过敏史、用药史和目前用药情况,所用药物的特性、治疗作用及可能出现的不良反应等。

(3) 病人的心理状态,对输液的认识及配合程度。

(4) 病人穿刺部位皮肤、血管状况及肢体活动度。

2. 计划

(1) 病人准备:病人了解静脉输液的目的、方法、注意事项及配合要点;输液前排尿或排便;取舒适卧位。

(2) 护士准备:衣帽整洁,修剪指甲,洗手、戴口罩。

(3) 用物准备

1) 治疗盘:皮肤消毒液、无菌棉签、输液器、输液胶贴或胶带,静脉留置针输液法须另备密闭式静脉留置针、输液接头、无菌透明敷贴、注射器、封管液,根据医嘱准备的液体及药物。

2) 止血带、治疗巾、小垫枕、血管钳、弯盘、输液瓶贴、输液卡、输液执行单或掌上电脑(PDA)。

3) 治疗车、手消毒液及挂架、锐器回收盒、医疗垃圾桶、生活垃圾桶、口罩。

4) 输液架、剪刀,必要时备手套、小夹板、瓶套、棉垫、绷带、输液泵。

(4) 环境准备:环境整洁、安静、舒适、安全。

3. 实施　见表9-1。

表 9-1　密闭式周围静脉输液法

操作流程	操作步骤	要点说明
▲ 一次性静脉输液钢针输液法		● 可用于单次给药,对腐蚀性药物、刺激性药物不应使用此法
1. 核对、检查	(1) 遵医嘱在 PDA、移动护士站备药 (2) 两人核对医嘱、输液卡,核对药液瓶签上的药名、浓度、剂量、有效期及给药时间、给药方法 (3) 对光检查药液质量	● 在静脉药物集中配制中心或病区治疗室内完成 ● 严格执行查对制度,避免差错事故发生 ● 在光线充足的条件下检查药瓶及药物的质量,采用直立、倒置 Z 字形检查法,检查时间不少于 10s

操作流程	操作步骤	要点说明
2. 准备药液	(1) 将输液瓶贴倒贴在药液标签旁	● 输液瓶贴勿覆盖原有的标签 ● 若是机打的输液瓶贴，应核对后再贴
	(2) 去除瓶盖中心部分，常规消毒瓶盖	● 从瓶塞的中心点开始，由内向外螺旋式消毒至瓶颈 ● 若为袋装液体，则取下袋口处的拉环，并进行消毒
	(3) 遵医嘱加入所需药物	● 注意药物的配伍禁忌
3. 备输液器	(1) 检查输液器有效期、质量	● 检查输液器包装袋是否完整，有无漏气及是否在有效期内
	(2) 打开包装袋，取出输液器，将输液器粗插头插入瓶塞直至插头根部，拧紧输液管乳头和钢针连接处，关闭调节器	● 注意避免污染粗插头及已消毒的瓶塞
	(3) 妥善处理通气管末端	● 防止药液漏出、空气进入体内
4. 核对、解释	(1) 携用物至病人床旁，核对病人信息（床号、姓名、住院号），扫描 PDA，解释输液目的并取得病人配合，再次洗手	● 确认病人，取得其合作 ● 耐心向病人做好解释，减轻病人由于静脉输液带来的心理压力
	(2) 评估病人皮肤、血管、肢体活动情况	
5. 初步排气	(1) 再次检查药液质量后，将输液瓶倒挂在输液架上	● 高度适中，保证液体压力超过静脉压
	(2) 将茂菲滴管倒置，抬高滴管下段输液管，打开调节器，当输液瓶/袋内的液体流入到茂菲滴管的 1/2~2/3 满时，迅速转正茂菲滴管，同时缓慢降低下段输液管（图 9-2），当液体流至乳头和头皮针连接处，输液管的下段无气泡时，关闭调节器	● 茂菲滴管内液体至 1/2~2/3 满，反折茂菲滴管根部输液管时，气体少，排气成功率高 ● 排尽空气，防止发生空气栓塞 ● 如茂菲滴管下段有小气泡不易排出时，可轻弹输液管，使气泡进入茂菲滴管内
6. 消毒皮肤	(1) 协助病人取舒适卧位，肢体下放治疗巾、止血带及小垫枕	● 保护床单位
	(2) 手指探明静脉方向及深浅，选择合适静脉后，在穿刺点上方扎止血带	● 选择粗、直、弹性好的静脉并注意避开关节、静脉瓣 ● 扎止血带时开口向上，松紧度以能阻断静脉血流而不阻断动脉血流为宜
	(3) 常规消毒注射部位皮肤，待干，准备输液贴或胶布	● 消毒范围直径≥5cm，避免感染 ● 遵循消毒剂使用说明书
7. 穿刺静脉	(1) 再次核对 (2) 取下护针帽，打开调节器，再次排气后关闭调节器至不流液为止 (3) 固定血管，嘱病人握拳，一手绷紧穿刺部位皮肤以固定静脉，惯用手持针柄，针尖斜面向上并与皮肤呈 15°~30° 角，从静脉上方或侧方刺入皮下，再沿静脉方向潜行，见回血后放平针头再进针少许即可	● 操作中查对 ● 排药液于弯盘内 ● 确保钢针、输液管内无气泡 ● 使静脉充盈 ● 穿刺时避免消毒范围被污染 ● 穿刺后针尖斜面必须全部在血管内
8. 固定针头	(1) 一手拇指固定针柄，嘱病人松拳，松开止血带，打开调节器 (2) 待药液滴入通畅，用输液贴或胶带固定（图 9-3）	● 必要时可使用夹板绷带固定肢体
9. 调节滴速	根据病人的年龄、病情、药物性质调节滴速或遵医嘱调节滴速	● 一般成人 40~60 滴/min，儿童 20~40 滴/min ● 调节滴速时间不少于 15s

操作流程	操作步骤	要点说明
10. 关切询问	询问病人感受,输液速度能否接受,穿刺部位是否有疼痛感	● 关爱、关心病人 ● 及时了解病人的心理状态
11. 再次核对	核对病人床号、姓名、住院号及腕带,药物的名称、浓度、剂量、给药时间和给药方法	● 操作后查对,避免差错事故的发生
12. 整理、记录	(1)协助病人取舒适卧位,将呼叫器放于病人易取得处 (2)告知病人注意事项 (3)整理床单位及用物 (4)洗手,记录	● 记录输液开始的时间,滴入药物的种类、滴速,病人的全身及局部状况,并签全名,将输液卡挂于输液架上
13. 更换液体	(1)连续多瓶输液者,在第一瓶液体输完之前准备第二瓶液体 (2)核对第二瓶液体,打开液体瓶盖的中心部分,常规消毒瓶塞后加入药物 (3)核对后从上一液体瓶内拔出输液器粗插头,插入下一瓶内,确保滴管液面高度合适、输液管中无气泡,待输液通畅后,签字、记录后方可离开	● 应及时更换输液瓶,防止发生空气栓塞 ● 配制好的药液放置时间不超过 2h ● 更换输液瓶时,认真执行查对制度,避免事故发生 ● 严格执行无菌操作,防止污染 ● 对持续输液超过 24h 的病人,应每天更换输液器
14. 巡视观察	(1)观察病人病情变化,穿刺部位及全身有无异常反应 (2)观察输液瓶 / 袋内余液量和性状,输液管内有无气泡,滴入是否通畅 (3)做好记录	● 及时发现病人病情变化,并做出相应的处理,并防止输液反应的发生 ● 发现输液故障,能及时解除故障,确保静脉输液顺利进行
15. 拔针、按压	确认所有液体输入完毕后,轻轻揭开输液贴或胶布,关闭调节器,迅速拔针,嘱病人按压片刻至无出血,并告知病人注意事项	● 输液完毕及时拔针,严防造成空气栓塞 ● 拔针时勿用力按压,防止损伤血管
16. 整理、记录	(1)协助病人取舒适卧位,整理床单位 (2)清理用物,将针头和输液粗插头剪至锐器回收盒中 (3)洗手,记录	● 注重护患沟通 ● 污物按规定处理,避免交叉感染 ● 加强职业防护,防止针刺伤 ● 记录输液结束的时间,液体和药物滴入的总量,病人的局部和全身反应
▲外周静脉留置针输液法		
1~4	同一次性静脉输液钢针输液法 1~4	
5. 初步排气	(1)再次检查药液质量,将输液瓶倒挂在输液架上 (2)检查并打开留置针及输液接头外包装 (3)连接输液器与输液接头 (4)打开调节器,排尽留置针内的空气	● 注意检查输液瓶有效期及有无破损 ● 检查留置针、输液接头有效期及外包装有无破损,针头斜面有无倒钩,导管边缘是否粗糙 ● 严格无菌操作
6. 消毒皮肤	(1)协助病人取舒适卧位,将小垫枕、治疗巾放于穿刺肢体下 (2)选择静脉,在穿刺点上方扎止血带 (3)常规消毒穿刺部位的皮肤,待干	● 皮肤消毒范围直径≥8cm

操作流程	操作步骤	要点说明
7. 穿刺静脉	(1) 再次核对 (2) 取下护针帽, 旋转松动外套管 (图 9-4) (3) 调整针头斜面, 再次排尽留置针内的空气 (4) 嘱病人握拳, 绷紧注射部位皮肤, 右手持留置针, 针尖斜面向上, 与皮肤呈 15°~30° 角进针, 见回血后固定针芯, 将外套管全部送入血管内	● 操作中查对 ● 避免外套管与针芯粘连 ● 固定静脉便于操作 ● 留置针的 3 种进针手法: 直接送管法、后撤针芯法、单手操作法 ● 输入刺激性、腐蚀性药物过程中, 应注意观察回血情况, 确保导管在静脉管腔内
8. 固定针头	(1) 嘱病人松拳, 退出针芯, 松开止血带, 打开输液调节器 (2) 以穿刺点为中心, 用无菌透明敷料固定留置针管, 敷料外注明置管日期 (3) 用胶布固定留置针延长管、静脉接头 (图 9-5)	● 使静脉恢复通畅 ● 便于观察穿刺点情况 ● 为更换套管针提供依据 ● 留置针延长管固定在贴膜外 ● 接头高于导管尖端, 与血管平行; 如为 Y 形留置针, 应保持 Y 形接头朝外
9. 调节调速	根据病人年龄、病情、药物性质调节滴速	● 调节滴速时间不少于 15s
10. 关切询问	询问病人感受, 输液速度能否接受, 穿刺部位是否有疼痛感	● 关爱、关心病人 ● 及时了解病人的心理状态
11. 再次核对	核对病人相关信息	
12. 整理、记录	(1) 协助病人取舒适卧位, 告知病人注意事项, 将呼叫器放于病人易取得处 (2) 整理床单位及用物 (3) 洗手, 记录	
13. 巡视观察	观察输液滴入是否通畅, 病人穿刺部位及全身反应情况	● 输液过程中, 应定时巡视, 观察病人有无输液反应, 穿刺部位有无红、肿、热、痛、渗出等表现
14. 封管	(1) 输液结束时, 关闭调节器, 分离接头和输液器 (2) 消毒输液接头, 将封管液注射器连接输液接头, 脉冲式推注封管液, 正压封管	● 封管液用量为导管及附加装置管腔容积总和的 1.2 倍以上 ● 常用封管液: 成人 0.9% 氯化钠溶液, 新生儿和儿童 0.9% 氯化钠溶液或肝素 0.5~10U/ml
15. 再次输液	(1) 消毒输液接头 (2) 评估导管功能 (3) 用生理盐水注射器连接接头, 脉冲式冲洗导管, 确认导管在静脉管腔内 (4) 将已排气完毕的输液器与接头连接, 打开调节器, 固定输液管, 调节滴速, 开始输液 (5) 输液时, 注意巡视观察	● 注意无菌操作 ● 确认导管功能是否正常
16. 停止输液	(1) 关闭调节器 (2) 轻揭开胶布, 零角度揭开透明敷料	
17. 拔针、按压	(1) 使用无菌棉签, 沿血管纵向置于穿刺点, 快速拔出套管针, 嘱病人局部按压至无出血为止 (2) 输液器粗插头剪后放入锐器回收盒中 (3) 协助病人取舒适卧位	● 检查套管完整性 ● 拔针时勿用力按压局部
18. 整理、记录	(1) 整理床单位, 清理用物 (2) 洗手, 记录	● 污物按规定处理, 避免交叉感染 ● 记录输液结束的时间, 液体的种类及总量, 病人的反应

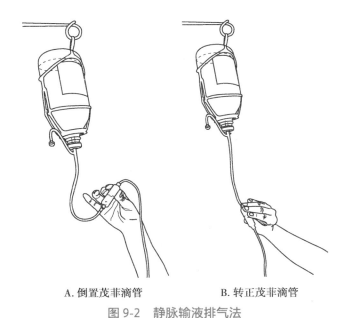

ER 9-4

外周静脉留置
针输液法

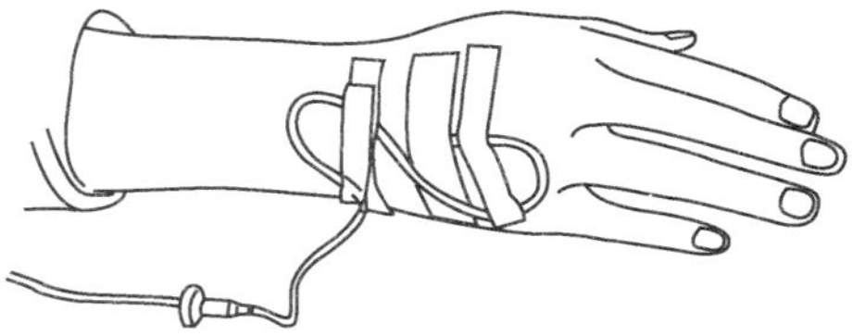

A. 倒置茂菲滴管　　　　B. 转正茂菲滴管

图 9-2　静脉输液排气法

图 9-3　胶布固定法

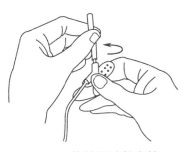

图 9-4　旋转松动外套管

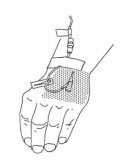

图 9-5　静脉留置针固定法

4. 评价

（1）病人理解输液的目的，无输液反应及其他不适。

（2）护士无菌观念强，操作熟练，动作轻巧。

（3）护患沟通有效，病人能主动配合，需要得到满足。

【注意事项】

1. 严格遵守无菌技术操作原则，认真执行查对制度，防止差错事故发生。

2. 对需要长期输液的病人，应保护和合理使用静脉，一般从四肢远心端小静脉开始。宜选择上肢静脉作为穿刺部位，避开静脉瓣、关节部位以及有瘢痕、炎症、硬结等处的静脉；对成年人不宜选择下肢静脉进行穿刺；对小儿不宜首选头皮静脉；对接受乳腺癌根治术和腋下淋巴结清扫术的病人应选健侧肢体进行穿刺，对有血栓史和血管手术史的静脉不宜进行置管。

3. 根据病人病情、年龄、药物性质、用药原则合理安排输液顺序，调整输液速度。输注的两种不同药物间若有配伍禁忌，在前一种药物输注结束后，应冲洗或更换输液器，再接另一种药物继续输注。对于婴幼儿、年老体弱、心/肺/肾功能不良的病人滴速应慢；休克、脱水严重，心、肺、肾功能良好的病人滴速可适当加快；一般药液、利尿药输入速度可稍快，升压药、含钾药物、高渗盐水、刺激性强的药物输入速度应慢。

4. 输液前必须排尽输液管及针头内的气体，输液中及时更换输液瓶/袋，加压输液时要有护士看守，输液完毕应及时拔针，以防止空气栓塞的发生。

5. 严禁在输液侧肢体进行抽血化验或测量血压。

6.输液过程中加强巡视,认真倾听病人主诉,观察液体滴入是否通畅,病人的穿刺局部有无红、肿、热、痛、渗出等表现,全身有无心悸、畏寒、咳嗽等输液反应,一旦发现,应及时通知医生并配合处理。

7.使用外周静脉留置针时,须注意以下问题:

(1)**做好健康宣教**:告知病人注意保护肢体,可适当活动,不输液时避免肢体下垂、剧烈活动、用力过度及提重物,对于能够下床活动的病人,避免使用下肢静脉留置,以防止回血堵塞留置针。注意保持敷料干燥,如敷料渗血、卷边要及时告知护士处理。更换衣服时,先脱未留置导管侧肢体,后脱留置侧肢体;穿衣时,先穿留置侧肢体,后穿未留置侧肢体,以降低留置导管非计划性拔出。

(2)**选择合适的消毒剂**:每次连接输液或给药前,应使用消毒剂对输液接头或导管端口的表面和螺口进行全方位机械擦拭并充分待干,具体擦拭时间和消毒剂的选择根据产品说明书要求,如未说明擦拭时间,应不少于15s。

(3)**正确冲管和封管**:①评估导管功能,使用前确定导管在静脉管腔内且通畅方能输液。②输液前,宜用生理盐水脉冲式冲洗导管,如果遇到阻力或者抽吸无回血,应进一步确定导管通畅性,不应强行冲洗导管。③输液后,用0.9%氯化钠溶液或肝素液脉冲式正压封管。封管时应根据输液接头的类型决定夹闭夹子和断开注射器顺序:负压接头—冲洗、夹闭、断开注射器;正压接头—冲洗、断开注射器、夹闭夹子;平衡压和抗反流接头—无须遵循特定顺序。

(4)定时更换敷料。无菌透明敷料应至少7d更换一次,若穿刺部位发生渗液、渗血时应及时更换,穿刺部位的敷料发生松动、污染等完整性受损时应立即更换。

(5)静脉留置针一般可以保留72~96h,最多不超过7d,严格按照产品说明执行。

(6)及时发现和处理静脉炎、导管堵塞、静脉血栓、液体渗漏等并发症。对于护理计划中不再使用的导管应尽早拔除,拔除导管48h内,观察病人局部是否有红肿、压痛或肿胀,一旦发现及时汇报并处理。

(二)外周中心静脉导管(PICC)输液法

PICC输液法是通过周围静脉穿刺置管,导管尖端置于上腔静脉中下1/3或锁骨下静脉进行输液的方法。PICC除静脉输液的目的外,还可测量中心静脉压。PICC置管创伤小、适用范围广、操作简单、保留时间长、并发症少,常用于中、长期的静脉输液或化疗用药等,导管留置后,时间不宜超过1年或遵照产品使用说明书。

目前临床常用的PICC导管有三向瓣膜式PICC导管(图9-6)和末端开放式PICC导管(图9-7)两种。三向瓣膜式PICC导管的三向瓣膜具有防止空气进入、减少血液反流的功能;末端开放式PICC导管可进行中心静脉压的测定。常用的PICC穿刺技术有盲穿技术、超声引导下的塞丁格技术、心腔内电图PICC导管尖端定位技术和经皮隧道式PICC置入技术。

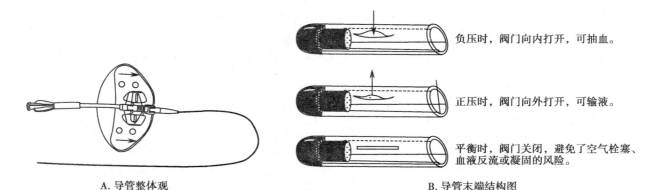

A.导管整体观　　　　　　　　　　　　　　B.导管末端结构图

图9-6　三向瓣膜式PICC导管

【适用范围】

1. 须经静脉补充营养液、高渗溶液、反复输血或血液制品的病人。

2. 须输入化疗药物等高浓度或强刺激性溶液的病人。

3. 须中长期静脉输液治疗的病人。

4. 外周静脉条件差且需静脉用药的病人。

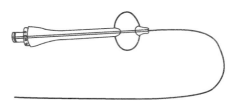

图 9-7　末端开放式 PICC 导管

【操作程序】

1. **评估**　同密闭式周围静脉输液法，评估置管禁忌、置管时机，选择合适的穿刺部位。

2. **计划**

(1)**病人准备**：签署知情同意书，嘱病人更衣，排便，清洗置管部位，摆好体位，以病人舒适为宜，注意保暖。

(2)**护士准备**：同密闭式周围静脉输液法。

(3)**用物准备**

1）PICC 穿刺套件：PICC 导管、延长管、连接器、思乐扣、皮肤保护剂、正压接头。

2）PICC 穿刺包：治疗巾 3 块、孔巾、止血钳或镊子 2 把、直剪刀、3cm×5cm 小纱布 3 块、6cm×8cm 纱布 5 块、大棉球 6 个、弯盘 2 个。

3）其他物品：注射盘、无菌手套 2 副、无菌手术衣 1 件、0.9% 氯化钠溶液 500ml、20ml 注射器 2 个、10cm×12cm 无菌透明敷贴、75% 乙醇脱脂棉球，皮肤消毒液选择以下任意一种：①2% 葡萄糖酸氯己定（CHG）乙醇溶液（年龄 <2 个月应慎用）。②有效碘浓度≥0.5% 的碘伏。③2% 碘酊和 75% 乙醇，皮尺、止血带、抗过敏无菌胶布。

4）视需要准备：2% 利多卡因，1ml 注射器，弹力或自粘绷带。使用不同技术时可准备：血管超声仪（开机并处于功能状态）、无菌超声探头保护套、耦合剂、心电图机或心电监护仪（开机调到体外模式），转换器与取下的右锁骨中点下缘电极相连，查看体外心电图并采集留样，无菌鳄鱼夹导联线、心内转换器。

PICC 导管维护

(4)**环境准备**：空气洁净，环境安静、整洁，光线及温、湿度适宜。

3. **实施**　见表 9-2。

表 9-2　PICC 输液法

操作流程	操作步骤	要点说明
1~4	同一次性静脉输液钢针输液法 1~4	
5. 评估血管	首选右侧贵要静脉，评估穿刺血管走形、深度、直径等，选择导管/静脉管径比≤45% 的导管	● 常在肘部以贵要静脉、肘正中静脉和头静脉为序选择静脉
6. 安置体位	协助病人取仰卧位，暴露穿刺区域，穿刺侧上肢外展与躯干呈 45°~90°	● 充分暴露易于穿刺
7. 确定穿刺点	根据上臂皮肤及血管的情况选择穿刺点，做好标记	● 成人以上肢肘关节上下 2~5cm 为最佳，从手臂肘关节内侧为起始点测量到腋窝线为病人上臂长度
8. 测量长度	(1)自穿刺点沿静脉走向至右胸锁关节，向下至第 3 肋间隙的长度即为预置达上腔静脉的长度，如将此长度减去 2cm 即为达锁骨下静脉的长度	● 如插入过深，导管尖端进入右心房或右心室可能引起心律失常、心肌损伤，如导管质地较硬，还可能造成心肌穿孔，引起心包积液，甚至发生急性心脏压塞
	(2)臂围：自肘横纹上方 10cm 处测量双臂臂围并记录	● 用于监测可能发生的并发症，如渗漏、栓塞等

操作流程	操作步骤	要点说明
9. 消毒皮肤	(1)打开 PICC 穿刺包 (2)脱脂:助手协助抬高病人的置管侧手臂,以穿刺点为中心,75% 乙醇脱脂棉球擦拭皮肤 3 次,待干 (3)消毒:用消毒液消毒 3 遍。消毒范围以穿刺点为中心上下直径 20cm,两侧至臂缘	● 每次消毒方向须与上次相反 ● 单次消毒时间至少 30s ● 建立最大化的无菌屏障
10. 建立无菌区	洗手,穿无菌手术衣,更换无粉无菌手套,建立最大化无菌屏障,将 PICC 穿刺套件及所需无菌用物置于无菌区中	● 若为有粉手套,须先将滑石粉冲洗干净
11. 预冲导管	用注射器抽吸 0.9% 氯化钠溶液 20ml 冲洗导管,检查导管是否通畅及导管完整性并浸润、冲洗输液接头(图 9-8)	● 使导管内充满液体,防止空气进入血管内 ● 湿化导丝
12. 扎止血带	由助手协助扎上止血带	● 使静脉充盈
13. 静脉穿刺	(1)用 2% 利多卡因在穿刺部位行局部麻醉 (2)穿刺鞘下垫纱布,左手绷紧皮肤,右手以 15°~30°角进针,见回血后立即放低穿刺针以减小穿刺角度,再推进少许 (3)嘱助手松开止血带后,右手保持钢针针芯位置,左手单独向前推进外插管鞘并用拇指固定,再用左手示指和中指按压并固定插管鞘上方的静脉以减少出血,右手撤出针芯妥善放置	● 置管中可采用超声、心腔内电图等技术辅助定位 ● 保持插管鞘留在血管腔内不易脱出
14. 送管	轻柔、缓慢、匀速送导管,当导管置入约 15cm,即到达病人肩部时,嘱病人将头转向穿刺侧,下颌贴近肩部,继续送管,直至置入预定长度	● 无齿镊子夹住导管不宜过紧,以免损坏导管 ● 防止导管误入颈静脉
15. 抽回血	用盛有 0.9% 氯化钠溶液的注射器抽吸回血,见回血后,立即用 0.9% 氯化钠溶液脉冲式冲管,夹闭延长管	
16. 撤出插管鞘及支撑导丝	(1)用无菌纱布块在穿刺点上方 6cm 处按压、固定导管,将插管鞘从静脉管腔内撤出,远离穿刺点 (2)将支撑导丝与导管分离,并缓慢、平行撤出支撑导丝	● 动作要轻柔、缓慢,禁止暴力抽去导丝
17. 修剪导管长度	用无菌生理盐水纱布清洁导管上血迹,确认置入长度后,保留体外导管 6cm,成直角剪去多余的导管(图 9-9)	● 留在外面的导管长度应该≤6cm,以便安装连接器 ● 勿剪出斜面与毛碴
18. 安装连接器	将减压套筒安装到导管上,再将导管与连接器相连;并确认导管推至根部,但不可出皱褶	
19. 冲、封管	连接正压接头,再用 0.9% 氯化钠溶液 20ml 脉冲式冲管	● 冲管时,禁止使用小于 10ml 的注射器,勿用暴力,以免导管破损
20. 固定	(1)用生理盐水纱布清洁穿刺点周围皮肤,然后涂以皮肤保护剂 (2)在近穿刺点约 0.5cm 处放好白色固定护翼,导管出皮肤处逆血管方向摆放 L、U 或 C 形,用思乐扣固定连接器翼型部分,穿刺点上方放置无菌纱布块,用 10cm×12cm 无菌透明敷料无张力粘贴 (3)用已注明穿刺日期、时间及操作者的指示胶带固定透明敷贴下缘,再用无菌脱敏胶布固定延长管(图 9-10) (4)粘贴标识:标识上注明 PICC 导管、穿刺日期及操作者姓名缩写,固定于敷料下缘	● 涂皮肤保护剂应避开穿刺点,涂抹面积要大于导管固定装置面积

操作流程	操作步骤	要点说明
21. X线确认	经 X 线确认导管在预置位置后即可按需要进行输液	● 导管末端应以位于上腔静脉的中上段为宜,解剖位置在第 4~6 胸椎水平
22. 关切询问	询问病人感受,穿刺部位是否有疼痛感	● 关爱、关心病人 ● 及时了解病人的心理状态
23. 健康教育	向病人交代注意事项	● 定期测量臂围 ● 穿刺部位防水、防牵拉 ● 置管手臂尽量减少下垂,不得过度用力或提重物,衣袖不可过紧,不可测血压和静脉穿刺
24. 做好记录	操作结束后,应将相关信息记录在护理病历中	● 记录内容:穿刺日期、穿刺时间、操作者、导管规格和型号、所选静脉及穿刺部位、操作过程等
25. 封管	暂停输液时同静脉留置针输液法封管处理	● 输入黏稠性大的药物应选用无菌生理盐水 10ml 缓慢推注后再行封管 ● 短期内不输液的病人每 7d 冲管 1 次
26. 再行输液	再次输液时,常规消毒正压接头,把排气后的输液器连接接头进行输液	
27. 导管维护	(1)穿刺后第 1 个 24h 更换敷料,以后每周更换敷料 1~2 次 (2)每次进行导管维护前,测量病人臂围,再确认导管体外长度,并询问病人有无不适。抽回血以确定导管位置,再将回血注回静脉 (3)注意揭敷料时按压穿刺点,零角度揭下 (4)观察并记录导管体内外刻度 (5)消毒时以导管为中心,直径 15cm,用 0.5% 氯己定溶液消毒 3 遍,再覆盖透明敷料	● 防止导管脱出 ● 每次消毒方向须与上次相反
28. 拔管处理	(1)拔管时应沿静脉走向,轻轻拔出,拔出后立即压迫止血 (2)用无菌纱布块覆盖伤口,再用透明敷料粘贴 24h (3)对照穿刺记录,以确定导管有无损伤、断裂、缺损	● 对有出血倾向的病人压迫止血时间超过 20min ● 以免发生空气栓塞和静脉炎 ● 导管尖端常规送细菌培养
29. 整理、记录	(1)协助病人取舒适卧位,整理病人床单位 (2)清理用物 (3)洗手,记录	● 记录拔管时间和病人反应

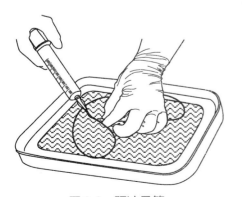

图 9-8　预冲导管

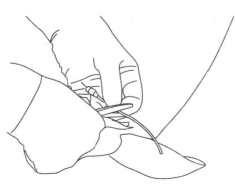

图 9-9　修剪导管长度

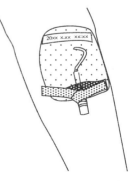

图 9-10　固定 PICC 导管

【注意事项】

1. **PICC 禁忌证** 接受乳腺癌根治术或腋下淋巴结清扫术的术侧肢体、锁骨下淋巴结肿大或有肿块侧、安装起搏器侧不宜进行同侧置管；对患有上腔静脉压迫综合征的病人不宜进行置管；有血栓史、血管手术史的静脉及放疗部位不宜进行置管。

2. 送管时速度不宜过快，如有阻力，不能强行置入，可将导管退出少许再行置入。

3. 乙醇和丙酮等物质会对导管材质造成损伤，因此，当使用含该类物质的溶液清洁护理穿刺部位时，应等待其完全干燥后再加盖敷料。

4. PICC 导管在治疗间歇期间应至少 7d 维护一次。置管后应密切观察病人穿刺部位局部有无红、肿、热、痛等症状，如出现异常，应及时测量臂围并与置管前臂围相比较。观察肿胀情况，必要时行 B 超检查。

5. 置管后应指导病人进行适当的功能锻炼，如置管侧肢体做松握拳、屈伸等动作，以促进静脉回流，减轻水肿。但应避免置管侧上肢过度外展、旋转及屈肘运动。勿提重物，尽量避免物品及躯体压迫置管侧肢体。

6. 输血或血液制品、抽血、输脂肪乳等高黏性药物后应立即用无菌生理盐水 10ml 缓慢脉冲式冲管，不可用重力式冲管。冲管时禁止使用小于 10ml 的注射器，勿用暴力，以免压强过大导致导管破损。

7. 疑似导管移位时，应再行 X 线检查，以确定导管尖端所处位置；禁止将导管体外部分移入体内。

8. 及时发现和处理静脉炎、导管堵塞、导管相关性静脉血栓、导管相关血流感染、医用粘胶相关性皮肤损伤等并发症，一旦发现立即汇报并处理。

（三）输液港输液法

植入式静脉输液港（implantable venous access port），是一种植入皮下长期留置的中心静脉输液装置，简称输液港（PORT）。包括尖端位于上腔静脉的导管及埋置于皮下的注射座，注射座埋置于胸壁皮下的称胸壁输液港，注射座埋置于上臂皮下的称上臂输液港。主要利用手术的方法将导管末端经皮下穿刺置于人体的上腔静脉，剩余导管和输液港底座埋藏在皮下组织，治疗时将无损伤针从皮下穿刺到注射座的输液槽，即可输注。可用于长期静脉输注高浓度化疗药物、完全肠外营养液、血液制品以及采集血标本等。

使用期限一般长达 8~10 年，主要优点有操作简单且为皮下埋植，从而降低了感染的风险；维护简单，治疗间歇期至少每 4 周维护 1 次；导管功能维护遵循导管功能评估（A）—冲管（C）—封管（L）的原则；对 PORT 植入及移除后的伤口处理应遵循Ⅰ类切口处理原则；置管者日常活动不受限制，无须换药，方便了病人；减少穿刺血管的次数，保护血管，减少静脉炎和药物外渗的机会。

（四）输液泵输液法

输液泵（infusion pump）指机械或电子输液流速控制装置，通过作用于输液器，达到控制输液速度的目的。输液泵能将药液长时间、微量、均匀、恒定、精确地输入体内，临床上常用于需要严格控制输入液量和药量的病人，如应用升压药、抗心律失常药，婴幼儿静脉输液和静脉麻醉时，危重病人的治疗与抢救。

【操作流程】

临床使用的输液泵虽然型号有所不同，但主要组成与功能基本大体相同。现以图 9-11 的电脑微量输液泵为例，简单介绍其使用方法。

1. **放置输液泵** 将输液泵固定在输液架上，确认放置稳妥，接通电源，打开电源开关，开机自检。

2. **液体排气** 按密闭式输液法准备药液、排气，备用。

3. **正确固定输液管** 打开泵门，将输液管放于输液泵的管道槽中，关闭泵门。

4. **设定参数** 遵医嘱设定输液量、输液速度或输液时间。

5. **连接管路** 穿刺成功后,将输液针头和输液器连接。

6. **开始输液** 确认输液泵设置无误后,按压"开始/停止键",启动输液。

7. **观察输液** 当输液量接近预先设定的"输液量限制"时,"输液量显示"键闪烁,提示输液结束。

8. **结束输液** 再次按压"开始/停止"键,停止输液。

9. **整理、处置** 按压"开关"键,关闭输液泵,打开"泵门",取出输液管。保持输液泵清洁,用消毒纸巾擦拭,并做好记录。

【注意事项】

1. 使用输液泵前,护士应认真阅读使用说明书,熟练掌握其使用方法,正确设定并记录输液速度及其他必要参数,根据液体浓度、黏度设置输注压力级别(高或低);设置容量应少于输液袋中的量,避免无液体后在气泡探测器上形成空管,影响续液。

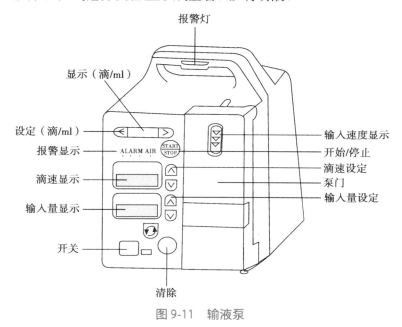

图 9-11 输液泵

输液泵输液法

2. 做好健康宣教

(1)当输液泵出现报警时,病人及其家属应按呼叫器求助护士,以便及时处理问题。

(2)病人及其家属不要随意搬动输液泵,防止输液泵电源线因牵拉而脱落。

(3)输液侧肢体不要剧烈活动,防止输液管道被牵拉脱出。

(4)病人如需要如厕,可以按呼叫器请护士帮忙暂时拔掉电源线,启用备用电源,返回后再重新插好。

3. 在使用输液泵控制输液的过程中,护士应加强巡视,查看输液泵的工作状态,及时排除报警和故障,防止液体输入失控。同时,注意观察病人穿刺部位皮肤情况,防止发生液体渗出或外渗,出现渗出或外渗及时给予相应处理。常见输液泵故障的原因及处理见表9-3。

表 9-3 常见输液泵使用故障的原因及处理

报警项目	故障原因	处理方法
空气报警	管路中有空气	检查管路中有无气泡,将管路系统中的气泡完全排除,重新安装,启动输液
压力报警	输液管旋夹关闭,输液管有压折,或静脉通道阻塞	保持管道通畅,恢复静脉通道通畅

报警项目	故障原因	处理方法
滴数传感器报警	滴数传感器未安装或安装不正确	传感器安装在茂菲滴管液面上方 1cm 位置,滴管保持竖直,并且液滴能垂直通过传感器
液体输完前报警	输液瓶已空	更换新的输液瓶或停止输液
暂停结束报警	未按开始键或在暂停结束后遗忘操作	开始输液,或用特殊功能键"SM"调至 standby,按"ON"键后,清除暂停时间以结束暂停,或重新设定时间以延长暂停
电池电量报警	蓄电池电量将耗尽(蓄电池容量被用完前 30min 开始报警)	连接电源线,确认是否处于持续供电状态及蓄电池电量
泵门打开报警	泵门打开	关闭泵门

六、输液速度与时间的计算

在输液过程中,每毫升溶液的滴数称为该输液器的点滴系数(单位为 gtt/ml)。目前常用输液器的点滴系数有 10、15、20 共 3 种型号,以生产厂家输液器袋上标明的点滴系数为准。静脉输液的速度与时间可按下列公式计算。

1. 已知输入液体总量与计划所用输液时间,计算每分钟滴数。

$$每分钟滴数 = \frac{液体总量(ml) \times 点滴系数}{输液时间(min)}$$

例 1. 某病人须输入液体 1 000ml,计划 5h 输完,所用输液器的点滴系数为 15gtt/ml,求每分钟滴数?

$$每分钟滴数 = \frac{1\,000 \times 15}{5 \times 60} = 50(滴/min)$$

2. 已知每分钟滴数与输液总量,计算输液所需要的时间。

$$输液时间(h) = \frac{液体总量(ml) \times 点滴系数}{每分钟滴数 \times 60(min)}$$

例 2. 如某病人须输液 1 500ml,每分钟滴数为 50 滴,所用输液器的点滴系数为 20gtt/ml,须用多长时间输完?

$$输液时间(h) = \frac{1\,500 \times 20}{50 \times 60} = 10(h)$$

七、常见输液故障及排除法

(一)溶液不滴

1.针头滑出血管外 液体注入皮下组织,表现为回抽无回血,推药时局部肿胀、疼痛。处理方法:将针头拔出并更换后,重新选择血管穿刺。

2.针头斜面紧贴血管壁 表现为液体滴入不畅或溶液不滴,但回抽有回血。处理方法:调整针头位置或适当变换肢体位置,直至点滴通畅为止。

3.针头阻塞 表现为回抽无回血,轻轻挤压靠近针头处的输液管时感觉有阻力,松手又无回血。处理方法:拔出针头,更换针头后重新穿刺。切忌强行挤压导管或用溶液冲注针头,以免血凝块进入静脉内造成栓塞。

4.压力过低 因输液时病人肢体抬举过高,病人周围循环不良或液体位置过低所致。表现为滴速缓慢或溶液不滴。处理方法：适当抬高输液瓶位置或放低病人肢体位置。

5. 静脉痉挛　因病人穿刺侧肢体在寒冷环境中暴露时间过长或输入液体温度过低所致。表现为滴液不畅，但有回血抽出。处理方法：在穿刺局部热敷，缓解静脉痉挛。

（二）茂菲滴管内液面过高

当茂菲滴管内液面过高时，可将输液瓶/袋从输液架上取下，倾斜输液瓶，待滴管内液体降至露出液面，再将输液瓶/袋挂回输液架上，继续滴注。

（三）茂菲滴管内液面过低

当茂菲滴管内液面过低时，可将茂菲滴管下端输液管反折或捏紧，用手轻轻挤捏滴管，使液体流至滴管内，当液面升至所需高度时，停止挤捏，松开滴管下端输液管即可。

（四）茂菲滴管内液面自行下降

输液过程中，若茂菲滴管内液面自行下降，应检查滴管上端输液管和滴管的衔接处是否紧密，有无漏气或裂隙，必要时更换输液器。

ER 9-7

茂菲滴管内
液面调整法

八、常见输液反应及防护

（一）发热反应

发热反应（febrile reaction）是输液过程中最常见的输液反应。

1. 原因　因输入致热物质引起。多由于用物清洁、灭菌不彻底，输液器灭菌不严或已被污染，输入的溶液或药物制品不纯、消毒/保存不良，输液过程中未能严格执行无菌操作所致。

2. 临床表现　多发生在输液后数分钟至1h。病人表现为发冷、寒战、发热。轻者体温在38℃左右，停止输液后数小时内体温自行恢复正常；重者初起寒战，继之高热，体温可达40℃以上，并伴有头痛、脉速、恶心、呕吐等全身症状。

3. 预防　加强责任心，严格遵守无菌操作规程；输液前认真检查输液用具的包装及灭菌日期、有效期、药液的质量，注意配伍禁忌。

4. 护理

（1）对发热反应轻者，立即减慢输液速度或停止输液，及时通知医生；对发热反应重者，立即停止输液，保留剩余溶液和输液器进行检测，必要时做细菌培养，以查找引起发热反应的原因。

（2）密切观察病人生命体征变化，遵医嘱用药，做好对症处理，如对寒战者给予保暖，高热者给予物理降温，遵医嘱给予抗组胺药或激素治疗。

（二）循环负荷过重反应

循环负荷过重反应（circulatory overload reaction），也称为急性肺水肿（acute pulmonary edema）。

1. 原因

（1）由于输液速度过快，短时间内输入大量液体，使循环血量急剧增加，心脏负荷过重而引起。

（2）病人原有心肺功能不良，多见于急性左心功能不全者。

2. 临床表现　在输液过程中，病人突然出现呼吸困难、胸闷、气促、咳嗽，咳粉红色泡沫样痰，严重时痰液从口、鼻涌出，听诊时双肺布满湿啰音，心率快，心律不齐。

3. 预防　输液过程中密切观察病人情况，严格控制输液速度和输液量，尤其是对心肺功能不良、年老体弱、儿童病人。

4. 护理

（1）一旦出现上述病情变化，立即停止输液并迅速通知医生，监测病人生命体征，备好急救物品，进行紧急处理。

（2）在病情允许的情况下，协助病人取端坐位，双腿下垂，以减少下肢静脉血液的回流，减轻心脏负担。

（3）给予高流量氧气吸入，一般氧流量为6~8L/min，可提高肺泡内氧分压，使肺泡内毛细血管产生的渗出液减少，从而增加氧的弥散，改善低氧血症；同时在湿化瓶内加入20%~30%乙醇溶液，以降低肺泡内泡沫的表面张力，使泡沫破裂、消散，改善肺部气体交换，减轻缺氧症状。

（4）遵医嘱给予病人镇静、平喘、强心、利尿和血管扩张药，以扩张周围血管，加速液体排出，减少回心血量，减轻心脏负荷。

（5）必要时进行四肢轮扎，用止血带或血压计袖带适当给四肢加压，要求阻断静脉血流，有效地减少回心血量。加压时要确保动脉血流通畅，每隔5~10min轮流放松一侧肢体上的止血带，待症状缓解后，逐渐解除止血带。此外，静脉放血200~300ml也是一种有效减少回心血量的最直接方法，但应慎用，尤其是对贫血者禁忌使用此方法。

（6）安慰病人，给予心理支持，以缓解其紧张情绪。

（三）静脉炎

1. 原因

（1）由于长期输注高浓度、刺激性较强的药液，导管植入前消毒液待干不充分，引起局部静脉壁发生化学性炎症。

（2）静脉内留置导管相对血管腔管径过大、导管固定不良或留置时间过长，容易造成机械性静脉炎。

（3）细菌性静脉炎可因输液过程中未严格执行无菌操作，导管移动将皮肤上的微生物带入穿刺部位，而导致局部静脉感染。

2. 临床表现
病人穿刺部位及沿留置导管静脉的走向出现条索状红线，局部组织表现为发红、发热、肿胀、硬结、有脓性渗出液，有疼痛/触痛，有时伴有畏寒、发热等全身症状。

3. 预防

（1）正确评估和识别静脉炎的风险因素，有效预防静脉炎的发生。静脉炎的风险因素包括：①化学性静脉炎，对容易引起化学性静脉炎的输注药液，建议综合考虑输液时长和预期的治疗持续时间，选择中心血管通路装置；置管之前消毒液应充分待干。②机械性静脉炎，在满足治疗的前提下选用最小规格的导管；固定导管或使用夹板限制关节活动，以减少导管在穿刺部位的移动；选用聚氨酯材质的导管，有利于进针时导管与血管平行；避免在肢体弯曲部位置入导管，如肘窝区域等。③细菌性静脉炎，导管置入、给药、输液过程中严格遵守无菌原则；紧急情况下置入的导管应做好标记，以便及时移除并根据需要重新置管，成年人优先选择上肢穿刺，幼儿可选择上肢、下肢和头皮静脉（新生儿或婴儿）穿刺。

（2）根据病人自身情况、治疗类型和风险因素，合理选择血管通路装置。此外，对血管通路装置的选择还需要考虑输液预留时间、输液的类型和数量、静脉导管的位置、导管的大小、病人静脉情况及偏好等。

4. 护理

（1）根据病人情况及静脉炎评估等级，分析、确定静脉炎发生的原因，针对不同原因采取适合的干预措施。推荐使用静脉炎分级标准量表（表9-4）为病人进行静脉炎评估。

（2）结合病人实际情况，根据导管类型确定是否需要拔除导管。一旦发生静脉炎，外周短导管应立即予以拔除；中心静脉导管（CVC）应根据实际情况予以相应的处理或拔除导管。

（3）抬高病人患肢并制动，必要时遵医嘱镇痛或

表9-4　静脉炎分级标准量表

等级	临床标准
0	无症状
1	穿刺部位发红，伴有或不伴有疼痛
2	穿刺部位疼痛伴有发红和/或水肿
3	穿刺部位疼痛伴有发红；条索状物形成；可触摸到条索状的静脉
4	穿刺部位疼痛伴有发红；条索状物形成；可触摸到条索状的静脉，其长度>2.54cm；有脓液流出

给予其他干预措施，以减轻静脉炎引起的不适。

（4）局部用 50% 硫酸镁或 95% 乙醇湿热敷，每日 2 次，每次 20min。

（5）超短波理疗，每日 1 次，每次 15~20min。

（6）合并全身感染者，遵医嘱给予抗生素治疗。

（四）空气栓塞

1. 原因

（1）输液器导管连接不紧密或有漏气；输液管内空气未排尽。

（2）加压输液或输血时无人守护；液体输完未及时更换药液或拔针，导致空气进入静脉，致使引起空气栓塞的风险增高。

（3）拔出较粗的、靠近胸腔的深静脉导管后，穿刺点封闭不严密。

进入静脉的空气形成气栓，随血流经右心房到达右心室。若空气量少，随着心脏的收缩从右心室压入肺动脉并分散到肺小动脉内，最后经毛细血管吸收，因而损害较小。若空气量大，空气则在右心室内阻塞肺动脉入口（图 9-12），使右心室内的血液（静脉血）不能进入肺动脉，机体组织回流的静脉血不能在肺内进行气体交换，导致气体交换障碍，引起机体严重缺氧而死亡。

2. 临床表现　病人感觉胸部异常不适或胸骨后疼痛，随即出现呼吸困难和严重发绀，伴有濒死感。听诊心前区，闻及持续、响亮的"水泡声"。心电图呈现心肌缺血和急性肺心病的改变。

3. 预防

（1）输液前认真检查输液器质量和连接是否紧密，排尽输液管内空气。

（2）加压输液时应有专人在床旁守护；输液过程中加强巡视，发现故障及时处理，对连续输液者应及时添加或更换输液瓶；输液完毕应及时拔针。

（3）拔除较粗、贴近胸腔的深静脉导管时，必须严密封闭穿刺点。

4. 护理

（1）一旦出现上述症状，应立即将病人置于左侧头低足高卧位，通知医生进行抢救。左侧头低足高卧位可使肺动脉处于低位，有助于气泡漂移，避免造成肺动脉入口的阻塞（图 9-13）。随着心脏的舒缩，空气被血液分散成泡沫，可分次小量进入肺动脉内，最后逐渐被吸收。同时，该体位在吸气时可增加胸内压力，以减少空气进入静脉。

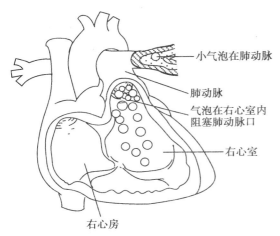

图 9-12　空气阻塞在右心室内肺动脉入口

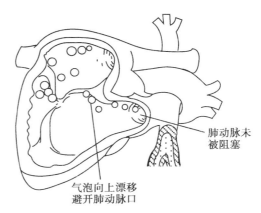

图 9-13　气泡避开肺动脉入口

（2）给予病人高流量氧气吸入，提高机体的血氧浓度，纠正缺氧状态。

（3）如病人安置中心静脉导管，可从导管中抽出空气。

（4）密切观察病人病情变化，如有异常及时对症处理。

（五）药液渗出与药液外渗

1. 原因　输液过程中，血管通透性改变，针头或导管脱出血管，使液体进入静脉管腔以外的周围组织而引起。

2. 临床表现　在静脉输液过程中，病人穿刺部位及周围、导管尖端或整个静脉通道出现肿胀、感觉异常、疼痛等，输液不畅。如药物有刺激性或毒性，可引起严重的组织坏死，具体评估可使用药物渗出与外渗分级标准（表9-5）与药物外渗损伤分期（表9-6）来判定。

表9-5　药物渗出与外渗分级标准

级别	临床标准
0	没有症状
1	皮肤发白，水肿范围的最大处直径＜2.5cm，皮肤冰凉，伴有或不伴有疼痛
2	皮肤发白，水肿范围的最大处直径在2.5~15.0cm，皮肤冰凉，伴有或不伴有疼痛
3	皮肤发白，呈半透明状，水肿范围的最小处直径＞15.0cm，皮肤冰凉，轻到中等程度的疼痛，可能有麻木感
4	皮肤发白，呈半透明状，皮肤紧绷，有渗出，存在凹陷性水肿，皮肤变色，有瘀斑、肿胀、水肿，水肿范围的最小处直径＞15.0cm，循环障碍，中度到重度疼痛

表9-6　药物外渗损伤分期（WHO）

分期	临床表现
Ⅰ（局部组织炎症反应期）	局部皮肤发红、肿胀、发热，有刺痛感，无水泡和坏死
Ⅱ（静脉炎症反应期）	局部皮下组织出血或水泡形成，水泡破溃时组织颜色苍白并形成浅表溃疡
Ⅲ（组织坏死期）	局部皮肤变性坏死，存在黑痂、深部溃疡，肌腱、血管、神经外露或伴感染

3. 预防

（1）规范输液流程和加强输液全过程安全监管。选择合适的静脉、导管和留置部位，避免在关节部位和不完整的皮肤上穿刺。每次输液前后应对外周和中心血管装置的穿刺部位进行评估，采用冲管和抽回血的方法来检测导管的功能，加强巡视，保持输液管点滴通畅。加强护士渗出及外渗预防和处理知识的培训，进行化疗的工作人员均应接受风险鉴定、外渗预防和管理等培训。

（2）对病人及其家属进行健康教育，包括有关药液渗出与外渗的发生症状，应采取的处理措施以及随访要求等，告知病人外渗的风险并指导其报告注射部位的感觉变化。

4. 护理

（1）停止在原通路输液，保留导管，通知医生给予相应处理。

（2）抬高病人患侧肢体，尽量回抽外渗药物，测量、标记渗出与外渗范围。

（3）观察病人皮肤的完整性，评估病人疼痛水平、感觉和肢体的运动功能，并记录。

（4）依据药物性质和组织损伤程度，应用药膏涂抹或外敷、冷敷、热敷、封闭治疗和外科手术治疗。

知识拓展

血管可视化技术

血管可视化技术是借助一种医疗器械，让人体皮下血管清晰可见，使护理人员在进行较难的静脉穿刺前选择血管由传统的依靠触觉转变为更直观的视觉，对血管走向一目了然，以提高穿刺成功率，减轻病人痛苦。目前在浅静脉穿刺中常用的血管可视化技术包括血管成像仪、荧光静脉留置针、手背浅静脉显示仪、LED 静脉观察仪等；在深静脉穿刺中常用的血管可视化技术包括超声技术和 X 线技术。血管可视化技术具有显影清晰度高、使用方便，对人体损害小等特点，能显著提高穿刺成功率，缩短穿刺时间，减少穿刺并发症，并能动态观察针头、置管位置，提高诊治效率和水平，在临床逐渐得到推广应用。

九、输液微粒污染

输液微粒是指输入液体中的非溶性、非代谢性、肉眼不易观察到的微小颗粒杂质，其直径一般为 1~15μm，少数较大的可达 50~300μm。液体的透明度由输入液体中微粒多少而决定，因此其可用来判断液体的质量。

（一）输液微粒的来源

1. 溶液或药物生产制作工艺不完善，混入异物与微粒，造成水、空气、原材料的污染。

2. 溶液瓶、瓶塞不洁净，液体存放时间过长，玻璃瓶内壁和橡胶塞被药液浸泡时间过久，腐蚀剥脱形成微粒。

3. 输液器具不洁净，包括输液器及加药用的注射器。

4. 输液环境不洁净，开瓶塞、切割安瓿、加药时反复穿刺橡胶塞导致橡胶塞撕裂等，均可产生微粒。

（二）输液微粒污染的危害

1. 血管堵塞 微粒过多直接堵塞血管，造成组织供血不足，出现缺血、缺氧，甚至坏死。

2. 血栓形成 微粒进入血管后，红细胞聚集在微粒上，引起血管栓塞和静脉炎。

3. 肺内肉芽肿形成 微粒进入肺毛细血管，可引起巨噬细胞增生，包围微粒形成肺内肉芽肿，影响肺功能。

4. 引起血小板减少症和过敏反应。

5. 微粒刺激组织产生炎症或形成肿块。

（三）输液微粒污染的预防措施

1. 严格执行无菌技术操作，遵守操作规程。输液前认真检查液体的质量，观察其透明度、有效期，溶液瓶有无裂痕，瓶盖有无松动等。药液应现用现配，避免污染。

2. 采用含终端过滤器的密闭式一次性医用输液器，可在通气针头或通气管内放置空气过滤器，以有效减少污染机会。

3. 净化操作环境，安装空气净化装置。有条件的医院可采用超净工作台进行输液前的配液准备工作或药物的添加，同时在一般病室内也安装空气净化装置，减少病原微生物和尘埃的数量，创造洁净的输液环境。

第二节　静脉输血

案例导入

　急诊科收治一位 46 岁出血性休克病人，血压 82/56mmHg，心率 122次 /min。护士小刘根据医嘱为病人输全血 400ml，输血 10min 后病人述头痛，随即出现了腰背部剧痛，恶心、呕吐等症状。

　　请思考：

　　1. 病人出现了什么情况？为什么会出现这种情况？

2. 为有效预防和控制这类情况发生,护士应提前做好哪些工作?

3. 此时病人极度恐惧,应如何缓解病人的情绪,从哪些方面开展人文关怀?

静脉输血(venous transfusion)是将全血或血液成分、血液制品等通过静脉输入血液循环的方法,是临床治疗疾病和紧急抢救的重要措施。

一、静脉输血的目的及原则

(一)静脉输血的目的

1. 补充血容量 通过输血可增加人体的有效循环血量,提升血压,增加心输出量,促进循环。常用于失血、失液引起的血容量减少或休克病人。

2. 纠正贫血 增加红细胞、血红蛋白含量,提高红细胞携氧能力,改善组织器官的缺氧状况。主要用于血液系统疾病引起的严重贫血和某些慢性消耗性疾病的病人,如伴有缺氧症状的各种溶血性贫血。

3. 补充凝血因子和血小板 通过输注血小板和凝血因子进入体内,可改善病人的凝血功能,有助于止血,常用于凝血功能障碍(如血友病、血小板减少症)、重型再生障碍性贫血及大出血的病人。

4. 补充血浆蛋白 增加蛋白质,改善机体营养状况,维持血浆胶体渗透压,减少组织渗出和水肿,保持病人的有效循环血量。常用于低蛋白血症、大出血、大手术及严重烧伤的病人。

5. 补充抗体、补体等 通过为病人补充抗体、补体等成分,可增加其机体抵抗力、抗感染能力。常用于严重感染、免疫缺陷、烧伤的病人,例如全身性严重感染或脓毒症等。

6. 排除有害物质 常用于一氧化碳、苯酚等化学药物中毒的病人,以提高血红蛋白的运氧能力,促进血红蛋白释放氧气供机体组织利用,改善机体的缺氧状况。

(二)静脉输血的原则

1. 不可替代原则 输血是一项重要的治疗措施,只有当通过输血才能缓解病情和治疗病人疾病时,才考虑输血治疗。因此临床上应根据病人的治疗需要和预计的输血风险,以安全为前提,严格掌握输血的适应证,避免对病人造成额外伤害。

2. 提倡成分输血 成分输血(blood components transfusion)是指使用血液分离技术,将新鲜血液快速分离成各种成分,然后根据病人的需要,输入一种或多种成分,这种方法可以起到一血多用、减少输血反应、节约血源的作用。成分输血是目前临床上常用的输血类型。

3. 同型血相输 无论是输入全血还是成分血,均应选用同型血液输注,输注机器单采血小板时,无须行交叉配血试验,但要求 ABO 血型同型输注。

紧急情况下,如无同型血,可选用 O 型血输给病人;AB 型血的病人除可接受 O 型血外,还可以接受其他异型血型的血(A 型血和 B 型血),但要求直接交叉配血试验阴性(不凝集),而间接交叉配血试验可以阳性(凝集)。由于该种输血方式输入的量少,输入血清中的抗体可被受血者体内大量的血浆稀释,不足以引起受血者的红细胞凝集,故不会出现反应。因此,输血时应考虑输注可有效缓解病情的最小输血量。在这种特殊情况下一般最多不超过 400ml,且要放慢输入速度,并密切观察病人情况,如发生输血反应,应立即停止输注。

4. 交叉配血相合方可进行输注 输注全血、红细胞制剂、浓缩白细胞以及手工分离浓缩血小板病人,要求交叉配血试验阴性方可输注。

二、血液制品的种类及适应证

(一)全血

全血(whole blood)指采集的血液未经任何加工而全部保存备用的血液,可提高血液携氧能力,增加血容量，适用于大量失血及血液置换的病人。全血采集后随着保存期的延长，其中的血小板及不稳定凝血因子逐渐失去生物学活性，目前临床应用较少。全血有新鲜血和库存血两类。

1. 新鲜血 指温度在 2~6℃ 保存 5d 内的酸性枸橼酸盐葡萄糖（ACD）全血或保存 10d 内的枸橼酸盐葡萄糖（CPD）全血都可视为新鲜血。使用其他血液保存液时，按照其说明书规定的保存期判断新鲜血的保存时间。新鲜血基本保留了血液的所有成分，多用于血液病病人。

2. 库存血 指在 2~6℃ 环境下保存 2~3 周的全血。库存血虽含有血液的所有成分，但血液采集后随着保存期延长，全血中血小板及不稳定凝血因子逐渐失去生物学活性。其中，白细胞、血小板和凝血因子等成分破坏较多。含保存液的血液 pH 为 7.0~7.25，随着保存时间延长，葡萄糖分解，乳酸增高，pH 逐渐下降，酸性增强。此外，由于红、白细胞逐渐破坏，细胞内钾离子外溢，血浆中钾离子浓度随之升高。因此，大量输注库存血要注意预防酸中毒和高钾血症的发生。库存血适用于各种原因引起的大量失血，但不适用于符合成分血输注指征的病人。

（二）成分血

成分血（blood components）是在一定的条件下，将血液中的成分进行分离提纯，将全血中一种或多种血液成分分离出而制成的血液制剂与单采成分血的统称。

1. 血浆 血浆（plasma）是全血经分离后所得到的液体部分，主要成分是血浆蛋白，不含血细胞，无凝集原。可补充凝血因子，预防或治疗因凝血因子缺乏引起的出血或出血倾向。用于多种原因导致的凝血因子缺乏，也可用于大量输血、大面积烧伤、创伤、血浆置换等。

（1）**新鲜冰冻血浆**：采集全血 6~8h 内离心分离出血浆，含有全部的凝血因子，适用于因凝血因子缺乏引起的出血或有出血倾向的病人，在 −18℃ 以下的环境中保存，保质期 1 年。输注前须在 37℃ 的水浴中融化，并于 24h 内输入，以免纤维蛋白原析出。

（2）**冰冻血浆**：新鲜冰冻血浆保存超过 1 年后继续保存，或新鲜冰冻血浆分离出冷沉淀层，或超过保质期 5d 以内的全血分离出血浆后，保存在 −18℃ 以下的环境中，称为冰冻血浆，保质期 4 年。适用于需要补充稳定凝血因子的病人。

（3）**去冷沉淀血浆**：冰冻血浆的一种，也称为冷上清，是从新鲜冰冻血浆中分离出冷沉淀凝血因子后的血浆。与新鲜冰冻血浆相比，缺少凝血因子Ⅷ、血管性血友病因子、纤维蛋白原及纤维结合蛋白等，但白蛋白和其他凝血因子与新鲜冰冻血浆含量相当。适用于血栓性血小板减少性紫癜病人或血浆置换的病人。

（4）**病毒灭活新鲜冰冻血浆、病毒灭活冰冻血浆**：可降低经输血传播疾病的风险，但会损失部分凝血因子，尤其是不稳定凝血因子（凝血因子Ⅴ和Ⅷ），适用于因凝血因子缺乏引起的出血或有出血倾向的病人，宜增加使用剂量。

（5）**普通冰冻血浆**：与新鲜冰冻血浆相比，缺少不稳定凝血因子（凝血因子Ⅴ和Ⅷ），适用于需要补充稳定凝血因子的病人。

2. 红细胞 红细胞（red blood cell）可提高血液的携氧能力，缓解缺氧引起的临床症状，用于贫血病人、失血多的手术病人，也可用于为心力衰竭的病人补充红细胞，以避免心脏负荷过重。

（1）**浓缩红细胞**：是新鲜血经离心或沉淀去除血浆后余下的部分，在 2~6℃ 环境下保存，浓缩血细胞比容通常为 0.65~0.80。浓缩红细胞可以以最小限度扩充血容量，减轻受血者循环负荷，并减少血液添加剂对病人的影响。适用于存在循环超负荷高危因素的病人，如充血性心力衰竭病人及婴幼儿病人等。

（2）**洗涤红细胞**：红细胞经生理盐水洗涤数次后，再加适量生理盐水制成。去除了全血中 98% 以上的血浆，可降低过敏、非溶血性发热反应等输血不良反应，在 2~6℃ 环境下保存时间不超过 24h。适用于对血浆成分过敏、IgA 缺乏、非同型造血干细胞移植、高钾血症及肝/肾功能障碍、新生儿输血、宫内输血及换血等的病人，可改善因疾病引起的慢性贫血或急性失血引起的缺氧症状。

（3）**冰冻解冻去甘油红细胞**：在解冻、洗涤过程中去除了绝大多数白细胞及血浆，冰冻红细胞保存期长，在2~6℃环境下保存。适用于稀有血型病人及有特殊情况病人的自体红细胞保存与使用等。

（4）**悬浮红细胞**：是将全血经离心提取血浆后的红细胞加入等量的红细胞保养液制成，在2~6℃环境下保存。适用于战地急救及中小手术者。

3. 单采粒细胞　将新鲜全血经血细胞分离机单采后制成粒细胞浓缩悬液，在20~24℃环境下保存，保存期为24h。可提高机体抗感染能力，适用于出现感染、抗生素治疗48h无效且中性粒细胞绝对值小于0.5×10^9/L的病人，先天性粒细胞功能障碍病人（如慢性肉芽肿病）等。

4. 浓缩血小板　从全血中分离制备的血小板，浓度及纯度高，来源于200ml全血中分离制备的血小板含量≥2.0×10^{10}，一般须多袋联合使用。在20~24℃环境下保存，以普通采血袋盛装的浓缩血小板保存期为24h，以专用血小板存储袋盛装的可延长保存至5d。输注浓缩血小板可预防或治疗因血小板数量减少或功能异常而引起的出血或出血倾向，主要用于血小板数量减少或功能异常而引起的出血或有出血倾向的病人。

（三）其他血液制品

1. 白蛋白制剂　白蛋白制剂是从血浆中提纯而得的，可提高机体血浆蛋白量及胶体渗透压。白蛋白溶液相当稳定，在2~6℃环境下保存，有效期为5年，临床上常用10g/瓶和5g/瓶两种，白蛋白浓度为20%~25%。用于治疗因各种原因引起的低蛋白血症的病人，如肝硬化、肾病、外伤及烧伤等。

2. 免疫球蛋白制剂　静脉注射用免疫球蛋白用于免疫球蛋白缺乏的病人，预防和治疗病毒、细菌感染性疾病等。

3. 凝血因子制剂　常见的有冷沉淀凝血因子、凝血因子Ⅷ浓缩剂、凝血酶原复合物、纤维蛋白原等。可有针对性地补充某些凝血因子，适用于各种原因引起的凝血因子缺乏的出血性疾病、特定凝血因子缺乏引起的疾病，如血友病、先天性或获得性纤维蛋白原缺乏症及凝血因子ⅩⅢ缺乏症等。

三、血型和交叉配血试验

（一）血型

血型（blood type）是指红细胞膜上特异性抗原的类型。由于该类抗原能促成红细胞凝集，故又称为凝集原。根据红细胞所含凝集原的不同，可将人的血型分为若干类型，与临床关系最密切的是ABO血型系统和Rh血型系统。

1. ABO血型　根据人的红细胞膜上所含A、B凝集原的不同，人的血液分为A、B、AB和O型4型（表9-7）。A型血的红细胞含有A凝集原，B型血的红细胞含有B凝集原，AB型血的红细胞含有A凝集原和B凝集原，O型血的红细胞不含A、B凝集原。不同血型的血清中含有不同的抗体（称为凝集素），但不会含有与自身红细胞抗原相对应的抗体。例如A型血的血清中含有抗B凝集素，B型血的血清中含有抗A凝集素，O型血的血清中含有抗A和抗B凝集素，AB型血的血清中不含抗A和抗B凝集素。

2. Rh血型鉴定　Rh血型主要是用抗D血清来鉴定。若受检者的红细胞遇抗D血清后发生凝集，则受检者为Rh阳性；若受检者的红细胞遇抗D血清后不发生凝集，则受检者为Rh阴性。

（二）交叉配血试验

1. 直接交叉配血试验　是将受血者血清与供血者红细胞进行配合试验，检查受血者血清中是否含有破坏供血者红细胞的抗体。检验结果要求绝对不可以有凝集或溶血现象。

表9-7　ABO血型系统

血型	红细胞膜上的抗原（凝集原）	血清中的抗体（凝集素）
A	A	抗B
B	B	抗A
AB	A、B	无
O	无	抗A、抗B

2. 间接交叉配血试验　是将供血者血清和受血者红细胞进行配合试验,检查供血者血清中有无破坏受血者红细胞的抗体。

若直接交叉配血试验和间接交叉配血试验结果均没有凝集反应,即交叉配血试验阴性,为配血相合,方可进行输血。具体方法见表9-8。

表9-8　交叉配血试验

	直接交叉配血试验	间接交叉配血试验
供血者	红细胞	血清
受血者	血清	红细胞

四、静脉输血法

(一) 输血前准备

1. 病人知情同意　对于需输血治疗的病人,医生必须先向病人或其家属说明输同种异体血的不良反应和经血液传播疾病的可能性。病人或其家属在充分了解输血的潜在危害后,有拒绝输血的权利。若同意输血,必须填写"输血治疗同意书",由病人或其家属、医生分别签字后方可进行输血治疗。无家属签字的无自主意识病人的紧急输血,则应报医院职能部门或主管领导同意、备案并记入病历。未成年者,可由父母或指定监护人签字。

2. 备血　根据输血医嘱填写输血申请单,并抽取病人静脉血标本2ml,将输血申请单和血标本一起送到血库做血型鉴定和交叉配血试验。为避免发生混淆,采血时禁止同时采集两个病人的血标本。

3. 取血　根据输血医嘱,护士凭取血单到血库取血,和血库人员共同执行"三查十对"(三查:检查血袋标签是否完整、清晰,血袋有无破损、渗漏,血液有无凝块等异常。十对:住院号、床号、姓名、性别、血袋号、血型、交叉配血试验结果、血液种类、血量及有效期)。

血液自血库取出后,禁止剧烈振荡,以免红细胞破坏而引起溶血。如为库存血,须在室温下放置15~20min后再输入。库存血不可加温,以免血浆蛋白凝固变性而引起不良反应。

4. 输血前核对　输血前,须与另一名护士再次进行核对,确定无误并检查血液无血凝块后方可输血。

(二) 输血法

目前临床均采用密闭式输血法,密闭式输血法有间接静脉输血法和直接静脉输血法两种。

【目的】

详见输血的目的。

【操作程序】

1. 评估

(1) 病人的病情、治疗情况、心/肺功能。

(2) 病人血型、输血史及过敏史。

(3) 病人心理状态及对输血相关知识的了解程度。

间接静脉
输血法

(4) 病人穿刺部位皮肤、血管状况。根据病情、输血量、年龄选择静脉,避开破损、发红、硬结、皮疹等部位的血管。一般采用四肢浅静脉,为急症病人输血时多采用肘部静脉,周围循环衰竭时,可采用颈外静脉或锁骨下静脉。

(5) 向病人及其家属解释输血的目的、方法、注意事项及配合要点。

2. 计划

(1) **病人准备**:病人了解输血的目的、方法、注意事项和配合要点;排空大小便,取舒适卧位。

(2) **护士准备**:衣帽整洁,修剪指甲,洗手、戴口罩。

(3) **环境准备**:环境整洁、安静、舒适、安全。

(4) **用物准备**

1) 间接静脉输血法:同密闭式输液法,将一次性输液器换为一次性输血器(滴管内有滤网,可去除大的细胞碎屑和纤维蛋白等微粒,而血细胞、血浆等均能通过滤网),静脉穿刺针头为9号针头。

2)直接静脉输血法:同静脉注射,另备50ml注射器及针头数个(根据输血量多少而定)、3.8%枸橼酸钠溶液、血压计袖带。

3)生理盐水、血液制品(根据医嘱准备)、一次性手套。

3. 实施 见表9-9。

表9-9 密闭式静脉输血法

操作流程	操作步骤	要点说明
▲间接静脉输血法		• 将抽出的供血者的血液按静脉输液的方法输注到病人体内的方法,是临床上最常用的静脉输血法
1. 再次检查核对	(1)携用物至病人床旁,核对病人床号、姓名 (2)与另一位护士一起再次执行"三查十对"	• 严格执行查对制度 • 耐心解释,缓解病人紧张情绪,取得其配合 • 在床旁由双人核对输血信息,无误后才可输注
2. 建立静脉通道	使用一次性输血器,按静脉输液法建立静脉通道,输入少量生理盐水	• 在输入血液前输入少量生理盐水,冲洗输血器的管道
3. 摇匀血液	以手腕旋转动作将血袋内的血液轻轻摇匀	• 避免剧烈振荡,以防止红细胞破坏而发生溶血
4. 连接血袋进行输血	(1)戴手套,打开储血袋封口,常规消毒两遍开口处塑料管 (2)再次查对后,将输血器针头从生理盐水瓶上拔下,插入输血器的输血接口,缓慢将储血袋倒挂于输液架上开始输血	• 戴手套以保护医务人员自身安全 • 应选择符合国家要求的消毒剂 • 输血器若为双插头,则用锁扣锁住生理盐水通路(或用止血钳夹住生理盐水通路),打开另一输血通路开始输血
5. 操作后查对	再次核对	• 核对病人住院号、床号、姓名、性别、腕带、血袋号、血型、交叉配血试验结果、血液种类、血量及有效期
6. 调节滴速	开始输入时速度宜慢,观察15min左右,如病人无不良反应后再根据其病情及年龄调节滴速	• 开始时滴速不要超过20滴/min • 成人一般40~60滴/min,儿童酌减 • 输血时茂菲滴管的液面要保持在1/3~1/2,若液面过低,血液成分冲击输血器滤网,易破坏血细胞;而液面过高,则不便于观察滴速
7. 输血中巡查	(1)观察输血后病人的情况 (2)巡查输血装置是否有漏液和是否通畅 (3)询问病人感受,是否有不适感或其他需要	• 密切监测病人生命体征,观察有无输血反应的征象 • 确保血液制品顺利输入,有异常及时处理 • 关爱、关心病人 • 及时了解病人的心理状态
8. 操作后处理	(1)整理床单位,协助病人取舒适卧位 (2)将呼叫器放于病人易取得处,询问病人感受 (3)整理用物,洗手并记录	• 告知病人如有不适,及时使用呼叫器通知护士 • 关爱、关心病人 • 及时了解病人的心理状态 • 在输血卡上记录输血的时间、滴速、病人的全身及局部情况,并签全名
9. 连续输血时的处理	连续输入不同供血者的血液时,前一袋血输尽后,用生理盐水冲洗输血器,再接下一袋血继续输注	• 两袋血之间用生理盐水冲洗是为了避免两袋血之间发生反应 • 如为双插头输血器,则用锁扣锁住输血通路,打开生理盐水通路开始滴注
10. 输血完毕后的处理	(1)拔针:继续滴入生理盐水,直到将输血器内的血液全部输入病人体内再拔针 (2)拔针方法同静脉输液 (3)分类处理各类用物,空血袋按临床输血技术规范要求处理	• 最后滴入生理盐水是保证输血器内的血液全部输入病人体内,保证输血量准确 • 沿血管纵行向心方向按压穿刺点 • 以备病人在输血后发生输血反应时检查、分析

操作流程	操作步骤	要点说明
	（4）将呼叫器放于病人易取得处，询问病人感受，是否还有其他需要 （5）洗手，记录	• 关爱、关心病人 • 及时了解病人的心理状态 • 监测并记录病人输血过程中的生命体征、液体出入量 • 准确记录输血时间、种类、血量、血型、血袋号（储血号），有无输血反应
▲直接静脉输血法		• 将供血者血液抽出后立即输给病人的方法，适用于无库存血而病人又急需输血以及婴幼儿少量输血时
1. 准备卧位	供血者和病人分别卧于相邻的两张床上，露出各自供血或受血的一侧肢体	• 方便操作
2. 核对、解释	认真核对供血者和病人的姓名、血型及交叉配血结果，向受供双方做好解释	• 严格执行查对制度，避免差错事故发生 • 耐心解释，缓解受供双方紧张情绪
3. 抽取抗凝剂	用备好的注射器抽取一定量的抗凝剂	• 避免抽出的血液凝固 • 一般 50ml 血中须加入 3.8% 枸橼酸钠溶液 5ml
4. 抽、输血液	（1）将血压计袖带缠于供血者上臂并充气	• 使静脉充盈，易于操作 • 压力维持在 13.3kPa（100mmHg）左右 • 抽、输血液时须三人配合：一人抽血，一人传递，另一人输注
	（2）选择穿刺静脉，常规消毒皮肤	• 一般选择粗大静脉，常用肘正中静脉
	（3）用加入抗凝剂的注射器抽取供血者的血液，然后立即行静脉注射将抽出的血液输注给病人	• 从供血者血管内抽血时不可过急、过快，注意观察其面色、血压等变化 • 推注速度不可过快 • 随时观察病人的反应
	（4）连续抽血时，不必拔出针头，只须更换注射器	• 在抽血间期放松袖带，并用手指压迫穿刺部位前端静脉，以减少出血
5. 输血完毕后的处理	（1）输血完毕，拔出针头，用无菌纱布块按压穿刺点至无出血	• 沿血管纵行向心方向按压穿刺点至不出血为止
	（2）询问病人感受，了解病人需求	• 关心、关爱病人 • 及时了解病人的心理状态
	（3）其余操作同间接静脉输血法 10（3）~（5）	• 监测并记录病人输血过程中的生命体征、液体出入量 • 准确记录输血时间、种类、血量、血型、血袋号（储血号），病人有无输血反应

4. 评价

（1）病人理解输血的目的，病情好转，无不良反应发生。

（2）护士无菌观念强，操作熟练，动作轻巧。

（3）护士与病人沟通有效，病人能主动配合，需要得到满足。

【注意事项】

1. 在取血和输血过程中，要严格执行无菌操作及查对制度。输血前和床旁输血时应分别双人核对输血信息，无误后才可输注。

2. 使用输血器时，输血前后均应用无菌生理盐水冲洗输血管道，连续输入不同供血者的血液时，应在前一袋血输尽后，用无菌生理盐水冲洗输血器，再输注下一袋血液。

3. 除生理盐水外，血液制剂中不得添加任何药物，如钙剂、酸性及碱性药品、高渗或低渗液体，以防血液凝集或溶解。

4. 输血过程中，须加强巡视，观察病人有无输血反应的征象，并询问病人有无任何不适反应。

一旦出现输血反应，应立即减慢或停止输血，更换输血器，用生理盐水维持静脉通路通畅，通知医师给予对症处理，保留余血及输血器，并上报输血科。

5. 对急症输血或大量输血病人可行加压输血，输血时可直接挤压血袋、卷压血袋输血或应用加压输血器等。加压输血时，护士须在床旁守护，输血完毕及时拔针，避免发生空气栓塞反应。

6. 严格掌握输血速度，输注速度宜先慢后快，起始的 15min 慢速输注，严密监测病人是否发生输血不良反应，若无不良反应，以病人能够耐受的最快速度完成输注。对年老体弱、严重贫血、心衰病人应谨慎，滴速宜慢。

7. 用于输注全血、成分血或生物制剂的输血器宜 4h 更换一次。输完的血袋送回输血科保留 24h，以备病人在输血后发生输血反应时检查、分析原因。

8. 注意观察病人输血前、输血开始 15min、输血结束以及输血后 4h 的状况，监测并记录病人输血过程中的生命体征、液体出入量。

五、成分输血和自体输血

（一）成分输血

1. 概念　成分输血是指使用血液分离技术，将新鲜血液快速分离成各种成分，然后根据病人的需要，输入一种或多种成分。这种方法可以起到一血多用、减少输血反应、节约血源的作用。

2. 特点

（1）成分血中成分单一而浓度高，除红细胞制品以每袋 100ml 为一单位外，其余制品，如白细胞、血小板、凝血因子等每袋规格均以 25ml 为一单位。

（2）成分输血每次输入量为 200~300ml，即需要 8~12 单位（袋）的成分血，这意味着一次给病人输入 8~12 位供血者的血液。

3. 注意事项

（1）某些成分血，如白细胞、血小板等，其保质期短，为确保成分输血的效果，以新鲜血为宜，且必须在 24h 内输入体内（从采血开始计时）。

（2）除白蛋白制剂外，其他各种成分血在输入前均须进行交叉配血试验。

（3）成分输血时，因为一次输入多个供血者的成分血，故在输血前应根据医嘱给予病人抗过敏药物，以减少过敏反应的发生。

（4）由于一袋成分血只有 25ml，几分钟即可输完，故成分输血时，护士应全程守护在病人身边，进行严密的监护，不能擅自离开病人身边，以免发生危险。

（5）若病人在输成分血的同时还须输全血，则应先输成分血，后输全血，以保证成分血可以发挥最好的效果。

（二）自体输血

1. 概念　自体输血（autologous transfusion）是指采集病人体内血液或手术中收集自体流出的血液，经过洗涤、加工，在需要时再输回给病人本人的方法，即回输自体血。自体输血是最安全的输血方法。

2. 优点

（1）无须做血型鉴定和交叉配血试验，不会产生免疫反应，避免了抗原 - 抗体反应所致的溶血、发热和过敏反应。

（2）扩大血液来源，解决稀有血型病人的输血困难。

（3）避免了因输血而引起的艾滋病、肝炎及其他血源性疾病的传播。

（4）通过术前实施的多次采血，能刺激骨髓造血干细胞分化，增加红细胞生成，促进病人术后造血。

3. 适应证与禁忌证

（1）**适应证**：①胸腔或腹腔内出血，如脾破裂、异位妊娠破裂出血者。②估计出血量在 1 000ml 以上的大手术，如肝叶切除术。③手术后引流血液的回输，一般仅能回输术后 6h 内的引流血液。④体外循环或深低温下进行心内直视手术。⑤病人血型特殊，难以找到供血者时。⑥器官移植、稀有血型病人手术及各种原因拒绝输血的手术等。

（2）**禁忌证**：①胸、腹腔开放性损伤达 4h 以上者或超过 6h 的非开放性创伤病人。②凝血因子缺乏者。③合并心脏病、阻塞性肺疾病或原有贫血的病人。④血液在术中受胃肠道内容物污染。⑤血液可能受癌细胞污染者。⑥有脓毒血症和菌血症者。⑦病人全身状况不良，甚至出现肝、肾功能不全的病人。

4. 形式　自体输血有贮存式自体输血、稀释式自体输血、回收式自体输血 3 种形式。

（1）**贮存式自体输血**：是指术前采集病人全血或血液成分并加以贮存，需要时再回输给病人的输血方法。一般于手术前 3~5 周开始，每周或隔周采血一次，直至手术前 3d 为止，以利于机体应对因采血引起的失血，使血浆蛋白恢复正常水平。

（2）**稀释式自体输血**：于手术开始前采集病人血液，同时自静脉输入等量的晶体或胶体溶液，使病人的血容量保持不变，同时降低了血中的血细胞比容，使血液处于稀释状态，减少了术中红细胞的损失，所采集的血液在术中或术后输给病人。

（3）**回收式自体输血**：是指用血液回收装置，将病人体腔积血、手术失血及术后引流血液进行回收、抗凝、洗涤等处理，再回输给病人。多用于脾破裂、输卵管破裂，血液流入腹腔 6h 内无污染或无凝血者。回收式自体输血的总量应限制在 3 500ml 以内，因回收、洗涤的自体血不含血小板及凝血因子，应定期监测病人血小板及凝血功能，必要时应适当补充新鲜血浆和血小板。

六、常见输血反应及防护

（一）非溶血性发热反应

输血反应中较为常见的一种反应。

1. 原因

（1）由致热原引起，如血液、保养液、储血袋、输血器被致热原污染。

（2）多次输血后，受血者血液中产生白细胞抗体和血小板抗体，当再次输血时，受血者体内产生的抗体与供血者的白细胞和血小板发生免疫反应，引起发热。

（3）护士在输血操作的过程中没有严格遵守无菌操作原则，造成污染。

2. 临床表现　可发生在输血过程中或输血结束后 4h 内，病人基础体温升高 1℃ 以上或伴有寒战，无原发病、过敏、溶血与细菌污染等所致发热证据。病人先有畏寒、寒战，继之出现高热，体温可达 38~41℃，可伴有皮肤潮红、头痛、恶心、呕吐、肌肉酸痛等全身症状，一般不伴有血压下降。

3. 预防　严格管理血库保养液和输血用具，有效预防致热原污染，严格执行无菌操作。

4. 护理

（1）对反应轻者减慢输血速度，症状可以自行缓解。

（2）对反应重者应立即停止输血，密切观察其生命体征，给予对症处理（发冷者注意保暖，高热者给予物理降温），并及时通知医生。

（3）必要时遵医嘱给予解热镇痛药和抗过敏药，如异丙嗪或肾上腺皮质激素等。

（4）将输血器、剩余血连同储血袋一并送检。

（二）过敏反应

1. 原因

（1）病人为过敏体质，某些物质会引起其出现过敏反应。当输入血液中的异体蛋白质会与病人机体的蛋白质结合后而形成完全抗原时,导致机体致敏。

(2)多次输血的病人体内可产生特异性抗体,当再次输血时,抗原、抗体相互作用而发生输血反应。

(3)输入的血液中含有致敏物质,例如供血者在采血前服用过可致敏的药物或进食了可致敏的食物。

(4)供血者血液中的特异性抗体随血液传给受血者,一旦与相应的抗原接触,即可发生过敏反应。

2. 临床表现 过敏反应大多发生在输血后期或即将结束输血时,程度轻重不一,通常与症状出现的早晚有关。症状出现越早,反应越严重。过敏反应主要为过敏原与体内已有的抗体间相互作用所致。在一些情况下,输入来自具有遗传性过敏体质的供血者的抗体也会发生。

(1)**轻度反应**:输血后病人出现皮肤瘙痒,全身或局部出现荨麻疹。

(2)**中度反应**:病人出现血管神经性水肿,多见于颜面部,表现为眼睑、口唇高度水肿。也可发生喉头水肿,表现为呼吸困难,听诊两肺可闻及哮鸣音。

(3)**重度反应**:病人发生过敏性休克。

3. 预防

(1)对有过敏史的病人,输血前遵医嘱给予抗过敏药物。

(2)正确管理血液和血液制品。

(3)供血者在采血前 4h 内不宜吃高蛋白和高脂肪的食物,宜进食清淡饮食或饮糖水,以免血中含有过敏物质。

(4)选用无过敏史的供血者。

4. 护理 根据病人过敏反应的程度给予对症处理。

(1)护理过敏程度较低的病人,减慢输血速度,给予抗过敏药物,如地塞米松、苯海拉明或异丙嗪,用药后症状可缓解。

(2)护理过敏程度中、重度病人,应立即停止输血,通知医生,遵医嘱皮下注射 1:1 000 肾上腺素 0.5~1ml 或静脉滴注氢化可的松或地塞米松等抗过敏药物。

(3)对呼吸困难者给予氧气吸入,对严重喉头水肿者行气管切开。

(4)对循环衰竭者给予抗休克治疗。

(5)严密监测病人生命体征。

(三)溶血反应

溶血反应是最严重的输血反应,分为急性 / 速发型溶血反应、慢性 / 迟发型溶血反应。

1. 急性 / 速发型溶血反应

(1)**原因**

1)输入了异型血液。供血者和受血者血型不符而造成血管内溶血向血管外溶血的演变,反应发生快,一般输入 10~15ml 血液即可出现症状,后果严重。

2)输入了变质的血液。输血前红细胞已经被破坏、溶解,如血液被剧烈震荡、血液贮存过久、保存温度过高或被细菌污染、血液内加入高渗或低渗溶液或影响血液 pH 的药物等,均可导致红细胞被破坏、溶解。

(2)**临床表现**:轻重不一,轻者与发热反应相似,重者在输入 10~15ml 血液时即可出现症状,死亡率高。通常可将溶血反应的临床表现分为 3 个阶段。

1)第一阶段:受血者血清中的凝集素与输入血中红细胞表面的凝集原发生凝集反应,使红细胞凝集成团,阻塞部分小血管。病人出现头部胀痛,面部潮红,恶心、呕吐,心前区压迫感,四肢麻木,腰背部剧烈疼痛等反应。

2）第二阶段：凝集的红细胞发生溶解，大量血红蛋白释放到血浆中，病人出现黄疸和血红蛋白尿（尿呈酱油色），同时伴有寒战、高热、呼吸困难、发绀和血压下降等。

3）第三阶段：一方面，大量血红蛋白从血浆进入肾小管，遇酸性物质后形成结晶，阻塞肾小管。另一方面，由于抗原、抗体的相互作用，又可引起肾小管内皮缺血、缺氧而坏死脱落，进一步加重肾小管阻塞，导致急性肾损伤，病人表现为少尿或无尿、管型尿和蛋白尿、高钾血症、酸中毒，严重者可致死亡。

（3）预防

1）输血前认真做好血型鉴定与交叉配血试验。

2）输血前认真查对，杜绝差错事故的发生。

3）严格遵守血液保存规则，不可使用变质血液。

（4）护理

1）立即停止输血，更换输血器，用生理盐水维持静脉通路通畅，通知医生给予对症处理。

2）给予病人氧气吸入，建立静脉通道，遵医嘱给予升压药或其他药物治疗。

3）保留余血及输血器，并上报输血科。

4）双侧腰部封闭，并用热水袋热敷双侧肾区，解除肾小管痉挛，保护肾脏。

5）碱化尿液，静脉注射碳酸氢钠，增加血红蛋白在尿液中的溶解度，减少沉淀，避免阻塞肾小管。

6）严密观察病人生命体征和尿量，插入导尿管，检测每小时尿量，并做好记录。若发生肾衰竭，行腹膜透析或血液透析治疗。

7）若出现休克症状，应进行抗休克治疗。

8）心理护理，安慰病人，消除其紧张、恐惧心理。

2. 慢性/迟发型溶血反应　一般为血管外溶血，常发生在输血结束后 24h 至 28d，最常见于 Rh 血型不相容输血而引起。临床常见 Rh 血型反应中，绝大多数是由 D 抗原与其相应的抗体相互作用产生抗原-抗体反应所致。Rh 阴性病人首次输入 Rh 阳性血液时不发生溶血反应，但输血 2~3 周后体内即产生抗 Rh 因子的抗体。如再次接受 Rh 阳性的血液，即可发生溶血反应。Rh 因子不合所引起的溶血反应较少见，且发生缓慢，病人症状较轻，有轻度的发热伴乏力、血胆红素升高等。

（四）与大量输血有关的反应

大量输血一般是指在 24h 内紧急输血量相当于或大于病人总血容量。

1. 循环负荷过重　即肺水肿，是因输血速度过快和/或输血量过大，使循环血量急剧增加，致心脏负荷过重引起。还有可能因病人具有潜在的心肺疾病不能有效接受血液输注容量等所致急性心力衰竭。病人可出现发绀、气急、心悸，听诊肺部可闻及湿啰音或水泡音等表现。其预防、护理措施同静脉输液反应。

2. 出血倾向

（1）原因：库存血中的血小板、凝血因子破坏较多；输入过多的枸橼酸钠，引起凝血障碍。

（2）临床表现：病人出现皮肤、黏膜瘀斑，穿刺部位大块淤血或手术伤口渗血。

（3）护理

1）短时间输入大量库存血时，应密切观察病人的意识、血压、脉搏等变化，注意皮肤、黏膜或手术伤口有无出血。

2）严格掌握输血量，每输库存血 3~5 个单位，应补充 1 个单位的新鲜血。

3）根据凝血因子缺乏情况补充有关成分。

3. 枸橼酸钠中毒反应

（1）原因：全血及成分血大多采用以枸橼酸钠为主要成分的抗凝剂。大量输血或实施血液成分置换时，可导致病人血浆中枸橼酸钠浓度达到 1g/L 及以上。大量输血使枸橼酸钠进入体内，如果病人的肝功能受损，枸橼酸钠不能被完全氧化和排出，而与血中的游离钙结合使血钙浓度下降。

（2）**临床表现**：病人出现手足抽搐，血压下降，心率缓慢。心电图出现 Q-T 间期延长，甚至心搏骤停。

（3）**护理**：遵医嘱常规按照每输入库存血 1 000ml，静脉注射 10% 葡萄糖酸钙 10ml，以预防低钙血症的发生。

（五）输血相关传染病

通过输血传播的疾病与感染已知的有十余种，其中最严重的是艾滋病、乙型肝炎和丙型肝炎。

其综合预防对策主要有提倡无偿献血，严格血液筛查；规范采、供血和血液制品制备的操作规程；对血液制品／成分血进行病毒灭活；严格掌握输血适应证，提倡自体输血和成分输血；加强消毒隔离，做好职业防护。

（六）其他

如空气栓塞、输血过程中出现的细菌污染、体温过低、输血后紫癜等。因此，严格把握采血、贮血和输血操作的各个环节，是预防上述输血反应的关键。

（黄丽君　代冉）

思考题

1. 病人，女性，35 岁，因感冒、发热、咳嗽 1 周，在医院门诊进行输液治疗。病人须输液 1 200ml，所用输液器的点滴系数为 15gtt/ml。请问：

（1）如果病人上午 9 点开始输液，护士调节输液滴速为 60 滴 /min。预计几点液体全部输注完毕？

（2）输注 30min 后，护士在巡视时发现输液滴速变慢，滴速为 30 滴 /min。出现滴速变慢的原因可能是什么？如何处理？

2. 病人，男性，82 岁，因支气管哮喘急性发作入院，遵医嘱静脉输液。输液 30min 后，病人突然出现面色苍白、呼吸困难、气促、咳嗽加重，咳痰，粉红色泡沫样痰。请问：

（1）病人发生了什么情况？

（2）紧急情况下，护士应立即采取什么措施？

（3）为了缓解病人病情，护士应该为病人采取何种体位？为什么？

3. 病人，35 岁，因大量呕血急诊入院。初步诊断：胃溃疡，失血性休克。护理体检：血压 70/50mmHg，心率 130 次 /min，脉搏细弱、面色苍白、出冷汗、表情淡漠。遵医嘱须立即输血 400ml。当输血 300ml 时，病人出现皮肤瘙痒，眼睑、口唇水肿，呼吸困难等症状。请问：

（1）导致这种情况发生的可能原因是什么？

（2）护士应该立即采取哪些措施？

练习题

第十章 ｜ 饮食护理

教学课件

思维导图

学习目标

1. 掌握　医院饮食的种类、适用范围和原则；鼻饲法的概念、适应证、禁忌证及注意事项。

2. 熟悉　基本饮食、治疗饮食、试验饮食、要素饮食的概念；病人营养状况的评估；一般饮食护理措施；要素饮食的目的、适应证、注意事项。

3. 了解　肠内营养配方；肠外营养的目的、方法、注意事项、并发症及护理措施。

4. 学会鼻饲法的操作，做到动作规范、步骤有序、过程完整；能准确评估病人的营养状况；能对病人进行一般饮食护理。

5. 具有高度的同情心和责任感，操作规范，关心、尊重和爱护病人，做到沟通有效，确保病人安全。

饮食是各种食物经过加工组成不同类型的膳食供人体摄入，以满足机体的生理需要，是人的基本需求之一，与健康有着密切的关系。饮食护理（diet nursing）是满足病人生理需要的重要护理措施之一。因此，护士应掌握营养与健康的相关知识，学会评估病人营养与饮食状况，发现存在的问题，结合病人疾病的特点和治疗需要，制订合理的饮食护理计划并加以实施，以改善病人营养状况，促进病人早日康复。

第一节　营养状况的评估

案例导入

病人，女性，63岁，因活动后胸闷、憋气10余年，再发加重2个月，门诊以冠心病收入心内科，平素病人不爱运动，喜欢吃肥肉。病人入院后，测身高为155cm，体重60kg。

请思考：

1. 病人的营养状况如何？有哪些因素会影响其营养状况？

2. 如何评估病人的营养状况？

3. 护理该病人时，哪些环节可以体现人文关怀？

一、影响因素的评估

（一）身体因素

1. 生理因素

（1）**年龄**：不同年龄阶段有不同的生理特点，对能量及营养素的需要量各有不同。婴幼儿生长速度快，需要高蛋白、高维生素、高矿物质和高能量食物；应确保幼儿及学龄前期儿童摄入充足的脂肪酸,以满足大脑及神经系统的发育;青少年生长发育速度快,须摄入足够的蛋白质、维生素和微量元素如钙、铁、碘等;相对而言,身体高大、体格强壮的人对营养的需要量也较高;老年人新陈代谢减慢,每日所需能量减少,但对钙的需求增加。不同年龄的病人对食物质地的选择也有差异,如老年人由于消化与咀嚼功能减退,应给予易消化的软质食物。

(2)活动量:活动量大的个体能量消耗大于活动量小的个体。活动量、活动强度、工作性质不同,能量消耗也不同,对食物量和营养素的需求就不同。

(3)特殊生理期:妊娠期、哺乳期的女性对营养的需求明显增加,且会有饮食习惯的改变。妊娠期摄入的营养素应均衡,并增加蛋白质、铁、碘和叶酸的摄入,孕期后3个月要增加钙的摄入量。哺乳期女性一般应在普通饮食的基础上至少增加500kcal能量,蛋白质增加到65g/d,同时,增加维生素C和B族维生素的摄入(1kcal=4.185kJ)。

2. 病理因素

(1)疾病:疾病可影响病人的食欲、进食量以及消化、吸收和代谢功能。疾病会让人产生焦虑、恐惧、痛苦甚至绝望等不良情绪反应,还可引起疼痛、味觉或嗅觉异常而导致食欲缺乏;当患有高代谢性疾病如甲状腺功能亢进、发热、烧伤及慢性消耗性疾病,如结核时,机体对营养素的需求就会增加。若病人从尿液或引流液中流失大量的体液、电解质、蛋白质等,也应相应增加营养的摄入。

(2)药物:药物治疗也会影响病人的饮食和营养。有的药物可促进食欲如类固醇类、胰岛素等药物;有的药物会抑制食欲,并影响消化、吸收功能如非肠溶性红霉素、氯贝丁酯等;若长期服用苯妥英钠可干扰维生素C和叶酸的吸收;利尿药和抗酸剂等易造成机体矿物质缺乏;有的药物会杀灭肠道内正常菌群,导致一些维生素的来源减少,如磺胺类药物可造成维生素B及维生素K在肠内的合成发生障碍。

(3)食物过敏:有些人会对一些特定的食物产生过敏反应,如进食牛奶、海产品、芒果后,会发生腹泻、荨麻疹甚至哮喘发作等过敏反应,从而影响营养素的摄入和吸收。

(二)心理因素

一般而言,轻松、愉快的心理状态可促进食欲;而焦虑、恐惧、悲哀、绝望等不良情绪则会引起交感神经兴奋,抑制胃肠蠕动和消化液的分泌,导致人食欲减退、偏食甚至畏食,也有的人在孤独、焦虑时就会想吃食物。此外进食的环境,食物的色、香、味等也可影响人的心情进而影响食欲。

(三)社会、文化因素

1. 经济条件　经济条件可直接影响人们对食物的选择,从而影响人的营养状况。经济条件好,可满足人对食物的需求,但也有可能导致营养过剩;若经济条件差,会影响食物的质量,则可能发生营养不良。

2. 营养知识　掌握科学的营养知识,可帮助人们合理地选择食物,养成良好的饮食习惯,保持均衡营养;若缺乏基本的营养知识,有可能在食物的选择和营养素的摄入中陷入误区,从而发生营养失调。

3. 饮食习惯　人的饮食习惯受文化背景、地理位置、生活方式甚至宗教信仰等因素的影响。俗话说"一方水土养一方人",不同地域、不同饮食文化及特点与人的健康密切相关,表现在食物的选择、饮食嗜好、烹饪方法、进食方式及时间等各方面。我国素有"东酸西辣,南甜北咸"的饮食特色,东北居民喜食腌制的酸菜,因亚硝胺类物质含量较高,易导致消化系统肿瘤。大城市节奏快速、紧张高效的生活方式,使进食快餐、速冻食品的人越来越多,这些因素都不同程度地影响着人的健康,甚至还可导致疾病的发生。

二、营养状况的评估

(一)饮食状况的评估

1. 用餐情况　观察病人用餐的次数、时间、进食的方式以及规律等。

2. 摄食种类及摄入量 评估病人摄入食物的种类、数量以及相互比例是否合适,是否容易消化、吸收,有无偏食、挑食或特殊的食物喜好等。

3. 食欲 评估病人进食时的状态,判断病人食欲有无改变,注意查找、分析原因。

4. 其他 观察病人是否服用药物、补品,有无烟酒嗜好、食物过敏,是否存在口腔疾病、咀嚼不便等影响进食的因素。

(二)身体状况的评估

1. 体格检查 通过对病人的皮肤、毛发、面色、指甲、肌肉和骨骼等方面的评估,可对病人的营养状况做出初步判断(表10-1)。

表10-1 不同营养状况的身体表象

项目	营养良好	营养不良
皮肤	有光泽、平滑、弹性好	无光泽、弹性差、干燥、肤色过浅或过深
毛发	浓密、有光泽	缺乏光泽、干燥稀疏、易掉落
面色	滋润、无肿胀	暗淡、无光泽、肿胀
指甲	粉色、坚实	粗糙、无光泽、易断裂
肌肉和骨骼	皮下脂肪丰满,肌肉结实有弹性,骨骼无畸形	皮下脂肪薄,肌肉松弛无力,锁骨上窝和肋间隙凹陷,肩胛骨和髂骨嵘峋突出

2. 身高、体重 通过测量身高和体重,可以了解人体生长发育和营养状况。目前常用的指标有体重指数和实测体重占标准体重的百分数。

(1)**体重指数**(body mass index,BMI):计算身高和体重的指数,计算方法:

$$体重指数 = 体重(kg)/[身高(m)]^2。$$

判断标准:BMI 正常值为 18.5~24kg/m²。BMI≥28kg/m² 为肥胖,28kg/m²>BMI≥24kg/m² 为超重,BMI<18.5kg/m² 为消瘦。

(2)**实测体重占标准体重的百分数**:下列为我国常用的标准体重计算公式。

男性:标准体重(kg)= 身高(cm)- 105

女性:标准体重(kg)= 身高(cm)- 105 - 2.5

一般将测得体重与标准体重的差值除以标准体重值所得百分数来判断人的体重是否在正常范围,计算公式为:

实测体重占标准体重的百分数 =(实测体重 − 标准体重)/ 标准体重 × 100%。

判断标准:百分数在 ±10% 以内为正常体重,增加 10%~20% 为超重,超过 20% 为肥胖;减少10%~20% 为消瘦,低于 20% 为明显消瘦。

3. 皮褶厚度 又称皮下脂肪厚度,可以反映身体脂肪的含量,对判断消瘦或肥胖有重要意义。常用测量部位:肱三头肌、肩胛下部、腹部。测量时选用准确的皮褶计,测定 3 次取平均值。其中最常用的测量部位是肱三头肌,其正常值为男性 12.5mm,女性 16.5mm。测得数据与同年龄的正常值比较,比正常值低 35%~40% 为重度消瘦,低 25%~34% 为中度消瘦,低于 24% 为轻度消瘦。

4. 上臂围 指测量上臂中点位置的周长。可反映肌蛋白消耗和储存程度,是简便、快速的评价指标,也可反映能量代谢情况。我国成年男性上臂围平均 27.5cm。测量值大于标准值 90% 为营养正常,90%~80% 为轻度营养不良,80%~60% 为中度营养不良,小于 60% 为重度营养不良。

ER 10-3

测量皮褶厚度

(三)辅助检查的评估

1. 生化指标　生化检查可以测量人体内各种营养素水平，是评价人体营养状况的客观指标，可早期发现亚临床营养不良。生化指标检查常用方法有血、尿、粪便常规检查，血清蛋白、血清转铁蛋白、血脂、电解质、血清钙、pH 的测定等，也可进行营养素耐量试验或负荷试验，或根据体内其他生化物质的检测间接推测营养素水平等。

2. 免疫功能　免疫功能测定可了解人体的免疫功能状况，间接反映机体营养状况，主要包括淋巴细胞总数及细胞免疫状态测定。

第二节　医院饮食

> **案例导入**
>
> 　　病人，女性，73 岁，发现高脂血症、高血压病史 20 余年，糖尿病病史 10 余年，目前口服调血脂药、抗高血压药、降血糖药控制血脂、血压和血糖。病人性格孤僻，平时不爱运动，喜欢吃甜食、肥肉。现测得生命体征：T 36℃，P 58 次 /min，R 18 次 /min，BP 136/85mmHg。
>
> 　　**请思考：**
> 　　1. 根据病情，应为病人选用何种饮食？
> 　　2. 针对病人的身体状况及个人习惯，如何进行饮食方面的健康教育？
> 　　3. 为该病人做健康教育时，病人表现出烦躁、不想继续交谈，此时该如何安抚病人情绪？

　　医院饮食（hospital patient diet）分为基本饮食、治疗饮食、试验饮食，可根据病人不同病情的需要进行调整，以协助疾病的诊断、治疗和促进康复。

一、基本饮食

　　基本饮食（basic diet）适用范围较广，包括普通饮食、软质饮食、半流质饮食、流质饮食 4 种（表 10-2）。

表 10-2　基本饮食

饮食种类	适用范围	饮食原则	用法
普通饮食	消化功能正常，体温正常，无饮食限制，病情较轻或处于恢复期的病人	与健康人饮食相似；营养均衡；美味可口；易消化，无刺激的食物	每日总能量达到 2 200~2 600kcal，蛋白质 70~90g，脂肪 60~70g，碳水化合物 450g 左右，水分 2 500ml 左右，每日 3 餐，按比例分配
软质饮食	消化功能不良、低热、咀嚼不便者，老人、幼儿及消化道术后恢复期的病人	营养均衡；易咀嚼、易消化；食物以软烂为主；少油炸、少油腻、少粗纤维及强烈刺激性食物	每日总能量为 2 200~2 400kcal，蛋白质为 60~80g，每日 3~4 餐
半流质饮食	口腔疾病，吞咽、咀嚼困难；消化道疾病；发热、体弱及术后病人	食物呈半流质状；无刺激性；易咀嚼、吞咽和消化，纤维素少，营养丰富；少食多餐。对腹泻、伤寒等胃肠功能紊乱者禁用含纤维素和产气的食物	每日总能量为 1 500~2 000kcal，蛋白质为 50~70g，每日 5~6 餐
流质饮食	口腔疾病、各种大手术后、病情危重、高热、急性消化道疾病、全身衰竭病人	食物呈液状，易消化、易吞咽、无刺激性，如乳类、米汤、果汁、豆浆等。流质饮食所含能量和营养素不足，只能短期使用，通常辅以肠外营养	每日总能量为 836~1 195kcal，蛋白质为 40~50g；每日 6~7 餐，每次 200~300ml，每 2~3h 一次

二、治疗饮食

治疗饮食（therapeutical diet）是在基本饮食基础上，适当调整能量和营养素，以适应病人病情需要，达到治疗或辅助治疗的目的，从而有利于病人康复的一类饮食（表 10-3）。

表 10-3　治疗饮食

饮食种类	适用范围	饮食原则及用法
高能量饮食	适用于能量消耗较多的病人，如结核、甲状腺功能亢进、肝／胆疾病、大面积烧伤、高热、体重不足的病人及产妇	在基本饮食的基础上加餐两次，可进食牛奶、豆浆、鸡蛋、蛋糕、巧克力及甜食等，总能量约为 3 000kcal/d
高蛋白饮食	适用于高代谢性疾病病人，如结核、贫血、甲状腺功能亢进、营养不良、烧伤、大手术后、恶性肿瘤、肾病综合征病人；孕妇、乳母等	在基本饮食的基础上增加蛋白质的含量，供给量为 1.5~2.0g/（kg·d），总量不超过 120g/d，总能量为 2 500~3 000kcal/d
低蛋白饮食	适用于需要限制蛋白质摄入量的病人，如肝性脑病、急性肾炎、尿毒症等病人	多补充蔬菜和含糖高的食物，以维持正常能量。成人饮食中蛋白质不超过 40g/d，根据病情可减至 20~30g/d，肾功能不全者应摄入优质动物蛋白，忌食豆制品；肾功能严重衰竭者须摄入无蛋白饮食；肝性脑病者应以植物蛋白为主
低脂肪饮食	适用于肝／胆／胰疾病、冠心病、高脂血症、动脉硬化、肥胖症及腹泻等病人	食物应清淡、少油，禁用肥肉、动物脑、蛋黄。高脂血症及动脉硬化者不必限制植物油（椰子油除外），脂肪量 <50g/d，肝、胆、胰疾病者 <40g/d，尤其应限制动物脂肪的摄入
低胆固醇饮食	适用于高胆固醇血症、高脂血症、高血压、动脉硬化、冠心病等病人	胆固醇摄入量 <300mg/d，禁用或少用胆固醇高的食物，如动物内脏、脑、蛋黄、肥肉、动物油、鱼籽等
低盐饮食	适用于心脏病、肝硬化腹水、急／慢性肾炎、先兆子痫、重度高血压但水肿较轻者	成人食盐量 <2.0g/d（含钠 0.8g/d），不包括食物内自然含钠量，禁用腌制品，如咸菜、咸肉、香肠、皮蛋等
无盐低钠饮食	同低盐饮食，但水肿较重病人	不放食盐烹调，且须控制食物中自然存在的含钠量，使其 <0.5g/d，禁食腌制品、含钠的食物和药物，如汽水、油条、挂面、碳酸氢钠药物等
高纤维素饮食	适用于便秘、高脂血症、糖尿病、肥胖等病人	食物中宜富含纤维素，如芹菜、竹笋、韭菜、卷心菜、豆类、粗粮等
少渣饮食	适用于肠炎、伤寒、痢疾、腹泻、咽喉部或消化道手术、食管静脉曲张等病人	食物中纤维素含量少且少油，不可用强刺激的调味品、坚果、带碎骨的食物，可进食蒸蛋、嫩豆腐等

知识拓展

中国古代食疗养生观

饮食养生是古人养生的主要观点之一。《黄帝内经》（重广补注黄帝内经素问卷）中指出："阴之所生，本在五味，阴之五宫，伤在五味。是故味过于酸，肝气以津，脾气乃绝。味过于咸，大骨气劳，短肌，心气抑。味过于甘，心气喘满，色黑，肾气不衡。味过于苦，脾气不濡，胃气乃厚。味过于辛，筋脉沮弛，精神乃央。是故谨和五味，骨正筋柔，气血以流，凑理以密，如是则骨气以精。"

意思就是阴精的产生，来源于饮食上的五味，贮藏阴精的五脏，也会因五味而有所损伤。如果过量食用酸味，肝气就会淤积，脾气就会衰竭。如果过量食用咸味，会使骨骼损伤，皮肤干枯，心气抑郁。如果过量食用甜味，会使心气滞闷引发喘息，面色发黑，肾气不能平衡。如果过量食用苦味，会使脾气不能濡润，胃气变得薄弱。如果过量食用辣味，就会使筋脉败坏松弛，精神受到损伤。所以谨慎地调和五味，使骨骼端正，筋脉柔和，气血流通，肌肉密实，如果能做到这样的话，机体就能健壮强盛。

三、试验饮食

试验饮食（test diet）是指在特定的时间内，调整饮食内容以协助诊断疾病和保证实验室检查结果准确性的一类饮食，故又称诊断饮食。

（一）隐血试验饮食

1. 适用范围　用于粪便隐血试验前的准备，协助诊断有无消化道出血及不明原因的贫血。

2. 饮食原则及用法　试验前 3d 及试验期内禁食肉类、动物肝和血类、含铁丰富的药物或食物以及绿色蔬菜等，以免产生假阳性。可进食牛奶、豆制品、马铃薯、非绿色蔬菜、米饭、馒头、面条等，第 4 天开始留取粪便做粪便隐血试验。

（二）甲状腺 ^{131}I 试验饮食

1. 适用范围　用于协助检测甲状腺功能，排除外源性摄入碘对检查结果的干扰。

2. 饮食原则及用法　试验期为两周，禁食含碘食物如海带、海蜇、海参、紫菜、鱼、虾、加碘食盐等，禁用碘消毒剂做局部消毒，两周后做甲状腺 ^{131}I 功能测定。

（三）胆囊造影饮食

1. 适用范围　用于胆囊、胆总管等造影检测，以协助诊断有无胆囊、胆管、肝胆管疾病。

2. 饮食原则及用法　检查前一天中午进食高脂肪饮食，促进胆囊收缩和排空；晚餐进食无脂肪、清淡、高碳水化合物、低蛋白饮食，晚饭后口服造影剂，然后禁食、禁水、禁烟至次日晨。在空腹状态下进行第一次摄片，观察胆囊显影情况，如果显影良好，再次进食高脂肪饮食，30~60min 后再进行第二次摄片，观察胆囊收缩情况。

（四）肌酐试验饮食

1. 适用范围　用于协助检查、测定肾小球滤过率，协助诊断肾脏功能。

2. 饮食原则及用法　试验期为 3d，禁食肉类、禽类、鱼类，忌饮茶和咖啡。全天主食量在 300g以内，限制蛋白质摄入量（摄入量＜40g/d），以排除外源性肌酐影响。能量不足可进食藕粉等含糖量高的食物，蔬菜、水果、植物油不限制，第 3 天测尿肌酐清除率及血肌酐含量。

（五）尿浓缩功能试验饮食（干饮食）

1. 适用范围　用于检查肾小管的浓缩功能。

2. 饮食原则及用法　试验期为 1d，控制全天饮食中的水分，摄入总量为 500~600ml，可选择进食含水量少的食物，如米饭、面包、馒头、马铃薯、豆腐干等，烹调食物时尽量不加水或少加水；避免食用含水量高、过甜或过咸的食物，禁饮水；蛋白质摄入量为 1g/（kg·d）。

（六）口服葡萄糖耐量试验饮食

1. 适用范围　用于协助诊断糖尿病。

2. 饮食原则及用法　试验前进食碳水化合物≥300g/d 的饮食共 3d。同时停止一切能升降血糖的药物，试验前一天晚餐后禁食 10~12h，直到第 2 天早晨采血后，将葡萄糖 75g 溶于 300ml 水中顿服；于糖餐后 30min、1h、2h 和 3h 分别采血测定血糖。

第三节 一般饮食护理

案例导入

病人,男性,72岁,因突发右侧肢体无力半个月,门诊以脑梗死收入神经内科。病人半个月前无明显诱因突发右侧肢体无力,伴失语,无恶心、呕吐、胸闷、心悸、呼吸困难、视物旋转、肢体抽搐、耳鸣、听力下降、意识丧失、大小便失禁等。现予以溶栓、改善循环、抗血小板聚集等药物治疗后,症状逐渐改善,但右侧肢体仍无力,步态不稳,继续康复治疗。

请思考:

1. 病人进餐前的准备工作有哪些?

2. 病人进餐时,如何妥善协助该病人进餐?

3. 病人进餐后,如何妥善为病人做进餐后的护理?

4. 在为病人提供进餐护理措施时,护士该如何体现人文关怀?

一、病区的饮食管理

病人住院后,由主管医生根据其病情开出饮食医嘱,护士根据医嘱填写病区饮食单,将饮食单通知营养室,并在病人的床尾/头卡上标记饮食种类,以便分发食物和交接班查对。随着病人病情变化需要调整饮食种类时,均须由医生开出书面医嘱方可执行,如手术前需要禁食,手术后由禁食改为流质饮食,出院停止饮食等。护士根据医嘱填写更改或停止饮食通知单,送交营养室,在床尾/头卡上做出相应的更改,并告知病人和家属。

二、病人的饮食护理

(一)病人进餐前的护理

1. 环境准备 护士应创设良好的用餐环境,以增进病人的食欲。用餐环境以整洁、舒适、安全、安静、空气清新为原则。具体要求有:

(1)餐前半小时整理病人床单位,开窗通风,帮助病人大小便并及时移去便器,去除一切不良异味及视觉印象。

(2)暂停非紧急的治疗、检查及护理工作。

(3)鼓励同室病人一起用餐,病情允许时可到病区餐厅集中用餐,让病人相互交流,以促进食欲。

(4)如有病危、痛苦呻吟的病人,可拉上床帘或屏风遮挡,避免影响其他病人用餐。

2. 病人准备

(1)协助病人洗手、漱口,为重症病人做好口腔护理。

(2)**尽量减少或消除病人不舒适的因素**:对高热者可适当降温;对敷料包扎固定者,检查其松紧度,必要时做适当调整;对疼痛者采取镇痛措施以减轻疼痛。

(3)协助病人采取舒适的姿势进餐,如病情许可,可协助病人下床就餐;对行动不便者,可放置跨床小桌,协助取坐位或半坐卧位在床上用餐;对卧床者可协助其取侧卧位或仰卧位头偏向一侧;因特定卧位而致疲劳者,帮助其更换卧位或按摩相应的部位后进餐。

(4)必要时可围治疗巾或餐巾于病人胸前,避免污染衣服及病人床单位。

3. 饮食护理 护士可参照中国居民平衡膳食宝塔(图 10-1),向病人讲解健康饮食与均衡营养的相关知识。根据医嘱的饮食种类,说明所选饮食对治疗和诊断的意义、饮食要求和用法,让病人明确可选用、不宜选用或禁忌的食物,每天进餐的次数及时间等,解答病人提出的饮食问题,使病人配合执行饮食计划,并纠正不良的饮食习惯。

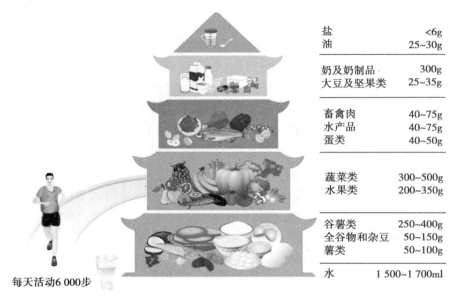

盐	<6g
油	25~30g
奶及奶制品	300g
大豆及坚果类	25~35g
畜禽肉	40~75g
水产品	40~75g
蛋类	40~50g
蔬菜类	300~500g
水果类	200~350g
谷薯类	250~400g
全谷物和杂豆	50~150g
薯类	50~100g
水	1 500~1 700ml

每天活动6 000步

图 10-1　中国居民平衡膳食宝塔

(二)病人进餐时的护理

1. 分发食物　护士核对饮食单,清洁双手,戴口罩,协助配餐人员准确地将饭菜分发给每位病人。对禁食者,应向其说明原因,在床尾/头挂上标记,并做好口头及书面交班。

2. 协助进餐

(1)病人就餐期间,护士应巡视、观察,检查、督促治疗饮食、试验饮食实施情况,鼓励病人进食;征求病人对医院饭菜的意见和建议并反馈给营养室;对家属送的饭菜应检查,符合饮食要求方可食用。

(2)对不能自行进餐者,应根据病人的进食习惯耐心喂食,每次喂食的量和速度应视病人情况而定,不要催促病人,留给病人足够的时间咀嚼和吞咽;食物温度适宜,避免过烫、过凉;进食顺序合理,固体食物和液体食物交替喂食,进流质饮食时可用吸管吸入。

(3)对双目失明或眼睛被遮住的病人,除遵守上述喂食要求外,还应告知食物的具体名称,以增加其进餐兴趣。如病人要自己进餐,可按照时钟平面图放置食物(图 10-2),并告知方位和食物名称,如3点和9点放菜,6点放饭,12点放汤,方便病人按顺序取用进食。

3. 特殊情况处理　若进餐过程中病人出现恶心,应让病人暂停进餐,并做深呼吸;如发生呕吐、溢食,应及时托住病人额头,提供塑料袋、脸盆等工具;对平卧者,把头偏向一侧,及时清理呕吐物,并协助病人漱口;对暂时不想进餐者,应妥善保存食物,待需要时给予加热,再给病人食用;若发生呛咳,应帮助病人拍背,嘱病人进食时不要说话;若食物误入气道,应立即采用海姆利希手法,使异物排出,防止病人发生窒息。

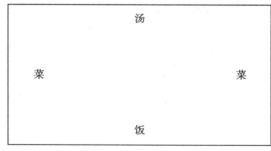

图 10-2　食物放置平面图

(三)病人进餐后的护理

1. 整理、清洗　及时清理剩余食物,撤去餐具,整理病人床单位,帮助病人清洗双手、漱口,为不能自理的病人做口腔护理。

2. 评价、记录　做好病人进餐记录，包括进食的种类、量、病人的反应等，以评价其饮食是否能满足机体需要。

3. 按需交班　对暂时禁食、延缓进食或有特殊情况的病人应做好交接班。

第四节　特殊饮食护理

案例导入

病人，男性，37岁，因脑外伤急诊入院。体格检查：T 37℃、P 76次/min、R 20次/min、BP 110/70mmHg，双侧瞳孔等大、等圆，瞳孔对光反射存在，呼之不应，压眶上神经有痛苦表情。医嘱：一级护理、心电监护、利尿脱水、吸氧、止血、留置尿管、鼻饲等。

请思考：

1. 如何妥善为病人插胃管？
2. 如何确认胃管在胃内并妥善固定？
3. 如何为病人灌注流质饮食？
4. 在为病人进行鼻饲时，护士该如何体现人文关怀？

对病情危重、不能经口进食或不愿经口进食、消化道功能障碍的病人，为维持病人营养状况，保证其营养素的摄取、消化、吸收，促进病人康复，临床上根据病人的病情，常采取特殊的饮食护理，包括肠内营养和肠外营养。

一、肠内营养

肠内营养（enteral nutrition）是经口服或管饲等方法经胃肠道供给机体能量和营养素的支持疗法。

（一）肠内营养配方

1. 要素饮食（elemental diet）　由人工配制的、符合机体生理需要的各种营养素组成的无渣饮食。营养素含量齐全、比例适当、营养价值高，可不需消化或很少消化即能直接吸收。

2. 非要素制剂　是以整蛋白或蛋白质游离物为氮源的一类肠内营养配方。

3. 组件制剂　也称为不完全制剂，是以某种或某类营养素为主的肠内营养配方。组件制剂主要包括蛋白质组件、脂肪组件、糖类组件、维生素组件和矿物质组件。

4. 特殊应用制剂　为满足各种疾病或功能障碍病人的特殊营养需求，调整营养素成分或比例，以达到治疗目的的肠内营养配方。如高支链氨基酸与低芳香族氨基酸的肝衰竭用制剂，以必需氨基酸为主的肾衰竭用制剂等。

（二）鼻饲法

肠内营养可分为口服和管饲。管饲（tube feeding）是将导管插入胃肠道，以此给病人提供必需的食物、营养液、水及药物的方法，是临床中提供或补充营养的极为重要的方法之一。根据导管插入的途径，可分为：①口胃管，即导管由口插入胃内。②鼻胃管，指导管经鼻腔插入胃内。③鼻肠管，指导管由鼻腔插入小肠，包括鼻十二指肠管和鼻空肠管。④胃造口管，指导管经胃造口插入胃内，也可经胃造口插入十二指肠或空肠。⑤空肠造口管，指导管经空肠造口插至空肠内。本节主要以鼻胃管为例，介绍管饲饮食的操作方法，即鼻饲法。

鼻饲法（nasogastric feeding）是将导管经病人鼻腔插入胃内，从管内灌注流质饮食、水分和药物的方法。

【目的】

通过胃管供给流质饮食或药物，满足病人对营养和治疗的需要，促进健康。

【适用范围】

1. 不能经口进食者　如昏迷、口腔疾病和口腔手术后、上消化道肿瘤、食管狭窄导致吞咽困难的病人，早产儿，危重病人等。

2. 不能张口者　如破伤风病人。

3. 拒绝进食者　如精神异常者。

【禁忌证】

对食管-胃底静脉曲张和食管梗阻的病人禁忌使用鼻饲法。

【操作程序】

1. 评估

（1）病人的年龄、病情、意识状态、营养状况、其他治疗情况。

（2）病人的心理状态，有无鼻饲的经历，对鼻饲的认识及配合程度。

（3）病人鼻腔通畅性，如有无炎症、肿胀、息肉、鼻中隔偏曲等。

2. 计划

（1）**病人准备**：病人了解鼻饲的目的、方法、注意事项及配合要点，取下活动义齿和眼镜并妥善保管。

（2）**护士准备**：衣帽整洁，修剪指甲，洗手、戴口罩。

（3）**用物准备**

1）治疗车上层：插管时放置物品有无菌鼻饲包（含治疗碗、胃管、镊子、止血钳、纱布、压舌板、治疗巾、50ml 注射器；胃管可选用橡胶、硅胶或新型胃管）；润滑剂、棉签、弹性胶布、橡皮圈或夹子、别针、听诊器、手电筒、弯盘、流质饮食（温度在 38~40℃）、水温计、温开水适量。

拔管时放置物品有治疗碗（内放纱布）、治疗巾、弯盘、棉签、松节油、乙醇、漱口杯（内盛温开水）。治疗盘外备手消毒液。

2）治疗车下层：医用垃圾桶、生活垃圾桶。

（4）**环境准备**：病室整洁、安静、无异味、光线适宜。

3. 实施　见表 10-4。

ER 10-4

鼻饲法

表 10-4　鼻饲法

操作流程	操作步骤	要点说明
1. 核对、解释	携用物至病人床旁，核对病人床号、姓名（查看手腕带），解释操作目的，指导配合方法，取下活动义齿	• 认真执行查对制度，避免发生差错 • 耐心向病人做好解释，消除其由于治疗带来的疑虑，缓解紧张情绪，取得病人理解和配合
2. 安置卧位	协助病人取半坐卧位或坐位 对不能坐起者取右侧卧位 对昏迷病人取去枕平卧位，头向后仰	• 半坐卧位可减轻插管带来的不适 • 右侧卧位可使胃管易于插入 • 头后仰有利于昏迷病人胃管插入
3. 铺巾、置盘	铺治疗巾在病人颌下，弯盘放在便于取用处	• 保护病人床单位
4. 鼻腔准备	检查病人鼻腔，选择通畅的一侧鼻腔，并用湿棉签清洁鼻腔，备好胶布	• 鼻腔通畅，便于插管
5. 测量长度	测量胃管插入的长度，成人 45~55cm，由成人前额发际至剑突的距离或鼻尖经耳垂至剑突的距离（图 10-3）	• 为防止反流、误吸，插管长度可在 55cm 以上；若须经胃管注入刺激性药物，可将胃管向深部再插入 10cm • 小儿插管长度为眉间至剑突与脐中点的距离
6. 润滑胃管	倒少许润滑剂在纱布上，润滑胃管前段	• 可减少胃管插入时的摩擦阻力

操作流程	操作步骤	要点说明
7. 正确插管	（1）一手持纱布托住胃管，一手持镊子夹住胃管轻轻插入选定侧鼻孔 （2）为清醒病人插入 10~15cm（咽喉部）时，嘱其做吞咽动作，顺势将胃管插至预定长度 （3）为昏迷病人插管前先去枕，使其头向后仰，当插入 10~15cm 时，左手将病人头托起，使下颌靠近胸骨柄，缓缓插至预定的长度 （4）随时观察病人反应	• 插入动作要轻柔 • 吞咽动作有利于胃管迅速插入食管，护士可随病人吞咽的动作边咽边插 • 头向后仰可避免胃管误入气管 • 下颌靠近胸骨柄，可增加咽后壁的弧度（图 10-4），提高插管成功率 • 插管中若病人出现恶心、呕吐可暂停插入，嘱其深呼吸 • 如胃管误入气管，应立即拔出，休息片刻后重新插入 • 插管不畅时应检查口腔，判断胃管是否盘在口腔内
8. 检查、确认	确认胃管在胃内的方法有 3 种： （1）抽胃液法：注射器连接胃管末端回抽出胃液 （2）听气过水声法：把听诊器放在病人胃部，用注射器接胃管向胃内快速注入 10ml 空气（图 10-5） （3）气泡法：将胃管末端放在盛水的治疗碗中	• 保证病人安全，防止胃管误入气管 • 有胃液抽出 • 能听到气过水声 • 无气泡逸出
9. 固定胃管	确认胃管在胃内后，用胶布将胃管固定在病人鼻翼和同侧面颊部，在胃管上贴胃管标识	• 防止胃管脱出 • 在标识上注明"胃管"字样、插管日期，以便观察
10. 灌注食物	（1）在胃管末端接注射器抽出胃液，再注入少量（20~30ml）温开水 （2）缓慢灌注流质饮食或药物，药片应研碎溶解后灌入；每次灌注量不超过 400ml，间隔时间大于 2h，每次注入前应先测量注入鼻饲液的温度 （3）灌注完毕，再注入少量（20~30ml）温开水脉冲式冲洗胃管	• 每次灌注前应抽吸胃液以确认胃管在胃内 • 注入过程中应询问病人感受以调节注入速度，避免注入空气导致腹胀 • 推注速度不能快于 30ml/min • 冲净胃管，避免鼻饲液存积管腔中变质，引起胃肠炎
11. 封管、固定	用胃管塞封住胃管末端开口处并反折，用纱布包好，固定于衣领处	• 防止食物反流 • 防止胃管脱落
12. 清洁、整理	清洁病人鼻腔、口腔，撤去治疗巾，整理病人床单位，嘱病人维持原卧位 30~60min	• 保持原卧位可防止食物反流引起呕吐 • 鼻饲用物应每日更换、消毒
13. 关切询问	询问病人感受，是否缓解了饥饿感，是否有其他不适感	• 关爱、关心病人 • 及时了解病人的心理状态
14. 准确记录	洗手，记录鼻饲时间、鼻饲液的种类和量、病人反应	• 便于安排下一次灌注时间
15. 巡视观察	（1）观察病人病情变化 （2）病人无食物反流导致的误吸，无鼻、咽、食管黏膜出血，无腹胀、腹泻、胃出血、胃潴留等不适 （3）每 4~6h 评估病人肠内营养耐受性	• 及时发现病人病情变化，并做相应处理 • 注意观察各类潜在并发症的发生，一旦发生应及时处理 • 根据病人肠内营养耐受性评分调节肠内营养输注
16. 拔胃管法	用于停止鼻饲或长期鼻饲须更换胃管时 （1）备齐用物至病人床旁，核对、解释，置弯盘于病人颌下，去除胶布，反折胃管末端或夹紧胃管	• 长期鼻饲应定期更换胃管，晚间拔管，次日晨从另一侧鼻腔插入 • 取得病人合作，使病人精神放松 • 夹紧胃管，以免胃管内液体滴入气管

操作流程	操作步骤	要点说明
	（2）用纱布包裹鼻孔处的胃管，嘱病人深呼吸，在病人呼气时拔管，边拔边用纱布擦胃管，至咽喉处时快速拔出，置胃管于弯盘内，撤去弯盘	● 至咽喉处时快速拔出，以免管内残留液体滴入气管 ● 拔出胃管后观察胃管完整性，若有异常向医生报告
	（3）清除胶布痕迹，协助病人漱口，取舒适体位，整理病人床单位，清理用物 （4）询问病人感受，是否有其他不适感	● 用松节油去除胶布痕迹，再用乙醇擦去松节油 ● 使病人感觉舒适 ● 关爱、关心病人 ● 及时了解病人的心理状态
	（5）洗手、记录	● 记录拔管时间、病人反应以及其他特殊情况
17. 用物处置	将物品送至处置室，分类处理	

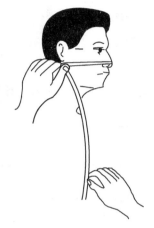

图 10-3　测量胃管插入长度

为昏迷病人
插胃管

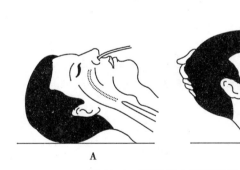

图 10-4　昏迷病人插管方法

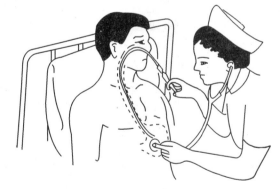

图 10-5　确认胃管入胃方法之一

4. 评价

（1）病人理解鼻饲的目的。通过鼻饲，病人获得所需的营养、水分和药物。

（2）护士操作规范、熟练，动作轻柔，关心、爱护病人。

（3）护患沟通有效，病人能积极配合，插管过程顺利。

（4）病人无不良反应发生。

【注意事项】

1. 插胃管时动作要轻柔，通过食管的 3 个狭窄部位（环状软骨水平处、平气管分叉处、食管穿过膈肌处）时尤其需要动作轻柔，以免损伤食管黏膜。

2. 每次喂食前必须先证实胃管在胃内，检查胃管是否通畅，先注入 20~30ml 温开水冲管后再灌注食物，灌注完后再注入 20~30ml 温开水，防止鼻饲液残留在管腔内而致凝结、变质，同时要避免注入空气而致病人腹胀。

3. 鼻饲液温度应为 38~40℃，避免过热或过冷；每次鼻饲量不超过 400ml，间隔时间应大于 2h；牛奶与果汁应分开灌注，防止产生凝块；药片须研碎溶解后再注入。

4. 对长期鼻饲者每天应进行口腔护理，并定期更换胃管。硅胶胃管每月更换 1 次，普通胃管每周更换 1 次，在晚间末次灌食后拔出，次日晨再从另一侧鼻孔插入。

【并发症及护理】

1. 胃潴留

(1) 可使用≥50ml 的营养液注射器、床旁超声仪等工具评估病人胃残留量。

(2) 胃残留量＞200ml 时，应评估病人有无恶心、呕吐、腹胀、肠鸣音异常等不适症状；如有不适，应减慢或暂停喂养，遵医嘱调整喂养方案或使用促胃肠动力药物。

(3) 胃残留量＞500ml 时，宜结合病人主诉和体征考虑暂停喂养。

2. 腹泻

(1) 应观察病人腹泻频次，粪便的颜色、性质、质量，及时与医生沟通。

(2) 对于营养液输注过快引起的腹泻，应减慢输注速度，可使用输注泵控制输注速度。

(3) 对于营养液温度过低引起的低温型腹泻，可使用加温器。

3. 恶心、呕吐

(1) 应查找造成病人恶心、呕吐的原因。

(2) 应降低输注速度，可协助病人取右侧卧位。

4. 喂养管堵塞

(1) 用 20~30ml 温开水通过抽吸和脉冲式推注的方式冲洗喂养管。

(2) 若无效，可使用 5% 碳酸氢钠溶液 20~30ml 冲洗喂养管。

(3) 以上操作均无效时，应告知医生。

5. 误吸

(1) 应立即暂停喂养，查找造成病人误吸的原因。

(2) 应鼓励病人咳嗽，协助其取半卧位，昏迷病人应头偏一侧。

(3) 若病人出现气道梗阻或窒息症状，应立即给予负压吸引。

(4) 应观察病人的生命体征，遵医嘱用药。

知识拓展

三腔喂养管的应用

肠内营养能够维持病人胃肠道结构和功能的完整性，应用鼻胃管或鼻肠管进行肠内营养是临床上使用最多的途径，近年来三腔喂养管逐渐在临床应用。

三腔喂养管包括喂养腔、吸引腔和压力调节腔，其中吸引腔和压力调节腔放置在胃中。吸引腔用于胃减压；压力调节腔在胃减压时可用于调节负压大小。喂养腔末端至空肠，可通过营养液。其外观为单根，内纵三腔，分别通向末端的 3 个开口，使临床上原来需要 1 根管减压、1 根管鼻饲的"双管"，变成了"单管"。三腔喂养管具有多重功能：喂养管腔放置于空肠内进行肠内营养输注，负压吸引腔放置于胃内可进行胃肠减压，压力调节腔用于调节吸引腔压力。三腔喂养管放置方法有 3 种：胃镜下放置三腔喂养管、X 线透视下放置三腔喂养管、数字减影血管造影机透视下放置三腔喂养管。

（三）要素饮食

1. 特点

(1) 营养供给全面，富含氨基酸或蛋白水解物、葡萄糖、脂肪、矿物质和维生素。

(2) 体积小，能与水混合后形成溶液或较为稳定的悬浮液，可满足人体生长发育需求。

(3) 无须经过消化即可直接被肠道吸收和利用。

(4) 成分明确，可根据病人病情需要增减某些成分或改变比例，以达到治疗效果。

(5) 不含残渣或残渣极少，可使病人粪便量显著减少。

(6) 不含纤维素，对肝、胆、胰及消化道黏膜刺激性小。

2. 适用范围

(1) 严重烧伤及创伤等超高代谢病人。

(2) 某些手术前准备或术后营养不良的病人。

(3) 肠炎及其他原因腹泻病人。

(4) 肿瘤等消耗性疾病引起的慢性营养不良的病人。

(5) 其他，如免疫功能低下、脑外伤等病人。

3. 禁忌证

(1) 消化道出血者。

(2) 3 个月内婴儿。

(3) 糖尿病、胰腺疾病、胃切除术后病人慎用。

4. 用法

(1) **口服法**：因要素饮食口感欠佳，一般病人难以接受口服，故临床较少使用。也有一些要素饮食在应用时添加橘子汁、菜汤等调味料以改善口感。口服剂量从每次 50ml 逐渐增至每次 100ml，视病情 6~8 次 /d。

(2) **经鼻胃管、胃或空肠造瘘处滴注有以下 3 种方式**：

1) 分次注入：将调配好的要素饮食或现成制品用注射器经鼻胃管或造瘘口注入胃肠道内，4~6 次 /d，每次 250~400ml。适用于非危重、经鼻胃管或造瘘口喂食的病人。此法优点是操作方便、费用较低，缺点是易引起病人恶心、呕吐、腹胀、腹泻等消化道症状。

2) 间歇滴入：将调配好的要素饮食或现成制品加入有盖吊瓶内，经输注管缓缓滴入，4~6 次 /d，每次 400~500ml，每次输注时间 30~60min。此法反应小，多数病人可耐受。

3) 连续滴入：装置和间歇滴入法相同，在 12~24h 内持续滴入，也可用肠内营养输注泵保持恒定滴速滴入。浓度从 5% 开始逐渐调到 20%~25%，速度从 40~60ml/h 开始逐渐调到 120ml/h，最高达到 150ml/h。多用于经空肠造瘘喂食的危重病人。

5. 注意事项

(1) 配制要素饮食时，应严格遵守无菌技术操作原则，所有配制用具均须经消毒灭菌后使用。要素饮食应尽量新鲜配制，配制好的饮食要冷藏在 4℃以下冰箱内，并在 24h 内用完，防止污染或变质。

(2) 每种要素饮食的具体营养成分、浓度、用量和滴入速度都应根据病人的病情需要，由医生、责任护士及营养师共同商议而定。

(3) 应用原则是从用量少、浓度低、滴注速度慢的要素饮食开始，逐渐增加，待病人耐受后再稳定配制成分、浓度、用量和滴注速度。

(4) 口服的要素饮食温度一般为 37℃，经鼻胃管或造瘘口注入的适宜温度为 41~42℃。要素饮食不可高温蒸煮，但可适当加温。

(5) 要素饮食滴注前后都应用温开水或生理盐水冲净管腔，防止食物滞留管腔内导致腐败变质。

（6）滴注过程中应经常巡视病人，如出现恶心、呕吐、腹痛、腹泻等症状应视情况调整要素饮食的浓度、温度或滴注速度，反应严重者可暂停滴入，并及时查明原因。

（7）应用要素饮食期间，应定期测量病人体重，检查电解质、血糖、尿糖、肝功能、血尿素氮、出凝血时间等，并观察其尿量、排便次数及性状，及时评估病人营养状况。

（8）停用要素饮食时应逐渐减量，以防引起病人低血糖反应。长期使用者应补充维生素和矿物质。不能用于消化道出血病人和3个月内婴儿；糖尿病、胰腺疾病、胃切除术后病人要慎用。

（四）肠内营养输注泵

肠内营养输注泵（enteral feeding pump）是一种可供管饲用的营养输注系统，通过鼻胃管或鼻肠管连接泵管及其附件，以微电脑精确控制输注的速度、剂量、温度、输注总量等的一套完整、封闭、安全、方便的系统（图10-6）。应用于昏迷状态或需要准确控制营养输入的管饲饮食病人，如严重创伤、大手术后的病人等。该系统可以按照需要定时、定量对病人进行肠内营养液输入，以达到维持病人生命、促进术后康复的目的。

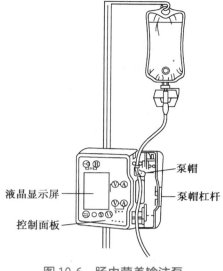

图 10-6　肠内营养输注泵

二、肠外营养

肠外营养（parenteral nutrition）是根据病人需要，通过周围静脉或中心静脉供给病人所需的全部能量和营养素，以满足机体代谢需要的一种营养支持疗法，故又称静脉营养。

（一）目的

用于各种原因导致的不能从胃肠道摄取营养、高代谢、消化/吸收障碍以及胃肠道需要充分休息的病人，以保证能量及营养素的摄入。

（二）方法

1. 途径　可经周围静脉或中心静脉置管输注。

2. 输注原则　根据病人的病情、年龄及耐受情况调节速度、营养液浓度和输注量。

（1）**速度**：由慢到快逐渐加快滴速。一般成人首日速度为60ml/h，第2日80ml/h，第3日100ml/h，保持均匀的输注速度。

（2）**浓度**：由低到高逐渐增加。

（3）**用量**：由少到多逐渐增加。停用时不可骤停，应提前2~3d逐渐减量，以免病人发生低血糖反应。

（三）注意事项

1. 在配制营养液及静脉穿刺操作过程中须严格遵守无菌操作原则。

2. 营养液宜现配现用，应在24h内输注完毕。如须存放，应置于2~10℃冰箱内，并应复温后再输注。

3. 输注袋及输液导管每12~24h更换1次，穿刺点的敷料应每24h更换1次，并注意观察病人局部皮肤有无异常。

4. 严禁经静脉营养导管输入其他液体、药物和血液，严禁在此处采集血液标本或监测中心静脉压。

5. 输注过程中加强巡视，保持导管通畅，避免液体中断或导管脱出，避免空气栓塞。注意观察病人有无并发症发生，若发现病人情况异常应及时报告医生，配合处理。观察输注速度是否合适，一般情况下开始时应缓慢，逐渐增加滴速，最后保持输液速度匀速。

6. 使用前和使用过程中要严密监测病人血常规、电解质、血糖、尿糖、酮体、氧分压、血浆蛋白及尿生化等，每天记录出入液量，根据病人代谢的动态变化及时调整营养液配方。

7. 以下情况不宜使用肠外营养：病人伴有严重水电解质紊乱、酸碱平衡失调、出凝血功能紊乱、休克等应暂缓使用肠外营养；根据病情估计应用肠外营养时间不超过 5d 的病人；已进入临终期和不可逆昏迷等病人也不宜应用肠外营养。

8. 停用肠外营养时应在 2~3d 内逐渐减量。

（四）并发症及护理

1. 感染性并发症　置管时无菌操作不严格、营养液被污染以及长期留置导管可引起病人局部或全身感染，严重时引起败血症；长期采用肠外营养也可引起肠源性感染。护士应严格无菌操作，注意观察病人穿刺部位及全身情况，如出现不明原因的发热，应做血培养，对输注的营养液进行细菌培养，查明原因，及时控制感染。

2. 机械性并发症　在中心静脉置管时，若病人体位不当、穿刺方向不正确可引起气胸、皮下气肿或血肿甚至神经损伤；如果穿破静脉和胸膜，可导致血胸等。输注过程中，若大量空气进入管道可发生空气栓塞，严重时将导致病人死亡。因此，护士应严格遵守操作规程，熟练掌握操作技术，插管时动作轻、准、稳，严密观察滴注过程，及时发现并处理异常情况。

3. 代谢性并发症　营养液输注浓度、速度不当或突然停用等可引起肝功能损害、糖代谢和电解质紊乱；长期肠外营养也可发生肠黏膜萎缩、胆汁淤积等并发症。因此，应严密监测病人出入液量和进行实验室检查，及时发现机体代谢问题，及时对症处理。

（冯莉苹）

思考题

1. 病人，女性，65 岁，因反复出现腹部无规律钝痛，食欲减退，常伴有恶心、呕吐，且日渐消瘦，并出现贫血貌，为求进一步诊断，医嘱给予病人隐血试验饮食。请问：

（1）作为该病人的责任护士，应该如何指导病人饮食？

（2）该饮食的目的是什么？

2. 病人，女性，68 岁，因食管狭窄，为满足病人营养需要，护士遵医嘱为其插鼻饲管协助进食。请问：

（1）插管前病人表示害怕并拒绝插鼻饲管，此时护士应该如何处理？

（2）在插管过程中，病人表示感觉恶心，难以忍受，护士该如何处理？

（3）胃管插至所测量长度时如何确定胃管是否在胃内？确定胃管在胃内后如何灌注流质饮食？

ER 10-6
练习题

第十一章 | 排泄护理

教学课件

思维导图

学习目标

1. 掌握 多尿、少尿、无尿、膀胱刺激征、尿潴留、尿失禁、导尿术、便秘、腹泻、排便失禁等概念；排尿、排便异常病人的护理要点；常用灌肠溶液的种类及应用。

2. 熟悉 排尿、排便活动评估的内容；导尿术、留置导尿术、膀胱冲洗及各种灌肠法的目的。

3. 了解 男、女性尿道的差别，影响排便、排尿的因素。

4. 学会导尿术、留置导尿术、大量不保留灌肠、保留灌肠和肛管排气的操作技术。

5. 具有严谨求实的工作态度，尊重、爱护病人，保护病人隐私，操作中严格执行无菌操作和查对制度，动作轻柔，确保病人安全。

排泄是机体将新陈代谢所产生的终末产物排出体外的生理过程，是人体的基本生理需要之一，也是维持生命活动的必要条件之一。护士应掌握与排泄有关的评估要点、护理措施及常用护理技术，协助或指导病人维持正常的排泄功能，满足其排泄的需要，使其获得最佳的健康和舒适状态。

第一节 排尿护理

案例导入

泌尿外科一名 66 岁女性病人，因下腹部胀痛，不能自行排尿 2d 入院。病人意识清楚，精神紧张，有强烈尿意但无法排出。护理查体：生命体征正常，可见耻骨上膨隆，扪及囊样包块，轻压则有尿意，叩诊呈实音，压痛明显。

请思考：

1. 该病人发生了什么情况？原因可能有哪些？

2. 可以为病人采取哪些护理措施？

3. 在为病人实施导尿术时，应如何做好人文关怀？

一、与排尿有关的解剖结构与生理功能

（一）泌尿系统的解剖结构

泌尿系统由肾、输尿管、膀胱及尿道组成。肾的主要功能是形成尿液，通过输尿管将尿液输送到膀胱暂时储存，尿道是将尿液排出体外的通道。男性尿道长 18~20cm，有两个弯曲（耻骨下弯、耻骨前弯）、3 个狭窄（尿道内口、尿道膜部、尿道外口）。女性尿道长 3~5cm，具有短、直、宽的特点，靠近阴道口和肛门，容易发生感染。

(二)排尿的生理过程

肾生成尿液是一个连续不断的过程,当尿液储存到一定量的时候(成人 400~500ml),膀胱壁的牵张感受器受压力的刺激而兴奋,冲动沿盆神经的传入纤维传到骶髓初级排尿中枢,同时冲动也上传到大脑排尿反射高级中枢,产生尿意。如果条件允许,排尿反射进行,尿液通过尿道排出体外;如果条件不允许,排尿反射就会受到抑制。

> **知识拓展**
>
> ### 中国古代导尿术的起源
>
> 晋朝葛洪在《肘后备急方》中记载:"小便不通,土瓜根捣汁,入少水解之,筒吹入下部。"这是最早的导尿术的中医文献。然而,早期文献中数孙思邈的记载最精细。相传,孙思邈在路上被人拦住,因其家人排不出尿,肚子胀痛难忍,而请他去医治。孙思邈诊视后断定服药排尿已晚,正苦思治法时,见一小儿拿着葱管吹着玩,遂受启发,立即找来一根葱管,切去一角,小心插进病人的尿道,然后用嘴对着葱管吹气,尿液随即顺着葱管流出。孙思邈在《千金要方》中,对此法做了具体的描述:"津液不通,以葱叶除尖头,内阴茎孔中深三寸,微用口吹之,胞胀津液大通,便愈。"由此推测,晋唐时期是中医导尿术的开创期,此期的导尿术以口吹式为标志,导尿工具以葱管为主。

二、排尿活动的评估

(一)正常尿液的评估

1. 次数与尿量　尿量是反映肾功能的重要指标之一。一般成人白天排尿 3~5 次,夜间 0~1 次,每次尿量在 200~400ml,24h 的尿量在 1 000~2 000ml,平均在 1 500ml。

2. 颜色　正常新鲜尿液呈淡黄色或深黄色,是受尿胆原和尿色素的作用和影响。当尿液浓缩时,颜色较深。

3. 透明度　正常新鲜尿液澄清、透明,放置后可出现微量絮状沉淀物,系黏蛋白、核蛋白、盐类及上皮细胞的凝结物。

4. 气味　正常新鲜尿液有特殊气味,来自尿内挥发性酸。尿液久置后,因尿素分解产生氨,故有氨臭味。

5. 酸碱度　正常尿液呈弱酸性,pH 为 4.5~7.5,平均为 6。饮食种类可影响尿液的酸碱性,如进食大量蔬菜、水果时,尿液可呈碱性;进食大量肉类时,尿液可呈酸性。

6. 尿比重　尿比重的高低主要取决于肾的浓缩功能,成人正常情况下,尿比重在 1.015~1.025 之间。成人尿比重可因饮食、饮水、出汗和排尿等情况的不同而有所变化;婴儿的尿比重多低于成人。

(二)影响排尿的因素

1. 年龄与性别　婴幼儿因神经系统发育不完善,排尿不受意识控制,从而造成遗尿;老年人因膀胱肌肉张力减弱,出现尿频现象;妇女可因为月经周期或妊娠的原因出现液体潴留、尿量减少或排尿次数增多的现象;男性前列腺增生压迫尿道可引起排尿困难。

2. 饮食与气候　液体的摄入量以及液体的性质可直接影响尿量和排尿的次数。如饮用咖啡、浓茶、含糖类饮料可引起排尿增加;食用含水量多的水果、蔬菜等可增加液体摄入量,使尿量增多;饮用含盐量较高的饮料或食物则会造成水钠潴留,使尿量减少。

3. 治疗与检查　外科手术、外伤等可导致机体失血、失液,若补液量不足,则机体处于脱水状态,可导致尿量减少;手术中使用麻醉药可干扰排尿反射,改变病人的排尿状态,导致尿潴留。某些诊断性检查前要求病人禁食、禁水，使体液减少而导致尿量发生变化。

4. **疾病因素** 神经系统的损伤和病变可使排尿反射的神经传导和排尿的意识控制障碍，出现尿失禁；肾的病变使尿液的生成障碍，出现少尿或无尿；泌尿系统的肿瘤、结石或狭窄也可导致排尿障碍，出现尿潴留。

5. **个人习惯** 长期的生活习惯使个体形成各自的排尿习惯，如当排尿的姿势更换、时间不够充裕和环境不适宜时将会影响排尿活动的完成。

6. **心理、社会文化因素** 心理因素对正常排尿有很大的影响，压力会影响会阴部肌肉和膀胱括约肌的放松或收缩，引起排尿活动异常。当无合适的排尿环境和条件时，排尿活动就会受到大脑皮层的抑制；当个人处于过度的焦虑和紧张的情境中，会出现尿频、尿急，有时也会出现尿潴留。

ER 11-3

尿液颜色的
异常

（三）异常尿液的评估

1. **颜色** 血尿为红色或棕色，尿液中含有一定量的红细胞，常见于急性肾小球肾炎、输尿管结石、泌尿系统肿瘤、结核和感染；胆红素尿为深黄色或黄褐色，尿液中含有胆红素，见于梗阻性黄疸和肝细胞性黄疸；血红蛋白尿为酱油色或浓茶色，红细胞在血管内被破坏，血红蛋白经肾排出形成，常见于血型不合所致的溶血、阵发性睡眠性血红蛋白尿等疾病；脓尿呈白色混浊样，尿液中含有脓细胞，常见于尿路感染；乳糜尿为乳白色，尿液中含有淋巴液，常见于丝虫病、腹腔结核等疾病。

2. **透明度** 当发生泌尿系统感染时，尿液中含有脓细胞、红细胞以及大量的上皮细胞、细菌或炎性渗出物，新鲜尿液即呈白色絮状浑浊，此种尿液在加热、加酸或加碱后，其浑浊度不变。尿液中含蛋白时不影响其透明度，但振荡后可产生较多且不易消失的泡沫。

3. **气味** 新鲜尿液有氨臭味，提示泌尿系统感染；糖尿病酮症酸中毒病人，因尿中有丙酮，尿液呈烂苹果味；膀胱直肠瘘病人，尿液有粪臭味。

4. **酸碱度** 酸中毒、高热、脱水、痛风或者服用氯化铵等酸性药物时，尿液呈酸性；严重呕吐或应用碳酸氢钠等碱性药物时，尿液呈碱性。

5. **尿比重** 尿比重持续在1.010左右，提示病人肾浓缩功能严重障碍，是肾功能不全的表现。

（四）异常排尿活动的评估

1. **多尿**（polyuria） 是指24h尿量超过2 500ml，常见于糖尿病、尿崩症、急性肾损伤多尿期等的病人。

2. **少尿**（oliguria） 是指24h尿量少于400ml或每小时尿量少于17ml，常见于心脏、肾脏疾病和发热、休克等的病人。

3. **无尿**（anuria） 是指24h尿量少于100ml或12h内无尿，又称为尿闭，常见于严重休克、肾衰竭、药物中毒等的病人。尿量反映肾脏的血流灌注，休克、烧伤病人补液是否充足主要看尿量，尿量大于40ml/h，提示补液充足。

4. **膀胱刺激征** 主要表现为尿频、尿急、尿痛，可伴有血尿，常见于膀胱及尿道感染的病人。

（1）**尿频**：指单位时间内排尿次数增多，由膀胱炎症或机械刺激引起。

（2）**尿急**：病人突然有强烈尿意，不能控制须立即排尿，起因于膀胱三角或后尿道的刺激，造成排尿反射活动特别强烈。

（3）**尿痛**：排尿时膀胱区及尿道疼痛，为病损区域受刺激所致。

5. **尿失禁**（urine incontinence） 是指排尿失去控制，尿液不自主从尿道流出。根据尿失禁的症状类型及原因分为以下4种类型：

（1）**压力性尿失禁**：病人膀胱逼尿肌功能正常，但由于尿道括约肌张力降低或骨盆底部尿道周围肌肉或韧带松弛，导致尿道阻力下降，当咳嗽、打喷嚏或运动时腹肌收缩，腹内压骤然升高，膀胱内压力超过尿道阻力，以致少量尿液溢出。常见于中老年女性病人，因阴道前壁和盆底支持组织张力减弱或缺失所致。

（2）**急迫性尿失禁**：膀胱受炎症、出口梗阻的刺激，病人反复出现低容量不自主排尿，常伴有尿频和尿急。主要原因有下尿路感染、前列腺增生及子宫脱垂等引起膀胱功能失调；脑血管意外、肿瘤、帕金森病等使膀胱收缩不受控制。

（3）**充溢性尿失禁**：由于膀胱逼尿肌收缩力受损或膀胱出口梗阻，或膀胱感觉障碍，导致膀胱过度膨胀，当膀胱内的尿液充盈达到一定压力时，即可不自主溢出少量尿液。当膀胱内压力降低时，排尿立即停止，但膀胱仍呈胀满状态，而尿液不能排空。常见原因有：①神经系统病变，如脊髓损伤早期的脊髓休克阶段、脊髓肿瘤等导致的膀胱瘫痪等。②下尿路梗阻，如前列腺增生、膀胱颈梗阻及尿道狭窄等，病人常有膀胱充盈。

（4）**持续性尿失禁**：即尿液持续地从膀胱或尿道瘘中流出，膀胱处于空虚状态。常见原因有外伤、手术或先天性疾病引起的膀胱颈和尿道括约肌的损伤，多见于妇科手术、产伤所造成的膀胱阴道瘘。

6. 尿潴留（urinary retention）　是指尿液大量存留在膀胱内而不能自主排出。当尿潴留时，膀胱容积可增至 3 000~4 000ml，膀胱高度膨胀，可达脐部。病人主诉下腹胀痛，排尿困难。体格检查可见耻骨上膨隆，扪及囊样包块，叩诊呈实音，有压痛。常见的原因如下：

（1）**机械性梗阻**：参与排尿的神经及肌肉功能正常，但在膀胱颈部至尿道外口的某一部位有梗阻性病变，造成排尿受阻，如前列腺增生、肿瘤、膀胱内结石，炎症或损伤后的尿道狭窄，尿道结石或肿瘤等。

（2）**动力性梗阻**：膀胱、尿道并无机械性梗阻，排尿困难主要是由于各种原因造成控制排尿的中枢或周围神经受损害，导致膀胱逼尿肌无力或尿道括约肌痉挛。如外伤、疾病、使用麻醉剂等所致脊髓初级排尿中枢活动发生障碍或受到抑制，不能形成排尿反射。

（3）**其他原因**：如不能用力排尿或不习惯卧床排尿，或某些心理因素使得排尿不能及时进行。由于尿液存留过多，膀胱过度充盈，致使病人膀胱收缩无力，造成尿潴留。

三、排尿异常的护理

（一）尿失禁病人的护理

1. 心理护理　无论哪一种原因引起的尿失禁，都会给病人造成很大的心理压力，要做好病人心理护理，尊重、鼓励病人，使其树立信心，积极配合治疗和护理。

2. 皮肤护理　指导病人使用尿垫，保持床铺整洁及会阴部皮肤清洁、干燥。根据病人皮肤情况，定时按摩受压部位，预防压力性损伤。

3. 外部引流　必要时应用接尿装置引流尿液。女性病人可用女式尿壶紧贴外阴部接取尿液；男性病人可用尿壶接尿，也可用阴茎套连接集尿袋接取尿液，但此方法不宜长时间使用，每天要定时取下阴茎套和集尿袋，清洗会阴部和阴茎，并将局部暴露于空气中，避免发生失禁性皮炎和局部压力性损伤。

4. 重建正常的排尿功能

（1）**摄入适当的液体**：多饮水可以增加对膀胱的刺激反射，还可预防泌尿系统感染，如病情允许，应指导病人每日白天摄入液体 2 000~3 000ml，在病人睡前 4h 应限制液体摄入，以免影响睡眠。

（2）**持续膀胱功能训练**：向病人及其家属解释膀胱训练的目的，并介绍训练的方法和所需的时间，以取得病人和家属的配合。观察病人排尿反应，定时使用便器，建立规律的排尿习惯，开始时白天每隔 1~2h 使用便器 1 次，夜间每隔 4h 使用便器 1 次，以后间隔时间逐渐延长，如此持续训练以促进排尿功能的恢复。使用便器时，用手按摩膀胱，以促进排尿。

（3）**盆底肌训练**：指导病人有意识地进行骨盆底部肌肉的锻炼，增强其控制排尿的能力。具体方法：病人取坐位、仰卧位或站立位，收缩骨盆底部肌肉（同时收缩肛门、尿道），开始时可只收缩2~3s，逐渐延长时间至10s，放松盆底肌肉10s（放松肛门、尿道），休息10s，即完成1次盆底肌训练，连续做15~30min为一组。每天重复3组或每天做150~200次。每次锻炼以不觉疲乏为宜，最短持续3个月。

5. 留置导尿 对长期尿失禁的病人，可行导尿术留置导尿，避免因尿液长时间浸渍皮肤发生破溃。

6. 健康教育 指导病人养成良好生活方式，适当增加膳食纤维，避免进食辛辣食物和含酒精、咖啡因或碳酸类饮料，以减少对膀胱的刺激；提高病人的自我管理能力，减少并发症，以恢复身心、社会功能，提高生活质量。

（二）尿潴留病人的护理

1. 心理护理 积极治疗原发病，同时安慰病人，消除其焦虑和紧张情绪。

2. 调整体位和姿势 协助病人取适当体位排尿，尽可能按病人习惯姿势排尿。对需卧床休息或行某些手术的病人，应事先有计划地训练床上排尿，以免因不适应排尿姿势改变而导致的尿潴留。排尿时应关闭门窗，屏风遮挡，提供隐蔽环境。

3. 诱导排尿 利用条件反射诱导病人排尿，如听流水声或用温水冲洗会阴。也可采用针刺中极、曲骨、三阴交穴或艾灸关元、中极穴等方法刺激排尿，膀胱过度充盈时，下腹部穴位应斜刺或横刺。

4. 放松肌肉促进排尿 热敷、按摩病人下腹部可使肌肉放松，促进排尿。按摩下腹部时切记不可强力按压，以防膀胱破裂。

5. 药物治疗 必要时根据医嘱肌内注射卡巴胆碱等。

6. 导尿术 经上述处理仍不能解除尿潴留时，可根据医嘱采用导尿术引流尿液。

7. 健康教育 定期随访，积极治疗原发病，避免疾病进展引起肾功能损害等严重后果；养成良好的饮水习惯，避免因控制饮水引起尿路感染、尿路结石等并发症；养成良好的生活习惯，饮食宜清淡，忌辛辣刺激性食物，戒烟、戒酒，劳逸结合，防止便秘和憋尿等；指导病人日常用药，禁用或慎用容易引起尿潴留的药物。

四、协助排尿的护理技术

（一）导尿术

导尿术（urethral catheterization）是在严格无菌操作下，用导尿管经尿道插入膀胱引流尿液的方法。导尿是侵入性操作，操作不当极易造成医源性损伤。

【目的】

1. 为尿潴留病人引流尿液，减轻其痛苦。

2. 协助临床诊断，如留取尿标本做细菌培养；测量膀胱容量、压力及检查残余尿液；进行尿道或膀胱造影检查等。

3. 治疗膀胱和尿道疾病，如为膀胱肿瘤病人进行膀胱灌注化疗。

【操作程序】

1. 评估

（1）病人的年龄、病情、意识状态及自理能力。

（2）病人的卧位、膀胱充盈度及会阴部皮肤黏膜情况及清洁度。

（3）评估病人对导尿术的认知，心理状况、合作程度。

2. 计划

（1）**病人准备**：病人了解导尿的目的、过程、注意事项及配合要点，清洗外阴。

（2）**护士准备**：着装整洁，修剪指甲，洗手、戴口罩。

（3）用物准备

1）治疗车上层：无菌导尿包、垫巾（橡胶单和治疗巾）、浴巾、弯盘、手消毒液。

3种导尿管

导尿包内置有初步消毒、再次消毒和导尿用物。初步消毒用物：弯盘、镊子1把、纱布、消毒棉球、单只手套。再次消毒和导尿用物：治疗巾、弯盘、集尿袋、润滑油棉球、纱布、标本瓶、镊子2把、20ml注射器（含液体）、气囊导尿管、消毒棉球、洞巾、手套。

导尿管有单腔导尿管、双腔导尿管、三腔导尿管。根据导尿目的选择合适的导尿管，单腔导尿管用于一次性导尿，双腔导尿管用于留置导尿，三腔导尿管用于膀胱冲洗或给药治疗；成人一般用10~12号导尿管，小儿宜选用8~10号导尿管。

2）治疗车下层：便盆及便盆巾、生活垃圾桶、医用垃圾桶。

3）其他：按需准备屏风、保暖用物。

女病人导尿术

男病人导尿术

（4）环境准备：酌情关闭门窗，围帘或屏风遮挡病人，环境温度合适、光线明亮。

3. 实施 见表11-1。

表11-1 导尿术（以单腔导尿管为例）

操作流程	操作步骤	要点说明
1. 核对、解释	（1）携用物至病人床旁，自我介绍，核对病人腕带 （2）解释导尿的目的、方法和注意事项	● 有效核对，避免发生差错 ● 缓解病人紧张情绪，取得其合作
2. 做好准备	（1）移床旁椅至床尾，将便盆放于床旁椅上 （2）松开床尾盖被，帮助病人脱去对侧裤腿，盖在近侧腿部，并盖上浴巾，对侧腿用盖被遮住	● 便于操作，节省时间 ● 保暖，避免病人过多暴露
3. 安置体位	协助病人取屈膝仰卧位，两腿略外展，暴露会阴部	● 便于操作
4. 垫巾开包	（1）铺垫巾于臀下，置弯盘于会阴处 （2）检查并打开导尿包，取出初步消毒用物，将消毒液棉球倒入弯盘内	● 防止污染床单
5. 消毒导尿 ▲女病人导尿术	根据男、女病人尿道的解剖特点进行消毒、导尿	
（1）初步消毒	1）操作者一只手戴上手套，另一只手持镊子夹取消毒液棉球依次消毒阴阜、大阴唇，戴手套的手分开大阴唇，消毒小阴唇和尿道口 2）将污棉球置于弯盘内，消毒完毕，脱下手套至弯盘内，并将弯盘移至床尾	● 每个棉球限用1次，消毒顺序由外向内，自上而下 ● 便于用过的物品集中放置
（2）开包铺巾	1）消毒双手，再次核对病人 2）将无菌导尿包置于病人两腿之间，按无菌要求打开导尿包外层 3）戴无菌手套，铺洞巾于病人的外阴处，暴露会阴部，使洞巾与治疗巾内层形成一个连续无菌区域	 ● 嘱病人保持安置体位，以免污染无菌区 ● 扩大无菌区域，利于操作，避免污染
（3）润滑尿管	按操作顺序排列好用物，取出导尿管，用润滑液棉球润滑导尿管前端	● 选择合适的导尿管 ● 润滑导尿管可减轻导尿管对黏膜的刺激和插管时的阻力
（4）连接管道	根据需要将导尿管和集尿袋的引流管连接，取消毒液棉球放于弯盘内	
（5）再次消毒	1）将弯盘置于外阴处，一手拇指与示指分开小阴唇，暴露尿道口，一手持镊子夹取消毒液棉球，依次消毒尿道口、两侧小阴唇、尿道口 2）消毒完毕，移开弯盘	● 充分暴露病人尿道口，便于消毒 ● 顺序是内→外→内，自上而下依次消毒

操作流程	操作步骤	要点说明
（6）插导尿管	一手继续固定小阴唇，另一手将弯盘置于洞巾口旁，嘱病人深呼吸，用另一镊子夹持导尿管对准病人尿道口轻轻插入尿道 4~6cm（图 11-1），非气囊导尿管见有尿液流出后再插入 1~2cm	• 不可松开固定小阴唇的手 • 如果导尿管误入阴道或疑有污染，应换管重新插入
（7）引流尿液	1）松开固定小阴唇的手并下移、固定导尿管，将尿液引流到集尿袋或弯盘内，如做尿培养则用无菌标本瓶接取中段尿液 5ml 2）询问病人感受，观察其反应	• 及时将弯盘内尿液倒入便盆 • 关心、关爱病人
▲男病人导尿术		
（1）初步消毒	1）操作者一只手戴上手套，另一只手持镊子夹取消毒液棉球依次消毒阴阜、阴茎背侧、阴茎腹侧、阴囊 2）用戴手套的手取无菌纱布裹住阴茎并将包皮向后推，暴露尿道外口，自尿道口向外向后旋转消毒尿道口、龟头及冠状沟数次 3）消毒完毕，移开弯盘	• 每个棉球限用 1 次 • 自阴茎根部向尿道口擦拭 • 包皮和冠状沟易藏污垢，应注意彻底消毒，预防感染
（2）开包铺巾	1）消毒双手，再次核对病人 2）取无菌导尿包置于病人两腿之间，按无菌要求打开导尿包 3）戴无菌手套，铺洞巾于病人的外阴处，暴露阴茎，使洞巾与治疗巾内层形成一个连续无菌区域	• 嘱病人保持安置体位，以免污染无菌区 • 扩大无菌区域，利于操作，避免污染
（3）润滑尿管	按操作顺序排列好用物，取出导尿管，润滑导尿管前端	• 选择合适的导尿管 • 根据需要将导尿管和集尿袋的引流管连接
（4）再次消毒	1）消毒液棉球放于弯盘内并置于病人外阴处，一手用纱布包住阴茎并将包皮向后推，以暴露出尿道口；另一只手持镊子夹取消毒液棉球再次消毒尿道口、龟头及冠状沟数次 2）消毒完毕，移开弯盘	• 消毒顺序由内向外 • 每个棉球限消毒一个部位
（5）插导尿管	一手继续用无菌纱布固定阴茎并提起，使之与腹壁呈 60°角（图 11-2），一手将弯盘置于洞巾口旁，嘱病人深呼吸，用另一镊子夹持导尿管前端，对准尿道口轻轻插入 20~22cm，见有尿液流出后，再插入 1~2cm	• 将阴茎上提，使耻骨前弯消失，利于插管 • 男性尿道较长，在狭窄部位插管时如有阻力，可稍停片刻，嘱病人深呼吸
（6）引流尿液	1）将尿液引流到集尿袋或弯盘内至合适量，如做尿培养则用无菌标本瓶接取中段尿液 5ml，盖好瓶盖，放置于合适处 2）询问病人感受，观察其反应	• 观察并判断有无引起病人尿道黏膜损伤、尿路出血、血尿、虚脱、引流不畅等并发症，若发生应及时处理 • 关心、关爱病人
6.拔管整理	（1）导尿毕，拔出导尿管，撤去洞巾，擦净会阴，收拾导尿用物并弃于医用垃圾桶内，撤出病人臀下的垫巾 （2）脱去手套，消毒双手，协助病人穿好裤子，整理病人床单位 （3）清理用物，根据操作目的测量尿量或将尿标本贴标签后送检	• 分类处理用物 • 保护病人隐私 • 标本及时送检
7.健康教育	交代注意事项	• 预防泌尿系统感染
8.核对记录	（1）再次核对 （2）洗手，记录	• 记录病人尿量及反应

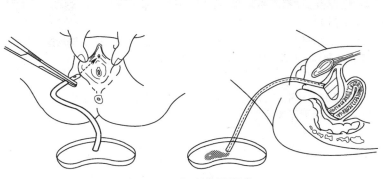

图 11-1　女病人导尿术

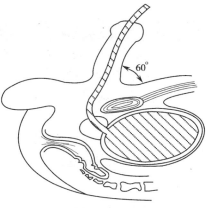

图 11-2　男病人导尿术

4. 评价

（1）病人痛苦减轻或消失，感觉舒适、安全，达成目标。

（2）护士用物齐备，操作方法正确，严格遵守无菌操作要求，未对病人造成潜在伤害。

（3）护患沟通有效，病人积极配合，注意保护其隐私，顺利完成导尿。

【注意事项】

1. 严格遵照无菌技术操作原则进行，预防泌尿系统感染。

2. 要遮挡操作环境，保护病人隐私，采取适当的保暖措施防止其受凉。

3. 选择型号适宜的导尿管。掌握男性和女性尿道的解剖特点，插管时动作要轻柔，以免损伤病人尿道黏膜。

4. 老年女性尿道口回缩，插管时应仔细观察、辨认，避免误入阴道。如导尿管误插入阴道，应更换无菌导尿管重新插入。

5. 对膀胱高度充盈且极度衰弱的病人，第一次放尿量不得超过 1 000ml。因大量放尿可使腹腔内压力突然降低，大量血液滞留于腹腔血管内，引起血压突然下降产生虚脱；也可因膀胱内压突然降低，导致膀胱黏膜急剧充血而引起血尿。

（二）留置导尿术

留置导尿术（retention catheterization）是指在导尿后，将导尿管保留在病人膀胱内以引流尿液的方法。

【目的】

1. 抢救危重、休克病人时，能正确记录尿量、测量尿比重，以密切观察病人病情变化。

2. 盆腔手术病人于术前留置导尿管，可使手术时膀胱空虚，避免误伤。

3. 某些泌尿系统疾病手术后留置导尿管，便于引流及冲洗，还可以减轻手术切口的张力，促进切口的愈合。

4. 对尿失禁、昏迷、会阴或肛门附近有伤口不宜自行排尿者，留置导尿管可引流尿液，以保持会阴部的清洁、干燥。

5. 为尿失禁病人行膀胱功能训练。

【操作程序】

1. 评估

（1）病人的年龄、病情、意识状态及自理能力。

（2）病人的卧位、膀胱充盈度及会阴部皮肤黏膜情况及清洁度。

（3）评估病人对留置导尿术的认识程度、心理状况及合作程度。

女病人留置
导尿术

男病人留置
导尿术

2.计划

（1）**病人准备**：病人了解留置导尿的目的、过程和注意事项，并学会如何配合；根据病人自理能力，嘱其自行清洗或协助其清洗外阴。

（2）**护士准备**：着装整洁，修剪指甲，洗手、戴口罩。

（3）**用物准备**：同导尿术。另备导尿管标识、引流袋标识、棉签、酒精、橡皮圈及安全别针各 1 个。

（4）**环境准备**：病室温度适宜、光线适中，酌情关闭门窗，用围帘或屏风遮挡。

3.实施　见表 11-2。

表 11-2　留置导尿术

操作流程	操作步骤	要点说明
1. 核对、解释	同导尿术	
2. 消毒、插管	同导尿术初步消毒、再次消毒、插管	● 再次消毒前，需要检查气囊是否完好，并连接集尿袋
3. 固定尿管	插入导尿管，见有尿液后再插入 7~10cm，再根据导尿管上注明的气囊容积，向气囊内用无菌注射器注入等量无菌 0.9% 氯化钠溶液，轻拉导尿管有阻力感，即证实导尿管已固定于膀胱内（图 11-3）	● 气囊注水速度要慢，注意勿使膨胀的气囊卡在尿道内口，以免气囊压迫膀胱内壁，造成黏膜损伤和不适
4. 撤去洞巾	排出尿液后，夹住导尿管尾端，脱去无菌手套，移去洞巾	● 动作轻稳，勿牵拉导管 ● 引流管留出足够长度，以防病人翻身时不慎将导尿管拉出
5. 标识、固定	（1）书写导尿管及集尿袋标识，注明操作时间、操作者，标明注水量，贴于注水囊侧 （2）集尿袋挂于床边，低于膀胱高度	● 起到提醒和警示作用，预防非计划性拔管 ● 防止尿液反流引起泌尿系统感染
6. 询问、观察	询问病人感受，观察其反应	● 关心、关爱病人
7. 整理、告知	（1）协助病人穿裤子，取舒适卧位，整理病人床单位 （2）向病人及其家属告知留置导尿管的注意事项 （3）整理用物并分类处理	● 保护病人隐私 ● 保持引流通畅、有效，预防并发症
8. 核对、记录	（1）再次核对 （2）洗手、记录	● 记录留管时间及病人反应

4.评价

（1）留置导尿管期间，导尿管固定良好，尿液引流通畅，病人未发生泌尿系统感染。拔管后病人能自行排尿，无不适感。

（2）护士操作正确、熟练，有较强的无菌观念，达到留置导尿术的目的。

（3）护患沟通有效，病人及其家属理解留置导尿管的目的，能配合操作。

（4）操作中注意关心、保护病人，能正确进行健康教育。

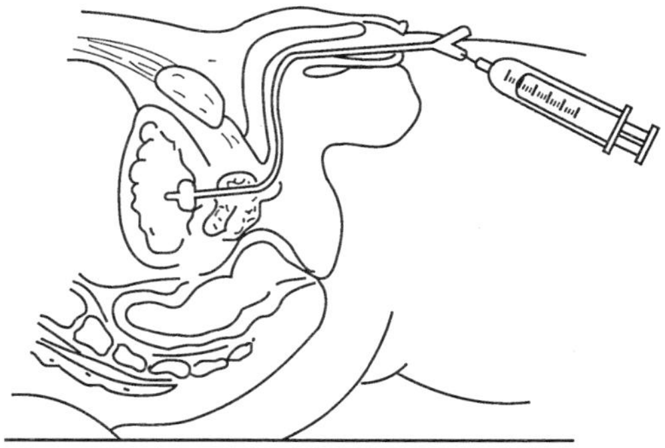

图 11-3　气囊导尿管固定法

【注意事项】

1. 同导尿术 1~5。

2. 气囊导尿管固定时要注意不能过度牵拉导管，以防膨胀的气囊卡在病人尿道内口，压迫膀胱壁或尿道，导致黏膜组织损伤。

3. 保持引流通畅，避免因导尿管受压、扭曲、堵塞等导致泌尿系统感染。

4. 预防泌尿系统感染的措施

（1）**保持尿道口清洁**：对女病人用消毒液棉球擦拭外阴及尿道口，对男病人用消毒液棉球擦拭尿道口、龟头及包皮，每天 1~2 次。排便后及时清洗肛门及会阴部皮肤。

（2）**排空及更换集尿袋**：及时排空集尿袋并记录尿量。根据集尿袋材质不同，实时更换。

（3）**定期更换导尿管**：导尿管的更换频率通常根据导尿管的材质决定，一般 1~4 周更换一次。

（4）**妥善安置集尿袋**：病人离床活动时，集尿袋及导尿管应安置妥当，集尿袋高度不能高于耻骨联合，以防尿液逆流。

5. 鼓励病人多饮水　留置尿管期间，如病情允许，应鼓励病人多饮水，保持尿量在 2 000ml/d 以上，勤变换卧位。通过增加尿量，达到自然冲洗尿道的目的，预防尿路感染和结石的发生。

6. 膀胱功能训练　采用间歇性夹管方式，阻断引流，一般每 3~4h 开放 1 次，使膀胱定时充盈和排空，以促进膀胱功能的恢复。

7. 注意倾听病人的主诉，并观察其尿液，一般每周查 1 次尿常规。若发现尿液浑浊，出现沉淀或结晶，应及时进行膀胱冲洗。

8. 向病人及其家属解释留置导尿管的意义和注意事项，使其充分认识到预防尿路感染的重要性。

（三）膀胱冲洗法

膀胱冲洗法（bladder washout method）是指通过留置导尿管或耻骨上膀胱造瘘管，将药液输注至膀胱内，再利用虹吸原理将灌入的液体引流出来的方法。

【目的】

1. 清除膀胱内的血凝块、黏液、细菌等异物，保持引流通畅，预防感染。

2. 治疗某些膀胱疾病，如膀胱炎、膀胱肿瘤等。

3. 泌尿外科的术前准备和术后护理。

【操作程序】

1. 评估

（1）病人的年龄、病情、意识状态及自理能力。

（2）病人的尿液性质及尿液引流情况。

（3）病人对膀胱冲洗操作的理解及合作程度。

2. 计划

（1）**病人准备**：病人了解膀胱冲洗的目的、过程和注意事项，并在操作中可予以配合。

（2）**护士准备**：着装整洁，修剪指甲，洗手、戴口罩。

（3）**用物准备**

1）治疗车上层：无菌治疗盘内备治疗碗 1 个、无菌棉签、消毒液、无菌膀胱冲洗装置 1 套、止血钳 1 把，遵医嘱备冲洗液，无菌治疗盘外备手消毒液。

2）治疗车下层：便盆及便盆巾、生活垃圾桶、医用垃圾桶。

3）常用冲洗溶液：生理盐水、0.02% 呋喃西林溶液、3% 硼酸溶液、氯己定溶液、0.1% 新霉素溶液。溶液的温度为 38~40℃。对前列腺增生摘除术后病人，用 4℃ 左右的生理盐水冲洗。

（4）**环境准备**：关门窗，调节室温，围帘或屏风遮挡。

3. 实施　见表 11-3。

4. 评价

（1）病人症状减轻或消失，无异常情况发生。

（2）护士操作正确、熟练，引流通畅，无菌观念强，操作中无污染。

表 11-3　膀胱冲洗法（以密闭式膀胱冲洗为例）

操作流程	操作步骤	要点说明
1. 核对、解释	（1）携用物至病人床旁，核对病人相关信息 （2）向病人解释膀胱冲洗的目的、方法和注意事项	● 确认病人，避免发生差错 ● 消除病人紧张情绪，取得其合作
2. 排空膀胱	按导尿术插入无菌导尿管，连接引流管并固定，排空膀胱	● 排空膀胱便于冲洗液顺利滴入，有利于药液与膀胱内壁充分接触
3. 溶液准备	（1）按要求备齐无菌冲洗溶液 （2）打开膀胱冲洗装置，将针头插入瓶塞，倒挂冲洗瓶于输液架上，排气后关闭冲洗管	● 避免污染 ● 液面与床面的距离约 60cm，以保持冲洗压力
4. 连接各管	用止血钳夹闭导尿管远端，分开导尿管与引流袋连接处，消毒导尿管口和引流管接头处，将导尿管和引流管分别与 Y 形管的两个分管相连接，Y 形管的主管连接冲洗导管	● 应用三腔导尿管导尿时，可免用 Y 形管
5. 放液、冲洗	（1）从导尿管远端处取下止血钳 （2）关闭引流管，开放冲洗管，调节滴速（滴速为 60~80 滴 /min） （3）滴入溶液 200~300ml 后或病人有尿意时，关闭冲洗管，放开引流管，将冲洗液全部引流出来后，再关闭引流管（图 11-4） （4）再次开放冲洗管，如此反复冲洗至流出液澄清为止	● 滴速不宜过快，以防病人膀胱收缩迫使冲洗液溢出尿道外 ● 如滴入治疗药物，须在膀胱内保留至少 30min
6. 观察、询问	在冲洗过程中，观察病人反应及引流液性状，询问病人感受	● 若病人出现不适或有出血情况，应立即停止冲洗，并及时给予处理
7. 消毒、清洗	冲洗完毕后，取下冲洗管，消毒导尿管口和引流管接头并连接	● 严格无菌操作，预防感染
8. 整理、记录	（1）协助病人取舒适卧位，整理床单位，清理用物 （2）洗手、记录	● 记录冲洗液名称、冲洗量、引流量、引流液性质及冲洗过程中病人的反应等

（3）操作过程中密切观察病人病情变化，护患沟通有效，保护病人隐私。

【注意事项】

1. 严格执行无菌技术操作，防止泌尿系统感染。

2. 冲洗过程中应嘱病人深呼吸，尽量放松，以减轻疼痛，如病人出现腹痛、腹胀、膀胱剧烈收缩等情形，应立即停止冲洗并报告医生。

3. 冲洗过程中要严密观察病人病情变化并注意记录冲洗液量及性状。

（1）如引流量少于灌入量应考虑是否有血块或脓液阻塞，可增加冲洗次数或更换导尿管。

（2）如病人出现冲洗后出血较多或血压下降也应停止冲洗，并报告医生给予处理。

4. 操作过程中应避免压力过大，冲洗速度不可过快，排出的液体不能再注入膀胱内。

5. Y 形管位置应低于耻骨联合，有利于引流，连续冲洗时冲洗管与引流管 24h 更换 1 次。

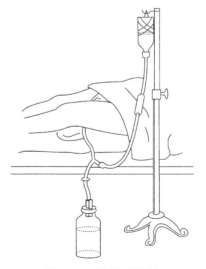

图 11-4　膀胱冲洗法

尿管的进化——从"葱尖"到"乳胶"

据载，古代名医孙思邈利用"葱尖导尿"的方法帮助很多尿潴留病人顺利导尿，解除病人痛苦。随着更多的新材料不断被人们发现和使用，人们也持续地尝试使用更柔软和更舒适的材料改良导尿管，减轻导尿管插入时给病人造成的痛苦。如今，导尿管有多种材料、尺寸、品牌和类型，其中有亲水性导尿管、预润滑导尿管、成人尿管和儿童尿管、三腔尿管和双腔尿管，甚至还有女性专用的妇科导尿管。

由上可知，导尿管历史源远流长，不管是古代先贤们用葱尖来导尿，还是材料工艺的发展不断改良导尿管的材质，最终的目的都是最大限度减少导尿病人的痛苦。

第二节　排便护理

心血管内科一名 60 岁男性病人，因头晕、头痛、血压偏高入院 1 周。病人反映近几日腹部胀痛、排便困难。护理体检：腹壁硬实且紧张，可触及包块，直肠指检触及粪块。

请思考：

1. 该病人发生了什么情况？原因可能有哪些？

2. 可以为病人采取哪些护理措施？

3. 护理该病人时应从哪些方面关心、爱护病人？

一、与排便有关的解剖结构与生理功能

（一）大肠的解剖结构

人体参与排便运动的主要器官是大肠。大肠全长约 1.5m，分为盲肠、结肠、直肠和肛管，其中，结肠又分为升结肠、横结肠、降结肠和乙状结肠 4 部分；直肠全长 10~14cm，有骶曲和会阴曲两个弯曲；肛管长 3~4cm，上续直肠，下止于肛门，肛门内括约肌为平滑肌，有协助排便作用，肛门外括约肌为横纹肌，是控制排便的重要肌束。

（二）排便的生理过程

食物由口进入胃和小肠进行消化、吸收后，残渣贮存于大肠内，一部分水分被大肠吸收，其余均经细菌发酵和腐败作用后形成粪便。正常情况下人的直肠内通常无粪便，当肠蠕动将粪便推入直肠时，刺激直肠壁内的感受器发出冲动，经盆内脏神经和腹下神经传至脊髓腰骶段的初级排便中枢，同时上传至大脑皮质，引起便意和排便反射。排便活动受大脑皮质的控制，如果个体经常有意识地抑制便意，就会使直肠渐渐失去对粪便压力刺激的敏感性，加之粪便在大肠内停留过久，水分吸收过多而干结，就会造成排便困难，这是产生便秘的最常见原因。

二、排便活动的评估

（一）正常粪便的评估

1. 次数与量　成人正常的排便频率是每日 1~3 次，婴儿的排便次数较多，每日 3~5 次。每日排便量与膳食种类、数量、摄入液体量、大便次数及消化器官的功能有关，正常成人平均每次排便量

为 150~200g。

2. 性状 粪便形状可分为成形和不成形两种。粪便根据软硬度可分为硬便、软便、稀便和水样便等。正常成人的粪便为成形软便。

3. 颜色 正常成人的粪便因含胆色素而呈黄褐色或棕黄色；婴儿的粪便呈黄色或金黄色。因摄入食物或药物种类的不同，粪便颜色会发生变化。

4. 气味 粪便的气味是因蛋白质经细菌分解、发酵而产生的，与食物种类有关。

5. 内容物 粪便内容物主要包括食物残渣、脱落的肠上皮细胞、细菌以及机体代谢后的废物。粪便中混有极少量黏液，肉眼不易察见。

（二）影响排便的因素

1. 年龄 年龄影响个体对排便的控制。婴幼儿因神经肌肉系统发育不全，不能控制排便；老年人随年龄增加，出现腹壁肌肉张力逐渐下降，胃肠蠕动减慢，肛门括约肌松弛等导致控制排便能力下降而出现排便功能异常。

2. 饮食 均衡饮食与足量的液体摄入是维持正常排便的重要条件。富含纤维的食物可保证必要的粪便容积，刺激肠蠕动，减少水分在大肠内的再吸收，使粪便容易排出。每日摄入足量液体可以液化肠内容物，有利于粪便排出。

3. 运动 适当的运动可维持肌肉的张力，刺激肠道蠕动，有助于维持正常的排便功能。各种原因所致长期卧床、缺乏活动的病人，可因肌肉张力减退、肠道蠕动减慢而导致排便困难。

4. 疾病有关因素 肠道本身的疾病或身体其他系统的病变均可影响正常排便，如大肠癌、结肠炎，可导致排便次数增加；脊髓损伤、脑卒中等疾病可导致排便失禁。有些药物能治疗或预防便秘，如缓泻药可刺激肠蠕动，减少肠道水分吸收，促使排便。某些治疗和检查会影响个体的排便活动，如腹部、肛门部位手术，会因为肠壁肌肉的暂时麻痹或伤口疼痛而造成排便困难。

5. 排便习惯 日常生活中，许多人都有自己习惯的排便姿势，固定的排便时间，使用某种固定的便器，排便时从事某些活动如阅读等，当这些排便习惯受到环境影响发生改变时，便可影响正常排便。

6. 心理、社会文化因素 情绪紧张、焦虑可导致迷走神经兴奋，肠蠕动增加而致吸收不良，引起腹泻。情绪抑郁、活动量减少可引起便秘。社会文化教育影响个人的排便观念和习惯。大多数人认为排便是一种个人隐私，当个体因排便需要暴露隐私时，个体就可能压抑排便的需求而导致出现排便功能异常。

（三）异常粪便的评估

1. 次数与量 成人排便每天超过 3 次或每周少于 3 次，可能为排便异常，如腹泻、便秘等。

2. 形状与软硬度 粪便呈稀便或水样便，见于消化不良或急性肠炎；粪便干结、坚硬，呈栗子样，见于便秘；粪便呈扁条形或带状，见于直肠、肛门狭窄或肠道部分梗阻。

3. 颜色 如果排除食物或药物的影响，粪便颜色异常则常提示消化系统有病理变化存在。如柏油样便提示上消化道出血；暗红色血便提示下消化道出血；粪便表面粘有鲜红色血液见于痔疮或肛裂；果酱样便见于肠套叠、阿米巴痢疾；陶土色便提示胆道梗阻；白色米泔水样便见于霍乱、副霍乱。

4. 气味 严重腹泻病人因未消化的蛋白质与腐败菌作用，粪便呈碱性，气味恶臭；上消化道出血的柏油样粪便呈腥臭味；下消化道溃疡、恶性肿瘤病人粪便呈腐败臭；消化不良，哺乳期儿童因糖类未充分消化或吸收脂肪酸产生气体，气味为酸臭。

5. 内容物 粪便中混有大量黏液常见于肠炎；粪便中伴有脓血常见于直肠癌、痢疾；肠道寄生虫感染者的粪便中可见蛔虫、蛲虫、绦虫节片等。

（四）异常排便活动的评估

1. 便秘（constipation） 是指正常的排便形态改变，排便次数减少，排出过干、过硬的粪便，且排便困难。

(1)**原因**：①疾病因素，如中枢神经系统功能障碍，某些器质性病变如甲状腺功能减退、低钙血症和低钾血症等。②行为习惯，如排便习惯不良，饮食结构不合理，长期卧床或活动量减少，缺乏规律性锻炼等。③治疗、药物影响，如直肠、肛门手术，药物使用不合理等。④心理因素，如情绪消沉、精神抑郁等。

(2)**症状和体征**：病人出现腹痛、腹胀、食欲缺乏、消化不良、乏力、舌苔变厚，有时伴有头痛等症状；便秘者粪便干硬，触诊其腹部较硬实且紧张，有时可触及包块，直肠指诊可触及粪块。

2. 粪便嵌塞（fecal impaction）　是指粪便持久滞留、堆积在直肠内，坚硬不能排出。常见于慢性便秘的病人。

(1)**原因**：便秘症状未能及时解除，粪便长时间滞留在直肠内，水分被持续吸收而乙状结肠推进的粪便又不断加入，最终导致粪块变得又大又硬不能排出，发生粪便嵌塞。

(2)**症状和体征**：病人虽有排便冲动，但不能排出粪便。腹部胀痛，直肠、肛门疼痛，肛门处有少量液化的粪便渗出。

3. 腹泻（diarrhea）　是指正常排便形态改变，频繁排出松散、稀薄的粪便甚至水样便。

(1)**原因**：饮食不当或使用泻剂不当，情绪紧张、焦虑，消化系统发育不成熟，胃肠道疾病，某些内分泌疾病如甲状腺功能亢进等均可导致病人肠蠕动增加，发生腹泻。

(2)**症状和体征**：病人出现腹痛、疲乏、恶心、呕吐、肠鸣音亢进，甚至出现肠痉挛，有急于排便的需要和难以控制的感觉。粪便松散或呈液体样。

4. 排便失禁（fecal incontinence）　是指肛门括约肌失去有意识地控制而不自主地排便。

(1)**原因**：如瘫痪等导致的神经肌肉系统的病变或损伤，胃肠道疾病、精神障碍、情绪失调等。

(2)**症状和体征**：病人不自主地排出粪便，导致会阴部经常潮湿，粪便染污衣裤。咳嗽、走路、下蹲及睡眠时，常有粪便、黏液从肛门外流出。

5. 肠胀气（intestinal tympanites）　是指胃肠道内有过量气体积聚，不能排出。一般情况下，胃肠道内的气体只有150ml左右，胃内的气体可通过口腔嗳出。

(1)**原因**：食入产气性食物过多；吞入大量空气；肠蠕动减少；肠道梗阻及肠道手术等。

(2)**症状和体征**：病人表现为腹部膨隆，叩诊呈鼓音，腹胀、痉挛性疼痛、呃逆、肛门排气过多。当肠胀气压迫膈肌和胸腔时，可出现气急和呼吸困难。

6. 排便改道（bowel-diversions）　是指因为疾病治疗的需要，将肠道的一部分外置于腹部表面，在腹壁建立暂时性或永久性的人工肠造口，以排泄粪便，也称人造肛门。最常见的肠造口有回肠造口和结肠造口，造口的位置决定了粪便的性质。回肠造口的粪便呈液态，并持续地从造口排泄出来，而结肠造口的粪便呈固态成形。

对排便改道的病人，需重点评估造口处粪便流出的频率、粪便的特性、造口处有无红肿和炎症、使用器具的类型和控制造口功能的方式等。

三、排便异常的护理

(一)便秘病人的护理

1. 心理护理　了解病人的心理状态及排便习惯，给予耐心的安慰和指导，消除病人的紧张情绪和顾虑。

2. 提供适当的排便环境　为病人提供单独、隐蔽的环境及充裕的排便时间，如用窗帘或屏风遮挡，避开查房、治疗、护理和进餐时间，以消除其紧张情绪，保持心情舒畅，利于排便。

3. 选择适宜的排便姿势　病情允许时让病人下床到卫生间排便。床上使用便盆时，除非有特别禁忌，最好采取坐姿或抬高床头，利用重力作用增加腹内压促进排便。对于手术病人，术前应有计划地训练其在床上使用便器。

4. 腹部环行按摩 排便时用示、中、环指深深按在腹部，自右下腹盲肠部开始，沿结肠蠕动方向进行顺时针推压，可促使降结肠的内容物向下移动，并可增加腹内压，促进排便，每天两次，每次5~10min，或用指端轻压肛门后端也可促进排便。

5. 便秘的耳穴贴压技术 耳穴贴压技术是用药丸、药籽、谷类等物品置于胶布上，贴于耳郭上的穴位或反应点，用手指按压刺激，通过经络传导，达到防治疾病的目的的一种操作方法。

6. 口服缓泻药 遵医嘱给予病人口服缓泻药，缓泻药可使粪便中的水分含量增加，刺激肠蠕动，加速肠内容物的运行，暂时解除便秘。使用缓泻药时应根据病人的特点及病情选用，对于年老、体弱、婴幼儿应选择作用缓和的泻药，慢性便秘的病人可选用蓖麻油、番泻叶、酚酞（果导片）、大黄等刺激性泻药。

7. 使用简易通便剂 常用的简易通便剂有开塞露、甘油栓和肥皂栓等，可软化粪便、润滑肠壁，刺激肠蠕动促进排便。

8. 灌肠 以上方法均无效时，遵医嘱给予病人灌肠。

9. 健康教育 帮助病人及其家属正确认识维持正常排便习惯的意义，指导病人建立正常的排便习惯；讲解合理的膳食和饮水及适当运动对维持正常排便的作用。

（1）**重建正常排便习惯**：指导病人选择一个适合自身排便的时间，结肠活动在晨醒和餐后最为活跃，建议病人在晨起或餐后 2h 内尝试排便，每天固定时间排便，以形成条件反射；排便时集中注意力，每次排便时间不宜过长（<10min/ 次），不随意使用缓泻药及灌肠等方法。

（2）**合理膳食**：多摄取可促进排便的食物和饮料。增加纤维素（25~35g/d）和水分（1 500~2 000ml/d）的摄入，每日晨起或餐前饮一杯温开水，可促进肠蠕动，刺激排便反射；多食蔬菜、水果、豆类、粗粮等高纤维食物。

（3）**适度运动**：鼓励病人参加力所能及的运动，尤其对久病卧床、运动少的老年病人，按个人需要拟定规律的活动计划并协助病人进行，还应指导病人进行增强腹肌和盆底部肌肉的运动，以增加肠蠕动和肌张力，促进排便。

（二）粪便嵌塞病人的护理

1. 润肠通便 早期可口服缓泻药或使用简易通便剂来润肠通便。

2. 灌肠 必要时先做油类保留灌肠，2~3h 后再做清洁灌肠，每天进行 2 次，直到有粪便排出为止。

3. 人工取便 清洁灌肠无效时应进行人工取便。具体方法：操作者戴上手套，将涂润滑剂的示指慢慢插入病人肛门内，机械地破碎粪块，慢慢取出，操作时应注意动作轻柔，避免损伤病人直肠黏膜。对心脏病、脊椎受损病人采用人工取便时易刺激其迷走神经，因此操作中如病人出现心悸、头晕等症状须立刻停止操作。

4. 健康教育 讲解有关排便的知识，建立合理的膳食结构及正常的排便习惯，预防便秘的发生。

（三）腹泻病人的护理

1. 去除原因 立即停止进食可能被污染的食物、饮料。如为肠道感染遵医嘱及时给予病人抗生素治疗。

2. 卧床休息 卧床休息可减少肠蠕动，并注意腹部保暖。对不能自理的病人应及时给予便盆，消除其焦虑不安的情绪，使之达到充分休息的目的。

3. 饮食护理 鼓励病人饮水，根据其病情给予清淡的流质或半流质饮食，少量多次，避免油腻、辛辣、高纤维食物。严重腹泻时可暂行禁食。

4. 防治水和电解质的紊乱 补充水、电解质，遵医嘱给予止泻剂、口服补液盐或静脉输液。

5. 肛周皮肤护理 注意病人肛周皮肤的清洁，减少刺激，保持皮肤的完整性。特别是婴幼儿、老人、身体衰弱者，每次便后用软纸轻擦肛门，温水清洗，并在肛门周围涂油膏保护局部皮肤。

6. 密切观察病情并记录 观察病人排便的性质、次数等并记录,必要时留取标本送检。对病情危重者注意生命体征变化。如疑为传染病应按传染病相关规定开展治疗和护理。

7. 心理护理 主动关心病人,给予其支持和安慰。协助病人及时清洗、沐浴,更换衣裤、大单、被套,去除异味,使病人感到舒适。

8. 健康教育 向病人讲解引起腹泻的有关原因和相关知识,指导病人注意饮食卫生,养成良好的卫生习惯。

(四) 排便失禁病人的护理

1. 心理护理 排便失禁的病人会产生很大的心理压力,护士应尊重、理解病人,主动给予其心理安慰与支持,以消除病人紧张、窘迫、焦虑、自卑等情绪,帮助其树立信心,配合治疗和护理。

2. 皮肤护理 床上铺医用护理垫,一经污染立即更换。每次便后用温水洗净肛门周围及臀部皮肤,保持皮肤清洁、干燥。必要时,在病人肛门周围涂擦软膏以保护皮肤,避免破损感染,并注意观察骶尾部皮肤变化,定时按摩受压部位,防止发生压力性损伤。

3. 排便功能训练

(1) 观察病人排便前的表现,了解病人排便时间,掌握规律,适时给予其便器,促使病人按时自行排便。对排便无规律的病人,可定时给予便盆试行排便,以帮助建立排便反射。

(2) 与医生协商定时应用导泻栓剂或灌肠,以刺激定时排便。

(3) 指导病人肛门括约肌及盆底部肌肉收缩锻炼,具体做法:病人取站立、坐位或卧位,试做排便动作,先慢慢收缩肌肉,然后再慢慢放松,每次 10s 左右,连续 10 次,每次锻炼 20~30min,每日数次,以病人感觉不疲乏为宜。

4. 健康教育

(1) 在病情允许的情况下,指导病人每天摄入足量的液体。避免油腻、辛辣、高纤维食物。

(2) 保持床褥、衣服清洁,及时更换污染、潮湿的被服。

(3) 教会病人进行肛门括约肌及盆底部肌肉收缩锻炼,以利于肛门括约肌恢复控制能力。

(4) 定时开窗通风换气,以除去不良气味,保持室内空气清新。

(五) 肠胀气病人的护理

1. 去除原因 去除引起肠胀气的原因,勿食产气食物和饮料,积极治疗肠道疾病等。

2. 适当活动 鼓励和协助病人下床活动;卧床病人可做床上活动或变换体位,以促进肠蠕动,减轻肠胀气。

3. 对症处理 轻微胀气时,可行腹部热敷或腹部按摩、针刺疗法;严重胀气时,遵医嘱给予药物治疗或行肛管排气。

4. 健康教育 向病人解释引起肠胀气的原因及护理措施,减轻其紧张情绪,指导病人养成细嚼慢咽的良好饮食习惯。

(六) 排便改道病人的护理

1. 造口及皮肤护理 造口的粪便常含有消化酶,会刺激造口周围皮肤,每次更换结肠袋时,应洗净结肠袋内的排泄物,并指导病人用清水或中性肥皂清洗造口周围皮肤,保持造口处引流彻底,造口周围皮肤清洁、干燥。

2. 适时更换造口袋 回肠造口病人往往不能控制排便,常有液态粪便流出,造口袋必须经常排空、冲洗和更换。结肠造口病人粪便是成形的,通常每天排便 1~2 次,无须时常更换造口袋。一次性的造口袋一般可使用 5~7d,以舒适、无异味和保护好造口周围皮肤为准,但有流出物漏至周围皮肤时,须立即更换(图 11-5)。

3. 心理护理 肠造口可造成病人严重的体像改变,粪便的渗出、难以控制的排便以及难闻的气味都可使病人自尊下降。因此,护士应注重给病人情感支持和心理疏导。

4. 健康教育

（1）指导病人选择和使用合适型号的造口袋。合适、有效的造口袋能保护局部皮肤、储存粪便、避免臭味，使病人感觉舒适而不显眼。

（2）教会病人肠造口的自我护理，指导病人进行肠造口灌洗（图11-6），以建立肠道排泄规律。

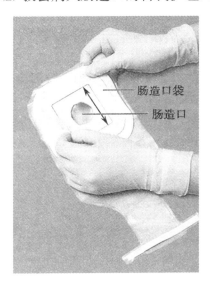

图 11-5　更换造口袋

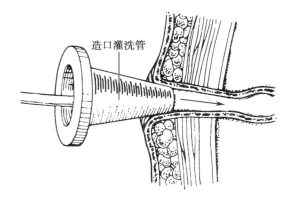

图 11-6　肠造口灌洗

四、协助排便的护理技术

（一）灌肠疗法

灌肠疗法（enema therapy）是将一定量的液体由肛门经直肠灌入结肠，以帮助病人清洁肠道、排便、排气或由肠道供给药物，达到缓解症状、协助诊断和治疗疾病的目的的方法。

根据灌肠的目的可分为保留灌肠和不保留灌肠。不保留灌肠又根据灌入的液体量分为大量不保留灌肠和小量不保留灌肠。如果为了清洁肠道的目的，而反复使用大量不保留灌肠，则称为清洁灌肠。

大量不保留灌肠

【目的】

1. 软化和清除粪便，解除便秘和肠胀气。
2. 清洁肠道，为肠道手术、检查或分娩做准备。
3. 稀释并清除肠道内的有害物质，减少毒物吸收，并减轻中毒症状。
4. 灌入低温液体，为高热病人降温。

【操作程序】

1. 评估

（1）病人的年龄、病情、意识状态及自理能力。

（2）病人的肛周皮肤、黏膜情况。

（3）病人的心理状况，对灌肠的理解程度、配合能力。

2. 计划

（1）**病人准备**：病人了解灌肠的目的、过程和注意事项，并配合操作，灌肠前协助病人排尿。

（2）**护士准备**：着装整齐，修剪指甲，洗手、戴口罩。

（3）**用物准备**

1）治疗车上层：治疗盘内备一次性灌肠包（包内有垫巾、灌肠器 1 套、肥皂冻 1 包、手套、润滑

ER 11-10

大量不保留
灌肠

剂棉球）、弯盘、水温计、根据医嘱准备的灌肠液。治疗盘外备卫生纸、手消毒液。

2）治疗车下层：便盆及便盆巾、生活垃圾桶、医用垃圾桶。

3）灌肠溶液：常用 0.1%~0.2% 的肥皂液、0.9% 氯化钠溶液。成人每次用量为 500~1 000ml，儿童 200~500ml。溶液温度一般为 39~41℃，降温时用 28~32℃，中暑时用 4℃的 0.9% 氯化钠溶液。

4）其他：屏风、输液架。

（4）**环境准备**：关闭门窗，室温适宜，必要时屏风遮挡，请无关人员回避。

3.实施 见表 11-4。

表 11-4 大量不保留灌肠

操作流程	操作步骤	要点说明
1. 核对、解释	（1）携用物至病人床旁并核对其腕带信息，做好解释以取得病人配合 （2）嘱病人排尿	• 确认病人，避免差错事故发生
2. 安置体位	协助病人取左侧卧位，双膝屈曲，脱裤至膝部，将臀部移至近侧床沿。对不能自主控制排便的病人可取仰卧位，臀下垫便盆	• 该体位使乙状结肠和降结肠处于下方，利用重力作用使灌肠液顺利流入
3. 铺巾、挂筒	（1）检查灌肠包并打开，取垫巾铺于病人臀下，弯盘置于臀边 （2）盖好被子，暴露臀部 （3）取出灌肠筒，关闭引流管开关，把测量温度后的灌肠液倒入灌肠筒内，挂于输液架上，液面距肛门 40~60cm	• 保暖，保护病人隐私 • 灌肠筒过高导致压力过大，液体流入过快，不易保留，且易造成肠道损伤
4. 润管、排气	（1）戴手套 （2）润滑肛管前端，排尽管内气体，关闭引流管开关	• 减少插管阻力 • 防止气体进入直肠
5. 插管、灌液	（1）一手垫纸巾分开臀裂，暴露肛门，一手将肛管从肛门轻轻插入直肠 7~10cm，小儿插入深度 4~7cm（图 11-7） （2）固定肛管，打开引流管开关使溶液缓缓流入直肠	• 嘱病人放松，便于插入肛管 • 动作轻稳，勿用力，以防损伤肠黏膜，如插入受阻，可退出少许，旋转后缓慢插入
6. 观察、处理	（1）密切观察筒内液面下降情况 （2）观察病人反应，询问其感受	• 肛管阻塞时如液面下降过慢或停止可移动或挤捏肛管 • 病人出现腹胀或有便意时应嘱其做深呼吸，适当降低灌肠筒的高度 • 如病人出现面色苍白、脉速，出冷汗、剧烈腹痛、心慌、气急等，应立即停止灌肠并及时处理
7. 拔出肛管	（1）灌肠结束后关闭引流管开关，拔出肛管，与灌肠筒一同弃于医疗垃圾桶内，擦净肛门 （2）脱下手套，移开弯盘	• 避免空气进入肠道及灌肠液、粪便随管拔出
8. 安置病人	（1）协助病人取舒适卧位，嘱其尽量保留 5~10min 再排便 （2）对不能下床的病人给予便盆，协助病人排便 （3）排便后，取出便盆、垫巾	• 使灌肠液在肠中有足够的作用时间，以利粪便充分软化而容易排出
9. 整理、观察	（1）协助病人整理被服，取舒适卧位，开窗通风 （2）询问病人感受，有无其他需要 （3）观察粪便性状、颜色、量 （4）清理用物	• 保持病室整齐，去除异味 • 必要时留取标本送检 • 垃圾分类处理

操作流程	操作步骤	要点说明
10.核对、记录	(1)再次核对 (2)洗手、记录	● 防止交叉感染 ● 灌肠后排便一次记为 1/E；灌肠后无排便记为 0/E

4.评价

(1)病人排出粪便、肠道积气,自述感觉舒适。

(2)护士操作方法正确、熟练,关心、体贴病人。

(3)护患沟通有效,病人积极配合,操作顺利,达到了灌肠的目的。

【注意事项】

1.保护病人自尊,尽可能减少病人肢体暴露。

2.准确掌握灌肠溶液的温度、浓度、流速、压力和溶液的量。为伤寒病人灌肠时溶液不得超过 500ml,压力要低,液面距离肛门不得超过 30cm;为肝性脑病病人灌肠时,禁用肥皂水,以减少氨的产生和吸收;为充血性心力衰竭和水钠潴留病人灌肠时,禁用 0.9% 氯化钠溶液灌肠,以减少钠的吸收。

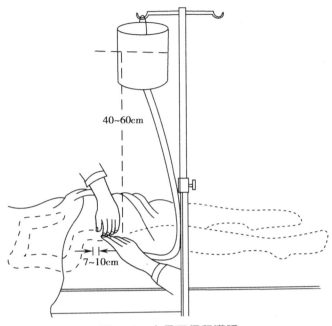

图 11-7　大量不保留灌肠

3.行灌肠降温时,液体要保留 30min,排便后 30min 测量病人体温并记录。

4.对妊娠、急腹症、严重心血管疾病、消化道出血等病人禁止行大量不保留灌肠。

5.灌肠过程中随时观察病人的反应及病情变化。

(1)当发现病人有腹胀或便意时,应嘱病人做深呼吸,同时适当降低灌肠筒的高度,减轻灌入溶液的压力,以减慢流速。

(2)当发现病人脉速,面色苍白、出冷汗、剧烈腹痛、心慌、气急时,应立即停止灌肠并及时与医生联系,采取急救措施。

小量不保留灌肠

适用于腹部或盆腔手术后的病人、危重病人、年老体弱、小儿及孕妇等。

【目的】

1.软化粪便,解除便秘。

2.排出肠道内的气体,减轻腹胀。

【操作程序】

1.评估

(1)病人的年龄、病情、意识状态及自理能力。

(2)病人的排便情况,肛周皮肤及黏膜的情况。

(3)评估病人对灌肠的认知,心理状况及配合能力。

2.计划

(1)**病人准备**:同大量不保留灌肠。

（2）**护士准备**：同大量不保留灌肠。

（3）**用物准备**

1）治疗车上层：治疗盘内备注洗器、量杯或小容量灌肠筒、遵医嘱备灌肠液、肛管、温开水 5~10ml、止血钳、润滑剂、棉签、弯盘、卫生纸、垫巾（橡胶单和治疗巾）、水温计、一次性手套等。治疗盘外备手消毒液。也可使用一次性灌肠包。

2）治疗车下层：便盆及便盆巾、生活垃圾桶、医用垃圾桶。

3）常用灌肠液："1、2、3"溶液（50% 硫酸镁 30ml、甘油 60ml、温开水 90ml）；甘油 50ml 加等量温开水；各种植物油 120~180ml。溶液温度为 38.0℃。

4）其他：屏风，根据情况准备输液架。

（4）**环境准备**：同大量不保留灌肠。

3. 实施　见表 11-5。

表 11-5　小量不保留灌肠

操作流程	操作步骤	要点说明
1. 核对、解释	（1）携用物至病人床旁，核对其腕带信息，做好解释以取得病人配合 （2）嘱病人排尿	• 确认病人，取得其合作
2. 安置体位	协助病人取左侧卧位，双膝屈曲，脱裤至膝部，将臀部移至近侧床沿	• 利用重力作用使灌肠溶液顺利灌入乙状结肠
3. 垫巾、保暖	（1）将垫巾铺于臀下，弯盘置于臀边 （2）盖好被子，只暴露病人臀部	• 避免弄污床单 • 保暖，维护病人隐私
4. 抽灌肠液	戴一次性手套，用注洗器抽吸灌肠液	
5. 润管、排气	注洗器接肛管末端，润滑肛管前端，排尽管内气体，用止血钳夹紧肛管	• 减少插管时的阻力和对黏膜的刺激 • 防止气体进入直肠
6. 插入肛管	左手垫纸分开臀裂，暴露肛门，嘱病人深呼吸，另一手将肛管轻轻插入 7~10cm（图 11-8）	• 使病人放松，便于插入肛管 • 如插入受阻，可退出少许，旋转后缓缓插入
7. 缓慢注液	（1）固定肛管，松开止血钳，缓缓注入溶液，注毕夹管，取下注洗器再吸溶液，松止血钳后再注入。如此反复直至灌肠溶液注完 （2）询问病人感受，观察其反应	• 注入速度不宜过快、过猛，防止刺激病人肠黏膜，引起排便反射 • 如用小量不保留灌肠筒，液面距肛门距离不得超过 30cm
8. 注温开水	注入温开水 5~10ml，抬高肛管尾端，使管内溶液全部流入	• 温开水的温度为 38.0℃
9. 拔出肛管	夹管或反折肛管尾端，拔出肛管，擦净肛门，脱手套，撤去弯盘	
10. 安置病人	（1）协助病人取舒适卧位，嘱其尽量保留 10~20min 后再排便 （2）对不能下床的病人给予便盆，协助病人排便 （3）排便后，取出便盆、橡胶单、治疗巾	• 充分软化粪便，有助于排便
11. 整理、观察	（1）协助病人整理被服，取舒适卧位，开窗通风 （2）询问病人感受，有无其他需要 （3）观察粪便性状、颜色、量 （4）清理用物	• 保持病室整齐，去除异味 • 必要时留取标本送检 • 垃圾分类处理
12. 核对、记录	（1）再次核对 （2）洗手、记录	• 记录灌肠时间，灌肠液的种类、量以及病人的反应

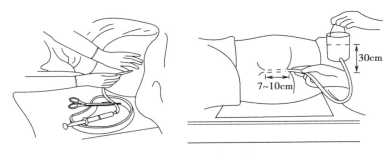

图 11-8　小量不保留灌肠

4. 评价

(1) 病人排出肠道积气、粪便，自述感觉舒适，未引起病人其他不适症状。

(2) 护士操作方法规范、熟练，关心、体贴病人。

(3) 护患沟通有效，病人配合好，操作顺利，达到了灌肠的目的。

【注意事项】

1. 灌肠时插管深度为 7~10cm，压力宜低，灌肠液注入的速度不得过快。

2. 每次抽吸灌肠液时应夹紧或反折肛管末端，防止因空气进入肠道引起病人腹胀。

清洁灌肠

清洁灌肠是反复多次进行大量不保留灌肠的方法。

【目的】

1. 彻底清除肠道内粪便，为直肠、结肠 X 线检查和手术前做肠道准备。

2. 协助排尽肠内有毒物质。

【操作程序】

1. 评估　同大量不保留灌肠。

2. 计划　同大量不保留灌肠。

3. 实施　第 1 次用 0.1%~0.2% 的肥皂液灌肠，病人排便后，再用 0.9% 氯化钠溶液反复灌肠，直至排出的液体澄清、无粪质为止。每次灌肠溶液的量在 500ml 左右，液面距肛门高度不超过 40cm。

4. 评价

(1) 护士操作程序规范、方法熟练，关心、体贴病人。

(2) 护患沟通有效，病人配合好，操作顺利，达到了彻底清洁肠道的目的。

(3) 病人未觉不适，未发生肠道出血、肠道黏膜损伤、水中毒、电解质紊乱、肠穿孔、肠破裂、大便失禁等并发症。

【注意事项】

1. 每次灌肠后让病人休息片刻。

2. 禁忌清水反复灌洗，以防水、电解质紊乱。

3. 注意观察病人情况，如有虚脱征兆，立即停止灌肠，通知医生并配合处理。

保留灌肠

将药液灌入到直肠或结肠内，通过肠黏膜吸收达到治疗疾病的目的。

【目的】

灌入药液，保留在直肠或结肠内，通过肠黏膜吸收而达到治疗的目的，常用于镇静、催眠、治疗肠道感染。

【操作程序】

1. 评估

(1) 病人的年龄、病情、意识状态及自理能力。

（2）病人的肠道病变部位、肛周皮肤及黏膜情况。

（3）病人的心理状况，对保留灌肠的认知与合作程度。

2. 计划

（1）**病人准备**：病人了解保留灌肠的目的、过程和注意事项，排尽大小便，配合操作。

（2）**护士准备**：同大量不保留灌肠。

（3）**用物准备**

1）治疗车上层：治疗盘内备小容量灌肠筒或注洗器、肛管（20号以下）、遵医嘱准备的灌肠药液、止血钳、润滑剂、棉签、清洁手套、弯盘、卫生纸、橡胶单、治疗巾或一次性垫巾，治疗盘外备小垫枕、手消毒液。

2）治疗车下层：便盆及便盆巾、生活垃圾桶、医用垃圾桶。

ER 11-11
保留灌肠

3）常用溶液：遵医嘱准备药物，灌肠溶液量不超过200ml，溶液温度为38℃。①镇静、催眠用10%水合氯醛，剂量遵医嘱准备；②抗肠道感染用2%小檗碱、0.5%~1%新霉素或其他抗生素溶液。

4）其他：屏风，根据情况准备输液架。

（4）**环境准备**：同大量不保留灌肠。

3. 实施　见表11-6。

表11-6　保留灌肠

操作流程	操作步骤	要点说明
1. 核对、解释	（1）携用物至病人床旁，核对病人相关信息 （2）向病人解释灌肠的目的、方法和注意事项 （3）嘱病人排便、排尿	• 确认病人，取得其合作 • 排尽肠道、减轻腹压，利于药物保留及吸收
2. 安置卧位	（1）根据病人病情选择不同卧位，如慢性细菌性痢疾病人病变部位多在直肠或乙状结肠，取左侧卧位；阿米巴痢疾病人病变部位多在回盲部，取右侧卧位 （2）协助病人脱裤至膝部，双膝屈曲，将臀部移至近侧床边，将橡胶单和治疗巾或一次性医用护理垫放于臀下，弯盘置于臀边，用小垫枕将臀部抬高10cm	• 药液直达患处，有助于提高疗效 • 抬高臀部防止药液溢出
3. 润管、排气	（1）用注洗器抽吸药液，戴一次性手套 （2）连接肛管，润滑肛管前端，排尽管内气体，用止血钳夹紧	• 选择20号以下的细肛管，易于药液的保留
4. 插管、注药	轻轻插入肛管15~20cm，固定肛管，松开止血钳，缓慢注入药液，直至药液全部注入	• 肛管插入宜深，注药速度应慢，量少，液面距肛门不超过30cm
5. 注温开水	注入温开水5~10ml，抬高肛管末端	• 确保溶液全部流入，保证疗效
6. 拔管、嘱咐	（1）待管内溶液完全注入，用止血钳夹闭肛管或反折，轻轻拔出，擦净肛门，摘下手套 （2）拔管后用卫生纸在病人肛门处轻轻按揉 （3）嘱病人卧床休息，尽可能保留药液在1h以上	• 使药液与肠黏膜充分接触而被吸收，达到治疗目的
7. 观察、整理	（1）询问病人感受，观察其反应 （2）整理床单位，清理用物	
8. 核对、记录	（1）再次核对 （2）洗手、记录	• 记录灌肠时间，灌肠液的名称、量，病人的反应

4.评价

（1）病人无不适反应，疾病症状减轻。

（2）护士操作熟练规范，护患沟通有效，病人及其家属满意。

【注意事项】

1. 护士应了解灌肠目的和病人病变部位，以确定其卧位和插入肛管的深度。

2. 保留灌肠前嘱病人排便，使肠道排空从而有利于药液吸收。

3. 肠道抗感染治疗以晚上临睡前灌肠为宜，此时病人活动少，药液易于保留、吸收，治疗效果好。

4. 行保留灌肠时，肛管选择要细，插入要深，液量要少，压力要低，灌入速度宜慢，以减少刺激，使灌入的药液能保留较长时间，有利于肠黏膜的吸收。

5. 对肛门、直肠、结肠手术的病人及大便失禁的病人不宜做保留灌肠。

（二）肛管排气法

肛管排气法是将肛管从肛门插入直肠，以排除肠腔内积气的方法。

【目的】

帮助病人解除肠腔积气，以减轻腹胀。

【操作程序】

1.评估

（1）病人的年龄、病情、意识状态及自理能力。

（2）病人的肛周皮肤、黏膜情况及清洁度。

（3）评估病人对操作的认知、理解及合作程度。

2.计划

（1）**病人准备**：病人了解肛管排气法的目的、过程和注意事项，配合操作。

（2）**护士准备**：着装整洁，修剪指甲，洗手、戴口罩。

（3）**用物准备**

1）治疗车上层：治疗盘内备肛管（26号）、玻璃接管、橡胶管、玻璃瓶（内盛水 3/4 满），瓶口系带、润滑油、棉签、胶布（1cm×15cm）、别针、卫生纸、一次性手套。治疗盘外备手消毒液。

2）治疗车下层：生活垃圾桶、医用垃圾桶。

3）其他：如无围帘须准备屏风。

ER 11-12

肛管排气法

（4）**环境准备**：关闭门窗，调节室温至适宜温度，必要时屏风遮挡，请无关人员回避。

3.实施 见表 11-7。

表 11-7 肛管排气法

操作流程	操作步骤	要点说明
1.核对、解释	（1）携用物至病人床旁，核对病人信息 （2）向病人解释肛管排气法的目的、方法和注意事项	● 确认病人，取得其合作
2.安置体位	协助病人取左侧卧位，将臀部移至床边，裤子褪至病人膝部，注意及时遮盖，仅暴露肛门	● 保暖，维护病人自尊
3.系瓶、连管	将玻璃瓶系于床边，将橡胶管一端插入玻璃瓶液面下，另一端与肛管相连	● 防止空气进入直肠而加重腹胀，观察病人排气情况
4.润管、插管	戴手套，润滑肛管前端，嘱病人深呼吸，将肛管轻轻插入直肠 15~18cm，用胶布交叉固定肛管于臀部，将橡胶管留出足够长度，用别针固定在大单上（图11-9）	● 减少肛管对直肠的刺激 ● 便于病人翻身、活动

操作流程	操作步骤	要点说明
5.观察排气	观察病人排气情况,如排气不畅,帮助病人更换体位或按摩腹部	• 瓶内有水泡,说明肠腔气体被排出
6.拔出肛管	(1)保留肛管不超过20min,拔出肛管,清洁肛门,脱下手套 (2)询问病人腹胀是否减轻,观察其反应	• 长时间留置肛管会减弱肛门括约肌反应,甚至导致肛门括约肌永久松弛 • 如病人腹胀未减轻,可间隔2~3h后重新插管排气
7.整理、记录	(1)协助病人取舒适卧位,整理病人床单位,清理用物 (2)洗手、记录	• 记录排气时间及效果,病人的反应

4.评价

(1)病人了解操作目的并配合操作,腹胀减轻,感觉舒适。

(2)护士操作熟练、规范,操作中贯穿健康教育。

(3)护患沟通有效,未过多暴露病人身体,病人及其家属满意。

【注意事项】

1.插管时连接肛管的橡胶管末端应置于玻璃瓶内的液面以下,可以防止外界空气进入直肠而加重腹胀,又可观察气体排出情况。

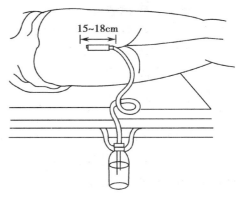

图11-9 肛管排气法

2.当病人排气不畅时,可通过体位变换或腹部按摩促进排气。

3.肛管排气保留时间一般不超过20min。因为长时间留置肛管会降低肛门括约肌的反应,甚至导致肛门括约肌永久性松弛。

4.排气后如病人腹胀未减轻,可间隔2~3h再重复插管排气。

(汤春菊)

思考题

1.病人,女性,32岁,即将进行剖宫产,为防止术中误伤膀胱,给予导尿。请问:

(1)插管时误入阴道,如何处理?

(2)术后留置导尿的目的是什么?

(3)为了防止病人出现尿路感染,护士应指导病人如何配合?

2.病人,男性,78岁,退休,初中文化。因跌倒后髋部骨折住院,须长期卧床。住院4d内未排便。现病人主诉腹部不适,有便意但不能排便,触诊左下腹有粪块,已用开塞露两支,无效。请问:

(1)对便秘病人的护理措施有哪些?

(2)如何选择灌肠溶液?

(3)灌肠中液面不能自行下降的处理方法有哪些?

ER 11-13

练习题

第十二章 | 冷、热疗法

教学课件

思维导图

学习目标

1. 掌握 冷、热疗法的目的、禁忌证及注意事项。
2. 熟悉 冷、热疗法的效应。
3. 了解 影响冷、热疗法的因素，冷、热疗法的作用。
4. 正确评估病人，为其采取适当的冷或热疗法，并能正确实施各种冷、热疗法。
5. 具有严谨求实的工作态度，关心病人，注意保护病人隐私，确保病人安全。

冷、热疗法是临床常用的物理治疗方法，是利用低于或高于人体温度的物质作用于人体表面，通过神经传导引起皮肤和内脏器官血管的收缩或扩张，从而改变机体各系统体液循环和代谢活动，达到止血、镇痛、消炎、退热和增进舒适等治疗目的。

第一节　概　述

案例导入

口腔医院急诊科护士小张接诊了一位牙痛原因待查的 45 岁病人。病人主诉下后牙阵发性疼痛，难以入睡。护士小张询问完病情后倒了一杯冰水让病人含漱。

请思考：

1. 小张护士让该病人含漱冰水的目的是什么？为什么？
2. 举例说明临床还有哪些用冷的情况？
3. 如何指导病人正确应用冷疗？

一、冷、热疗法的目的

（一）冷疗法的目的

1. **降低体温** 冷直接与皮肤接触，通过传导、蒸发等物理作用，使体温降低。适用于高热或中暑病人降温。头部用冷可降低脑细胞的代谢率，减少其耗氧量，提高脑组织对缺氧的耐受性，减少脑细胞的损害。适用于高热、脑外伤等病人。

2. **减轻局部充血或出血** 冷疗可使毛细血管收缩，毛细血管通透性降低，减少局部组织的充血和水肿；冷疗能够使血液循环减慢，血液黏稠度增加，利于血液凝固而控制出血。适用于软组织损伤的初期及体表组织的出血，如扁桃体摘除术后、鼻出血等病人。

3. **控制炎症扩散** 冷疗可以使局部血管收缩，血流减慢，降低细胞的新陈代谢和细菌的活力，从而限制炎症的扩散。适用于炎症早期的病人，如急性结膜炎早期、鼻软组织发炎早期等病人。

4. 减轻疼痛　冷疗可抑制组织细胞的活力，使神经兴奋性下降，传导速度减慢从而减轻疼痛；冷疗还可使机体局部血管收缩，毛细血管通透性降低，渗出减少，使局部组织内的张力减小而减轻疼痛。适用于急性损伤早期、牙痛、烫伤等病人。

（二）热疗法的目的

1. 促进炎症消散或局限　热疗可使局部血管扩张，血流加快，促进组织中毒素、废物的排出；同时使局部组织血流量增多，白细胞数量增多，增强新陈代谢和白细胞的吞噬能力。炎症早期用热疗法，可促进炎性渗出物的吸收与消散；炎症后期用热疗法，可促进白细胞释放蛋白溶解酶，促进炎症局限。如应用于乳腺炎、睑腺炎（麦粒肿）等。

2. 减轻深部组织充血　热疗可扩张皮肤血管，使平时大量呈闭锁状态的动静脉吻合支开放，皮肤血流量增加，全身循环血量重新分布，使得深部组织血流量减少，从而减轻深部组织的充血。如盆腔炎等。

3. 减轻疼痛　热疗可使痛觉神经兴奋性降低，又可使血液循环加快，从而促进致痛物质排出及炎性渗出物的吸收，解除对神经末梢的刺激和压迫，减轻疼痛。同时，热疗可松弛肌肉，增强结缔组织伸展性，增加关节活动范围，减轻因肌肉痉挛、僵硬与关节强直引起的疼痛。如胃肠痉挛、痛经等。

4. 保暖与舒适　热疗可扩张局部血管，血液循环加快，将热量带到全身，使病人感到温暖、舒适。适用于年老体弱、危重、末梢循环不良等病人及早产儿。

二、应用冷、热疗法的禁忌

（一）冷疗的禁忌

1. 循环障碍　有大面积组织受损、全身微循环障碍、周围血管病变、休克、动脉硬化、神经病变、水肿、糖尿病等的病人，因循环不良、组织营养不足，若使用冷疗，可使血管进一步收缩，血液循环障碍进一步加重，导致局部组织缺血缺氧而变性坏死。

2. 慢性炎症或深部化脓病灶　冷疗可使局部毛细血管收缩，血流量减少，阻碍炎症吸收。

3. 对冷过敏　对冷过敏者应用冷疗时可出现红斑、荨麻疹、关节疼痛、肌肉痉挛等过敏症状。

4. 慎用冷疗者　心脏病、昏迷、感觉异常、关节疼痛者，婴幼儿，年老体弱者及哺乳期产妇涨奶等均应慎用冷疗。

5. 禁忌冷疗的部位

（1）**枕后、耳郭、阴囊等处**：冷疗易导致冻伤。

（2）**心前区**：冷疗可引起反射性心率减慢、心房颤动、心室颤动、房室传导阻滞。

（3）**腹部**：冷疗易引起腹痛、腹泻。

（4）**足底**：冷疗易引起反射性末梢血管收缩，影响散热，或引起一过性冠状动脉收缩。

（二）热疗的禁忌

1. 急腹症未明确诊断前　对原因不明的急性腹痛病人，用热疗虽可以减轻疼痛，但因此可能掩盖病情真相，贻误疾病诊断和治疗，还有引发腹膜炎的危险。

2. 面部危险三角区感染　面部危险三角区内血管丰富，且无静脉瓣，又与颅内海绵窦相通。热疗能使血管扩张，血流量增多，导致细菌和其毒素进入血液循环，促进炎症扩散，易导致颅内感染和败血症。

3. 各种脏器出血、出血性疾病　热疗使局部血管扩张，增加脏器的血流量和血管的通透性，从而会加重脏器出血。对于血液凝固障碍的病人，用热后会增加出血的倾向。

4. 软组织损伤或扭伤的早期（48h内）　在软组织损伤早期用热，可因局部血管扩张、通透性增加而加重皮下出血、肿胀及疼痛。

5. 其他情况

（1）**心、肝、肾功能不全的病人**：大面积使用热疗法，使病人皮肤血管扩张，皮肤血流量增多，从而使内脏器官的血液供应减少，致使病情加重。

（2）**急性炎症**：如牙龈炎、中耳炎、结膜炎等，在急性炎症期使用热疗，可因局部温度升高，有利于细菌的生长、繁殖，从而使病情加重。

（3）**感觉功能异常、意识不清者，老年人，婴幼儿**：热疗可能会造成烫伤，对这类病人须慎用热疗，须用时应在严密监护下使用。

（4）**皮肤湿疹处**：热疗可加重局部皮肤受损，使得病人皮肤痒感加重，增加不适感。

（5）**孕妇**：热疗会使流产、胎儿先天畸形、死胎的发生率增加。

（6）**恶性肿瘤部位**：热疗可使血管扩张，血流量增加，有助于正常与异常细胞的生长及新陈代谢，同时可加速肿瘤细胞的转移和扩散，致使病情加重。

（7）**金属移植物部位、人工关节处**：金属是热的良好导体，此处用热易造成病人的烫伤。

（8）**睾丸**：此处用热会抑制精子的发育及破坏精子。

三、冷、热疗法的效应

（一）生理效应

冷、热疗法的应用可使机体产生一系列生理效应。详见表12-1。

（二）继发效应

持续用冷疗或用热疗超过一定时间，产生与生理效应相反的作用，称为继发效应。如冷疗可以使血管收缩，但持续用冷疗30~60min后，会出现小动脉扩张的现象；持续用热疗30~45min后，会出现血管收缩的现象。这是机体为了避免长时间用冷疗或用热疗对组织造成损伤而产生的一种防御反应。因此使用冷、热疗法时间以20~30min为宜，如须长时间使用冷疗或热疗法，中间须间隔1h的休息时间，让组织有复原的过程，防止因继发效应而减弱原有的生理效应或造成组织损伤。

表12-1 冷、热疗法的生理效应

生理效应	用热	用冷
血管扩张/收缩	扩张	收缩
需氧量	增加	减少
细胞代谢率	增加	减少
毛细血管通透性	增加	减少
血液黏稠度	降低	增加
血液流动速度	增快	减慢
淋巴液流动速度	增快	减慢
结缔组织伸展性	增强	减弱
神经传导速度	增快	减慢
体温	上升	下降

四、影响冷、热疗法效果的因素

（一）影响冷疗的因素

1. 方法　冷疗分为干冷疗法和湿冷疗法两大类。干冷疗法的温度通过空气或媒介传导，湿冷疗法的温度通过水传导。因为水比空气的传导性能好，渗透力大，所以应用湿冷疗法的效果高于干冷疗法。

2. 面积　冷疗效果和用冷面积成正比，应用冷疗面积越大，疗效越强，反之则越弱。但随着冷疗面积越大，病人的耐受性也会随之下降。因此在为病人使用大面积的冷疗时，应密切观察病人局部及全身反应。

3. 时间　在一定的治疗时间内冷疗效果应随时间的延长而增强，但如果持续用冷时间过长，会出现继发效应，甚至引起机体出现不良反应，如疼痛、皮肤苍白、冻伤等。

4. 温度　应用冷疗的温度与体表的温度相差愈大，机体对冷的刺激反应愈强；反之则愈弱。其次，环境温度也会影响冷效应，如在室温低、干燥的冷环境中冷疗效果增强；反之则降低。

5. 部位　不同身体部位的皮肤薄厚分布不均匀，皮肤较薄或不经常暴露的部位对冷刺激有明显的反应，如手、脚等皮肤较厚区域对冷的耐受性强，冷疗效果较差；前臂内侧、颈部等皮肤较薄区域对冷的耐受性弱，冷疗效果较好。同时血液循环良好的部位可以增强冷疗效果。临床上为高热病人物理降温时，将冰袋、冰囊放置在颈部、腋窝、腹股沟等体表大血管处，以增加散热，增强降温效果。

6. 个体差异　不同年龄、性别、身体状况、居住习惯、肤色的个体对冷疗的反应不同。老年人因体温调节功能减退，对冷刺激反应的敏感性降低；婴幼儿体温调节中枢未发育完善，对冷刺激的适应能力有限。意识不清、瘫痪、血液循环障碍、血管硬化、感觉迟钝等的病人，对冷刺激反应的敏感性也降低，在为这些病人进行冷疗时应特别注意观察及对温度的选择，防止发生冻伤。

（二）影响热疗的因素

1. 方法　热疗分为干热疗法和湿热疗法两大类。干热疗法通过空气或媒介传导温度，湿热疗法通过水传导温度，因水的传导性能比空气好，渗透力强，速度快，所以湿热疗法的效果优于干热疗法。相同状态下，干热 50~70℃ 可以达到治疗效果，而湿热只需 40~60℃ 即可达到治疗效果。

2. 面积　热疗效果和用热面积成正比，应用热疗面积越大，疗效越强，反之则越弱。但随着热疗的面积越大，病人的耐受性也会随之下降。因此在为病人使用大面积热疗时，应密切观察病人局部及全身反应。

3. 时间　在一定的治疗时间内热疗效果应随时间的延长而增强，但如果持续用热时间过长，会出现继发效应，甚至引起机体出现不良反应，如烫伤。

4. 温度　应用热疗的温度与体表的温度相差愈大，机体对热刺激反应愈强，反之则愈弱。另外，环境温度也会影响热疗的效应，如当环境温度高于或等于身体温度时，传导散热被抑制，热疗效果增强。

5. 部位　皮肤较薄或不经常暴露的部位对热刺激的反应较明显，效果较好。对血管粗大、血流较丰富的体表部位应用热疗的效果较好。

6. 个体差异　老年人因体温调节功能减退，对热刺激反应的敏感性降低；婴幼儿体温调节中枢未发育完善，对热刺激的适应能力有限；昏迷、瘫痪、血液循环障碍、血管硬化、感觉迟钝等的病人，对热刺激反应的敏感性也降低。在为这些病人进行热疗时应特别注意观察及对温度的选择，防止烫伤。

知识拓展

古籍里的冷疗

医学上应用冷疗，在我国开始较早。《史记·扁鹊仓公列传》载：西汉名医淳于意（仓公）的"诊籍"中记录了一例高热头痛、烦躁不安的病人，仓公曾采用"以寒水拊其头"的办法。东晋时期，医学家葛洪在《肘后备急方》中介绍：当发热引起眼睛疼痛时，可用"冷水渍青布以掩之"施行冷敷治疗。对于冷敷额部医治鼻出血，在中国民间是流传已久的行之有效的方法。对于衄血不止者，明代医学家李时珍在《本草纲目》载"用新汲水随左右洗足即止，累用有效"。从这些记载来看，冷疗在中国早已有之，并且现在仍然有用。

第二节　冷疗法的应用

案例导入

患儿，10 个月，因高热急诊入院，入院体温 39.6℃，初步诊断为化脓性扁桃体炎，体格检查：面色潮红，精神萎靡，皮肤灼热。医嘱：立即行温水拭浴。

根据冷疗面积及应用方式,冷疗法分为局部冷疗法和全身冷疗法两类。局部冷疗法包括冰袋、冰囊、冰帽、冰槽和化学制冷袋的使用,冷湿敷法等;全身冷疗法有乙醇拭浴和温水拭浴等。

一、冰袋/冰囊的使用

【目的】

降温、止血、消炎、镇痛。

【操作程序】

1.评估

(1)病人的年龄、病情、体温、治疗情况、意识状态。

(2)病人局部皮肤、循环状况,对冷的耐受度及有无感觉障碍等。

(3)病人的心理状态、活动能力及合作程度。

2.计划

(1)**病人准备**:病人了解冰袋/冰囊使用的目的、方法、注意事项及配合要点;排空大小便,取舒适体位。

(2)**护士准备**:着装整洁,修剪指甲,洗手、戴口罩。

(3)**用物准备**

1)治疗车上层:治疗盘内备冰袋或冰囊(图 12-1)、布套、毛巾。治疗盘外备冰块、帆布袋、木槌、盆及冷水、漏勺、手消毒液。

2)治疗车下层:水桶、生活垃圾桶、医用垃圾桶。

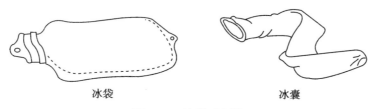

冰袋   冰囊

图 12-1 冰袋、冰囊

(4)**环境准备**:环境整洁、安静、舒适、安全。温、湿度适宜,酌情关门窗,必要时使用床帘或屏风遮挡病人。

3.实施 见表 12-2。

表 12-2 冰袋使用法

操作流程	操作步骤	·要点说明
1.准备冰袋	(1)检查冰袋有无破损、漏气	● 确保冰袋能正常使用
	(2)将冰块放入帆布袋内,用木槌敲成小块,然后将冰块倒入盆内用冷水冲去棱角	● 防止冰块棱角引起病人不适及损坏冰袋
	(3)将去除棱角的小冰块装入冰袋内至 1/2~2/3 满,排尽空气并夹紧袋口	● 空气会加速冰的融化,还可使冰袋无法与皮肤完全接触,降低治疗效果
	(4)用毛巾擦干冰袋,倒提并抖动检查无漏水后装入布套内	● 检查冰袋有无破损、漏水现象

操作流程	操作步骤	要点说明
2. 核对、解释	携用物至病人床旁，核对其床号、姓名、住院号、腕带，做好解释	• 确认病人，取得其配合 • 病人或家属理解使用冰袋的意义
3. 放置冰袋	为高热病人降温时冰袋置于病人前额、头顶和体表大血管分布处；对鼻出血病人将冰囊置于鼻部；对扁桃体摘除术后病人可将冰囊置于颈前颌下（图12-2）	• 冰袋置于前额时，须将冰袋悬吊于支架上，以减轻局部压力（图12-3） • 冰块已融化须及时更换，以保证疗效
4. 关切询问	询问病人感受，局部是否有压迫感，耐心听取病人主诉	• 关爱、关心病人 • 及时了解病人的心理状态
5. 严密观察	注意观察病人皮肤及反应，冰袋有无异常	• 如病人局部皮肤出现发绀、麻木等，须停止使用冰袋
6. 撤除冰袋	30min后撤除冰袋，协助病人取舒适体位，整理病人床单位	• 防止发生继发效应
7. 整理用物	冰袋倒空，倒挂晾干，吹入少量空气后夹紧袋口备用；布套清洁后晾干备用	• 防止冰袋内面相互粘连
8. 准确记录	洗手、记录	• 记录用冷部位、时间、效果、病人局部反应及全身反应

4. 评价

（1）护患沟通有效，得到病人理解与配合。

（2）病人无冻伤、无不良反应，达到冷疗目的。

（3）冰袋完整、无漏水。

【注意事项】

1. 使用冰袋时要随时观察并检查冰袋有无漏水、是否夹紧。冰块融化后，须及时更换并保持布袋的干燥。

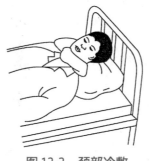 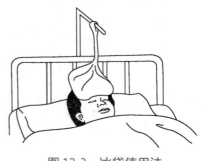

图12-2　颈部冷敷　　　图12-3　冰袋使用法

2. 注意观察病人局部皮肤变化，每10min查看一次局部皮肤颜色，若皮肤出现苍白、发绀、麻木等情况应立即停止用冷并给予相应处理。

3. 注意用冷时间，最长不超过30min，若再使用，应休息1h后再用，以防发生不良反应。

4. 为高热病人降温时，冰袋使用30min后应复测体温并记录，当体温降至39℃以下可停止用冷。

二、冰帽/冰槽的使用

【目的】

头部降温，预防脑水肿，减少脑细胞损伤。

【操作程序】

1. 评估

（1）病人的年龄、病情、意识状态、治疗情况。

（2）病人头部皮肤状况。

（3）病人的心理状态、活动能力及配合程度。

2. 计划

（1）**病人准备**：病人了解冰帽/冰槽使用的目的、方法、注意事项及配合要点；排空大小便，取舒适体位。

（2）**护士准备**：着装整洁，修剪指甲，洗手、戴口罩。

（3）**用物准备**

1）治疗车上层：治疗盘内备冰帽或冰槽（图12-4）、肛表、海绵垫。治疗盘外备冰块、帆布袋、木槌、盆、冷水、勺，手消毒液。

2）治疗车下层：水桶、生活垃圾桶、医用垃圾桶。

（4）**环境准备**：环境整洁、安静、舒适、安全。温、湿度适宜，酌情关门窗，必要时使用床帘或屏风遮挡病人。

3. 实施　见表12-3。

4. 评价

（1）病人无冻伤，未发生不良反应，达到冷疗目的。

（2）护士操作熟练，动作温柔。

（3）护患沟通有效，得到病人理解与配合。

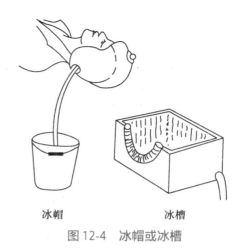

冰帽　　　　冰槽

图12-4　冰帽或冰槽

表 12-3　冰帽的使用法

操作流程	操作步骤	要点说明
1. 准备冰帽	（1）检查冰帽有无破损、漏水 （2）将冰块敲成小块，冲去棱角（方法同冰袋） （3）将冰块装入冰帽至 1/2~2/3 满，排尽帽内空气并夹紧冰帽口 （4）用毛巾擦干冰帽，检查无漏水	• 确保冰帽能正常使用 • 防止冰块棱角引起病人不适及损坏冰帽 • 空气会加速冰的融化，还可使冰袋无法与皮肤完全接触，降低治疗效果 • 检查冰袋有无破损、漏水现象
2. 核对、解释	携用物至病人床旁，核对其床号、姓名、住院号、腕带，做好解释	• 确认病人，取得其合作 • 病人或家属理解使用冰帽的意义
3. 放置冰帽	（1）将病人头部置于冰帽中，在后颈部、双耳外侧垫海绵 （2）将冰帽的排水管放于水桶中	• 防止病人枕后及外耳发生冻伤 • 防止冰水流入耳内，保护后颈及角膜
4. 关切询问	询问病人感受，有无不适，耐心听取病人主诉	• 关爱、关心病人 • 及时了解病人的心理状态
5. 严密观察	（1）测量病人体温，每 30min 测量一次生命体征并记录 （2）注意观察病人局部皮肤情况、全身反应、病情变化及冰帽有无异常等	• 肛温维持在 33℃ 左右，不可低于 30℃，以防发生心房颤动、房室传导阻滞等并发症
6. 撤除冰帽	30min 内撤除冰帽，协助病人取舒适体位，整理床单位	• 防止发生继发效应
7. 整理用物	冰帽倒空，倒挂晾干，吹入少量空气后夹紧袋口备用；布套清洁后晾干备用	• 防止冰帽内面相互粘连
8. 准确记录	洗手、记录	• 记录时间、效果、病人局部反应及全身反应

【注意事项】

1. 密切观察病人生命体征，防止发生心房颤动、房室传导阻滞等并发症。注意监测病人肛温，肛温不能低于 30℃。

2. 每 10min 查看一次病人头部皮肤颜色，尤其注意病人耳郭部位有无发绀、麻木及冻伤发生。

3. 注意用冷时间，头部用冷时间不超过 30min，如须再用，至少间隔 60min，以防发生继发效应。

三、冷湿敷法

【目的】

降温，早期扭伤、挫伤的消肿、镇痛、消炎。

【操作程序】

1. 评估

(1) 病人的年龄、病情、体温、治疗情况、意识状态。

(2) 病人局部皮肤、循环状况，对冷的耐受度及有无感觉障碍等。

(3) 病人的心理状态、活动能力及合作程度。

2. 计划

(1) 病人准备：病人了解冷湿敷法的使用目的、方法、注意事项及配合要点；排空大小便，取舒适体位。

(2) 护士准备：着装整洁，修剪指甲，洗手、戴口罩。

(3) 用物准备

1) 治疗车上层：治疗盘内备敷布 2 块、纱布、手套、一次性治疗巾。治疗盘外备内置冰水的小盆，手消毒液。必要时备换药用物。

2) 治疗车下层：生活垃圾桶、医用垃圾桶。

(4) 环境准备：环境整洁、安静、舒适、安全。温、湿度适宜，酌情关闭门窗，必要时使用床帘或屏风遮挡病人。

3. 实施　见表 12-4。

表 12-4　冷湿敷法

操作流程	操作步骤	要点说明
1. 核对、解释	携用物至病人床旁，核对其床号、姓名、住院号、腕带，做好解释	• 确认病人，取得其合作 • 病人或家属理解冷湿敷的意义
2. 安置体位	协助病人取舒适体位，暴露治疗部位	• 必要时使用床帘或屏风遮挡，保护病人隐私
3. 湿敷患处	(1) 将一次性治疗巾铺于病人受敷部位下 (2) 戴上手套，将敷布浸入冰水盆中并拧至不滴水 (3) 展开敷布敷于病人患处 (4) 每 3~5min 须更换敷布一次，治疗持续 15~20min	• 须完全浸透敷布 • 若冷湿敷部位处有伤口，须按无菌技术操作处理伤口 • 及时更换盆内冰水以确保冷敷效果
4. 关切询问	询问病人感受，有无不适，耐心听取病人主诉	• 关爱、关心病人 • 及时了解病人的心理状态
5. 严密观察	注意观察病人反应及局部皮肤情况	• 防止继发效应
6. 整理用物	治疗完毕，擦干冷敷部位，摘掉手套。协助病人取舒适体位，整理床单位，清理用物	
7. 准确记录	洗手、记录	• 记录冷湿敷的部位、时间、效果、病人局部情况及全身反应

4. 评价

(1) 病人无冻伤，未发生不良反应，达到冷湿敷的目的。

(2) 护患沟通有效，病人能够理解与配合。

【注意事项】

1. 定时检查病人冷湿敷部位皮肤颜色，注意观察局部皮肤变化，防止发生继发效应。

2. 冷湿敷部位若为开放性伤口，须先按无菌技术操作处理伤口。

3. 为高热病人降温时，冷湿敷后 30min 应为病人复测体温，并将测量结果记录在体温单上。

四、温水或乙醇拭浴法

温水或乙醇拭浴是全身冷疗法常用的方法，通过乙醇或温水的蒸发和传导作用增加机体的散热，从而达到降温目的。

【目的】

为高热病人降温。

【操作程序】

1. 评估

（1）病人的年龄、病情、体温、乙醇过敏史、治疗情况、意识状态。

（2）病人身体皮肤、循环状况，对冷的耐受度及有无感觉障碍等。

（3）病人的心理状态、活动能力及合作程度。

2. 计划

（1）**病人准备**：病人了解温水或乙醇拭浴的目的、方法、注意事项及配合要点；排空大小便，取舒适体位。

（2）**护士准备**：着装整洁，修剪指甲，洗手、戴口罩。

（3）**用物准备**

1）治疗车上层：治疗盘内备小毛巾、大毛巾、冰袋及布套、热水袋及布套；治疗盘外备脸盆（内盛放 32~34℃温水 2/3 满或 25%~35% 乙醇 200~300ml），手消毒液。必要时备干净衣裤。

ER 12-3

温水拭浴法

2）治疗车下层：医疗垃圾桶、生活垃圾桶。必要时备便器。

（4）**环境准备**：环境整洁、安静、舒适、安全，温、湿度适宜，酌情关门窗，必要时用床帘或屏风遮挡病人。

3. 实施　见表 12-5。

表 12-5　温水或乙醇拭浴法

操作流程	操作步骤	要点说明
1. 核对、解释	携用物至病人床旁，核对其床号、姓名、住院号、腕带，做好解释	• 确认病人，取得其合作 • 病人或家属愿意配合
2. 安置冰袋、热水袋	（1）用床帘或屏风遮挡病人，松开床尾盖被，酌情给予便器，协助病人脱去上衣，松解裤带 （2）将冰袋置于病人头部 （3）将热水袋置于病人足底	• 注意保暖，保护病人隐私，尽量减少暴露 • 病人头部置冰袋有助于降温并可防止拭浴时头部充血 • 病人足底置热水袋可促进足底血管扩张，有利于散热，同时减轻头部充血并使病人感觉舒适
3. 拍拭上肢	（1）协助病人脱去上衣，将大毛巾垫于拭浴部位下，小毛巾浸入乙醇或温水中并拧至半干，缠于手上成手套状，以离心方向拍拭，拍拭完毕用大毛巾擦干皮肤 （2）协助病人取仰卧位 （3）擦拭顺序： 颈外侧→肩→上臂外侧→前臂外侧→手背；侧胸→腋窝→上臂内侧→肘窝→前臂内侧→手心	• 拭浴时避免使用摩擦的方式，防止摩擦生热 • 每侧肢体拍拭 3min，全程不宜超过 20min，以防发生继发效应 • 擦至腋窝、肘窝、手心处可稍用力并适当延长拍拭时间，以促进散热

操作流程	操作步骤	要点说明
4. 拍拭背腰部	(1) 协助病人取侧卧位 (2) 擦拭顺序：颈下肩部→臀部 (3) 协助病人穿好上衣	• 背腰部拍拭 3min，全过程不宜超过 20min，以防发生继发效应
5. 拍拭下肢	(1) 协助病人取仰卧位，脱去裤子 (2) 擦拭顺序： 外侧：髂骨→下肢外侧→足背； 内侧：腹股沟→下肢内侧→内踝； 后侧：臀下→大腿后侧→腘窝→足跟 (3) 协助病人穿好裤子，取舒适体位	• 擦至腹股沟、腘窝处可稍用力并适当延长拍拭时间，以促进散热
6. 关切询问	询问病人感受，有无不适，耐心听取病人主诉	• 关爱、关心病人 • 及时了解病人的心理状态
7. 严密观察	观察病人局部皮肤改变及生命体征	• 如有异常须停止拭浴并及时处理
8. 撤热水袋	拭浴完毕，取下热水袋，按需为病人更换干净衣裤，整理床单位	• 促进病人舒适
9. 整理用物	按规定消毒处理后备用	
10. 撤去冰袋	拭浴后 30min 为病人测体温，若体温低于 39℃，取下头部冰袋	• 防止发生继发效应
11. 准确记录	洗手、记录	• 记录拭浴时间、效果、病人局部反应及全身反应

4. 评价

(1) 病人无畏冷、寒战、不适等不良反应。30min 后体温有所下降，达到乙醇或温水拭浴法的目的。

(2) 护士操作熟练，动作温柔。

(3) 护患沟通有效，病人能够理解与配合。

【注意事项】

1. 拭浴全程不宜超过 20min，以防发生继发效应。在拭浴过程中，须注意观察病人局部皮肤情况及生命体征，重点观察皮肤表面有无发红、苍白、出血点，若病人出现寒战、面色苍白、脉搏及呼吸异常等须立即停止操作并报告医生给予处理。

2. 禁忌拍拭腹部、胸前区、后颈、足心等部位，避免引起不良反应。

3. 血液病、乙醇过敏者及婴幼儿禁用乙醇拭浴。

4. 拭浴时以拍拭（轻拍）方式进行，避免使用摩擦方式，防止摩擦生热。

知识拓展

超低温冷疗

超低温冷疗又称全身冷冻疗法，是在 2~4min 内将身体暴露在 −140~−110℃（最低可达 −180℃）下的干燥氮气中的冷冻治疗方法。在超低温冷疗时，治疗者须擦净身体上的水分，保持全身干燥，进入可释放低温氮气的半封闭冷疗机中，保证头部在冷疗机以外避免吸入氮气，并穿上专门的鞋子、戴上专用手套，避免肢体末端被冻伤。在医学领域，超低温冷疗用于减轻与慢性病相关的疼痛和炎症症状，在运动医学领域，超低温冷疗在改善运动员睡眠质量、加快机体恢复、减轻肌肉组织损伤、缓解疲劳方面具有较好的作用。

第三节　热疗法的应用

案例导入

　　肛肠病区一位男性病人，35 岁，肛周脓肿术后，主诉切口处轻度疼痛，切口敷料干燥、无渗血，于今天 16 时自行排便一次，质软成形，便后准备用高锰酸钾坐浴。

　　请思考：

　　1. 为该病人进行高锰酸钾坐浴的目的是什么？

　　2. 坐浴时病人须注意些什么？

　　3. 如果你是病人的责任护士，应该如何指导病人进行坐浴？

　　热疗法（thermotherapy）是利用高于人体温度的物质作用于机体的局部或全身，以达到促进血液循环、消炎、解痉和缓解疲劳的目的的治疗方法。

　　热疗法可分为干热疗法和湿热疗法两类。常用的干热疗法有热水袋、红外线灯等；湿热疗法有热湿敷、热水坐浴、温水浸泡等。

一、热水袋的使用

【目的】

保暖、解痉、镇痛，提高舒适度。

【操作程序】

1. 评估

（1）病人的年龄、病情、治疗情况、意识状态。

（2）病人局部皮肤状况，如颜色、温度，有无硬结、淤血及开放性伤口等，有无感觉障碍及对热的耐受程度。

（3）病人的心理状态、活动能力及合作程度。

2. 计划

（1）**病人准备**：病人了解使用热水袋的目的、方法、注意事项及配合要点；排空大小便，取舒适体位。

（2）**护士准备**：着装整洁，修剪指甲，洗手、戴口罩。

（3）**用物准备**

1）治疗车上层：治疗盘内备热水袋及布套、水温计、毛巾；治疗盘外备量杯、热水（水温在 60~70℃），手消毒液。

2）治疗车下层：医疗垃圾桶、生活垃圾桶。

（4）**环境准备**：环境安静、整洁，温、湿度适宜，酌情关闭门窗。

3. 实施　见表 12-6。

4. 评价

（1）病人感觉温暖、舒适、安全，未发生烫伤，达到使用热水袋的目的。病人或家属能正确使用热水袋。

（2）护士操作熟练，动作温柔。

（3）护患沟通有效，病人能够理解与配合。

表 12-6　热水袋使用法

操作流程	操作步骤	要点说明
1. 备热水袋	(1)检查热水袋有无漏气、破损	● 确保热水袋能正常使用
	(2)调节水温在 60~70℃,用水温计测温	● 对婴幼儿、老年人、麻醉未清醒、末梢循环不良、感觉迟钝、昏迷等病人控制水温在 50℃ 以下
	(3)放平热水袋,拿去塞子,一手持热水袋口边缘,一手向袋内灌水至 1/2~2/3 满	● 边灌水边提高热水袋口边缘,使水不致溢出 ● 水灌入过多时热水袋会膨胀、变硬,致使其柔软度和病人舒适感降低
	(4)将热水袋口慢慢放平,驱出袋内空气并拧紧塞子	● 排尽空气,避免空气影响热的传导
	(5)擦干热水袋,倒提并轻抖,检查无漏水后装入布套内	● 防止烫伤病人
2. 核对、解释	携用物至病人床旁,核对其床号、姓名、住院号、腕带,做好解释	● 确认病人,取得其合作 ● 病人或家属理解使用热水袋的意义
3. 放置热水袋	将热水袋置于所需位置,袋口朝向身体外侧	● 防止不慎漏水而烫伤病人
4. 关切询问	询问病人感受,有无不适,耐心听取病人主诉	● 关爱、关心病人 ● 及时了解病人的心理状态
5. 严密观察	注意观察病人反应及局部皮肤变化	● 防止烫伤病人
6. 撤热水袋	用热 30min 后撤去热水袋,协助病人取舒适体位,整理床单位	● 防止发生继发效应
7. 整理用物	倒空热水袋,倒挂、晾干,吹入少量空气后旋紧塞子,备用;布套清洁后晾干备用	● 防止热水袋内面粘连
8. 准确记录	洗手、记录	● 记录用热部位、时间、效果及病人反应

【注意事项】

1. 使用时要随时观察并检查热水袋有无漏水。观察病人皮肤颜色,如发现局部皮肤潮红、疼痛,须立即停止使用,并涂上凡士林以保护皮肤。

2. 给婴幼儿、老年人、意识障碍、肢体麻痹等病人使用热水袋时,水温应在 50℃ 以内,热水袋套外可再包一块大毛巾,以防病人烫伤。

3. 对炎症部位进行热敷时,热水袋内灌水至 1/3 满,避免因压力过大引起病人疼痛。

4. 持续使用热水袋时,应加强巡视,每 30min 检查水温一次,及时更换热水,并严格执行交接班制度。

二、烤灯的使用

烤灯(图 12-5)是利用热辐射的原理作用于人体,使人体局部温度升高、血管扩张、局部血液循环加速,促进组织代谢,改善局部组织营养状况。主要用于会阴部伤口、婴儿红臀及植皮、供皮区等的照射治疗。

【目的】

消炎、解痉、镇痛,促使创面干燥、结痂,促进肉芽组织生长。

【操作程序】

1. 评估

(1)病人的年龄、病情、治疗情况、意识状态。

烤灯

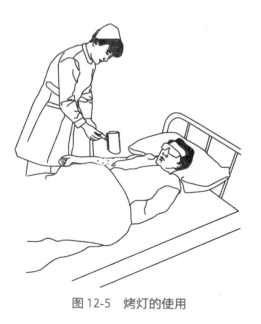

图 12-5　烤灯的使用

（2）病人局部皮肤状况，如颜色、温度，有无硬结、淤血及开放性伤口等，有无感觉障碍及对热的耐受程度。

（3）病人的心理状态、活动能力及合作程度。

2. 计划

（1）**病人准备**：病人了解使用烤灯的目的、方法、注意事项及配合要点；排空大小便，取舒适体位。

（2）**护士准备**：着装整洁，修剪指甲，洗手、戴口罩。

（3）**用物准备**：红外线灯或鹅颈灯，必要时备有色眼镜（或湿纱布）。

（4）**环境准备**：环境安静、整洁，温、湿度适宜，酌情关闭门窗，必要时用床帘或屏风遮挡病人。

3. 实施　见表 12-7。

表 12-7　烤灯使用法

操作流程	操作步骤	要点说明
1. 准备烤灯	（1）检查烤灯的性能 （2）根据病人治疗部位选择灯泡的功率：胸、腹、腰、背等部位 500~1 000W，手、足等部位 250W（鹅颈灯 40~60W）	• 确认烤灯功能正常
2. 核对、解释	携用物至病人床旁，核对其床号、姓名、住院号、腕带，做好解释	• 确认病人，取得其合作 • 病人或家属理解使用烤灯的意义
3. 安置体位	协助病人取舒适体位，暴露治疗部位，用温水清洁治疗部位，必要时用床帘或屏风遮挡	• 保护病人隐私
4. 放置烤灯	（1）将烤灯灯头移至治疗部位上方或侧方，有保护罩的灯头可垂直照射 （2）烤灯距治疗部位 30~50cm，以病人感觉温热为宜 （3）连接电源，打开开关，进行治疗	• 对面部、颈部、前胸部照射时须为病人戴有色眼镜或用湿纱布遮盖双眼，防止眼睛受红外线伤害而引发白内障 • 防止烫伤
5. 关切询问	询问病人感受，有无不适，耐心听取病人主诉	• 关爱、关心病人 • 及时了解病人的心理状态
6. 严密观察	每 5min 观察病人反应及局部皮肤情况，照射时间一般为 20~30min	• 以皮肤出现均匀红斑为合适剂量 • 防止继发效应
7. 撤除烤灯	照射完毕，关闭开关、移开烤灯，协助病人穿好衣服并取舒适体位	• 嘱病人 15min 内不要外出，预防感冒
8. 整理用物	整理床单位，将烤灯擦拭、整理后备用	
9. 准确记录	洗手、记录	• 记录照射部位、时间、效果，病人局部反应及全身反应

4. 评价

（1）病人感觉温暖、舒适、安全，局部皮肤无烫伤，达到使用烤灯的目的。

（2）护士操作熟练、动作温柔。

（3）护患沟通有效，病人能够理解与配合。

【注意事项】

1. 治疗中应严密观察病人病情变化，如出现发热、心慌、头晕等不适或照射部位皮肤出现紫红色、疼痛应立即停止照射并报告医生。

2. 经多次红外线治疗后，治疗部位的皮肤可出现网状红斑、色素沉着等现象，停止治疗后会自然消失。

3. 为意识障碍、局部感觉障碍、血液循环障碍、瘢痕等病人治疗时须专人守护,加大灯距,以防病人烫伤。

4. 使用烤灯时避免触摸灯泡或用布覆盖烤灯,避免发生烫伤及火灾。

三、热湿敷法

【目的】

解痉、消炎、消肿、镇痛。

【操作程序】

1. 评估

(1)病人的年龄、病情、治疗情况、意识状态。

(2)病人局部皮肤状况,如颜色、温度,有无硬结、淤血及开放性伤口等,有无感觉障碍及对热的耐受程度。

(3)病人的心理状态、活动能力及合作程度。

2. 计划

(1)**病人准备**:病人了解热湿敷的目的、方法、注意事项及配合要点;排空大小便,取舒适体位。

(2)**护士准备**:着装整洁,修剪指甲,洗手、戴口罩。

(3)**用物准备**

1)治疗车上层:治疗盘内备敷布(大于患处面积)2块、纱布、弯盘、手套、棉垫或毛巾、治疗巾、水温计。治疗盘外备热水瓶、水盆(内盛50~60℃的热水)、一次性手套、手消毒液,必要时备热水袋、大毛巾、换药用物等。

2)治疗车下层:生活垃圾桶、医用垃圾桶。

(4)**环境准备**:环境安静、整洁,温、湿度适宜,酌情关闭门窗,必要时用床帘或屏风遮挡病人。

3. 实施 见表12-8。

表12-8 热湿敷法

操作流程	操作步骤	要点说明
1. 核对、解释	携用物至病人床旁,核对其床号、姓名、住院号、腕带,做好解释	• 确认病人,取得其合作 • 病人或家属理解热湿敷的意义
2. 安置体位	协助病人取舒适体位,暴露治疗部位,并在治疗部位下垫一次性治疗巾,必要时用床帘或屏风遮挡	• 保护病人隐私
3. 局部湿敷	(1)戴手套,将敷布浸入热水中并拧至不滴水 (2)抖开敷布,用手腕掌侧皮肤试温后折叠敷布敷于病人患处,加盖棉垫或毛巾 (3)每3~5min更换一次敷布,及时更换盆内热水以维持水温,治疗时间以15~20min为宜	• 热水温度为50~60℃ • 若治疗部位无压力禁忌,可在棉垫或毛巾上放置热水袋并加盖大毛巾 • 若热湿敷部位有伤口,须按无菌技术操作处理伤口 • 若病人感觉过热,可掀起敷布一角散热 • 防止发生继发效应
4. 关切询问	询问病人感受,有无不适,耐心听取病人主诉	• 关爱、关心病人 • 及时了解病人的心理状态
5. 严密观察	观察病人反应及局部皮肤情况	
6. 整理用物	热敷完毕,撤去用物,轻轻拭干热敷部位并协助病人取舒适体位,整理床单位,清理用物	• 勿使用摩擦的方法擦干热敷部位,因皮肤处于湿热气中时间较长易发生破损
7. 准确记录	洗手、记录	• 记录热湿敷的部位、时间、效果,病人局部反应及全身反应

4. 评价

(1) 病人感到温暖、舒适,局部皮肤无烫伤、无感染,达到热湿敷的目的。

(2) 护士操作熟练,无菌观念强,动作轻柔。

(3) 护患沟通有效,病人能够理解与配合。

【注意事项】

1. 病人热湿敷的部位有伤口时须严格执行无菌操作,治疗后按外科换药法处理伤口。

2. 热湿敷过程中随时与病人交流并检查敷布的温度及病人皮肤颜色。

3. 面部热湿敷后,应嘱病人在室内休息 30min 后再外出,防止感冒。

四、热水坐浴

【目的】

消炎、消肿、镇痛,促进引流,增进舒适。用于会阴、肛门、外生殖器疾病及手术后。

【操作程序】

1. 评估

(1) 病人的年龄、病情、治疗情况、意识状态。

(2) 病人局部皮肤状况,如颜色、温度,有无硬结、淤血及开放性伤口等,有无感觉障碍及对热的耐受程度。

(3) 病人的心理状态、活动能力及合作程度。

2. 计划

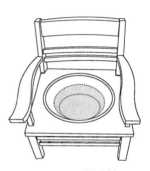

(1) **病人准备**:病人了解热水坐浴的目的、方法、注意事项及配合要点;排空大小便,清洗坐浴局部皮肤,取舒适坐位。

(2) **护士准备**:着装整洁,修剪指甲,洗手、戴口罩。

(3) **用物准备**

1) 治疗车上层:治疗盘内备药液(遵医嘱)、水温计、无菌纱布、毛巾。治疗盘外备热水(水温 40~45℃)、坐浴盆、手消毒液,必要时备换药用物。

2) 治疗车下层:生活垃圾桶、医用垃圾桶。

图 12-6　坐浴椅

3) 其他:坐浴椅(图 12-6)。

(4) **环境准备**:环境安静、整洁,温、湿度适宜,酌情关闭门窗,必要时用床帘或屏风遮挡病人。

3. 实施　见表 12-9。

表 12-9　热水坐浴法

操作流程	操作步骤	要点说明
1. 核对、解释	携用物至病人床旁,核对其床号、姓名、住院号、腕带,做好解释	• 确认病人,取得其合作 • 病人或家属理解热水坐浴的意义
2. 配坐浴液	将热水倒入盆内至 1/2 满,遵医嘱配制药液,水温调节以病人可耐受的温度为准	• 水温宜调节在 40~45℃,防止病人烫伤
3. 协助坐浴	(1)用床帘或屏风遮挡病人 (2)协助病人脱裤至膝部后取坐位,指导病人用纱布蘸取坐浴液擦拭臀部试温,待臀部皮肤适应水温后再坐入盆中 (3)注意保暖,按需添加热水及药物 (4)坐浴时间以 15~20min 为宜	• 保护病人隐私 • 防止病人烫伤 • 臀部和外阴部应全部泡入水中 • 对坐浴部位有伤口者,必须严格执行无菌操作,坐浴后用无菌技术处理伤口 • 添加热水及药物时应嘱病人臀部离开浴盆 • 防止发生继发效应

操作流程	操作步骤	要点说明
4. 关切询问	询问病人感受，有无不适，耐心听取病人主诉	• 关爱、关心病人 • 及时了解病人的心理状态
5. 严密观察	注意观察病人反应及局部皮肤状况	• 若病人出现面色苍白、脉搏及呼吸加快、眩晕等异常须停止坐浴。
6. 整理用物	(1) 坐浴完毕，用毛巾擦干臀部，协助病人穿好裤子并卧床休息，整理床单位，拉开床帘或屏风 (2) 用物经消毒处理后放回原处	
7. 准确记录	洗手、记录	• 记录坐浴时间、药物、效果、局部反应及病人其他反应

4. 评价

(1) 病人感到温暖、舒适，局部皮肤无烫伤、无感染，热水坐浴后，局部炎症和疼痛有所减轻，达到热水坐浴的目的。

(2) 护士操作熟练、动作轻柔。

(3) 护患沟通有效，病人能够理解与配合。

【注意事项】

1. 坐浴前嘱病人先排尿、排便，因热水可刺激会阴部、肛门，容易引起排尿、排便反射。

2. 若病人会阴、肛门部位有伤口，坐浴用物及药液须无菌，坐浴后按外科换药法处理伤口。

3. 坐浴过程中注意病人安全，随时观察病人面色、呼吸和脉搏，若出现头晕、乏力、心慌等不适应立即停止坐浴并报告医生。

4. 女性病人月经期、妊娠后期、产后 2 周内、阴道出血和盆腔急性炎症等不宜坐浴，避免引起感染。

五、温水浸泡法

【目的】

消炎、镇痛，清洁、消毒伤口，用于手、足、前臂、小腿部位的感染治疗。

【操作程序】

1. 评估

(1) 病人的年龄、病情、治疗情况、意识状态。

(2) 病人局部皮肤状况，如颜色、温度，有无硬结、淤血及开放性伤口等，有无感觉障碍及对热的耐受程度。

(3) 病人的心理状态、活动能力及合作程度。

2. 计划

(1) **病人准备**：病人了解温水浸泡法的目的、方法、注意事项及配合要点；排空大小便，取舒适体位。

(2) **护士准备**：着装整洁，修剪指甲，洗手、戴口罩。

(3) **用物准备**

1) 治疗车上层：治疗盘内备长镊子、纱布、药物（遵医嘱）、水温计。治疗盘外备浸泡盆（盆内盛 43~46℃ 的热水）、手消毒液，必要时备换药用物。

2) 治疗车下层：生活垃圾桶、医用垃圾桶。

（4）**环境准备**：环境安静、整洁，温、湿度适宜，酌情关闭门窗，必要时用床帘或屏风遮挡病人。

3. **实施** 见表 12-10。

表 12-10 温水浸泡法

操作流程	操作步骤	要点说明
1. 核对、解释	携用物至病人床旁，核对其床号、姓名、住院号、腕带，做好解释	• 确认病人，取得其合作 • 病人或家属理解温水浸泡的意义
2. 配浸泡液	将盆内热水留 1/2 满，加入药液配成浸泡溶液	• 水温以病人可耐受的温度为准
3. 协助浸泡	（1）暴露治疗部位，指导病人将患肢慢慢浸入盆中 （2）对有伤口者可以用无菌长镊夹取无菌纱布轻轻擦拭创面 （3）按需添加热水和药物 （4）治疗时间为 30min	• 防止病人烫伤 • 清洁伤口，预防感染 • 添加热水时应将病人肢体移出盆外 • 防止继发效应
4. 关切询问	询问病人感受，有无不适，耐心听取病人主诉	• 关爱、关心病人 • 及时了解病人的心理状态
5. 严密观察	注意观察病人反应及局部皮肤情况	
6. 整理用物	（1）浸泡完毕用毛巾擦干 （2）有伤口者按无菌技术操作处理 （3）协助病人穿好衣裤，取舒适体位，整理床单位	• 预防感染
7. 准确记录	洗手、记录	• 记录浸泡部位、时间、药物、效果、病人局部反应及全身反应

4. **评价**

（1）病人感到舒适，局部皮肤无烫伤、无感染，浸泡后局部炎症和疼痛减轻。

（2）护士无菌观念强，操作熟练、动作轻柔。

（3）护患沟通有效，病人能够理解与配合。

【**注意事项**】

1. 浸泡过程中注意观察病人局部皮肤情况，如局部出现发红、疼痛等应立即停止操作并报告医生。

2. 对有伤口者应执行无菌操作并按外科换药法处理伤口。

（付倩倩）

> **思考题**

1. 急诊科接诊了一位因车祸致头部受伤的病人。病人体温 36.7℃，血压 116/68mmHg。遵医嘱护士小张为病人头部使用冰帽。请问：

（1）冰帽的作用是什么？

（2）使用冰帽时病人体温降至多少时需要停止使用？

（3）为病人使用冰帽时还须注意什么？

2. 某学校一学生踢球时不慎扭伤踝关节，扭伤 30min 后回到家，疼痛难忍，立即用热水泡脚。请问：

（1）扭伤 30min 后用热水泡脚的方法对吗？为什么？

（2）如果你是护士，应给予哪些正确、及时的处理方法？

（3）48h后应指导该学生采取哪些处理方法？

3.初产妇顺产一名3.9kg婴儿，顺产过程中助产士采用会阴侧切术协助分娩，现顺产后第3天，产妇出现会阴切口疼痛伴红肿。护士小李报给医生后，根据医嘱为病人实施红外线灯照射，早晚各一次。请问：

（1）案例中烤灯照射的目的是什么？

（2）治疗时放置烤灯须注意什么？

（3）操作过程中需要注意观察哪些内容？

第十三章 | 标本采集

教学课件

思维导图

学习目标

1. **掌握** 标本采集的原则；各种标本采集的注意事项；尿标本常用防腐剂的种类、作用及用法。
2. **熟悉** 各种标本采集的目的、流程及常见操作并发症的观察与处理。
3. **了解** 标本采集的意义。
4. 能熟练根据医嘱正确准备各种标本容器，并规范完成各类标本的采集。
5. 具有严谨求实的工作态度，具有人道、博爱的职业道德，对病人关心、体贴，以同理心确保病人安全、舒适；养成规则意识和护理安全意识，能严格执行无菌操作和查对制度；加强护患沟通技巧，提升临床思维能力与团队合作意识。

在临床诊断及治疗过程中，通过对病人的血液、分泌物、排泄物、体液及组织细胞等标本的实验室检查，可获得反映病人机体功能状态、病因、病理变化等的客观资料，有助于结合其他临床资料对病人病情进行综合分析、判断。

知识拓展

中医"诊尿"

中医理论认为尿液为津液代谢的最终产物之一，通过望诊观察尿液的外观变化，可以了解肺、脾、肾、小肠等脏腑的功能和疾病的性质。我们大家熟悉的糖尿病，在中医经典里也是有记载的，对消渴病人尿甜现象记载最早的医生是甄立言。王焘曾在《外台秘要》中转载甄立言所著《古今录验方》关于消渴病人尿甜的论述："渴而饮水多，小便数，有脂，似麸片甜者，皆是消渴也"，又指出"每发即小便至甜"。《古今录验方》关于消渴病人尿甜的论述是迄今为止世界上最早有关消渴病人小便发甜的记载，使消渴诊断取得了突破性进展。这对如今糖尿病的治疗提供了珍贵的历史资料。

第一节 标本采集的意义和原则

案例导入

消化内科夜班护士小黄，于清晨6时为住院病人采集了27例血标本，全部使用抗凝真空管。抽血结束，她还反复确认血标本是否符合要求，特别观察了送检的标本有无凝血现象。

请思考：
1. 血标本采集的原则有哪些？
2. 为什么要防止抗凝管内的血发生凝血？
3. 如果出现凝血需要重新采集血标本时，小黄如何与病人进行有效沟通？

一、标本采集的意义

标本采集（collection of specimens）是指根据病人病情和检验项目要求，采集病人的血液、排泄物（尿、粪）、分泌物（痰、鼻咽部分泌物）、呕吐物、体液（腹水、胸腔积液）、脱落细胞（食管、阴道处）等标本，经过物理、化学或生物学的实验室检查技术和方法进行检验。

二、标本采集的原则

标本容器

（一）遵医嘱采集

采集、送检各种标本均应严格按照医嘱执行。医生填写的检验申请单，要求字迹清楚，目的明确，申请人签全名。护士应认真核对，对申请单有疑问时，应及时与相关医生核准、核实，确认无误后方可执行。

（二）采集前充分准备

1. 护士准备　护士应明确标本采集的相关事宜，如明确检验项目、检验目的、采集方法、采集时间、采集标本量及注意事项等。操作前，护士应修剪指甲，洗手，戴口罩、帽子、手套，必要时须穿隔离衣。

2. 病人准备　经过护士的解释和指导，病人或家属对留取标本的目的、方法、注意事项及配合要求等有一定认识，愿意配合操作并能按要求做好必要的准备，如晨起空腹，不进食、饮水等。

3. 物品准备　护士根据检验的目的准备好物品，选择适当的检验容器，在检验单附联上，注明科室及病人床号、住院号、姓名，检验项目、标本采集的日期和时间或将条形码（电脑医嘱自动生成电子条形码）贴于容器外。

4. 环境准备　采集标本时环境应安静、整洁、光线或照明充足，温、湿度适宜，操作过程中护士注重保护病人隐私。

（三）严格执行查对制度

查对是保证标本采集准确无误的重要环节之一。采集标本前应认真查对医嘱，核对检验申请单项目及病人的姓名、床号、住院号等，确认无误后方可进行。采集完毕和送检前应再次进行查对。

（四）正确采集标本

采集标本要保证及时，还要保证采集量准确。为确保检验标本的质量，标本容器、采集时间、标本量及抗凝剂或防腐剂的使用等都应符合检验专业分析前质量控制的要求。为保证送检标本质量，还必须掌握正确的采集方法。首先应选择最佳采集时间，如血液、尿液标本原则上应于晨起空腹时采集；采集细菌培养标本时，应在使用抗生素前采集，若已经使用抗生素及其他药物，则应选择在病人血药浓度最低时采集，并在检验单上注明。其次要采集具有代表性的标本，如进行粪便检查时应留取黏液、脓、血液部分粪便等，留取时不可混入防腐剂、消毒剂及其他药物；需病人自己留取的标本，如24小时尿标本、痰标本等，应详细告知病人标本留取的正确方法及注意事项。

（五）及时送检标本

标本的保存和运送是保证检验质量的重要环节之一。因此，标本采集后应按时送检，不可放置时间过久，以免影响检验结果。标本运送过程中还须保证安全性，对各类标本应区分运送容器，注意容器的密闭性、安全性，防止过度震荡、标本容器破损等；运送途中应妥善放置标本，防止其被污染、破坏、变质、丢失及混淆。特殊标本还须注明采集时间，如血气分析等，应立即送检。

第二节　常用标本采集法

案例导入

　　病人，男性，68岁，因无明显诱因，近几个月体重持续下降约6kg，并出现刺激性咳嗽，持续痰中带血就诊。病人有30余年的吸烟史。门诊以怀疑支气管肺癌收入院。责任护士小李遵医嘱采集痰常规标本送检。

　　请思考：
　　1. 小李应如何进行痰常规标本的采集？
　　2. 应选择何种溶液固定痰标本？
　　3. 护理该病人时，哪些护理措施可以体现人文关怀？

真空采血系统

一、血液标本采集法

（一）毛细血管采血法

　　毛细血管采血法是自外周或末梢采集血标本的方法。采血部位成人多选左手环指，婴幼儿多从拇指或足跟部采血。特殊病人视情况而定，如严重烧伤病人，可选择从皮肤完整处采血。外周或末梢的血液循环差，易受气温、运动、外力挤压等因素影响而发生改变，标本检查结果不够恒定。

（二）静脉血标本采集法

　　静脉血标本采集（intravenous blood sampling）是指自静脉抽取血标本的方法。常用静脉有贵要静脉、肘正中静脉、腕部及手背静脉网、大隐静脉、小隐静脉、足背静脉网、颈外静脉（婴幼儿多选）、股静脉。首选手臂肘部静脉，优先顺序依次为肘正中静脉、头静脉及贵要静脉。

　　真空采血法是目前最佳的静脉血采集方法。真空采血管为完全封闭式真空试管，试管内按照不同的检验目的，预制了准确的真空量和添加剂，当采血针成功刺入血管后，由于采血管内的负压作用，血液自动流入采血管内。真空采血管以安全头盖的颜色来标识适合采集的血液标本的种类，不同颜色的真空采血管的用途、适用监测范围及添加剂的种类详见表13-1。

表13-1　真空采血管类型及适用检测范围

试管类型（管盖颜色）	标本类型	添加剂	适用检测范围
无添加剂的试管（白色）	血清	无	临床生化、临床免疫学检测
促凝管（红色）	血清	血凝活化剂	临床生化、临床免疫学检测，交叉配血试验
血清分离管（深黄色）	血清	血凝活化剂、分离凝胶	临床生化、临床免疫学检测
肝素锂抗凝管（深绿色）	血浆	肝素锂	血氨、血液流变学检测
血浆分离管（浅绿色）	血浆	肝素锂、分离凝胶	临床生化检测
肝素钠抗凝管（棕色）	血浆	肝素钠	临床生化检测、细胞遗传学检测
乙二胺四乙酸二钾或乙二胺四乙酸三钾抗凝管（紫色）	全血	乙二胺四乙酸二钾（EDTA-K2）或乙二胺四乙酸三钾（EDTA-K3）	血液学检测、交叉配血试验
草酸盐、乙二胺四乙酸或肝素/氟化物（浅灰色）	血浆	氟化物和抗凝剂	葡萄糖检测

试管类型（管盖颜色）	标本类型	添加剂	适用检测范围
凝血管（浅蓝色）	全血	柠檬酸钠与血液体积比为1:9	凝血功能、血小板功能检测
红细胞沉降率管（黑色）	全血	柠檬酸钠与血液体积比为1:4	红细胞沉降率检测
ACD管（黄色）	血清	柠檬酸、葡萄糖	人类白细胞抗原（HLA）组织分型、亲子鉴定、DNA检测等
CPDA管（黄色）	血清	柠檬酸、磷酸、葡萄糖、腺嘌呤	细胞保存
微量元素检测管（深蓝色）	全血	乙二胺四乙酸、肝素锂或血凝活化剂	微量元素检测

【目的】

1. 全血标本　指的是抗凝标本，主要用于测定红细胞沉降率、血常规及血液中某些物质如尿酸、尿素氮、肌酸、血氨、血糖的含量等。

2. 血浆标本　指抗凝血经离心所得上清液称为血浆，适用于内分泌激素、血栓和止血检测等。

3. 血清标本　不加抗凝剂的血，经离心所得上清液为血清，适用于临床生化和免疫学的检测，如测定血清酶、脂类、电解质和肝功能等。

4. 血培养标本　多用于检测血液中的病原体。

【操作程序】

1. 评估

（1）病人的病情、治疗情况、意识状态、肢体活动情况。

（2）病人对血标本采集的认知、合作程度。

（3）病人须做的检查项目、采血量，是否需要做特殊的准备。

（4）采集部位的皮肤情况、静脉充盈度和管壁弹性，穿刺部位皮肤有无水肿、结节、瘢痕、炎症、破损等。

（5）病人有无情绪变化，如检验前紧张、焦虑等，有无运动、饮食、吸烟、用药以及饮酒、咖啡或茶等。

2. 计划

（1）**病人准备**

1）采血知识：病人了解静脉血采集的目的、方法、注意事项及配合要点。

2）卧位及皮肤：病人取舒适卧位，暴露穿刺部位，穿刺部位局部皮肤清洁。

3）饮食：病人在采血前不宜改变饮食习惯，24h 内不宜饮酒，空腹期间可少量饮水。须空腹采血的检测项目，空腹要求病人至少禁食 8h，以 12~14h 为宜，但不宜超过 16h。宜安排在上午 7:00—9:00 采血。

4）运动和情绪：采血前 24h 病人不宜剧烈运动，采血当天病人宜避免情绪激动，采血前宜静息至少 5min。若须运动后采血，则遵循医嘱，并告知检验人员。

（2）**护士准备**：衣帽整洁，修剪指甲，洗手、戴口罩。

（3）**用物准备**

1）治疗车上层：注射盘、检验申请单或医嘱执行单（标明科室，病人床号、姓名、住院号，标本类型，采集时间）、标签或条形码、消毒液、棉签、止血带、胶布、弯盘、一次性治疗巾或消毒垫巾、小垫枕、真空采血系统（包括真空采血管、真空采血针、持针器）或一次性注射器（规格视采集量而定）、针头或头皮针、标本容器（抗凝试管、干燥试管、血培养瓶）、手消毒液、无菌手套和 / 或 PDA。

2）治疗车下层：生活垃圾桶、医用垃圾桶、锐器回收盒。

（4）**环境准备**：环境整洁、安静，温、湿度适宜，光线明亮或照明充足，必要时用屏风或围帘遮挡病人。

3. 实施 见表13-2。

表13-2 静脉血标本采集法

操作流程	操作步骤	要点说明
1. 准备用物	双人核对医嘱。根据检验目的选择适当标本容器。检查标本容器完好性，在容器外贴上标签或条形码	● 避免差错事故的发生，电子条形码竖贴，不可遮挡刻度 ● 根据不同检验目的，计算所需的采血量
2. 核对、解释	携用物至病人床旁，认真核对病人并做好解释	● 确认病人，取得其合作 ● 根据检验申请单核对病人姓名、床号、住院号及腕带 ● 核对检验申请单、标本容器以及标签是否一致
3. 选择静脉	协助病人取适当体位，选择合适的静脉	● 嘱病人握拳，使静脉充盈 ● 常选用肘正中静脉、头静脉或贵要静脉
4. 消毒皮肤（图13-1）	在穿刺点上方扎止血带，以穿刺点为中心常规消毒皮肤，待干	● 严格执行无菌操作原则 ● 皮肤消毒范围≥5cm ● 消毒后待干至少30s
5. 二次核对	（1）再次核对病人身份信息和标本条形码 （2）戴手套	● 操作中查对 ● 护士的职业防护
6. 静脉采血		● 执行标准预防原则
▲真空采血器采血	（1）取下真空采血针护套，手持采血针，按静脉注射法将针头刺入静脉 （2）见回血，固定好采血针柄 （3）根据标本种类分别采血 （4）普通静脉血标本：将采血针另一端刺入真空管，当血液流入采血管时，即可松开止血带，采血至所需量 （5）血培养标本 1）取下真空血培养瓶盖，常规消毒瓶塞 2）将采血针另一端刺入真空血培养瓶，采血顺序先采厌氧瓶，再采需氧瓶 3）抽血完毕，先拔出采血管/血培养瓶，再拔出采血针，在穿刺部位覆盖无菌棉签、棉球或纱布等并稍用力按压穿刺点2~3min，直至出血停止	● 在穿刺部位下方固定静脉 ● 保持针尖斜面向上 ● 同时采集多个检测项目时的顺序：血培养瓶、柠檬酸钠抗凝采血管、血清采血管、含有或不含分离胶的肝素抗凝采血管、含有或不含分离胶的乙二胺四乙酸（EDTA）抗凝采血管、葡萄糖酵解抑制采血管 ● 消毒瓶塞，自然干燥60s ● 临床常用采血量：婴儿1~3ml，幼儿3~5ml，成人8~10ml ● 亚急性细菌性心内膜炎病人采血10~15ml，以提高培养阳性率 ● 不宜屈肘按压，易增加出血、淤血、疼痛等情况的发生 ● 如正确按压时间超过5min仍出现血肿或出血持续，应对病人凝血功能进行评估及处理
▲注射器采血	（1）按静脉注射法将针头或头皮针刺入静脉，见回血后，抽动活塞抽取所需血量 （2）采血完毕，松止血带，嘱病人松拳，迅速拔出针头，用无菌干棉签按压局部1~2min	● 穿刺时若病人局部出现血肿，应立即拔出针头 ● 防止皮下出血或淤血 ● 止血带绑扎时间建议不超过1min ● 对有凝血功能障碍的病人拔针后按压时间可达10min

操作流程	操作步骤	要点说明
	（3）将血液注入标本容器 1）血培养标本：除去铝盖中心部，常规消毒瓶塞，将血液注入瓶内，轻轻摇匀 2）全血标本：取下针头，将血液沿试管壁缓慢注入盛有抗凝剂的试管内，轻轻摇匀，使血液与抗凝剂充分混匀 3）血清标本：取下针头，将血液沿试管壁缓慢注入干燥的试管内	• 同时采集不同种类血标本时，应先注入血培养瓶，再注入抗凝管，最后注入干燥试管 • 标本应在病人使用抗生素前采集，如已经使用应在检验单上注明 • 防止血液凝固 • 防止溶血，选用干燥注射器，避免振荡，避免红细胞破裂，勿将泡沫注入
7.关切询问及观察	询问病人感受，穿刺部位有无不适	• 关心、关爱病人 • 观察病人有无疑似动脉、神经损伤，有无皮下出血或局部血肿等操作并发症，并及时处理
8.整理、记录	（1）再次核对病人身份、检验申请单、标本条形码 （2）协助病人卧于舒适卧位，整理病人床单位 （3）健康宣教 （4）清理用物，洗手，记录	• 操作后查对 • 告知病人注意观察穿刺点有无红肿、出血、血肿或其他不适，如有及时呼叫护士处理 • 记录采血时间、送检时间，采血人签名
9.标本送检	将血标本连同化验单及时送检	• 静脉血液标本采集后宜在 2h 内完成送检

4.评价

（1）病人采集部位无血肿、感染发生。

（2）护士无菌观念强，标本留取方法正确，操作规范、保证质量。

（3）护患沟通有效，病人积极配合，彼此需要得到满足。

【注意事项】

1.严格执行查对制度及无菌技术操作原则。

2.做生化检验应在清晨病人空腹时采集血标本，事先通知病人抽血前勿进食、饮水，以免影响检验结果。

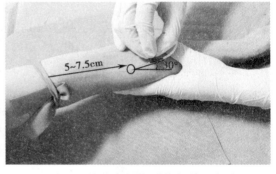

图 13-1　静脉血标本采集部位及角度

3.细菌培养标本应尽可能在病人使用抗生素前，或伤口局部治疗前、高热寒战期进行采集，已经使用抗生素或不能停用的药物应予以注明。

4.采集血培养标本时应防止污染，严格执行无菌操作技术，血培养标本应注入无菌容器内，不可混入药物、消毒剂、防腐剂，以免影响检验结果。

5.当无法在肘前区的静脉进行采血时，也可选择手背的浅表静脉。不推荐在输液、输血、手术侧肢体或针头处抽取血标本，应在对侧肢体采集。不宜选用足踝处的静脉，可能会导致静脉炎、局部坏死等并发症。其他不宜选择的静脉包括乳腺癌根治术后同侧上肢的静脉（3 个月后，无特殊并发症可恢复采血），化疗药物注射后的静脉，血液透析病人动静脉造瘘侧手臂的血管，已发生静脉血栓的四肢，穿刺部位有皮损、炎症、结痂、瘢痕的血管。

6.使用真空管采血时，不可在穿刺成功前先将真空采血管与采血针头相连，以免试管内负压消失而影响采血。

7.宜在完成同一位病人血液标本采集后更换新的手套；如条件不允许，至少在完成同一位病人血液标本采集后使用速干手消毒液进行消毒；如采血过程中手套沾染血液或破损，应及时更换。

如采血对象为多重耐药菌感染、呼吸道传染病、血源性传染病且有血液、体液喷溅风险的病人,按照相关规范进行个人防护。

(三)动脉血标本采集法

动脉血标本采集(arterial blood sampling)是指自动脉抽取血标本的方法。常用动脉有桡动脉、股动脉、足背动脉、肱动脉。

【目的】

1. 采集动脉血标本,常用作动脉血气分析。动脉血气分析是通过对人体动脉血液中的 pH、氧分压(PaO_2)和二氧化碳分压($PaCO_2$)等指标进行检测,从而对人体的呼吸功能和血液酸碱平衡状态作出评估的一种方法。

2. 动脉血检测能客观地反映病人呼吸衰竭的性质和程度,对指导氧疗,调节机械通气参数,纠正酸碱平衡失调具有重要意义,是指导医务人员为呼吸、代谢紊乱等急危重症病人制订诊疗方案的重要参考指标。

3. 随着医疗科技水平的发展,动脉血气分析项目的检测指标已从传统的检测指标扩展到电解质、血细胞比容、血糖、血红蛋白、乳酸等多个检验项目,为病人治疗提供依据。

【操作程序】

1. 评估

(1)病人的病情、治疗情况、意识状态、肢体活动能力,对动脉血标本采集的认识与合作程度。

(2)病人的体温、氧疗方式、呼吸机参数、吸氧浓度等。如病人的氧疗方式或吸入气氧浓度改变,采血前宜等待 20~30min,以达到稳定状态。评估病人的血压,对血压过低者采血前应将针栓推至 0 刻度,缓慢抽拉采血。

(3)病人穿刺部位皮肤及动脉搏动情况。病人穿刺部位有无创伤、感染、硬结、皮疹、破溃等,避免从以上部位获取标本。

(4)评估病人的血小板计数、凝血功能检测结果,是否使用抗凝血药。对凝血功能障碍者尽量避免穿刺股动脉

(5)病人有无进食、洗澡及运动等,穿刺前应向病人耐心解释操作程序,并嘱病人平卧或静坐5min。

(6)病人的需求。

2. 计划

(1)**病人准备**:病人了解动脉血采集的目的、方法、注意事项及配合要点;取舒适卧位,暴露穿刺部位,穿刺部位局部皮肤清洁。

(2)**护士准备**:衣帽整洁,修剪指甲,洗手、戴口罩。

(3)**用物准备**

1)治疗车上层:检验申请单或医嘱执行单、标本标签或条形码、注射盘(含消毒棉签、消毒液、弯盘)、2ml 或 5ml 一次性注射器或动脉血气针、肝素适量、无菌软木塞或橡胶塞、一次性治疗巾、治疗小垫枕、无菌纱布、小沙袋、无菌手套、手消毒液和 / 或 PDA。

2)治疗车下层:生活垃圾桶、医用垃圾桶、锐器回收盒。

(4)**环境准备**:环境整洁,温、湿度适宜,光线明亮或照明充足,必要时用屏风或围帘遮挡病人。

3. 实施 见表13-3。

4. 评价

(1)病人采集部位无血肿、感染发生。

(2)护士采集标本方法正确,标本送检及时,标本符合检验要求。

(3)护患沟通有效,病人积极配合,彼此需要得到满足。

表 13-3 动脉血标本采集法

操作流程	操作步骤	要点说明
1. 准备用物	双人核对医嘱、检验申请单、标签（或条形码）、标本容器（动脉采血针或一次性注射器）；无误后在容器外贴上检验标签或条形码	
2. 核对、解释	携用物至病人床旁，认真核对其信息、用物，并做好解释	• 确认病人，操作前查对
3. 选择动脉（图 13-2）	协助病人取舒适体位，暴露穿刺部位： （1）经桡动脉穿刺采集动脉血标本前，应进行改良艾伦（Allen）试验检查 （2）肱动脉穿刺点在肱二头肌内侧沟，动脉搏动最明显处（肘窝上 2cm 靠内侧） （3）足背动脉穿刺点在足背内、外踝连线中点至第一跖骨间隙的中点处，动脉搏动最明显处 （4）股动脉穿刺点在腹股沟韧带中点下方 1~2cm	• 应选择位置表浅、易于触及、便于穿刺、具有丰富侧支循环的动脉 • 桡动脉穿刺点在前臂掌侧腕横纹上 1~2cm，距手臂外侧 0.5~1cm 处，桡动脉搏动明显处 • 以肘横纹为横轴，肱动脉走向为纵轴，交叉点周围 0.5cm 范围 • 耻骨结节与髂前上棘连线中点，股动脉搏动最明显处
4. 垫枕、铺巾	将一次性治疗巾铺于小垫枕上，置于穿刺部位下方，夹取无菌纱布放于一次性治疗巾上，打开橡胶塞（使用一次性注射器时）	
5. 消毒皮肤	常规消毒两次皮肤，自然待干至少 30s；常规消毒操作者左手示指、中指，范围为第 1、2 指节掌面及双侧面或戴无菌手套	• 严格执行无菌操作原则 • 穿刺点皮肤消毒范围≥8cm
6. 二次核对		• 操作中查对
7. 动脉采血 ▲动脉血气针采血	 （1）取出并检查动脉血气针，将血气针活塞拉至所需血量的刻度，血气针筒自动形成吸引等量血液的负压 （2）一只手固定搏动最强处的血管，另一只手以持笔姿势持动脉采血器，距离定位示指 5~10mm，针头斜面向上逆血流方向，与皮肤呈相应穿刺角度缓慢穿刺，见血后停止进针，待动脉血自动充盈血气针至预设位置后拔针 （3）用无菌纱布或棉签按压穿刺部位 3~5min （4）拔针后立即封闭动脉采血器，使血液与动脉采血器内的抗凝剂充分混匀	• 执行标准预防原则 • 3ml 动脉血气针预设至 1.6ml；1ml 动脉血气针预设至 0.6ml • 穿刺角度：桡动脉 30°~45°、肱动脉 45°、股动脉 90°、足背动脉 15°~30° • 股动脉采血需要在示指与中指之间垂直穿刺 • 对高血压、凝血时间延长或应用抗凝药的病人，按压时间延长至 10min • 若血标本中有气泡，应翻转采血器，将纱布置于动脉采血器上端，轻推针栓，缓慢排出气泡 • 混匀操作手法：轻柔地将采血器颠倒混匀 5次，掌心搓动 5s
▲普通注射器采血	（1）穿刺前先抽吸肝素 0.5ml，湿润注射器管腔后去除余液 （2）穿刺手法、角度如同动脉采血针，见鲜红血液涌入注射器后固定针头的方向及深度，左手抽取血液至所需量 （3）采血完毕，迅速拔出针头，同时用无菌纱布或小沙袋加压止血 3~5min （4）拔出针头后，立即将针尖斜面刺入软木塞或橡胶塞内，以隔绝空气，并轻轻搓动注射器使血液与肝素混匀	• 以防血液凝固 • 血气分析采血量一般为 0.1~1ml • 采血过程中保持针尖固定 • 防止空气进入注射器，以免影响检验结果 • 防止标本凝固

操作流程	操作步骤	要点说明
8. 整理、记录	（1）再次核对病人身份、检验申请单、标本条形码 （2）取下一次性治疗巾，协助病人卧于舒适卧位，整理病人床单位 （3）清理用物，并对病人进行健康教育 （4）洗手、记录	● 操作后查对 ● 记录采血时间、送检时间，采血人签名及病人反应
9. 关切询问及观察	询问病人感受，穿刺部位有无不适	● 观察病人穿刺部位有无出血／血肿、血管迷走神经反射、动脉痉挛、神经损伤等操作并发症，并及时处理
10. 标本送检	将血标本连同化验单及时送检	● 采血后应立即送检，并在 30min 内完成检测；如进行乳酸检测，须在 15min 内完成检测

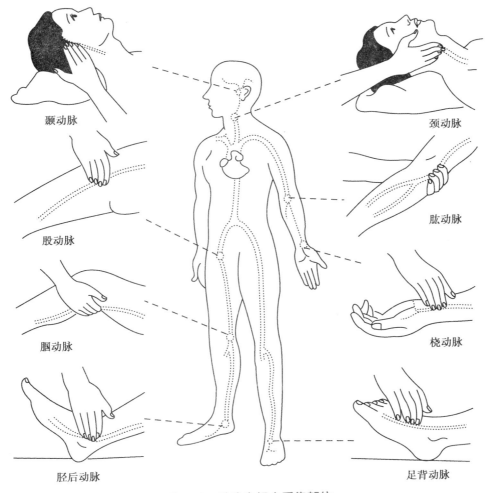

图 13-2　动脉血标本采集部位

【注意事项】

1. 严格执行查对制度和无菌操作原则。

2. 对新生儿宜选用桡动脉，不宜选用股动脉穿刺，因股动脉穿刺垂直进针时易伤及髋关节。

3. 采集血气分析标本时，抽血的注射器内不能有气泡，抽出后立即封闭针头使血标本与空气隔绝，采集后立即送检。如果无法在 30min 内完成检测（需远程运输或外院检测），应在 0~4℃下低温保存，但不可超过 2h。

4.对有出血倾向者慎用动脉穿刺法采集血标本。

知识拓展

静脉智能穿刺采血机器人

智能穿刺机器人有着"敏锐的眼睛"，采用了近红外光和超声双模态成像，在不同尺度上识别血管，其视野深度和精准度均强于肉眼，可以精准识别肥胖病人以及深色皮肤病人的血管，在智能算法的帮助下，机器人可以动态追踪穿刺针和血管的位置变化。此外，机器人采用高精度伺服电机控制穿刺动作，利用传感器进行实时反馈，动作的精准性和稳定性均超过人为操作。基于深度学习的多模态图像引导静脉穿刺机器人系统，通过自动采血还能减少静脉穿刺相关意外事故的发生。静脉穿刺机器人作为全自动外科设备，可以自动完成消毒、穿刺操作，可以代替医护工作者与病人接触，同时配有自身消毒系统，从而最大限度避免交叉感染；机器人拥有比人类更强的成像能力、识别能力、操作稳定性以及流程化工作的执行效率，解决了静脉穿刺成功率低、事故率高的问题。

二、尿标本采集法

临床上常采集尿标本做物理、化学、细菌学等检查，以了解病人病情、协助诊断、观察疗效。尿标本可分为常规标本、培养标本、12h 或 24h 尿标本。

【目的】

1. 尿常规标本　检查尿液的颜色、透明度，检查有无细胞及管型，测定尿比重，做尿蛋白及尿糖定性检测等。

2. 尿培养标本　主要采集清洁尿标本（如中段尿、导管尿、膀胱穿刺尿等）做病原微生物学培养、鉴定和药物敏感试验，以了解病人病情、协助疾病的诊断与治疗。

3. 12h 或 24h 尿标本　用于各种尿生化检查，如钠、钾、氯、17-羟皮质类固醇、肌酐、肌酸及尿糖定量检查或尿浓缩查结核分枝杆菌等。

【操作程序】

1. 评估

（1）病人的病情、临床诊断、治疗、检验目的。

（2）病人的意识状态、心理状态及合作程度。

2. 计划

（1）**病人准备**：病人了解尿标本采集的目的、方法、注意事项及配合要点。

（2）**护士准备**：衣帽整洁，修剪指甲，洗手、戴口罩。

（3）**用物准备**：除检验申请单或医嘱执行单、标签或条形码、手消毒液、生活垃圾桶、医疗垃圾桶外，其余根据不同的检验目的另备。

1）尿常规标本：一次性尿常规标本容器，必要时备尿壶或便盆。

2）尿培养标本：无菌标本试管、无菌手套、便盆、无菌棉球、消毒液、导尿包（必要时备）、肥皂水、无菌生理盐水、屏风。

3）12h 或 24h 尿标本：集尿瓶（容量为 3 000~5 000ml）、防腐剂（表 13-4）。

（4）**环境准备**：环境整洁、安全、宽敞、明亮、隐蔽。

3. 实施　见表 13-5。

表 13-4　常用防腐剂的作用及用法

防腐剂	作用	用法	适用范围
甲醛	防腐、固定尿液中有机成分	每 100ml 尿液加 400mg/L 甲醛 0.5ml	用于管型、细胞检查，如 12h 尿细胞计数（艾迪计数）；不适用于尿糖等化学成分检查
硼酸	抑制细菌生长	每升尿中加入约 10g 硼酸	用于蛋白质、尿酸、5-羟吲哚乙酸、羟脯氨酸、皮质醇、雌激素等检查；不适用于 pH 检查
甲苯	保持尿液化学成分不变	每 100ml 尿液加入甲苯 0.5ml	尿生化检验，如尿蛋白、尿糖定量检查，尿钠、钾、氯、肌酐、肌酸的定量检查
浓盐酸	防止尿液中激素被氧化，保持尿液在酸性环境中	每升尿加入 10ml 浓盐酸	17-羟甾类 17-酮类固醇
碳酸钠	化学防腐	24h 尿中加入约 4g 碳酸钠	用于卟啉、尿胆原检查；不能用于尿常规筛查
麝香草酚	抑制细菌生长	每 100ml 尿加入 0.1g 麝香草酚	用于有形成分检查

表 13-5　尿标本采集法

操作流程	操作步骤	要点说明
1. 准备用物	双人核对医嘱。根据检验目的选择适当容器。检查容器完好性，在容器外贴上标签或条形码	• 避免差错事故，保证检验结果准确
2. 核对、解释	（1）携用物至病人床旁，认真核对其床号、姓名并做好解释 （2）告知病人采集的目的和配合的方法 （3）屏风或床帘遮挡病人	• 确认病人，取得其合作 • 注意保护病人的隐私
3. 收集标本		
▲尿常规标本	（1）对能够自理的病人，嘱其留取晨起第一次尿于标本容器内，测定尿比重者须留尿 100ml，其余检验留 5~10ml 中段尿 （2）对不能自理的病人，应协助其床上使用便器，并收集尿液于标本容器中 （3）对留置导尿的病人，于集尿袋下方引流孔处打开橡胶塞收集尿液	• 晨尿浓度较高，未受饮食影响，检验结果较准确 • 不可将粪便混于尿液中 • 不可将卫生纸丢入便器中 • 对婴儿或尿失禁病人可用尿套或尿袋协助收集
▲尿培养标本	（1）中段尿留取法 1）护士戴手套协助病人用肥皂水或清水清洗外阴 2）病人取坐位或仰卧位，臀下放置便器，嘱病人排尿，弃去前段尿，接取中段尿 5~10ml 于带盖的无菌尿标本容器内送检 （2）直接导尿管留取法 1）护士戴手套协助病人用肥皂水或清水清洗外阴 2）无菌操作置入导尿管 3）弃去先流出的 15ml 尿液之后，采集 5~10ml 尿液于带盖的无菌尿标本容器内送检 （3）留置导尿管留取法 1）夹闭导尿管 10~20min 后，用 75% 乙醇消毒导管采集部位 2）用注射器无菌采集尿液 5~10ml，置于带盖的无菌尿标本容器内送检	• 中段尿标本不能用于进行厌氧菌培养 • 注意保护病人隐私 • 严格无菌操作，以免污染尿液 • 在病人膀胱充盈时留取，前段尿起到冲洗尿道作用 • 嘱病人排尿应持续不停 • 申请单注明采集自直接导尿管 • 注意保护病人隐私 • 适用于昏迷或尿潴留病人 • 申请单注明采集自留置导尿管 • 对长期留置导尿者应更换新导尿管后再留尿 • 不可采集尿液收集袋/瓶中的尿液送检

操作流程	操作步骤	要点说明
▲ 12 小时或 24 小时尿标本	(1)将检验申请单标签或条形码贴于集尿瓶上,注明日期、起止时间 (2)留取尿液,嘱病人于晨 7 时或晚 7 时排空膀胱后,开始留取,至次晨 7 时留完最后一次尿,将 24h 或 12h 的全部尿液留取在容器中 (3)病人第一次尿后即加入防腐剂,使之与尿液混合 (4)留取最后一次尿液后,将 12h 或 24h 尿液全部盛于集尿瓶内,测总量后记录于检验单上	• 须严格按照医嘱规定的时间留取尿液 • 不应留取晨 7 时或晚 7 时的尿液检查前存留在膀胱内的尿液 • 不得混入粪便 • 根据检验目的加入防腐剂,避免尿液变质 • 充分混匀后,取适量用于检验(一般 20~50ml),弃去余尿
4. 操作后处理	(1)再次核对病人身份、检验申请单、标本条形码 (2)协助病人取舒适体位 (3)洗手、记录 (4)标本及时送检 (5)按常规消毒处理用物	• 操作后查对 • 记录尿液的总量、颜色、气味等 • 确保检验结果准确

4. 评价

(1)病人无泌尿系统感染发生。

(2)护士标本留取方法准确,操作规范,标本送检及时。

(3)护患沟通有效,病人主动配合,掌握尿标本采集的正确方法。

【注意事项】

1. 尿液标本应按要求留取,必须确保新鲜。

2. 尿液标本应避免经血、白带、精液、粪便等混入,女性病人月经期不宜留取尿标本,以免影响检查结果。

3. 若病人会阴部分泌物过多,应先清洁或冲洗会阴后再收集。

4. 标本留取后应及时送检,以免细菌繁殖、细胞溶解或被污染等。尿常规检查在标本采集后尽快送检,最好不超过 2h,如尿标本在 2h 内不能完成检测,宜置于 2~8℃条件下保存。对计时尿标本和在标本收集后 2h 内无法进行尿液分析或要分析的尿液成分不稳定时,可根据检测项目采用相应的防腐剂。

三、粪便标本采集法

粪便标本的检验结果有助于评估病人消化系统的功能,协助疾病的诊断与治疗。粪便标本包括常规标本、寄生虫及虫卵标本、细菌培养标本、隐血标本。

【目的】

1. 常规标本　检查粪便的一般性状、颜色、细胞等。

2. 寄生虫及虫卵标本　检查粪便中的寄生虫、幼虫及虫卵并计数。

3. 细菌培养标本　检查粪便中的致病菌。

4. 隐血标本　检查粪便中肉眼不能观察到的微量血液。

【操作程序】

1. 评估

(1)病人的病情、临床诊断、治疗、排便情况、检验目的。

(2)病人的意识状态、心理状态及合作程度。

2. 计划

(1)**病人准备**:病人了解粪便标本采集的目的、方法、注意事项及配合要点,并按要求在采集标本前排空膀胱。

（2）**护士准备**：衣帽整洁，修剪指甲，洗手、戴口罩。

（3）**用物准备**：除检验申请单或医嘱执行单、标签或条形码、手消毒液、生活垃圾桶、医疗垃圾桶外，其余根据不同的检验目的另备。

1）常规标本：检验盒（内附棉签或检便匙）、清洁便盆。

2）寄生虫或虫卵标本：检验盒（内附棉签或检便匙）、透明胶带及载玻片（查找蛲虫）、清洁便盆。

3）细菌培养标本：无菌培养瓶、无菌长棉签、消毒便盆、无菌生理盐水。

4）隐血标本：检验盒（内附棉签或检便匙）、清洁便盆。

（4）**环境准备**：环境整洁、安全、温度适宜、宽敞、明亮、隐蔽。

3. 实施　见表13-6。

表 13-6　粪便标本采集法

操作流程	操作步骤	要点说明
1. 准备用物	双人核对医嘱。根据检验目的选择适当容器。检查容器完好性，在容器外贴上标签或条形码	● 避免差错事故，保证检验结果准确
2. 核对、解释	（1）携用物至病人床旁，认真核对其床号、姓名并做好解释 （2）告知病人采集的目的和配合的方法 （3）屏风或床帘遮挡病人	● 确认病人，取得其合作 ● 注意保护病人的隐私
3. 排空膀胱	屏风遮挡，嘱病人排空膀胱	● 以免排便时混入尿液，影响检验结果
4. 留取标本 ▲常规标本	 （1）嘱病人排便于清洁便盆中 （2）用棉签或检便匙取新鲜粪便 5g 左右，主要采集脓、血、黏液部分或粪便表面、深处等多处采集，对不能自理的病人应协助其排便	● 戴防护手套 ● 约蚕豆大小 ● 对腹泻病人取脓血、黏液部分，水样便应盛于容器中
▲寄生虫及虫卵标本	（1）查寄生虫及虫卵：嘱病人排便于便盆中，取不同部位带血液或黏液的部分 5~10g （2）查蛲虫：嘱病人于睡前将透明胶带贴于肛门周围处。清晨起床前取下并将已粘贴着蛲虫卵的胶带面粘在载玻片上或将胶带对合，送检验室做显微镜检查 （3）查阿米巴原虫：用热水将便盆加温至接近体温。排便后，将标本连同便盆立即送检	● 服用驱虫剂后或做血吸虫孵化检查时，留取全部粪便送检 ● 蛲虫常在午夜或清晨时爬到肛门处产卵 ● 有时须连续数天采集 ● 保持阿米巴原虫的活动状态，防止阿米巴原虫在低温环境下失去活力或死亡而难以查到
▲细菌培养标本	（1）能自行排便者：嘱病人排便于消毒便盆内，用无菌棉签取粪便中央部分或带脓血、黏液的粪便 2~5g 放入培养瓶中，立即送检 （2）不能排便者：若病人无便意，用无菌长棉签蘸无菌生理盐水，由肛门插入直肠 6~7cm，朝一个方向轻轻旋转后退出，将棉签置于无菌培养瓶内，塞紧瓶塞	● 保证检验结果准确 ● 尽量多处选取标本，提高检验阳性率 ● 注意无菌操作，防止标本污染
▲隐血标本	按常规标本留取	● 须病人饮食配合
5. 操作后处理	（1）再次核对病人身份、检验申请单、标本条形码 （2）协助病人取舒适体位 （3）洗手、记录 （4）标本及时送检 （5）按常规消毒处理用物	● 操作后查对 ● 记录粪便的形状、颜色、气味等 ● 确保检验结果准确 ● 避免交叉感染

4.评价

(1)病人在粪便标本采集过程中安全、无不适。

(2)护士标本留取方法正确,操作规范,标本送检及时。

(3)护患沟通有效,病人积极配合,护士掌握粪便标本采集的正确方法。

【注意事项】

1.用于放粪便标本的容器应加盖,并有明确标记。

2.查阿米巴原虫时,在采集标本前几天,不可给病人服用钡剂、油质或含金属的泻剂等,以免影响阿米巴虫卵或胞囊显露。同时应床边留取新排出的粪便,从脓血和稀软的粪便处取材,并立即保温送实验室检查。

3.采集隐血标本时,在采集标本前3d病人须禁食肉类、动物肝脏、血及含铁丰富的食物和药物,第4日开始采集标本,避免造成假阳性。

4.粪便标本中不应混入尿液、泥土、污水等异物,不能从卫生纸、衣裤或纸尿裤等物品上留取标本,也不能用棉签的棉絮端挑取标本。

四、痰标本采集法

痰液的主要成分是黏液和炎性渗出物,它的性质、气味、量对疾病的诊断具有非常重要的意义。痰标本包括痰常规标本、24h痰标本、痰培养标本。

【目的】

1.痰常规标本 用于检查痰液中的细菌、虫卵、癌细胞等。

2.24小时痰标本 协助诊断或做浓集结核分枝杆菌检查。

3.痰培养标本 检查痰中的致病菌,为抗生素的选择提供依据。

【操作程序】

1.评估

(1)病人的病情、临床诊断、治疗、检验目的。

(2)病人的意识状态、心理状态及合作程度。

2.计划

(1)**病人准备**:病人了解痰标本采集的目的、方法、注意事项及配合要点;漱口。

(2)**护士准备**:衣帽整洁,修剪指甲,洗手、戴口罩。

(3)**用物准备**:除检验申请单或医嘱执行单、标签或条形码、手消毒液、生活垃圾桶、医疗垃圾桶外,其余根据不同的检验目的另备。

1)痰常规标本:备痰盒。

2)痰培养标本:备无菌痰盒、漱口液。

3)24h痰标本:备清洁广口大容量集痰器。

4)对无力咳痰或不合作的病人须备吸痰用物、一次性手套、一次性集痰器(图13-3)。如收集痰培养标本则须备无菌用物。

(4)**环境准备**:环境整洁、安全、宽敞、明亮,温、湿度适宜。

3.实施 见表13-7。

4.评价

(1)病人在痰标本采集过程中安全、无不适。

(2)护士标本留取方法正确,操作规范,标本送检及时。

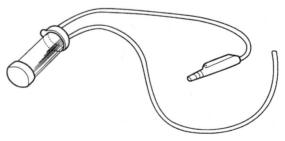

图13-3 一次性集痰器

（3）护患沟通有效，病人积极配合。

表 13-7　痰标本采集法

操作流程	操作步骤	要点说明
1. 准备用物	双人核对医嘱。根据检验目的选择适当容器。检查容器完好性，在容器外贴上标签或条形码	● 避免差错事故，保证检验结果准确
2. 核对、解释	（1）携用物至病人床旁，认真核对其床号、姓名并做好解释 （2）告知病人采集的目的和配合的方法 （3）屏风或床帘遮挡病人	● 确认病人，取得其合作 ● 注意保护病人的隐私
3. 收集标本		● 戴防护手套
▲痰常规标本	（1）能自行留痰者：嘱病人晨起后漱口。深呼吸数次后用力咳出气管深处的痰液，吐入痰盒中 （2）无力咳痰或不合作者：协助病人取合适卧位，叩击胸背部，并使用一次性集痰器吸出痰液	● 勿将唾液、鼻涕、漱口水等混入 ● 若痰液不易咳出，可配合雾化吸入等方法
▲痰培养标本	（1）能自行留痰者：晨起后，先用漱口液漱口，再用清水漱口；深呼吸数次后用力咳出气管深处痰液；将痰液收集于无菌痰盒内 （2）无力咳嗽或不合作者：同痰常规标本留取，使用无菌一次性集痰试管	● 勿将唾液、鼻涕等混入 ● 留取量：细菌培养，>1ml；真菌培养，2~5ml；结核分枝杆菌培养，5~10ml；寄生虫检查，3~5ml
▲24小时痰标本	（1）从晨起漱口后（7am）第一口痰开始留取，至次晨起漱口后（7am）第一口痰结束 （2）将24h的痰液全部收集于集痰器内	● 勿将唾液、鼻涕、漱口水混入
4. 操作后处理	（1）再次核对病人身份、检验申请单、标本条形码 （2）协助病人取舒适体位 （3）洗手、记录 （4）将痰标本连同化验单及时送检 （5）按常规消毒处理用物	● 操作后查对 ● 记录痰液的外观和性状 ● 确保检验结果准确 ● 避免交叉感染

【注意事项】

1. 对痰液不易咳出者，可先进行雾化吸入以湿化痰液。

2. 留取痰常规标本查找癌细胞时应立即送检，也可用95%乙醇或10%甲醛固定后立即送检。

3. 做24h痰量和分层检查时，应嘱病人将痰吐在无色的广口瓶内，需要时可加入少许石炭酸以防腐。

五、咽拭子标本采集法

咽拭子细菌培养可分离出致病菌，有助于对白喉、化脓性扁桃体炎、急性咽喉炎等疾病进行诊断。

【目的】

取病人咽部和扁桃体上分泌物做细菌培养或病毒分离，以协助诊断、治疗。

【操作程序】

1. 评估

（1）病人的病情、临床诊断、治疗。

（2）病人的意识状态、心理状态及合作程度。

2. 计划

（1）**病人准备**：病人了解咽拭子标本采集的目的、方法、注意事项及配合要点；体位舒适，愿意配合，进食2h后再采集标本。

（2）**护士准备**：衣帽整洁，修剪指甲，洗手、戴口罩。

（3）**用物准备**

1）治疗车上层：无菌咽拭子培养管或一次性采样装置、无菌生理盐水、压舌板、检验申请单或医嘱执行单、标签或条形码、手消毒液、一次性手套、手电筒。

2）治疗车下层：生活垃圾桶、医用垃圾桶。

（4）**环境准备**：环境整洁、安全、宽敞、明亮，温、湿度适宜。

3. 实施 见表13-8。

表 13-8 咽拭子标本采集法

操作流程	操作步骤	要点说明
1. 准备用物	（1）双人核对医嘱。根据检验目的选择适当容器 （2）检查容器完好性，在容器外贴上标签或条形码	• 避免差错事故，保证检验结果准确
2. 核对、解释	（1）携用物至病人床旁，认真核对其信息并做好解释 （2）告知病人采集的目的和配合的方法	• 确认病人，取得其合作
3. 采集标本		
▲鼻咽拭子	（1）病人头部保持不动，去除鼻前孔中表面的分泌物 （2）将拭子放入无菌生理盐水中湿润 （3）通过鼻腔轻缓地插入拭子至鼻咽部（图13-4） （4）当遇到阻力即到达咽腔后部，停留数秒（一般15~30s）吸取分泌物，轻轻旋转取出拭子，置于转运培养基中	• 不推荐用鼻咽拭子做普通细菌培养，百日咳鲍特菌、脑膜炎奈瑟菌除外 • 鼻咽拭子不能用于检验鼻窦炎的病原菌 • 用于病毒学检验的拭子，将拭子头浸入病毒运送液，尾部弃去，旋紧管盖 • 用于细菌学检验的拭子，插回采样装置或适宜的转运装置中
▲口咽拭子	（1）请病人坐下，头后倾，张大嘴 （2）采样者用压舌板固定病人舌，将拭子放入无菌生理盐水中湿润后，从舌根到两侧腭弓、咽、扁桃体等处，反复擦拭3~5次，收集黏膜细胞 （3）轻轻取出拭子，避免触及舌、悬雍垂、口腔黏膜和唾液 （4）拭子插回采样装置中或适宜的转运装置中	• 动作应轻柔而敏捷 • 一般情况下，建议口咽拭子与鼻咽拭子或鼻咽吸取物联合检验，以提高呼吸道感染的病原检出率
4. 操作后处理	（1）再次核对病人身份、检验申请单、标本条形码 （2）协助病人取舒适体位 （3）洗手、记录 （4）将标本连同化验单及时送检 （5）按常规消毒处理用物	• 操作后查对 • 确保检验结果准确 • 避免交叉感染

4. 评价

（1）病人在留取标本过程中安全、无不适。

（2）护士操作熟练、规范，标本留取方法正确，无菌观念强。

（3）护患沟通有效，病人积极配合。

【**注意事项**】

1. 最好在使用抗生素之前采集标本。

2. 做真菌培养时应在口腔溃疡面上采取分泌物，避免接触正常组织。应用无菌生理盐水湿润的拭子清洁溃疡表面，弃去，再用第二根拭子自炎症区域擦拭并停留3~5s，所取标本放于咽拭子培养试管中送检。

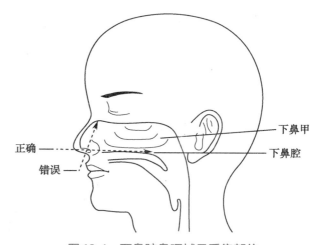

图 13-4 下鼻腔鼻咽拭子采集部位

3. 留取标本时,棉签不可触及其他部位,防止污染标本,影响检验结果。

4. 避免病人进食后 2h 内留取标本,防止发生呕吐。

六、呕吐物标本采集法

当病人发生呕吐时,用弯盘接取呕吐物送检;对不明原因中毒的病人,送检洗胃前抽出的内容物标本。

（张小红）

思考题

1. 病人,女性,38 岁,近 1 个月内出现恶心、厌食、腹胀、肝区不适,为了明确诊断须做肝功能检验。请问:

（1）该病人须采集的血标本是哪一类?

（2）采集过程中应注意哪些问题?

练习题

2. 病人,男性,56 岁,以急性肾小球肾炎入院,遵医嘱做尿蛋白的定量检查,留取 24h 尿标本。请问:

（1）如何指导病人正确留取 24h 尿标本?

（2）尿标本中应加入哪种防腐剂? 该防腐剂的作用及用法是什么?

第十四章 | 病情观察和危重病人的抢救

教学课件

思维导图

学习目标

1. **掌握** 危重病人的支持性护理措施；心肺复苏术、人工呼吸器的使用及洗胃法等的注意事项。

2. **熟悉** 病情观察的方法及内容；基础生命支持技术、洗胃法的概念；心搏、呼吸停止病人的临床表现。

3. **了解** 抢救工作的组织管理与抢救设备的管理要点；心搏、呼吸停止的原因；洗胃的原理。

4. **熟练**完成洗胃法、心肺复苏术、人工呼吸器的使用；学会正确应用格拉斯哥昏迷量表对病人的意识障碍进行评估并分级。

5. 具有人道、博爱的职业道德，尊重、关爱病人；具有严谨务实的工作态度和抢救意识，动作轻柔、规范，抢救及时、高效。

病情观察（disease observation）是医护人员对病人的病史及现状进行全面、系统地了解，对病情做出综合判断的过程，是医务人员临床工作的重要内容之一。

危重病人（critical patient）的特点是病情严重且变化快，可能随时出现危及生命的征象。

第一节 病情观察

案例导入

病人，男性，67 岁，因车祸致胸痛、呼吸困难半小时急诊入院。入院时病人头部、胸部有出血，神情淡漠，被动体位，呼吸急促，面色苍白。高血压病史 10 余年。接诊护士积极配合医生进行病情观察、吸氧、止血等救治措施。

请思考：

1. 对病人病情观察的方法有哪些？

2. 护士应如何对病人病情变化进行重点观察？

3. 急救过程中如何体现对病人的人文关怀与爱伤观念？

一、病情观察的方法

（一）直接观察法

直接观察法是利用感觉器官或借助医疗仪器对病人进行观察或监测。主要方法包括视诊、触诊、叩诊、听诊及嗅诊等。

1. **视诊**（inspection） 是最基本的检查方法之一，即用视觉来观察病人全身和局部状态的检查方法。视诊可以观察到病人全身的状态，如年龄、性别、营养状况等；从病人入院至出院，通过连续或间断的观察，可以了解病人的意识状态，面部表情，姿势体位，肢体活动的情况，皮肤、呼吸、循环状况，分泌物、排泄物的性状、数量以及与疾病相关的症状、体征等一系列情况，并可随时注意观察病人的反应及病情变化，以便及时调整观察的重点。

2. **触诊**（palpation） 是通过手的感觉来感知病人的身体某部位有无异常的检查方法。例如用触觉来了解机体体表的温度、湿度、弹性、光滑度、柔软度及脏器的外形、大小、软硬度、移动度和波动感等。

3. **叩诊**（percussion） 是指通过手指叩击或手掌拍击被检查部位的体表，使之震动而产生音响，根据所感到的震动、所听到的音响特点来了解被检查部位脏器的大小、形状、位置及密度，如确定肝上下界、心界大小，有无胸腔积液及腹水等。

4. **听诊**（auscultation） 是利用耳直接或借助听诊器或其他仪器来听取病人身体各个部位发出的声音，并分析、判断声音所代表的不同含义。通过耳可以直接听到病人发出的声音，如听到病人咳嗽时，应根据咳嗽的不同声音，咳嗽持续时间，剧烈程度以及声音的改变来分析病人疾病的状态。借助听诊器可以听到病人的心率、心音、呼吸音、肠鸣音等。

5. **嗅诊**（smelling） 是指利用嗅觉来辨别病人的各种气味，以判断其健康状况的一种检查方法。病人的气味可以来自皮肤、黏膜、呼吸道、胃肠道以及分泌物、呕吐物、排泄物等。

（二）间接观察法

间接观察法是通过与医生或其他医务人员、病人及其家属的交流，阅读病历、检验报告、会诊报告，床边或书面交接班等获取有关病人的病情信息，了解其病情的方法。

二、病情观察的内容

（一）一般情况的观察

1. **发育与体型** 发育状态通常以年龄与智力、体格发展状态（如身高、体重及第二性征）之间的关系来进行综合判断。成人正常发育状态的判断指标包括头部的长度为身高的 1/8~1/7，胸围约为身高的 1/2，双上肢展开的长度约等于身高，坐高约等于下肢的长度。体型是身体各部位发育的外观表现，包括骨骼、肌肉的成长与脂肪分布的状态等。临床上把成人的体型分为 3 种。①均称型（正力型），表现为身体各部分匀称适中。②瘦长型（无力型），表现为身体瘦长，颈长肩窄，胸廓扁平，腹上角 <90°。③矮胖型（超力型），表现为身短粗壮，颈粗肩宽，胸廓宽厚，腹上角 >90°。

2. **饮食与营养状态** 饮食在疾病的治疗、护理中占重要地位，并在疾病的诊断、治疗中发挥一定的作用，因此应注意观察病人的食欲、食量、进食后反应、饮食习惯，有无特殊嗜好或偏食等情况。病人的营养状态通常可根据其皮肤的光泽度、弹性，毛发、指甲的润泽程度，皮下脂肪的丰满程度，肌肉的发育状况等综合判断。营养状态与食物的摄入、消化、吸收和代谢等因素有关，是判断机体健康状况、疾病程度与转归的重要指标之一。

3. **面容与表情** 疾病及情绪变化可引起病人面容与表情的变化。一般情况下，健康的人表情自然、大方、神态安逸。患病后，病人通常可表现为痛苦、忧郁、疲惫或烦躁等面容与表情。某些疾病状态下，病人可出现特征性的表情与面容。临床上常见的典型面容有：①急性病容，即病人表现为表情痛苦、面颊潮红、呼吸急促、鼻翼扇动、口唇疱疹等，一般见于急性感染性疾病，如肺炎链球菌肺炎的病人。②慢性病容，即病人表现为面色苍白或灰暗、面容憔悴、目光暗淡、消瘦无力等，常见于慢性消耗性疾病，如恶性肿瘤、肝硬化、严重结核病等的病人。③二尖瓣面容，即病人表现为双颊紫红、口唇发绀，一般见于风湿性心脏病病人。④贫血面容，即病人表现为面色苍白、唇/舌及结膜色淡、表情疲惫乏力，见于各种类型的贫血病人。除了以上这 4 种典型的面容外，临床上还有甲状腺功能亢进面容、满月面容、脱水面容以及面具面容等。

4. 体位 是身体休息时所处的状态。临床上常见的体位有主动体位、被动体位、被迫体位。病人的体位往往与其疾病状态息息相关,不同的疾病可使病人采取不同的体位,有时对某些疾病的诊断具有一定意义。如昏迷或极度衰竭的病人,因为不能自行调整或变换肢体的位置,呈被动体位;胆石症、肠绞痛的病人,在腹痛发作时,常辗转反侧、坐卧不宁,病人常采用被迫体位。

5. 姿势与步态 姿势是一个人的举止状态,依靠骨骼、肌肉的紧张度保持,并受健康状态及精神状态影响。健康成人躯干端正,肢体动作灵活自如。患病时可以出现特殊的姿势,如腹痛时病人常捧腹而行;腰部扭伤时身体的活动受限,病人保持特定的姿势。步态是一个人走动时所表现的姿态,步态与其年龄及是否受过训练等有关,常见的异常步态有蹒跚步态(鸭步)、醉酒步态、共济失调步态、剪刀步态、慌张步态、间歇性跛行和保护性跛行等。

6. 皮肤与黏膜 皮肤、黏膜常可以反映病人某些全身疾病情况,主要观察皮肤和黏膜的颜色、温度、湿度、弹性、完整性及有无出血、水肿、皮疹、皮下结节、囊肿等情况。如贫血病人,其口唇、结膜、指甲苍白;肺心病、心力衰竭等缺氧病人,其口唇、面颊、鼻尖等部位发绀;高热病人皮肤发红;休克病人皮肤湿冷;严重脱水、甲状腺功能减退者,皮肤弹性差;心源性水肿病人,表现为下肢和全身水肿;肾源性水肿病人,多为晨起眼睑、颜面水肿。

7. 呕吐 呕吐可将胃内有害物质吐出,因而是一种具有保护意义的防御反射。但剧烈而频繁的呕吐可以引起机体水、电解质紊乱,酸碱平衡失调,营养障碍等。因疾病不同,呕吐发生的时间、次数、方式及呕吐物的性状、量、颜色、气味和伴随症状也不同。病人呕吐时应注意观察如下内容:

(1)**时间**:妊娠呕吐常发生在清晨;幽门梗阻引起的呕吐常发生在夜晚或凌晨。

(2)**方式**:喷射性呕吐,不伴恶心,常见于因脑肿瘤、脑出血、脑膜炎等引起颅内压升高的病人;消化道疾病引起的呕吐为反射性呕吐。

(3)**性状**:一般呕吐物含有食物和消化液。幽门梗阻时,呕吐物常为宿食;高位小肠梗阻者,呕吐物常伴胆汁;霍乱、副霍乱病人的呕吐物为米泔水样。

(4)**量**:成人胃容量约为300ml,如呕吐量超过胃容量,应考虑有无幽门梗阻或其他异常情况;神经症病人呕吐量不多,吐后可再进食。

(5)**颜色**:急性大出血时,病人呕吐物呈鲜红色;陈旧性出血或慢性出血时,呈咖啡色;胆汁反流胃内时,呈黄绿色;胃内容物滞留胃内时间较长时,呈暗灰色。

(6)**气味**:普通呕吐物呈酸味;胃内出血者呈碱味;含有大量胆汁时呈苦味;幽门梗阻时呕吐物呈腐臭味;肠梗阻者呈粪臭味;有机磷农药中毒时常带大蒜味。

(7)**伴随症状**:呕吐伴腹痛、腹泻常见于急性胃肠炎、食物中毒;喷射性呕吐伴剧烈头痛,常见于颅内压增高;呕吐伴眩晕及眼球震颤,常提示前庭功能障碍。

8. 睡眠 注意观察病人睡眠型态、时间,有无难以入睡、失眠、梦游或睡眠中易醒等现象。

9. 排泄物 包括汗液、痰液、粪便、尿液等,应注意观察其性状、量、色、味、次数等(见第十一章)。

(二)生命体征的观察

详见本书第七章。

(三)中心静脉压的观察

中心静脉压(central venous pressure, CVP)指右心房及上、下腔静脉胸腔段的压力,其主要反映右心房压,主要受心功能、循环血量和血管张力影响。成人CVP正常值:$5\sim12cmH_2O$;低于$5cmH_2O$表示血容量不足;高于$10cmH_2O$表示有心力衰竭可能或容量血管过度收缩;高于$15cmH_2O$表示有明显的心力衰竭且有发生肺水肿的危险。

(四)意识状态的观察

意识(consciousness)是大脑功能活动的综合表现,是对环境的知觉状态。正常人的意识状态清晰，反应敏捷、精确，语言流畅、准确，思维合理，情感活动正常，对时间、地点、人物的判断力和定向力正常。任何原因引起大脑高级神经中枢功能损害时，都可出现意识障碍。意识障碍（consciousness disorder）是指个体对外界环境的刺激缺乏正常反应的一种精神状态。表现为对自身及外界环境的认识及记忆、思维、定向力、知觉、情感等精神活动的不同程度的异常改变。

1. 嗜睡（somnolence） 是最轻度的意识障碍。病人处于持续睡眠状态，但能被言语或轻度刺激唤醒，醒后能正确、简单而缓慢地回答问题，但反应迟钝，刺激去除后又很快入睡。

2. 意识模糊（confusion） 其意识障碍的程度较嗜睡深，病人表现为思维和语言不连贯，对时间、地点、人物的定向力发生部分或完全障碍，可有错觉、幻觉、躁动不安、谵妄或精神错乱。

3. 昏睡（lethargy） 病人处于熟睡状态，不易被唤醒。施以压迫眶上神经、摇动身体等强刺激可被唤醒，醒后答话含糊或答非所问，停止刺激后又进入熟睡状态。

4. 昏迷（coma） 是最严重的意识障碍，病人表现为意识持续的中断或完全丧失。按其程度可分为3种：①轻度昏迷，病人意识大部分丧失，无自主运动，对声、光刺激无反应，对疼痛刺激（如压迫眶上缘）可有痛苦表情及躲避反应。瞳孔对光反射、角膜反射、眼球运动、吞咽反射、咳嗽反射等可存在。呼吸、心率、血压无明显改变，可有大小便失禁或尿潴留。②中度昏迷，病人对周围事物及各种刺激无反应，对剧烈刺激可出现防御反射，角膜反射减弱，瞳孔对光反射迟钝，眼球无转动。③深度昏迷，病人意识完全丧失，对各种刺激均无反应。全身肌肉松弛，深、浅反射均消失。

护士对病人意识状态的观察可根据其语言反应了解其思维、反应、情感活动、定向力等，必要时可通过一些神经反射，如观察瞳孔对光反射、角膜反射、对强刺激（如疼痛）的反应、肢体活动等综合判断病人有无意识障碍及意识障碍的程度。临床上还可以使用格拉斯哥昏迷量表（Glasgow coma scale，GCS）（表14-1）对病人的意识障碍及其严重程度进行观察与测定。GCS包括睁眼反应、语言反应、运动反应3个子项目，使用时分别测量3个子项目并计分，然后再将各个项目的分值相

表14-1　格拉斯哥昏迷量表

项目	状态	分数 / 分
睁眼反应（eyes open）	自发性的睁眼反应	4
	声音刺激有睁眼反应	3
	疼痛刺激有睁眼反应	2
	任何刺激均无睁眼反应	1
语言反应（verbal response）	对人物、时间、地点等定向力问题清楚	5
	对话混淆不清，不能准确回答有关人物、时间、地点等定向力问题	4
	言语不流利，但字意可辨	3
	言语模糊不清，字意难辨	2
	任何刺激均无语言反应	1
运动反应（motor response）	可按指令动作	6
	能确定疼痛部位	5
	对疼痛刺激有肢体退缩反应	4
	疼痛刺激时肢体过屈（去皮质强直）	3
	疼痛刺激时肢体过伸（去大脑强直）	2
	疼痛刺激时无反应	1

加求其总和，即可得到病人意识障碍程度的客观评分。GCS 量表总分范围为 3~15 分，15 分表示意识清醒。按病人意识障碍的差异分为轻、中、重 3 度，轻度 13~14 分，中度 9~12 分，重度 3~8 分，低于 8 分者为昏迷。在对意识障碍病人进行观察时，同时还应对其伴随症状、生命体征、营养状况、大小便、水电解质、活动、睡眠及血气分析值的变化等进行观察。

5. 特殊类型的意识障碍

（1）**去皮质综合征**：病人能无意识地睁眼、闭眼或眼球能活动，但眼球不能随光线或物品转动，貌似清醒但对外界刺激不能产生有意识的反应。瞳孔对光反射、角膜反射甚至咀嚼动作、吞咽、防御反射均存在，可有吸吮、强握等原始反射，但无自发动作。大小便失禁，存在觉醒和睡眠周期，四肢肌张力增高，双侧锥体束征阳性。常见于缺氧性脑病、脑炎、中毒和严重颅脑外伤等。

（2）**无动性缄默症**：病人能注视检查者及周围的人，貌似觉醒，但不能言语或活动；病人出现大小便失禁，肌肉松弛，但锥体束征阴性，因此，又称为睁眼昏迷。主要见于脑干上部或丘脑的网状激活系统受损，而大脑半球及其传出通路无病变。

（五）瞳孔的观察

1. 瞳孔的形状、大小和对称性　正常瞳孔呈圆形，位置居中，边缘整齐，两侧等大等圆。瞳孔形状的改变常可因眼科疾病引起。如瞳孔呈椭圆形并伴散大，常见于青光眼等；瞳孔呈不规则形，常见于虹膜粘连。在自然光线下，正常的瞳孔直径为 2~5mm，调节反射两侧相等。病理情况下，瞳孔的大小可出现变化。①缩小：瞳孔缩小是指瞳孔直径小于 2mm。瞳孔直径小于 1mm 称为针尖样瞳孔。单侧瞳孔缩小常提示同侧小脑幕裂孔疝早期；双侧瞳孔缩小，常见于有机磷农药、氯丙嗪、吗啡等中毒。②散大：瞳孔散大是指瞳孔直径大于 5mm。一侧瞳孔扩大、固定，常提示同侧颅内病变（如脑肿瘤、颅内血肿等）所致的小脑幕裂孔疝的发生；双侧瞳孔散大，常见于颅内压增高、颅脑损伤、颠茄类药物中毒及濒死状态。

2. 瞳孔对光反射　正常瞳孔对光反射灵敏，并于光亮处瞳孔收缩，昏暗处瞳孔扩大。当瞳孔大小不随光线刺激而变化时，称为瞳孔对光反射消失，常见于危重或深昏迷病人。

（六）自理能力的观察

详见本书第三章。

（七）心理状态的观察

病人的心理状态是一般心理状态和患病时特殊心理状态的整合，如一般心理状态中病人的注意力、情绪、认知、动机和意志状态与患病时适应状态的统一情况。因此，应从病人对健康的理解、对疾病的认识、处理和解决问题的能力、对疾病和住院的反应、价值观、信念等方面来观察和判断其语言和非语言行为、思维能力、认知能力、情绪状态、感知情况等是否处于正常状态，是否出现记忆力减退、思维混乱、反应迟钝、语言或行为异常等情况及有无焦虑、恐惧、绝望、忧郁等情绪反应。

（八）特殊检查或药物治疗的观察

1. 特殊检查和治疗后的观察　在临床实际中，会对未明确诊断的病人进行一些常规和特殊专科检查，如冠状动脉造影、胆囊造影、胃镜、腹腔镜检查、胸腔穿刺、腹腔穿刺、腰椎穿刺和骨髓穿刺等。这些检查均会对病人产生不同程度的创伤，护士应重点了解其注意事项，观察病人生命体征，倾听病人的主诉，防止并发症的发生。如行冠状动脉造影后应根据穿刺位置对病人局部的止血情况进行观察。由于治疗的需要，病人可能应用引流，应注意观察引流液的性质、颜色、量等；观察引流管是否通畅，有无扭曲、受压、引流不畅的现象；引流袋/瓶的位置等。对锁骨下静脉穿刺后的病人应注意观察其有无胸闷或呼吸困难；对吸氧病人应注意观察缺氧症状改善情况等。

2. 特殊药物治疗病人的观察　药物治疗是临床常用的治疗方法。护士应注意观察其疗效、不良反应及毒性反应。如对服用抗高血压药的病人应注意血压的变化。应用镇痛药时，应注意病人疼痛的规律和性质，用药后的效果；如果药物具有成瘾性还应注意药物使用的间隔时间等。

第二节　危重病人的抢救管理和护理

案例导入

病人，男性，68岁。因脑梗死昏迷伴急性消化道大出血被送进了重症监护室。护士随即配合医生进行抢救工作。

请思考：

1. 为了提高抢救危重病人的成功率，抢救工作应如何组织管理？
2. 护士应如何对病人进行支持性护理？
3. 如何体现对重症监护室病人的人文关怀与爱伤观念？

危重病人是指病情严重，随时可能发生生命危险的病人。此类病人因病情重且复杂，病情变化快，故需要严密、连续的病情观察与全面的监护和治疗。对危重病人抢救是医疗、护理的重要任务之一，因此，护理工作者应做好全面、充分的准备工作，且保持常备不懈，为及时、高效救治危重症病人提供保障。

一、抢救工作的组织管理与抢救设备管理

（一）抢救工作的组织管理

1. 建立责任明确的系统组织结构　接到抢救任务，立即指定抢救负责人，组成抢救小组，一般可分为全院性和科室/病区性抢救两种。抢救过程中的抢救负责人应为在场工作人员中职务最高者，各级医务人员必须听从指挥，抢救过程中应态度严肃、认真，动作迅速准确，既要分工明确，又要密切配合。抢救时护士可在医生未到之前，根据病人病情需要，给予及时、适当的紧急处理，如止血、吸氧、吸痰、人工呼吸、胸外心脏按压、建立静脉通道等。

2. 制订抢救方案　根据病人的病情，护士应参与抢救方案的制订，使危重病人能得到及时、迅速地抢救。护士应制订护理计划，明确护理诊断与预期目标，确定护理措施，解决病人现存的或潜在的健康问题。

3. 做好核对工作　各种急救药物须经两人核对，正确无误后方可使用。执行口头医嘱时，须向医生复述一遍，双方确认无误后方可执行，抢救完毕，由医生及时补写医嘱和处方。抢救中用过的药物空安瓿、输液空瓶、输血空瓶/袋等应集中放置，以便统计和查对。

4. 及时、准确做好各项记录　对一切抢救工作均应做好记录，要求字迹清晰、及时准确、详细全面，且注明执行时间与执行者。

5. 医护密切配合　安排护士参加医生组织的查房、会诊及病例讨论，进而熟悉危重病人的病情、重点监测项目及抢救过程，做到心中有数、配合恰当。

6. 抢救室内抢救器械和药品管理　严格执行"五定"制度，即定数量/品种、定点放置、定专人管理、定期消毒灭菌、定期检查维修，保证抢救时可有效使用；室内物品一律不得外借，值班护士做好班班交接和记录。护士应熟悉抢救器械的性能、使用方法及一般故障的排除方法，保证急救物品的完好率。

7. 抢救用物的日常维护　抢救用物使用后，要及时清理，归还原位，并及时补充，要保持整齐、清洁。如抢救传染病病人，应严格按照有关消毒隔离要求进行消毒处理，防止交叉感染。

8. 做好交接班工作　保证抢救和护理措施的落实。

（二）抢救设备管理

1. 抢救室　急诊室和病区均应设抢救室，环境要求宽敞、整洁、安静、光线充足。病区抢救室

宜设在靠近护士办公室的单独房间内。

2.抢救床 一般为多功能床，必要时另备木板一块，以备作胸外心脏按压时使用。

3.抢救车 应按要求配置各种急救药品、无菌急救包及其他急救用物。

（1）急救药品：见表14-2。

表14-2 常用急救药品

类别	药品
中枢兴奋药	尼可刹米、洛贝林等
升压药	去甲肾上腺素、间羟胺、多巴胺、多巴酚丁胺等
强心药	去乙酰毛花苷等
抗心律失常药	利多卡因、维拉帕米、普鲁卡因胺、盐酸胺碘酮片、普罗帕酮等
血管扩张药	单硝酸异山梨酯、硝酸异山梨酯、酚妥拉明、硝酸甘油、硝普钠等
平喘药	氨茶碱、多索茶碱
止血药	酚磺乙胺、维生素K₁、氨甲苯酸、垂体后叶素、鱼精蛋白、尖吻蝮蛇血凝酶、白眉蛇毒血凝酶、矛头蝮蛇血凝酶等
镇痛、镇静药	哌替啶、苯巴比妥、氯丙嗪、吗啡、丙泊酚等
解毒药	阿托品、碘解磷定、氯解磷定、亚甲蓝等
抗过敏药	异丙嗪、地塞米松、甲泼尼龙等
抗惊厥药	地西泮、苯巴比妥钠、注射用丙戊酸钠、硫酸镁注射液等
脱水利尿药	20%甘露醇、呋塞米
碱性药	5%碳酸氢钠
其他	氢化可的松、地塞米松、10%葡萄糖酸钙、氯化钾、氯化钙、血浆代用品等

（2）无菌急救包：气管切开包、静脉切开包、胸腔穿刺包、腹腔穿刺包、腰椎穿刺包、心包穿刺包、导尿包、缝合包等。

（3）一般用物：如各种注射器及针头、输液器及输液针头、输血器及输血针头、开口器、压舌板、舌钳、牙垫、各种型号的医用橡胶手套、各种型号及用途的橡胶或硅胶导管、无菌治疗巾、无菌敷料、皮肤消毒用物等无菌用物。非无菌用物，如治疗盘、血压计、听诊器、手电筒、止血带、玻璃接头、夹板、宽胶布、应急灯、火柴、酒精灯、多头电源插板等。

4.急救器械 氧气筒及给氧装置或中心供氧系统、加压给氧设备、电动吸引器或中心负压吸引装置、电除颤仪、心脏起搏器、心电监护仪、简易呼吸器、呼吸机、自动洗胃机等。

知识拓展

《金匮要略》中的心肺复苏

祖国医学早在汉代就有记载"胸外按压"救治自缢者。东汉名医张仲景所著《金匮要略》的杂疗方二十三首载"救自缢死"：先徐徐抱解，不得截绳上下，安被卧之，一人以脚踏其两肩，手少挽其发，常弦弦勿纵之……一人以手按据胸上，数动之……其对救治自缢的复苏要求几乎等同于现代心肺复苏术的基本要素，即平卧体位（安被卧之）、胸外按压（一人以手按据胸上，数动之）、开放气道（踏肩挽发、弦头后仰）。可见，中华民族悠久的文明智慧为后人在进一步挖掘和改进心肺复苏技术方面奠定了坚实的基础，启迪我们新的思考与实践。

二、危重病人的支持性护理

（一）严密监测病情

危重病人病情危重、变化快，应严密监测其生命体征、意识、瞳孔及其他情况。通过对心、脑、肺、肝、肾等重要脏器的功能进行持续监测，可以及时、动态了解病人的整体状况、疾病危险程度以及各系统脏器的损害程度，对及时发现病情变化、及时诊断和抢救极为重要。

1.中枢神经系统监测　主要包括意识水平监测、电生理监测（如脑电图）、影像学监测（如 CT 与 MRI）、颅内压测定和脑死亡的判定等。

2.循环系统监测　包括心率、心律、无创及有创动脉血压、心脏电生理监测和血流动力学监测，如肺动脉压、中心静脉压、肺动脉楔压、心排血量、心排血指数等。

3.呼吸系统监测　包括呼吸运动、频率、节律、呼吸音、潮气量、无效腔量、呼气压力测定、肺胸总顺应性监测等；痰液的性质、量，痰培养结果等；血气分析。

4.肾功能监测　肾脏是调节体液的重要器官，其负责保留体内所需物质，排泄代谢产物，维持水、电解质平衡及细胞内外渗透压平衡，同时也是最易受损的器官之一，因而对其功能的监测有重要意义。包括尿量，血、尿钠浓度，血、尿尿素氮，血、尿肌酐，血肌酐清除率测定等。

5.体温监测　是一项简便易行，反映病情变化的可靠指标，也是代谢率的指标。正常人体温在一定范围内相对恒定，当出现代谢旺盛、感染、创伤、手术后等情况时病人体温升高，而极度衰竭或临终病人体温反而下降。

（二）保持呼吸道通畅

对清醒病人应鼓励其定时做深呼吸或轻拍其背部，以助分泌物咳出；昏迷病人常因咳嗽、吞咽反射减弱或消失，呼吸道分泌物及唾液等积聚于喉部而引起呼吸困难甚至窒息，故应使病人头偏向一侧，及时吸出呼吸道分泌物，保持其呼吸道通畅。并通过呼吸及咳嗽训练、肺部物理治疗、吸痰等，预防分泌物淤积、坠积性肺炎及肺不张等的发生。

（三）加强基础护理

1.维持清洁

（1）**眼部护理**：对眼睑不能自行闭合的病人，可涂抗生素眼药膏或盖凡士林纱布保护角膜，以防角膜干燥而发生溃疡、结膜炎等。

（2）**口腔护理**：保持病人口腔清洁以增进食欲。对于不能经口进食的病人更应做好口腔护理，防止口腔感染、口腔溃疡、口臭等发生。

（3）**皮肤护理**：危重病人因长期卧床、大小便失禁、大量出汗及营养不良等应激因素存在，是压力性损伤的高危人群，因此，应对其做好皮肤护理，做到"六勤一注意"，即勤观察、勤翻身、勤擦洗、勤按摩、勤更换、勤整理、注意交接班，避免压力性损伤的发生。

2.协助活动　病人病情平稳时，尽早协助其进行四肢的被动运动，并配合按摩，促进血液循环，增加肌肉张力，预防肌腱及韧带退化、肌肉萎缩、关节僵直、静脉血栓形成和足下垂的发生，促进功能尽早恢复。

3.补充营养和水分　危重病人机体分解代谢增强，消耗大，一方面对营养物质的需求量增加，另一方面病人多存在食欲减退、消化功能减退，因此，为保证其有足够的营养和水分，维持体液平衡，应设法增加其饮食，并协助自理缺陷的病人进食，对不能进食者，可采用鼻饲或完全肠外营养。对大量引流或额外体液丧失等水分丢失较多的病人，应注意补充足够的水分。

4.维持排泄功能　协助病人大小便，必要时给予人工通便、导尿。对留置尿管者加强常规护理，防止发生泌尿系统感染。

5.保持导管通畅　危重病人身上有时会有多根引流管，注意妥善固定管路并安全放置，防止脱落、扭曲、受压、逆流、堵塞，保持管路通畅，发挥其应有作用。同时严格执行无菌操作技术，防止感染。

6.确保病人安全　对意识障碍、烦躁不安、谵妄的病人，应注意安全，合理使用保护具，防止意外发生；对牙关紧闭、抽搐的病人，可用牙垫、开口器，防止舌咬伤；同时室内光线宜暗，工作人员动作要轻，避免病人因外界刺激而抽搐；正确执行医嘱，确保病人的医疗安全。

（四）做好心理护理

危重病人因病情变化、病室环境及抢救等因素的影响，容易产生较大的心理压力。这些因素包括：①病情危重而产生对死亡的恐惧。②短时间内丧失对周围环境及个人身体功能的控制，完全依赖于他人。③不断地进行身体检查，甚至触及身体隐私部位。④突然置身于一个完全陌生的环境。⑤治疗仪器所产生的声音、影像、灯光等对病人的刺激。⑥因气管插管和呼吸机治疗而引起的沟通障碍等。病人家属也会因亲人的生命受到威胁而经历一系列心理应激反应，因此，做好心理护理是护士的重要职责之一。护士应做到：

1. 对病人及其家属做到关心、同情、尊重和接受，态度要和蔼、宽容、诚恳。

2. 在任何操作前向病人做简单、清晰的解释，表现为语言精练、贴切，举止沉着、稳重，操作认真、娴熟，给病人充分的信赖感和安全感。

3. 保证与病人有效沟通，对因人工气道或呼吸机治疗而出现语言沟通障碍者，应与其建立适当、有效的沟通方式，保证沟通有效。同时鼓励病人表达其感受，并让其了解自己的病情和治疗情况。

4. 鼓励病人参与自我护理活动及治疗方法的选择，增强配合医护的信心。

5. 恰当采取治疗性触摸。该触摸可引起病人注意，传递护士的关心、支持，可以帮助病人明确疼痛部位，确认其身体部位的完整性和感觉是否存在。

6. 鼓励家属及亲友探视病人，增进沟通，向病人传递爱、关心与支持。

7. 减少环境因素的刺激，病室光线柔和，夜间降低灯光亮度，使病人有昼夜差别感，避免睡眠剥夺。保持病室的安静，尽量降低各种机器发出的噪声，工作人员尽量做到"四轻"，即说话轻、走路轻、操作轻、关门轻。病室悬挂时钟，便于病人有时间概念。在操作、检查、治疗时使用床帘，保护病人的隐私。

第三节　抢救危重病人的常用技术

> **案例导入**
>
> 急诊科早间接诊了一位 77 岁的女性病人。病人主诉胸闷不适、咳嗽半个月。高血压病史20 余年，晨起如厕时感觉头晕、喘憋严重，遂立即就诊。到急诊室后检测血氧饱和度 30%，随即突发意识丧失，颈动脉搏动不能触及。
>
> **请思考：**
>
> 1. 病人发生了什么情况？
>
> 2. 护士在采取急救措施前病情观察的重点内容是什么？
>
> 3. 护士应该采取哪些急救措施？如何体现对病人的人文关怀与爱伤观念？

一、心肺复苏技术

（一）概述

心肺复苏（cardiopulmonary resuscitation，CPR）是对因外伤、疾病、中毒、意外低温、溺水和电击等各种原因导致心搏骤停、呼吸停止的病人紧急采取重建和促进心脏、呼吸有效功能恢复的一系列措施。

基础生命支持（basic life support，BLS）又称为现场急救，指在事发现场对病人实施及时、有效的初步救护，也指专业或非专业人员进行徒手抢救。

（二）心搏骤停、呼吸停止的原因

1. 意外事件　如遭遇雷击、电击、溺水、自缢、窒息等。

2. 器质性心脏病　如急性广泛性心肌梗死、急性心肌炎等均可导致室速、室颤。Ⅲ度房室传导阻滞的形成而致心搏骤停。

3. 神经系统病变　如脑炎、脑血管意外、脑部外伤等疾病致脑水肿、颅内压增高，严重者可因脑疝发生而损害生命中枢致心搏骤停、呼吸停止。

4. 手术和麻醉意外　如麻醉药剂量过大、给药途径有误、术中气管插管不当、心脏手术或术中出血过多致休克等。

5. 水、电解质紊乱和酸碱平衡失调　严重高钾血症和低钾血症均可引起心搏骤停，严重的酸、碱中毒可通过血钾的改变最终导致心搏骤停。

6. 药物中毒或过敏　洋地黄类药物中毒、镇静催眠药中毒、化学农药中毒、青霉素过敏等。

（三）心搏、呼吸停止的临床表现

1. 突然意识丧失、面色死灰　轻摇或轻拍并大声呼叫，观察病人是否有反应，如确无反应，说明病人意识丧失。

2. 大动脉搏动消失　一般首选表浅、暴露、易操作的颈动脉判断，颈动脉位于气管与胸锁乳突肌之间，用示指、中指端先触及气管正中，男性可先触及喉结，然后滑向颈外侧气管与肌群之间的沟内，触摸有无搏动。其次选股动脉，股动脉位于股三角区，在腹股沟韧带稍下方触摸有无搏动。一般触摸脉搏5~10s，确认摸不到颈动脉或股动脉搏动，即可确定心搏骤停。

3. 呼吸停止　在保持气道开放的情况下进行判断，可通过听有无呼气声或用面颊部靠近病人口鼻部感觉有无气体逸出，同时观察病人胸廓起伏以判断，判断时间为5~10s。

4. 瞳孔散大　瞳孔散大常在循环完全停止超过1min后才会出现，有些病人可始终无瞳孔散大现象。另外药物对瞳孔的改变也有一定影响。

5. 皮肤苍白或发绀　一般以口唇和指甲等末梢处最为明显。

6. 心尖搏动及心音消失　听诊无心音。心电图表现为心室颤动或心室静止，偶尔呈缓慢而无效的心室自主节律（心脏电机械分离）。

7. 伤口不出血。

值得强调的是，心搏骤停时病人虽可出现上述多种临床表现，但以意识突然丧失和大动脉搏动消失这两项最为重要，故仅凭这两项即可做出心搏骤停的判断，并立即开始实施基础生命支持技术。

（四）心肺复苏术

【目的】

1. 通过实施基础生命支持技术，建立病人的循环、呼吸功能。

2. 保证重要脏器的血液供应，尽快促进心搏、呼吸功能的恢复。

【操作程序】

1. 评估

（1）病人的年龄、意识状态及确定大动脉搏动消失等。

（2）现场环境安全。

2. 准备

（1）**病人准备**：卧位利于抢救。

（2）用物准备

1）治疗盘内置瞳孔笔、纱布/隔离膜、笔、记录单、快速手消毒液。

2）医用垃圾桶、生活垃圾桶。

3）一块心脏按压板（病人睡软床时）。

3. 实施　见表14-3。

4. 评价

（1）心肺复苏有效。

（2）病人无肋骨骨折等并发症发生。

ER 14-3

心肺复苏术

表14-3　心肺复苏术

操作流程	操作步骤	要点说明
1. 确认现场安全	环视四周，环境安全，做好防护	● 确保现场对施救者和病人均是安全的
2. 识别病人有无反应	双手轻拍病人，同时在其耳边大声呼唤，无反应	
3. 启动应急反应系统	院内，立即呼叫医护团队，获取除颤器等急救设备与物品	● 院外，请他人拨打"120"，有条件者获取自动体外除颤器（automated external defibrillator, AED）
4. 判断呼吸、脉搏	（1）病人无呼吸或仅有喘息 （2）10s内同时检查病人呼吸和颈动脉搏动情况	● 即呼吸不正常 ● 触摸脉搏时间一般不少于5s，不超过10s
5. 启动复苏	（1）若病人无正常呼吸，有脉搏，给予人工呼吸，频率为每6s一次或10次/min （2）若病人无呼吸（或仅有喘息），无脉搏，启动心肺复苏	● 人工呼吸中每2min检查病人脉搏一次，若仍无脉搏，启动CPR
6. 摆放体位	去枕、头后仰，仰卧于硬板床或地上，若病人卧于软床上，其肩背下须垫心脏按压板	● 注意避免随意移动病人，该体位有助于胸外心脏按压的有效性，可避免误吸，有助于呼吸
7. 松解衣服	松解病人衣领口、领带、围巾及腰带	● 充分暴露胸部
8. 胸外心脏按压术（单人法）	（1）抢救者站在或跪于病人一侧 （2）按压部位及手法（图14-1）：按压点为胸骨下半部，定位的手掌根部接触病人胸部按压部位皮肤，另一只手搭在定位手手背上，双手重叠，十指交叉相扣，定位手的5个手指翘起 （3）按压方法：操作者双肘关节伸直，依靠其体重、肘及臂力，有节律地垂直施加压力（图14-2）；每次按压后迅速放松 （4）按压深度：成人5~6cm，儿童、婴儿至少为胸部前后径的1/3，儿童约5cm，婴儿约4cm （5）按压频率：100~120次/min	● 定位方法：以两乳头连线中点为按压点 ● 间接压迫左、右心室以替代心脏的自主收缩 ● 部位应准确，避免偏离胸骨而引起肋骨骨折 ● 按压力量适度、姿势正确，两肘关节固定不动，双肩位于双手臂正上方 ● 放松时手掌根部不离开病人胸壁，注意胸廓充分回弹，按压与放松时间1:1 ● 按压有效的判断：①能扪及病人大动脉（股、颈动脉）搏动，收缩压维持在8kPa（60mmHg）以上。②病人口唇、面色、甲床等颜色由发绀转为红润。③室颤波由细小变为粗大，甚至恢复窦性心律。④病人瞳孔逐渐缩小，有时可有瞳孔对光反射。⑤病人呼吸逐渐恢复。⑥昏迷变浅，出现反射或挣扎

操作流程	操作步骤	要点说明
9. 开放气道	(1)清除病人口腔、气道内的分泌物或异物,有活动义齿者应取下 (2)根据病人病情选择开放气道的方法	● 避免误吸,利于保持呼吸道畅通,可在胸外心脏按压前快速进行
▲抬头举颏法 (图14-3)		● 适用于无头、颈损伤的病人
	抢救者一手的小鱼际置于病人前额并用力向后压使其头部后仰,另一手示指、中指置于病人的下颌骨下方,将颏部向前上抬起	● 使舌根上提,解除舌后坠以保持病人呼吸道畅通 ● 手指不要压向颏下软组织深处,以免阻塞气道
▲双手托颌法 (图14-4)		● 适用于怀疑有颈部损伤的病人
	抢救者双肘置于病人头部两侧,双手示指、中指、环指置于病人下颌角后方,向上或向后抬起下颌	● 病人头保持正中位,不能使头后仰,不可左右扭动
10. 人工呼吸	(1)人工呼吸频率:胸外按压与人工呼吸比为30:2 (2)根据病情选择人工呼吸的方法	● 给予病人足够的通气,每次须使胸廓隆起
▲口对口人工呼吸法		● 首选方法
	1)在病人口鼻处盖一单层纱布/隔离膜 2)抢救者用保持病人头后仰的手的拇指和示指捏住病人鼻孔 3)双唇包住病人口部(不留空隙)吹气,使其胸廓扩张 4)吹气完毕,松开捏鼻孔的手,抢救者头稍抬起,侧转换气,同时观察病人胸部复原情况;呼吸频率为每5~6s一次呼吸	● 为防止交叉感染 ● 可防止吹气时气体从鼻逸出 ● 每次吹气持续1s,或成人潮气量达500~600ml ● 病人借助肺和胸廓的自行回缩将气体排出 ● 有效指标:病人胸部明显起伏,且呼气时听到或感到有气体逸出
▲口对鼻人工呼吸法		● 用于口腔严重损伤或牙关紧闭的病人
	1)用抬头举颏法的同时,抢救者用举颏的手将病人口唇闭紧 2)深吸一口气,双唇包住病人鼻部吹气,方法同上	● 防止吹气时气体由口逸出 ● 同口对口人工呼吸法
▲口对口鼻人工呼吸法		● 适用于婴幼儿
	抢救者双唇包住患儿口鼻部并吹气	● 防止吹气时气体经口鼻逸出;吹气时间要短,均匀而缓慢,防止气体进入胃部引起患儿胃胀
11. 整理、记录	(1)复苏成功,为病人整理衣裤,取复苏体位,配合医师给予进一步生命支持 (2)清理用物 (3)洗手、记录	● 记录抢救时间、抢救过程、抢救措施、病人生命体征并签名
12. 巡视观察	(1)观察病人病情变化 (2)观察有无心肺复苏及除颤相关并发症发生	● 及时发现病人病情变化,并配合做进一步高级生命支持 ● 注意观察病人有无肋骨骨折、损伤性出血/气胸、心包积液或心脏压塞、心律失常、急性肺水肿及栓塞等并发症发生,一旦发生,积极配合医生处理

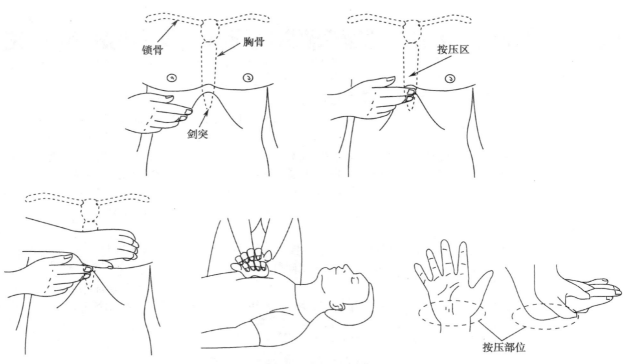

图 14-1　胸外心脏按压的方法及手法

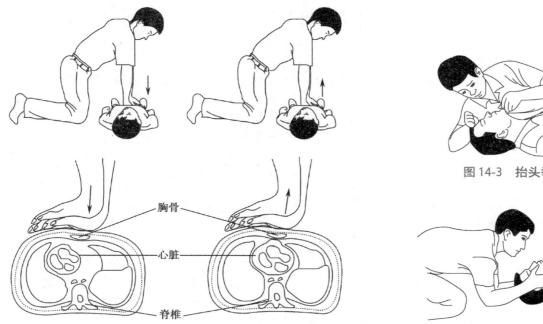

图 14-2　胸外心脏按压的姿势

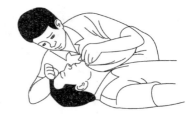

图 14-3　抬头举颏法

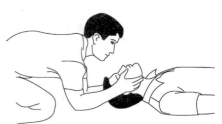

图 14-4　双手托颌法

【注意事项】

　　1. 在发现病人无反应时，应立即启动应急反应系统；对无呼吸（或仅有喘息）、无脉搏者，立即启动心肺复苏（图 14-5）。

　　2. 按压深度成人 5~6cm，儿童、婴儿至少达其胸部前后径的 1/3，分别约 5cm、4cm。

　　3. 心肺复苏的顺序为先胸外心脏按压，然后再进行人工呼吸，（心肺复苏的顺序是 C-A-B），即先进行 30 次胸外心脏按压，再打开气道，进行 2 次人工呼吸。

4.尽可能减少施救中断时间,若两名或多名施救者轮换时,应每 2min 轮换按压或人工呼吸角色,轮换在 5s 内完成。

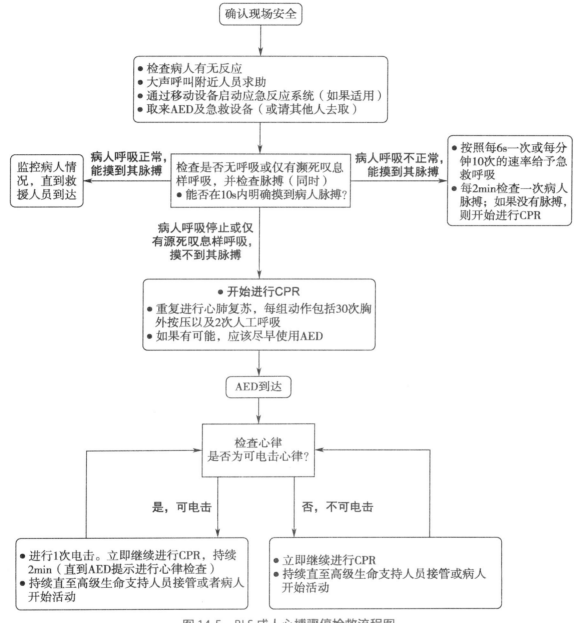

图 14-5　BLS 成人心搏骤停抢救流程图

院内心搏骤停(IHCA)与院外心搏骤停(OHCA)生存链

　　国际心肺复苏指南建议对生存链进行划分,把在院内和院外出现心搏骤停的病人区分开来,确认病人获得救治的不同途径。《2020 年美国心脏协会心肺复苏及心血管急救指南》在生存链中增加了第 6 个环节——康复(图 14-6)。

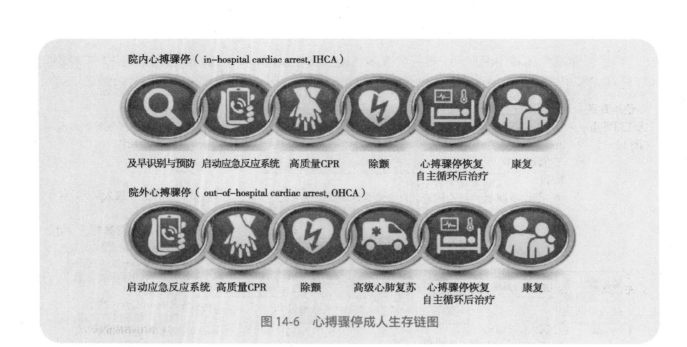

图 14-6　心搏骤停成人生存链图

二、人工呼吸器的使用

使用人工呼吸器（manual ventilator）是进行人工呼吸最有效的方法之一，可通过人工或机械装置产生通气，对无呼吸病人进行强迫通气，对通气障碍的病人进行辅助呼吸，其目的是增加通气量、改善换气功能、减轻呼吸肌做功。常用于因各种原因所致的呼吸停止或呼吸衰竭病人的抢救及麻醉期间的呼吸管理。

【目的】

1. 维持和增加机体通气量。

2. 纠正威胁生命的低氧血症。

【操作程序】

1. **评估**

（1）病人的年龄、病情、体重、体位、意识状态等。

（2）病人的呼吸状况（频率、节律、深度），呼吸道是否通畅，有无活动义齿等。

（3）病人及其家属的心理状况及配合度。

2. **准备**

（1）**病人准备**：病人取去枕仰卧位、头后仰，若有活动义齿应取下；解开病人领口、领带及腰带；清除上呼吸道分泌物或呕吐物，保持其通畅。

（2）**护士准备**：衣帽整洁，修剪指甲，洗手、戴口罩。

（3）**用物准备**

1）治疗盘内置简易呼吸器（由呼吸囊、呼吸活瓣、面罩及衔接管组成）。

2）治疗车、快速手消毒液、医用垃圾桶袋、生活垃圾桶。

3. **实施**　见表 14-4。

表 14-4　人工呼吸器的使用

操作流程	操作步骤	要点说明
1. 核对、解释	（1）携用物至病人床旁，核对其信息 （2）向病人及其家属解释使用人工呼吸器的目的、方法、注意事项及配合要点	• 确认病人 • 征得病人或家属的理解、同意，减轻病人由于治疗带来的心理压力

操作流程	操作步骤	要点说明
2. 使用简易人工呼吸器（图14-7）	（1）卸掉床头护栏 （2）病人取合适体位，打开气道：抢救者站于病人头顶处，协助病人托起下颌，使病人头后仰 （3）固定面罩：扣紧面罩，将面罩紧扣于病人口、鼻部 （4）挤压呼吸囊：有节律地挤压，频率保持在10次/min，一次挤压500ml左右的气体进入病人肺内	• 在病人未行气管插管建立紧急人工气道的情况下及辅助呼吸机突然出现故障时使用 • 避免漏气 • 使空气或氧气通过吸气活瓣进入病人肺部，放松时，肺部气体经呼气活瓣排出 • 病人若有自主呼吸，人工呼吸须与其同步，即在病人吸气初顺势挤压呼吸囊，达一定潮气量后完全松开气囊，让病人自行完成呼气
3. 关切询问	询问病人感受，有无不适感受	• 关爱、关心病人 • 及时了解病人的心理状态
4. 巡视观察	（1）病人病情变化 （2）呼吸及血氧饱和度的改善情况	• 及时发现病人病情变化，并做出相应的处理
5. 整理、记录	（1）抢救成功，为病人整理衣裤，取复苏体位，配合医师给予进一步生命支持 （2）安装床头护栏，整理床单位 （3）清理用物 （4）洗手、记录	• 污物按规定处理 • 记录抢救时间、抢救过程、抢救措施、病人生命体征并签名
6. 用物处理	（1）做好呼吸器保养 （2）用物消毒	• 避免交叉感染

4. 评价

（1）用简易人工呼吸器辅助病人呼吸有效。

（2）护患沟通有效，病人积极配合操作，彼此需要得到满足。

【注意事项】

1. 介绍呼吸器使用的目的、方法和必要性，解除病人恐惧、焦虑心理。

2. 挤压呼吸囊，有节律地挤压，频率保持在10次/min；一次挤压500ml左右的气体进入病人肺内。

3. 做好健康宣教，保持室内环境卫生。

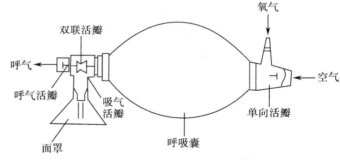

图14-7　简易人工呼吸器

三、洗胃法

洗胃（gastric lavage）是将胃管经鼻腔或口腔插入胃内，反复注入和吸出一定量的溶液，以冲洗并排出胃内未被吸收的毒物或刺激物的胃灌洗方法。

【目的】

1. 解毒　清除胃内毒物或刺激物，减少毒物吸收，还可利用不同灌洗液进行中和解毒，用于急性食物或药物中毒。服毒后4~6h内洗胃最有效。

2. 减轻胃黏膜水肿　幽门梗阻病人饭后常有滞留现象，通过洗胃可减轻滞留物对胃黏膜的刺激，减轻胃黏膜水肿和炎症，从而减轻病人痛苦。

【操作程序】

1. 评估

（1）病人的年龄、病情、医疗诊断、意识状态、生命体征，有无口鼻黏膜损伤，有无活动义齿，有无食管静脉曲张等禁忌证。

（2）病人的中毒情况，如摄入的毒物种类、剂型、浓度、量、中毒时间及途径、呕吐情况、处理措施等。

（3）病人及其家属的心理状态，对洗胃的认识和合作程度。

（4）向病人及其家属解释洗胃的目的、方法、注意事项及配合要点。

2. 计划

（1）**病人准备**：病人了解洗胃的目的、方法、注意事项及配合要点；取舒适体位。

（2）**护士准备**：着装整洁，洗手、戴口罩。

（3）**用物准备**：①治疗盘内备无菌洗胃包（内有胃管、镊子、纱布）、量杯（或水杯）、水温计、防水布、治疗巾、标本容器、毛巾、50ml 注射器、听诊器、手电筒、液体石蜡、胶布，必要时治疗碗内备无菌压舌板、咬口器或开口器、牙垫、舌钳；治疗盘外备快速手消毒液。②分别盛洗胃液、污水的水桶 2 只，医用垃圾桶、生活垃圾桶。③洗胃溶液：根据毒物性质选择温度在 25~38℃的洗胃液10 000~20 000ml（表 14-5）。④洗胃设备：全自动洗胃机（图 14-8）。

表 14-5　各种毒物中毒的灌洗溶液（解毒剂）和禁忌药物

毒物种类	灌洗溶液	禁忌药物
酸性物	镁乳、蛋清水①、牛奶	强酸药液
碱性物	5% 醋酸、白醋、蛋清水、牛奶	强碱药液
敌敌畏	2%~4% 碳酸氢钠、1% 盐水、1:（15 000~20 000）高锰酸钾	
1605、1059、4049（乐果）	2%~4% 碳酸氢钠	高锰酸钾②
敌百虫	1% 盐水或清水、1:（15 000~20 000）高锰酸钾	碱性药物③
DDT（灭害灵）、666	温开水或生理盐水洗胃，50% 硫酸镁导泻	油性药物
氰化物	3% 过氧化氢④溶液引吐，1:（15 000~20 000）高锰酸钾洗胃	
酚类	50% 硫酸镁导泻，温开水或植物油洗胃至无酚味为止，洗胃后多次服用牛奶、蛋清保护胃黏膜	液体石蜡
巴比妥类药物（安眠药）	1:（15 000~20 000）高锰酸钾洗胃，硫酸钠导泻⑤	硫酸镁
异烟肼（雷米封）	1:（15 000~20 000）高锰酸钾洗胃，硫酸钠导泻	
灭鼠药		
1. 磷化锌	1:（15 000~20 000）高锰酸钾洗胃，0.5% 硫酸铜洗胃；0.5%~1% 硫酸铜溶液⑥，每次 10ml，每 5~10min 口服一次，并用压舌板刺激舌根催吐	牛奶、鸡蛋、脂肪及其他油类食物⑦
2. 抗凝血类（敌鼠钠等）	催吐、温水洗胃、硫酸钠导泻	碳酸氢钠溶液
3. 有机氟类（氟乙酰胺等）	0.2%~0.5% 氯化钙或淡石灰水洗胃，硫酸钠导泻，饮用豆浆、蛋白水、牛奶等	
发芽马铃薯（龙葵素）	温水、盐水、食用醋、1% 活性炭悬浮液	

注：①蛋清水、牛奶等可保护胃黏膜，减轻病人胃痛。② 1605、1059、4049（乐果）等，禁用高锰酸钾洗胃，否则可氧化成毒性更强的物质。③敌百虫遇碱性药物可分解出毒性更强的敌敌畏。④氧化剂能将化学性毒品氧化，改变其性能，从而减轻或去除其毒性。⑤巴比妥类药物采用碱性硫酸钠导泻可以阻止肠道水分和残存的巴比妥类药物的吸收，促使其尽快排出体外。硫酸钠对心血管和神经系统没有抑制作用，不会加重巴比妥类药物的毒性。⑥磷化锌中毒时，口服硫酸铜可使其成为无毒的磷化铜沉淀，阻止其吸收，并促使其排出体外。⑦磷化锌易溶于油类物质，故忌食脂肪性食物，以免加速磷的溶解、吸收。

(4)环境准备：环境宽敞、整洁、安静、光线明亮，温、度适宜，必要时备屏风。

3.实施　见表14-6。

4.评价

（1）病人洗胃彻底、有效，无并发症发生，衣被无污染。

（2）护士操作迅速、熟练、手法正确，程序规范，能正确处理洗胃过程中的故障。

（3）护患沟通有效，病人积极配合操作，彼此需要得到满足。

【注意事项】

1. 对中毒物质不明的，应先抽吸胃内容物送检，以确定毒物性质，洗胃液可选用温开水或生理盐水，待毒物性质明确后，再选用解毒剂洗胃。

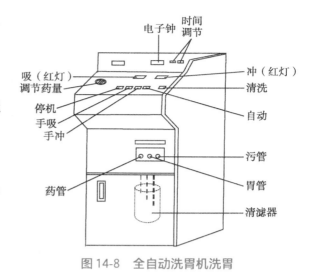

图 14-8　全自动洗胃机洗胃

表 14-6　全自动洗胃机洗胃法

操作流程	操作步骤	要点说明
1.核对、解释	携用物至病人床旁，核对病人信息并做好解释以取得其合作	● 确认病人 ● 耐心向病人做好解释，减轻其由于治疗带来的心理压力
2.反复洗胃	（1）检查、安装：将已配好的洗胃液倒入洗胃液桶内，将排污管、胃管连接管、洗胃液管分别与全自动洗胃机3管（排液管、接胃管、进液管）接口相连，洗胃液管、胃管连接管另一端放入洗胃液桶内，排污管另一端放入污水桶内，通电，检查仪器功能完好	● 确保仪器及管路功能良好
	（2）准备病人：能配合者，取左侧卧位；昏迷病人应取仰卧位头偏向一侧	● 取左侧卧位，避免毒物驱入小肠
	（3）插洗胃管：同鼻饲法经病人口腔插入胃管55~60cm，证实胃管在胃内后，用胶布固定	● 为昏迷病人插管时，用开口器撑开其口腔，置牙垫于上下磨牙之间
	（4）连洗胃管：将胃管连接管的另一端与病人的洗胃管末端相连	● 洗胃液管口必须始终浸没于洗胃液的液面下
	（5）反复灌洗：按"手吸"键，吸出胃内容物；再按"自动"键，仪器将对胃进行自动冲洗，直至洗出液澄清、无味为止	● 冲洗时"冲"灯亮，吸引时"吸"灯亮
3.关切询问	询问病人感受，有无腹痛等不适，有无其他需求	● 关爱、关心病人 ● 及时了解病人的心理状态
4.观察情况	洗胃过程中，随时注意观察洗出液的性质、颜色、气味、量及病人面色、脉搏、呼吸和血压变化	● 如病人休克且洗出液呈血性，应立即停止洗胃，采取相应的急救措施
5.反折拔管	遵医嘱停止洗胃，洗胃完毕，反折胃管，拔出	● 防止管内液体误入气管
6.整理用物	协助病人擦拭口鼻及面部，取舒适卧位；整理病人床单位，清理用物	● 促进病人舒适 ● 垃圾按医疗废物分类处理
7.清洁管腔	将全自动洗胃机3管同时放入清水中，按"清洗"键，清洗各管腔后，将各管同时取出，待仪器内水完全排尽后，按"停机"键关机	● 以免各管道被污物堵塞或腐蚀
8.准确记录	洗手，记录灌洗液的名称、量，洗出液的性质、颜色、气味、量，病人的全身反应	● 对幽门梗阻病人记录胃内潴留量，胃内潴留量＝洗出量－灌入量

2. 对急性有机磷农药中毒病人洗胃前不催吐，催吐会加速含毒物的胃内容物通过幽门进入小肠，可能增加其吸收率。

3. 洗胃的适应证与禁忌证

(1)**适应证**：非腐蚀性毒物中毒，如有机磷、安眠药、重金属类、生物碱、食物中毒等。

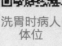

洗胃时病人体位

全自动洗胃机洗胃时各管路连接

(2)**禁忌证**：强腐蚀性毒物(如强酸、强碱)中毒、肝硬化伴食管-胃底静脉曲张、胸主动脉瘤、近期有消化道出血及胃穿孔、胃癌等。强酸、强碱中毒时禁止洗胃，以免造成胃穿孔。可遵医嘱给予病人药物解毒或迅速服用牛奶、豆浆、蛋清、米汤等以保护胃黏膜。对上消化道溃疡、食管静脉曲张、胃癌等病人一般不洗胃，为昏迷病人洗胃时应谨慎。

4. 每次灌入量以 200~300ml 为宜，如灌入量过多则可导致急性胃扩张，加速毒素的吸收，也可引起液体反流，致呛咳、误吸或窒息；过少则延长洗胃时间，不利于抢救的进行。

5. 对幽门梗阻病人洗胃宜在饭后 4~6h 或空腹时进行，记录胃内潴留量，以了解梗阻情况。

6. 注意病人的认知需求、心理状态、合作程度及对康复的信心，做到耐心解释，减轻其心理负担，取得其理解与配合。

7. 使用洗胃机前，应检查机器以确保其运转正常，各管路衔接无误、牢固、不漏气。

（高欢玲）

思考题

1. 病人，男性，75 岁，因肝癌肺转移伴大量腹水，腹胀、腹痛 2d，排黑便 1 次而入院治疗。入院查体：T 37.2℃，P 80 次/min，R 22 次/min，BP 90/60mmHg。意识清楚，表情痛苦，面色灰暗，双下肢肿胀，叩诊腹部移动性浊音阳性。请问：

(1)护士应重点观察什么？

(2)为该病人采取哪些支持性护理措施？

2. 病人，女性，23 岁，因感情纠葛自服敌百虫自杀未遂，被家人迅速送至医院急诊室。病人意识清楚，面色苍白，P 95 次/min，R 25 次/min，BP 80/55mmHg。呕吐 2 次，为胃内容物。请问：

(1)护士首先采取什么急救措施？

(2)若为此病人洗胃，应该选择何种溶液？禁用何种溶液？为什么？

(3)护士应重点观察病人的哪些情况？

3. 病人，男性，78 岁，因反复胸闷、心悸 1 个月就诊，既往有冠心病、房性期前收缩、阵发性房颤病史 3 年，高血压病史 10 余年。在查体中病人突然出现意识不清伴两眼上翻、双上肢抽搐，随之血压、脉搏测不出，呼吸呈叹息样。请问：

练习题

(1)护士应采取什么抢救措施？

(2)抢救成功的判断依据是什么？

第十五章 | 安宁疗护

教学课件　　思维导图

学习目标

　　1. 掌握　死亡过程的分期；临终病人的心理变化及护理。
　　2. 熟悉　安宁疗护、濒死、死亡的定义；临终病人的生理变化及护理；临终病人家属的护理；逝者家属的哀伤辅导。
　　3. 了解　安宁疗护的发展过程，死亡教育的内容。
　　4. 熟练完成尸体护理。
　　5. 具有人道主义精神，维护病人及其家属的尊严和权益，引导病人建立正确的死亡观。

　　生老病死是人生经历的自然发展过程，死亡是一种不可避免的客观存在，每个人都无法抗拒。临终是生命过程的最后阶段，在人生的最后阶段需要的是关爱和帮助。

第一节　概　述

案例导入

　　病人，男性，65 岁。因肝癌晚期，被收入某三甲医院的宁养病房，家属希望病人在疾病终末期能得到较好的照顾，尽量减轻痛苦。护士告诉家属宁养病房是为病人提供安宁疗护的部门。
　　请思考：
　　1. 如何向病人及其家属妥善解释安宁疗护的理念？
　　2. 病人入住的宁养病房属于安宁疗护组织的哪种形式？
　　3. 在护理过程中应如何维护病人的尊严和权益？

一、安宁疗护

（一）安宁疗护的概念

　　在欧美、新加坡等地将"hospice care"译为"慈怀疗护""善终服务""安宁疗护"等。2017 年 2 月国家卫生和计划生育委员会颁布《安宁疗护实践指南（试行）》中确定用词"安宁疗护"，同时将临终关怀、舒缓医疗、姑息治疗等统称为安宁疗护。安宁疗护是指为疾病终末期或老年病人在临终前提供身体、心理、精神等方面的照料和人文关怀等服务，控制其痛苦和不适症状，提高生命质量，帮助病人舒适、安详、有尊严地离世。

（二）安宁疗护的发展史

　　1. 古代的安宁疗护　古代的安宁疗护在西方可追溯到中世纪西欧的修道院和济贫院，当时作为照料危重病人及濒死的朝圣者、旅游者的场所，使其得到最后的安宁。在中国可追溯到两千多年前的春秋战国时期祖国医学中的安宁疗护思想。

2. 现代安宁疗护 现代安宁疗护创始于20世纪60年代,创始人是英国的桑德斯博士(D.C.Saunders)。1967年桑德斯博士在英国伦敦创办圣克里斯多弗临终关怀院,被誉为"点燃了世界临终关怀运动的灯塔"。在"圣克里斯多弗临终关怀院"的影响及带领下,临终关怀运动在英国得到迅速的发展,20世纪80年代中期,英国各种类型的安宁疗护服务机构已发展到600多个,其中独立的安宁疗护机构达160余家。此外,美国、日本、阿根廷、法国、巴西、加拿大、德国、挪威等70多个国家和地区相继开展了安宁疗护服务,也先后建起了安宁疗护医院和相关机构。

3. 我国安宁疗护的发展 1988年7月天津医学院(现天津医科大学)在黄天中博士的资助下,成立了中国第一家安宁疗护研究机构。中国安宁疗护从天津医学院安宁疗护研究中心成立开始,该中心的研究主任崔以泰被誉为"中国临终关怀之父"。1988年10月,上海开办了第一所安宁疗护医院——南汇护理院(现为上海浦东新区老年医院)。这些都标志着我国已跻身于世界安宁疗护研究与实践的行列。2006年4月中国第一个关注人的生命晚期生存状态的安宁疗护社会团体——中国生命关怀协会成立,标志着中国安宁疗护事业的发展迈出了历史性的一步。2017年9月发布的《国家卫生计生委办公厅关于开展安宁疗护试点工作的通知》,确定了全国第一批安宁疗护工作试点市(区)在北京海淀区、吉林省长春市、上海市普陀区、河南省南阳市和四川省德阳市启动。目前我国正稳步扩大安宁疗护试点,完善安宁疗护多学科服务模式,提高临终病人生命质量。随着一系列政策的推出和落实,我国的安宁疗护事业正在朝着理论深入化、教育普及化、实施适宜化和管理规范化的方向发展。

(三) 安宁疗护的内容

安宁疗护不仅是一种服务,也是以临终病人为特定对象,研究和探讨临终病人及其家属的需求以及为他们提供全面护理的方法。其主要内容包括:

1. 临终病人及其家属的需求 临终病人的需求包括生理、心理及社会方面的需求;临终病人家属的需求包括对临终病人治疗和护理的要求、心理需求,并为其提供殡丧服务等。

2. 临终病人的全面照护 包括医疗护理、生活护理、心理护理等方面,还应注意控制病人疼痛,并给予其心理照顾。安宁疗护的核心是控制病人疼痛及其他不适症状,如恶心、呕吐、食欲缺乏、便秘、抑郁、惊厥及呼吸困难等,因为这些不适时刻困扰着病人并使其产生焦虑甚至恐惧。

3. 临终病人家属的照护 主要是为其进行心理疏导和提供情感支持。包括尽可能满足家属照顾临终病人的需要,鼓励家属参与病人的日常护理;多与家属沟通,耐心倾听,鼓励家属说出内心的感受;尽可能满足家属自身生理、心理及社会方面的需求。

4. 死亡教育 死亡教育是运用与死亡相关的医学、护理学、心理学及精神、法律、伦理学等知识对人们进行教育,帮助人们树立正确的生死观、生命伦理观、生命价值观,使受教育者能够珍爱生命,减少轻生和不必要的死亡,死亡教育的对象包括临终病人及其家属。

5. 安宁疗护模式 安宁疗护模式是安宁疗护工作对安宁疗护的总体观点、态度及提供照护的标准和形式。安宁疗护模式是在医学模式的基础上形成和发展的。随着世界安宁疗护运动的开展,现代安宁疗护模式逐渐发展为多学科—整体性—姑息照护模式。

6. 其他 包括安宁疗护机构所采用的医疗体系;临终医护人员应遵循的医疗护理原则;安宁疗护机构的管理、实施的研究与实践;安宁疗护工作人员的构成与培训;安宁疗护与其他学科的关系;安宁疗护与社会发展的关系等。

(四) 安宁疗护的组织形式、理念和意义

1. 安宁疗护的组织形式

(1) **独立的安宁疗护医院**:是指不隶属于任何医疗、护理或其他医疗保健服务机构的安宁疗护服务机构。具有医疗、护理设备,一定的娱乐设施,家庭化的危重病室设置,建立适合安宁疗护的

陪护制度,配备一定数量的专业医护人员,为临终病人提供临终服务。

(2)**附设安宁疗护机构**:又称机构内设的安宁疗护项目,属于非独立性的安宁疗护机构,是指在医院、护理院、养老院、社区保健站、长期照护服务中心、家庭卫生保健服务中心等机构内附设的安宁疗护病区、安宁疗护病房、安宁疗护单元(病室或病床)或是附属安宁疗护院等。安宁疗护病房和病区分为综合病种的安宁疗护病房和专为癌症病人设立的安宁疗护病房。

(3)**居家式安宁疗护**:又称居家照护,是安宁疗护服务的基本方式之一。病人住在自己家中,在医护人员指导下,由病人家属提供基本的日常照护,由家庭安宁疗护机构提供其所需的安宁疗护服务,医护人员根据临终病人的病情定期进行访视并提供临终照护。这类机构通常以社区为基础,以家庭为单位开展安宁疗护服务。

(4)**癌症病人俱乐部**:是一个具有安宁疗护性质的群众性自发组织,而不是医疗机构。其宗旨是促进癌症病人相互关怀、相互鼓励、相互帮助,使病人安详、愉悦地度过生命最后阶段。

2. 安宁疗护的理念

(1)**以照料为中心**:安宁疗护是针对各种疾病的晚期,治疗不再生效,生命即将结束的病人进行的照护。对这些病人的治疗不再以治愈疾病为目的,而是通过对其全面的身心照料提供姑息性治疗。主要是通过控制病人症状,减轻痛苦,消除焦虑、恐惧,获得心理、社会上的支持,使其得到最后的安宁。因此,安宁疗护是从以治愈为主的治疗转变为以对症为主的照料。

(2)**提高临终病人的生命质量**:安宁疗护不是以延长病人生存时间为目的,而是以提高其临终阶段生命质量为宗旨。给临终病人提供一个舒适的、有意义的生活,减轻痛苦使其生命品质得到提高,在可控制的病痛中接受关怀,体验人生最后阶段的人间温情。

(3)**维护人的尊严和权利**:临终病人仍有意识、思维、情感,仍有个人的尊严和权利。安宁疗护强调尊重生命的原则,要求医护人员应注意维护临终病人的尊严与权利,在临终护理中允许病人保留原有的生活方式,尽量满足病人的合理要求;尊重病人的知情权利,引导病人面对和接受当前疾病状况;尊重个人的隐私权,让病人参与医护方案的制订等。

(4)**开展死亡教育**:帮助病人获得有关死亡、濒死的相关知识,引导病人正确认识死亡;评估病人对死亡的顾虑和担忧,给予针对性的解答和辅导;引导病人回顾人生,肯定生命的意义;鼓励病人制订现实可及的目标,并协助其完成心愿;允许并鼓励家属陪伴和坦诚沟通,家属适时表达关怀和爱。

(5)**注重对临终病人家属的心理支持**:安宁疗护的效果与家属的积极配合密切相关。对家属提供心理支持,可使其保持正常的心态,对病人在临终阶段的心理和精神方面起到重要的作用。因此,在为临终病人进行全面照料的同时,医护人员也要为临终病人家属提供心理、社会支持,使其坦然地面对亲人的死亡。医护人员既为病人生前提供服务,又为家属提供居丧服务。

3. 安宁疗护的意义

(1)**追求高生命质量的客观要求**:从优化生命质量出发,医护人员满足临终病人的生理需要和心理需求,使临终病人在充满温情的氛围中平静地接受死亡。病人能够安详、安静、无痛苦且有尊严地离开人世,让家属在病人死亡后没有留下任何遗憾和阴影。

(2)**社会文明的标志**:安宁疗护正是为让病人有尊严、舒适地到达人生彼岸而开展的一项社会公共事业,是信仰、价值观、伦理道德、宗教、风俗习惯、社会风气等的集中体现,是人类发展及社会文明的标志。

(3)**体现医护职业道德的崇高**:医护职业道德的核心内容就是尊重病人的尊严和权利,安宁疗护是以医学人道主义为出发点,以提高人的生命质量为宗旨,作为一种新的医疗服务项目,是对现行医疗服务体系的补充。

二、濒死及死亡的定义

1. 濒死的定义 濒死（agony）即临终，指病人已接受治疗性或姑息性的治疗，虽然意识清醒，但病情加速恶化，各种迹象显示生命即将终结，是生命活动的最后阶段。

2. 死亡的定义 死亡（death）是个体生命活动和新陈代谢不可逆的终止。

三、死亡过程的分期

死亡不是生命的骤然结束，而是一个逐渐进展，从量变到质变的过程。一般分为 3 个阶段：濒死期、临床死亡期、生物学死亡期。

（一）濒死期

濒死期（agonal stage）即临近死亡，各种迹象显示病人生命即将终结。此期机体重要器官的功能发生严重紊乱和衰竭，中枢神经系统脑干以上部位的功能处于深度抑制或丧失状态。主要表现为意识模糊或丧失，各种反射减弱或消失，肌张力减退或消失，心跳减弱，血压下降，呼吸微弱，可出现潮式呼吸或间断呼吸、大小便失禁、感觉消失等。

濒死期的持续时间可因病人机体状况及死亡原因不同而异。青壮年、慢性病病人的濒死期一般较老年人、急性病病人的濒死期长。濒死期病人生命仍处于可逆阶段，若得到及时、有效的抢救，生命仍可复苏；反之将进入临床死亡期。但猝死、严重的颅脑损伤等病人可直接进入临床死亡期。

（二）临床死亡期

临床死亡期（clinical death stage）又称躯体死亡期或个体死亡期，此期病人中枢神经系统的抑制过程已由大脑皮质扩散至皮质以下部位，延髓处于极度抑制状态。临床表现为心搏、呼吸完全停止，瞳孔散大，各种反射消失，但各种组织细胞仍有短暂而微弱的代谢活动，持续时间很短，一般为5~6min，病人若得到及时、有效的抢救，生命仍有可能复苏。若超过这个时间，大脑将发生不可逆的变化。但临床大量资料显示，在低温条件下，临床死亡期可延长到1h或更久。

（三）生物学死亡期

生物学死亡期（biological death stage）又称细胞死亡，是指全身器官、组织、细胞生命活动停止，是死亡过程的最后阶段。此期整个中枢神经系统及机体各个器官的新陈代谢相继停止，出现不可逆的变化，整个机体已无任何复苏的可能。随着此期的进展，相继出现尸冷、尸斑、尸僵及尸体腐败等现象。

1. 尸冷 是死亡后最先发生的尸体现象。死亡后因体内产热停止，散热继续，尸体温度逐渐下降，称尸冷。死亡后尸体温度的下降有一定规律，一般情况下死后的 10h 内大约每小时下降 1℃，10h 以后每小时下降 0.5℃，经过 24h 左右，尸温降至与环境温度基本相同。测量尸温常以直肠温度为标准。

2. 尸斑 死亡后由于血液循环停止及地心引力的缘故，血液向身体的最低部位坠积，皮肤呈现暗红色斑块或条纹状，称尸斑。一般尸斑的出现时间是死亡后 2~4h，经过 12~14h 发展至高峰，24~36h 固定并不再转移，一直持续到尸体腐败。尸斑最易出现在尸体最低部位，因此，病人死亡后应采取仰卧位，头部垫一软枕，以防尸斑出现在面部。

3. 尸僵 尸体肌肉僵硬、关节固定称尸僵。其主要形成机制是三磷酸腺苷（ATP）学说，即死后肌肉中 ATP 不断分解而不能再合成，致使肌肉收缩，尸体变硬。尸僵一般在死后 1~3h 开始出现，4~6h 扩展至全身，12~16h 发展至高峰，24h 后尸僵开始减弱，肌肉逐渐变软，称尸僵缓解。尸僵多从小块肌肉开始，表现为先由咬肌、颈肌开始，向下至躯干、上肢和下肢。

4. 尸体腐败 死亡后机体组织蛋白质、脂肪和碳水化合物因腐败细菌的作用而分解的过程称尸体腐败。一般在死亡后 24h 出现，常见的表现有尸臭、尸绿等，先从右下腹出现，逐渐扩展至全腹，最后波及全身。

安宁疗护思想

祖国医学中的安宁疗护思想，更多地表现在医学伦理道德方面的著述中。《周礼·地官·大司徒》载"以保息六养万民，一日慈幼，二日养老……五日宽疾……以本俗六安万民"，最早体现了安宁疗护思想。唐·孙思邈在《备急千金方》载"若有疾厄来求救者，不得问其贵贱贫富、长幼妍媸、怨亲善友、华夷智愚，普同一等，皆如至亲之想"，首先确定了医生对各类病人，包括临终病人的态度是"普同一等，皆如至亲"。清·黄凯钧在《友渔斋医话》载"不乘人重病险疮，指勒厚谢""不轻忽临危病人""不厌恶秽恶病人"，皆是"医家功德"。从事安宁疗护工作的医护人员要懂得继承发扬祖国深厚的文明智慧。

第二节　临终病人及家属的护理

病人，男性，62岁，因食欲缺乏、肝区疼痛、进行性消瘦1个月，在家属陪同下到某医院就诊，经检查确诊为肝癌晚期，建议保守治疗。病人得知自己的病情后极力否认，并要求去其他医院做检查。

请思考：

1. 此时的病人属于哪个心理阶段？
2. 如何护理此心理阶段的病人？
3. 如何帮助病人建立正确的死亡观？

一、临终病人的生理变化和护理

（一）临终病人的生理变化

1. **肌肉张力丧失**　表现为吞咽困难、便秘或大小便失禁，肢体软弱无力，无法维持良好、舒适的功能体位，不能进行自主躯体活动，表现为希氏面容，即面部呈铅灰色、眼眶凹陷、双眼半睁、目光呆滞、下颌下垂、嘴微张。

2. **胃肠功能减退**　表现为胃肠道蠕动逐渐减弱，病人出现恶心、呕吐、食欲缺乏、腹胀、便秘或腹泻、脱水、体重减轻等。

3. **循环功能减退**　表现为皮肤苍白、湿冷，大量出汗，四肢出现斑点、发绀，脉搏快而弱、不规则或测不出，心律不齐，血压逐渐下降或测不出。

4. **呼吸功能减退**　表现为呼吸频率不规则，呼吸深度由深变浅，呼吸由快变慢，出现鼻翼扇动、张口呼吸、潮式呼吸等，最终呼吸停止。由于呼吸道分泌物潴留在支气管内，出现痰鸣音或鼾声呼吸。

5. **感知觉改变**　表现为视力逐渐减退，由视觉模糊发展到只有光感，最后视力消失；眼睑干燥，分泌物增多。听觉常是人体最后消失的感觉。

6. **意识改变**　若病变未侵犯中枢神经系统，病人可保持意识清醒；若病变在脑部，则可出现不同程度的意识障碍，有的病人表现为谵妄或定向力障碍。

7. 疼痛 大部分临终病人主诉全身不适或疼痛,表现为烦躁不安、大声呻吟、血压及心率改变、呼吸增快或减慢、瞳孔散大,呈现疼痛面容,即五官扭曲、眉头紧锁、眼睛睁大或紧闭、双目无神、表情呆滞、牙关紧闭。

(二) 临终病人的身体护理

1. 促进病人舒适

(1) **病室环境适宜**:保持病室安静、空气新鲜,光线、温度、湿度适宜,确保物体表面清洁、地面不湿滑,安全标识醒目。

(2) **加强皮肤护理**:维持病人良好、舒适的体位,更换卧位,定时翻身,以防发生压力性损伤。对大小便失禁者,注意保持会阴、肛周皮肤的清洁、干燥,必要时留置导尿;对大量出汗者,应及时擦洗干净,勤换衣裤。应保持病人床单位干燥、平整、清洁、无碎屑。

(3) **加强口腔护理**:应每天观察病人口腔黏膜,在病人晨起、餐后、睡前协助其漱口,保持其口腔清洁、卫生;对口唇干裂者可涂液状石蜡或护唇膏;对有口腔溃疡或真菌感染者酌情涂药;对口唇干燥者可适量喂水,也可用湿棉签湿润口唇或用湿纱布覆盖口唇。

(4) **减轻病人疼痛**:根据病人的认知能力和疼痛评估的目的,选择合适的疼痛评估工具。评估病人疼痛的部位、性质、程度、发生及持续的时间,疼痛的诱发因素、伴随症状,病人的既往史及心理反应,帮助病人选择减轻疼痛最有效的方法(详见本书第七章第五节)。

2. 改善营养状况

(1) **增进食欲**:依据临终病人的饮食习惯调整饮食,注意食物的色、香、味,少量多餐,以减轻其恶心,增进食欲。并主动向病人和家属解释出现恶心、呕吐的原因,以减少焦虑,取得病人和家属的支持。

(2) **加强营养**:给予病人高蛋白、高能量、易消化的饮食,多食水果、蔬菜。加强监测,观察病人电解质指标及营养状况。对进食困难者给予流质或半流质饮食,便于病人吞咽;必要时鼻饲或采用完全肠外营养,保证病人营养供给。

3. 改善血液循环
密切观察病人的各项生命体征、皮肤色泽和温度等。加强保暖,四肢冰冷时给予热水袋保暖。注意保持病人皮肤清洁、干燥。

4. 改善呼吸功能

(1) 定时通风换气,保持室内空气新鲜,提供安静、舒适、清洁、温/湿度适宜的环境。

(2) 意识清醒者可采用半卧位,以减少回心血量,扩大胸腔容量,改善呼吸困难;对昏迷者采用仰卧位头偏向一侧或侧卧位,防止呼吸道分泌物误入气管引起窒息或坠积性肺炎。翻身、叩背以协助病人排痰,雾化吸入可以稀释痰液;必要时吸痰,以保证病人呼吸道通畅。

(3) 根据病人呼吸困难程度给予吸氧,纠正缺氧状态,改善呼吸功能。

5. 减轻感知觉改变的影响

(1) 提供安静、舒适的环境,空气新鲜,通风良好,有一定的保暖设施和适当的照明设备,以增加病人安全感。

(2) 用清洁的湿毛巾或湿纱布拭去眼部分泌物,如病人眼睑不能闭合,可涂金霉素、红霉素膏或覆盖凡士林纱布以保护角膜,防止因角膜干燥而发生溃疡或结膜炎。

(3) 听觉是最后消失的感觉,因此护士应避免在病人周围窃窃私语,交谈时语调温和、语言清晰,也可采用触摸病人的非语言交流方式,让临终病人感到有人陪伴。

6. 观察病情变化

(1) 密切观察病人的生命体征、意识状态、瞳孔、疼痛等。

(2) 监测病人心、脑、肺、肾、肝等重要脏器的功能。

(3) 观察治疗效果及病人反应。

二、临终病人的心理变化和护理

（一）临终病人的心理变化

临终病人接近死亡时会产生复杂的心理反应和行为表现，但仍具有一定的普遍性。美国心理学家布勒·罗斯博士（Dr. Kubler-Ross）通过观察数百位临终病人，总结出病人从获知病情到临终整个过程，通常经历5个心理阶段，即否认期、愤怒期、协议期、忧郁期、接受期。

1. 否认期（denial）　当病人得知自己即将面临死亡，常常会说："不，一定是搞错了，不可能是我"。病人拒绝接受事实，认为是误诊，常怀着侥幸的心理四处求医以期推翻诊断。这种反应是一种心理防御机制，是为了暂时的逃避，有更多的时间来调整自己面对死亡。此期持续时间因人而异，大部分病人能很快度过，也有些病人持续否认直至死亡。

2. 愤怒期（anger）　当否认无法持续时，病人会产生愤怒、怨恨和嫉妒等心理反应。病人通常会想："为什么是我，这太不公平了"，通常表现为生气、愤怒、怨恨等，而常常将愤怒的情绪向医护人员及家属等接近他的人发泄，或对医院的制度、治疗等方面表示不满，变得不合作或难以接近。

3. 协议期（bargaining）　当病人愤怒的心理消失后，开始接受临终的事实。为了延长生命，有些病人将许愿或做善事作为交换条件；有些病人则对以前做过的错事表示忏悔，常常表示："请让我好起来吧，我一定……"此期病人变得和善，对自己的病情抱有希望，愿意配合治疗。实际上，此期的心理反应是一种延缓死亡的乞求，是人的生命本能和生存欲望的体现。

4. 忧郁期（depression）　随着病情的进一步恶化，病人意识到协商已无法阻止死亡来临，会产生强烈的失落感，"好吧，那就是我吧"。通常表现为情绪低落、郁郁寡欢、悲伤、沉默，甚至有轻生的想法。希望与亲朋好友见面，希望得到家人和朋友的陪伴、照顾。

5. 接受期（acceptance）　是临终的最后阶段。此时病人对死亡已有所准备，变得平静、安详、情感减退，对外界反应冷漠。"好吧，既然是我，那就去面对吧"，开始接受即将面临死亡的事实，病人表情淡漠、喜欢独处，常处于嗜睡状态，平静等待死亡的来临。

上述5个心理反应阶段是因人而异的，有的可以提前，有的可以推后，甚至有的可以重合，各阶段持续时间长短不同，也有的可以始终停留在否认期。总之，临终病人的心理变化十分复杂，护士应根据每个病人的实际情况进行具体分析和处理。

（二）临终病人的心理护理

1. 否认期

（1）护士应具有忠实、真诚的态度，既不要轻易揭露病人的防卫机制，也不要欺骗病人。应给予病人关心和支持，维持其适当的希望，耐心倾听病人的诉说，坦诚地回答病人的询问，并注意与其他医护人员及家属的言语保持一致性。

（2）经常陪伴在病人身旁，注意运用非语言交流，利用倾听技巧，尽量满足病人的心理需求，能够让病人时刻感受到医务人员及家属的关怀，感觉他并没有被抛弃。

（3）护士要注意运用语言沟通技巧，在与病人沟通时，耐心倾听病人的诉说。适当保持病人的希望，在交谈的过程中注意因势利导、循循善诱，正确实施死亡教育，使其逐步面对现实。

2. 愤怒期

（1）护士应认识到病人发怒是发自内心的恐惧与绝望，不应该回避。要尽量为病人提供发泄内心情感的环境，便于其表达愤怒，以宣泄内心的不快，护士应充分理解病人的痛苦，加以心理疏导和安慰。

（2）密切观察病人的情绪，认真倾听病人的内心感受，允许病人发怒、抱怨，同时注意预防意外事件的发生。

（3）做好病人家属的思想工作，给予病人同情、理解、宽容和关爱。

3. 协议期

（1）护士应当主动给予病人适当的指导和关心，加强护理，尽可能满足病人的需求，使其更好地配合治疗，以控制症状，减轻痛苦，并加强安全防护。

（2）护士不一定能观察到病人的协议行为，但在交谈中，应鼓励病人说出内心的感受。对病人提出的合理要求，应尽量满足。尊重病人的信仰，积极引导和教育病人，减轻病人的压力。

4. 忧郁期

（1）护士应多给予病人同情和照顾、鼓励和支持，使病人增强自信心。多陪伴病人，允许病人以不同的方式宣泄情感，如忧伤、哭泣等。

（2）取得社会方面的支持，安排亲朋好友见面、探望，并尽量让家属多陪伴在其身旁。密切观察病人，注意安全，预防病人的自杀倾向。

（3）创造舒适的环境，协助和鼓励病人保持自我形象与尊严。

5. 接受期

（1）加强生活护理，提高病人临终前的生活质量。

（2）尊重病人，不要过多地打扰病人，尊重其选择，但要保持适度的陪伴和支持。尊重临终病人的信仰，帮助病人实现未完成的愿望。

（3）给予安静、舒适的环境，减少外界干扰，使病人平静、安详、有尊严地离开人间。

三、临终病人家属的护理

（一）临终病人家属的反应

1. 忧伤、悲痛　当病人家属得知亲人的病情已经治疗无望的时候，其心情会极度悲伤。有些家属能将悲痛克制于心中，并不表露出来；也有少数家属无法克制自己的感情，常常在病人面前痛哭流涕，影响病人的情绪，加重病人病情。

2. 委屈　当病人得知自己的病情并将面临死亡时，其家属则成为他们发泄情绪的主要对象。如果家属表现出任何对抗情绪，都会导致病人情绪改变，甚至加速病情恶化，因此家属只能忍气吞声、委曲求全，长期处于委屈、痛苦之中。

3. 忧虑与烦恼　由于亲属患病，正常的生活秩序和工作秩序被打乱，出现诸多问题，因此家属感到难以应对，出现忧虑与烦恼情绪。

4. 悲观、失望　在照料临终病人的过程中，家属由于长期的陪伴和照顾，其精神、体力及经济均出现耗费，对病人的治疗产生失望、悲观的心理，在照顾病人时会流露出嫌弃、不耐心的情绪。

（二）临终病人家属的护理

1. 满足家属照顾病人的需要　对家属多关心、多理解，尽量满足其对临终病人的陪伴与照顾的需求。适当为家属提供与病人单独相处的环境与时间。安排家属同主治医生交谈，使他们正确了解病人病情的进展及预后。与家属共同讨论病人的身心状况，并制订相应的护理计划。

2. 鼓励家属表达感情　要积极、主动与家属沟通，建立良好关系，取得家属信任。会谈时为家属提供安静、隐私的环境，家属表达自己的情感时要认真倾听，鼓励家属说出其内心的真实感受、遇到的困难，并积极解释临终病人出现生理、心理变化的原因，以减少家属的疑虑。

3. 指导家属对病人的生活照料　鼓励家属参与病人的照护过程，应耐心指导、解释、示范有关的护理技术，向家属讲解治疗方案及护理措施，取得家属的配合，使其在照料亲人的过程中获得心理慰藉。

4. 协助维持家庭的完整性　劝说家属在病人面前尽量控制悲伤的情绪。在医院环境中，协助家属安排日常的家庭活动，如共进晚餐、看电视、下棋等，以增进病人对家庭的认知和感受，保持家庭完整性。

5. 提供对家属的生活关怀　应多关心、体贴病人家属，帮助其安排陪伴期间的生活，充分调动病人的社会关系，如亲朋好友、同事、单位领导等关心家属，为家属分忧。尽量帮助其解决实际困难，做好后事的物质准备及心理准备。

第三节　死亡后护理

案例导入

　　病人，女性，72 岁，诊断为肝癌晚期，建议保守治疗，收入某三甲医院的宁养病房。近日病情每况愈下，于今日 12：10 去世。

请思考：

1. 接到医生开具的死亡诊断书后，如何做好病人的尸体护理？
2. 接到医生开具的死亡诊断书后，如何做好病人丧亲者的护理？
3. 实施尸体护理过程中应如何维护病人的尊严和权益？

一、尸体护理

　　尸体护理（postmortem care）是对临终病人实施整体护理的延续，也是安宁疗护的重要内容之一。尸体护理应在确认病人已经死亡，医生开具死亡诊断书后尽快进行，避免造成对其他病人的不良影响。

【目的】

1. 使尸体清洁，维持良好的外观，易于辨认。
2. 使逝者家属得到心灵上的安慰，减轻悲痛。
3. 尊重逝者。

【操作程序】

1. 评估

（1）病人的诊断、治疗、抢救过程，死亡原因及时间。

（2）尸体的清洁程度，有无伤口、引流管等。

（3）病人的遗愿、民族及宗教信仰。

（4）逝者家属对死亡的态度及合作程度。

2. 计划

（1）**护士准备**：着装整洁，修剪指甲，洗手，戴口罩、手套。

（2）用物准备

1）治疗车上层：止血钳、绷带、不脱脂棉花、剪刀、梳子、松节油、衣裤、尸单（或尸袋）、尸体识别卡 3 张（表 15-1）等；擦洗用物，快速手消毒液；对有伤口者须备换药敷料、胶布；必要时备隔离衣和手套等。

表 15-1　尸体识别卡

姓名_____	住院号_____	年龄_____	性别_____
病室_____	床号_____	籍贯_____	诊断_____
住址_____			
死亡时间_____年____月____日____时____分			
			护士签名_____
			医院_____

2）治疗车下层：医用垃圾桶、生活垃圾桶。

（3）环境准备：环境安静、肃穆，安排单独房间或用床旁围帘、屏风遮挡。

3. 实施　见表 15-2。

ER 15-3

尸体护理

表 15-2　尸体护理

操作流程	操作步骤	要点说明
1. 备齐用物	填写尸体识别卡，携用物至逝者床旁，用屏风或围帘遮挡逝者	• 物品要齐全，注意维护逝者隐私，减少对其他病人的影响
2. 劝慰家属	劝慰家属暂时离开病室或共同进行尸体护理	• 耐心劝慰病人家属，减轻病人家属由于丧失亲人带来的悲痛
3. 撤去治疗	撤去一切治疗用物，去除尸体身上的各种导管（如输液管、氧气管、导尿管、气管切开套管或插管等），移除呼吸机、除颤器等抢救仪器	• 便于尸体护理，防止受压、皮肤破损
4. 安置体位	将床放平，使尸体仰卧，头下置一枕头，双臂放于身体两侧，用大单遮盖尸体	• 防止面部因瘀血而变色，保护逝者隐私
5. 整理遗容	洗脸，如有义齿者代为装上，协助闭合口、眼。若眼睑无法闭合，可用毛巾湿敷或在上睑下垫少许棉花使其下垂闭合；若口不能紧闭，可轻揉下颌或用四头带固定	• 装上义齿可避免脸型改变，使脸部稍显丰满 • 口、眼闭合以维持尸体外观，符合习俗
6. 填塞孔道	用止血钳将棉花塞于口、鼻、耳、肛门、阴道等孔道	• 防止体液外溢，棉花勿外露 • 如为传染病病人，应用浸有消毒液的棉花填塞孔道
7. 清洁尸体	脱去衣裤，依次擦洗上肢、胸、腹、背及下肢，更衣、梳发。用松节油或乙醇擦净胶布痕迹	• 保持身体清洁，无渗液，维持良好的尸体外观 • 对有伤口者更换敷料 • 有引流管应拔出后缝合创口或用蝶形胶布封闭，再用纱布盖上包扎好
8. 包裹尸体	（1）穿上衣裤，将第一张尸体识别卡系在尸体右手腕部 （2）将尸单斜放于平车上，移动尸体于平车尸单上；用尸单包裹尸体，在其颈部、腰部、踝部用绷带固定，将第二张尸体识别卡系在尸体腰部的尸单上	• 便于尸体的运送与识别 • 也可将尸体放入尸袋内，并将拉链拉好 • 包裹顺序：先头部、脚部，然后左右两侧 • 用经消毒液浸泡的尸单包裹传染病尸体，并做传染病标识

操作流程	操作步骤	要点说明
9. 运送尸体	盖上大单,将尸体送往太平间,置于停尸屉内,将第三张尸体识别卡系于停尸屉外面	• 便于尸体认领
10. 处理文件	洗手,整理病历,填写死亡通知单	• 体温单上记录死亡时间,注销各种执行单
11. 移交遗物	清理病人遗物并交给家属	• 若家属不在,应由两人清点,将物品列出清单交护士长保管
12. 整理用物	清洁、消毒逝者用过的一切物品,处理病人床单位	• 非传染病病人按一般出院病人处理,传染病病人按传染病病人终末消毒处理

4. 评价

(1) 包裹后的尸体清洁,外观良好,便于辨认。

(2) 护士操作正确、规范,3张尸体识别卡放置位置正确。

(3) 护士态度严肃、认真,家属表示满意。

【注意事项】

1. 必须由医生开具死亡诊断书,并征得家属同意后,护士方能进行尸体护理。

2. 向逝者家属解释时,应具有同情心和爱心,语言、动作要体现对逝者、逝者家属的关心和体贴。

3. 病人死亡后应及时进行尸体护理,以防僵硬。用屏风遮挡尸体,以保护逝者的隐私及避免影响其他病人的情绪。

4. 尸体护理时,护士态度应严肃、认真,尊重逝者,满足家属合理要求。

5. 对传染病病人的尸体,应按隔离原则使用消毒剂擦洗,并采用经消毒剂浸泡的棉球填塞各孔道;用经消毒剂浸泡的尸单包裹后,装入不透水的袋中,并做出传染标识。

二、逝者家属的哀伤辅导

(一)逝者家属的心理反应

1964 年安格乐(Engel)提出了悲伤过程的 6 个阶段。

1. 冲击与怀疑期 本阶段的特点是拒绝接受丧失,感觉麻木、否认,暂时拒绝接受死亡事件,让自己有充分的时间加以调整,此期在意外死亡事件中表现得最为明显。

2. 逐渐承认期 意识到亲人确已死亡,于是出现空虚、发怒、自责和哭泣等痛苦表现,此期典型特征是哭泣。

3. 恢复常态期 家属带着悲痛的心情着手处理逝者的后事,准备丧礼。

4. 克服失落感期 此期是设法克服痛苦的空虚感,但仍不能以新人代替逝去的、可依赖的人,常常回忆过去的事情。

5. 理想化期 此期逝者家属产生想象,认为逝去的人是完美的,为过去对已故者不好的行为感到自责。

6. 恢复期 此阶段机体的大部分功能恢复,但哀伤的感觉不能简单消失,常忆起逝者。恢复的速度受所逝去人的重要性、对自己的支持程度、原有的悲哀体验等因素的影响。

据观察,丧亲者经历上述 6 个阶段需要 1 年左右的时间,但丧偶者可能要经历两年或更久的时间。

(二)逝者家属的哀伤辅导

1. 做好尸体护理 操作过程中尊重逝者和家属的习俗,允许家属参与,满足家属的需求。

2. 心理疏导 护士应理解和同情逝者家属,尽量给予他们陪伴、聆听、抚慰。哭泣是逝者家属最常见的情感表达方式，是一种很好的疏解内心悲伤情绪的途径，护士对家属的大声哭喊不要训斥，应提供安静、隐私的环境，认真倾听其诉说，鼓励家属宣泄悲伤情绪。

3. 尽量满足逝者家属的需要　丧失亲人是人生中最痛苦的经历，护理人员应尽量满足逝者家属的需求。对无法做到的要善言相劝、耐心解释，以取得其谅解与合作。安慰家属面对现实，鼓励家属参与社会活动，顺利度过悲伤期，开始新的生活。

4. 对逝者家属随访　对逝者家属要进行追踪式服务和照护，一般安宁疗护机构可以通过信件、电话、访视等方式对逝者家属进行追踪随访，同时充分发挥志愿者或社会支持系统在居丧期随访和支持中的作用，以保证逝者家属能够获得来自医务人员及社会各界的持续性关爱和支持。

（梁芳恋）

思考题

1. 病人，男性，45 岁。食欲缺乏、乏力、面色发黄 2 周来院就诊。肝硬化病史 10 年，既往嗜烟、酒 20 年。诊断为肝癌晚期。主诉近 1 个月因其父亲生病住院，工作、家庭两头忙，病人时常抱怨不公，因自己在事业的上升期，但父亲年迈，需要他多尽孝道照顾，生了病不知如何处理。请问：

（1）请根据病人的情况，分析该病人出现了哪一期临终病人的心理反应？

（2）如何为此期病人提供心理护理？

（3）病人家属会有什么心理反应？护士该如何为他们提供帮助？

2. 病人，女性，65 岁，5 年前确诊为乳腺癌，随后进行了手术、放疗及化疗。近日复查时发现癌症复发，并出现多脏器转移。家属希望病人在临终阶段能得到较好的照顾，减轻病人的痛苦，遂将病人送至某三甲医院的宁养病房。请问：

（1）什么是安宁疗护？安宁疗护的理念是什么？

（2）如何为该病人安排安宁疗护？

（3）安宁疗护的组织形式有哪些？

3. 病人，男性，29 岁。不明原因突然昏迷，送急诊入院。护理查体：T 37℃、P 90 次/min、R 14 次/min、BP 80/50mmHg，瞳孔散大，瞳孔对光反射消失，眼睑不能闭合，喉部有痰鸣音，大小便失禁。入院第 2 天，呼吸停止，各种反射消失，脑电波消失，仅有微弱的心跳，当即进行人工呼吸等抢救，但仍未恢复自主呼吸，后改用呼吸机维持呼吸。入院第 10 天呼吸、心跳停止。请问：

ER 15-4

练习题

（1）入院当天，该病人属于死亡过程的哪个阶段？

（2）如何护理该阶段的病人？

（3）为该病人进行尸体护理的依据是什么？

第十六章 | 医疗与护理文件记录

教学课件　　　　思维导图

学习目标

1. **掌握**　住院病历、出院病历的正确排序；不同种类医嘱的概念；各类医嘱的处理方法及注意事项；出入液量记录内容；特别护理记录单的记录要求；病区交班报告书写顺序。
2. **熟悉**　医疗与护理文件书写的原则及管理要求；病区交班报告书写要求。
3. **了解**　医疗与护理文件记录的意义。
4. 能熟练绘制体温单；正确处理医嘱。
5. 具有严谨、慎独的工作态度。

医疗与护理文件是医院和病人重要的档案资料，包括医疗文件和护理文件，是现代医学的法定文件，记录了病人疾病发生、诊断、治疗、发展及转归的全过程，由医生和护士共同完成。

第一节　医疗和护理文件概述

案例导入

病人，男性，50 岁，阑尾切除术后 3d。医嘱：今日出院，护士小张执行医嘱，对病人进行出院指导，帮助其办理相应出院手续。病人出院后小张着手打印、整理病历。

请思考：

1. 如何处理病人出院所需的相关病历文件？
2. 如何规范整理病人出院的病历资料？
3. 护理出院病人时，哪些护理措施体现对病人的关爱？

一、记录的意义

1. **提供病人的信息资料**　医疗与护理文件客观、全面、及时、动态、系统地反映了病人患病的全过程，是医护人员进行正确诊疗、护理的依据，同时也是各级医护人员之间交流和合作的纽带。护理记录包含对病人体温、脉搏、呼吸、血压、出入量及危重病人病情观察的记录等，是医生了解病人病情进展、明确诊断、制订和调整治疗方案的重要参考依据。医疗与护理文件提供的病人信息资料具有很紧密的时间联系性，对每个病人在住院治疗过程中的病情变化都需要持续性记载。

2. **提供教学与科研资料**　医疗与护理文件记录是医疗和护理实践的原始记录，是医护人员对病人疾病进行正确诊断、治疗、护理的总结，是医学教学的素材。同时医疗与护理文件记录也是开展科研工作的重要资料，尤其是在流行病学研究、回顾性研究、传染病管理、防病调查等方面具有重要的参考价值。

3. 提供法律依据 医疗与护理文件记录是法律认可的证据性文件,在法庭上可作为医疗纠纷、人身伤害、保险索赔、刑事犯罪案件及遗嘱查验的证明。凡是涉及以上诉讼案件,调查处理时都可将医疗与护理文件作为依据加以判断,以明确医院及医护人员是否有法律责任。因此,只有认真、规范、及时、完整地记录病人的病情、治疗及护理全过程,才能有效维护医护人员的合法权益,为法律提供有效的依据。

4. 提供评价依据 医疗与护理文件记录在一定程度上反映了医院的医疗护理质量、学术及技术水平,是衡量医院医疗护理管理水平的重要标志之一,也是作为医院等级评定、医护人员考核评定的参考资料。

二、记录的原则

1. 及时 医疗、护理记录必须及时,不得拖延或提早,更不能漏记、错记,以保证记录的时效性,维持最新资料。如因抢救急危重症病人未能及时记录的,有关医护人员应在抢救结束后 6h 内据实补齐,并注明抢救时间和补记时间。

2. 准确 记录的内容必须在时间、内容及可靠程度上真实、准确无误,尤其是对病人的主诉和行为应详细、真实、客观地描述。临床病人病情进展的科学记录必要时可成为重要的法律依据,所以记录的内容不应是护理人员的主观臆断和有偏见的资料。记录者必须是执行者;记录的时间应为实际给药、治疗、护理的时间,而不是事先安排的时间;书写错误时应在错误处用所书写的钢笔在错误字词上划线删除或修改,并在上面签全名;如为电子记录,则按统一要求打印后由相关医务人员手写签名。

3. 完整 医疗与护理文件的眉栏、页码填写要完整,各项记录按要求逐项填写,避免遗漏。记录应连续,不留空白,记录者需要签全名。如果病人出现病情变化、拒绝治疗/护理、发生意外、有自杀倾向、请假外出、并发症先兆等特殊情况,应及时汇报,详细记录事件,做好交接班。

4. 简要 记录内容应尽量简洁、流畅、重点突出。使用医学术语、公认的中文和外文缩写、符号及计量单位,避免笼统、含糊不清或过多修辞,以方便医护人员快速获取所需信息。应用表格式的护理文件可以节约书写时间,还能使护理人员有更多时间和精力为病人提供护理服务。

5. 规范 按要求分别使用红、蓝钢笔书写;一般白班用蓝黑笔,夜班用红笔记录。要求字体端正、字迹清晰、语句通顺、表述准确、标点正确,不得滥用简化字或自造字,不得涂改、刮擦、剪贴或使用修正液。

三、医疗与护理文件的管理

(一) 管理要求

1. 医疗与护理文件按规定放置,记录或使用后须放回原处。

2. 须保持医疗与护理文件的清洁、整齐、完整,防止污染、破损、拆散和丢失。

3. 病人及其家属不得随意翻阅医疗与护理文件,不得擅自将医疗与护理文件带出病区;因医疗活动需要复印或复制医疗与护理文件带离病区的,应当由病区专人负责携带与保管。

4. 医疗与护理文件应妥善保存。各种医疗与护理文件保存期限如下:

(1) 体温单、医嘱单、特别护理记录单作为病历的一部分,病人出院后送病案室长期保存。

(2) 门诊、急诊病历的保存期从病人最后一次就诊之日起不少于 15 年。

(3) 病区交班报告本由病区保存 1 年,以备需要时查阅。

5. 病人本人或其代理人、保险机构等有权复印或复制病人的门/急诊病历、住院病历以及国家卫生行政部门规定的其他病历资料。

6. 因教学、科研需要查阅医疗与护理文件的,须经医疗机构相关部门同意,阅后立即归还,不得泄露病人的隐私。

7. 发生医疗事故纠纷时，应于医患双方同时在场的情况下封存或启封病程记录、各种检查报告单、医嘱单等，封存的病历资料可以是复印件，由医疗机构负责医疗质量监控的部门或者专/兼职人员保管。

（二）病历排列顺序

1. 住院期间病历排列顺序

（1）体温单（按时间先后倒排）。

（2）医嘱单（包含长期医嘱单和临时医嘱单，各按时间先后倒排）。

（3）入院记录。

（4）病史及体格检查。

（5）病程记录（病情记录、手术记录、分娩记录等）。

（6）会诊记录。

（7）各种检验和检查报告单。

（8）护理记录单。

（9）长期医嘱执行单。

（10）住院病历首页。

（11）门诊和/或急诊病历。

2. 出院（转院、死亡）后病历排列顺序

（1）住院病历首页。

（2）出院或死亡记录。

（3）入院记录。

（4）病史及体格检查。

（5）病程记录。

（6）各种检验和检查报告单。

（7）护理记录单。

（8）医嘱单（包含长期医嘱单和临时医嘱单，各按时间先后顺排）。

（9）长期医嘱执行单。

（10）体温单（按时间先后顺排）。

出院后门诊病历一般由病人自行保管。

第二节　医疗护理文件书写

案例导入

病人，女性，30岁，于20××年×月×日上午9时入院至呼吸内科，步行入院，住院号×××××××。诊断：社区获得性肺炎。查体：T 39℃，P 100次/min，R 28次/min，BP 120/80mmHg，身高168cm，体重75kg，给予病人物理降温，半小时后复测体温，T 38.4℃；遵医嘱进行青霉素皮试，结果为阴性。

请思考：

1. 如何将该病人体温测量的相关信息填写在体温单上？

2. 如何书写该病人入院相关护理病历和交班报告？

3. 护理发热病人时，从哪些方面对病人进行关怀？

医疗和护理文件书写包括处理医嘱、绘制体温单、记录出入液量记录单和特别护理记录单、书写病区交班报告等,这些文件的记录形式包括手工记录和电子记录两种方法。

一、体温单

体温单(temperature chart)主要用于记录病人的生命体征及其他情况,如病人入院、手术、分娩、转科、出院、死亡等时间,体温、脉搏、呼吸、血压、体重、排便次数、出入液量等,住院期间体温单排列在住院病历的首页,以便医务人员查阅(表16-1)。

(一)眉栏

1.眉头部分 用蓝黑笔填写病人姓名、性别、年龄、科别、病室、床号、入院日期、住院病历号等项目,数字均使用阿拉伯数字表述。

2.“日期”栏 用蓝黑笔填写。每页体温单的第1天应填写年、月、日,其余6d只填写日,若在6d中遇到跨年或跨月,则应填写年、月、日或月、日。

3.“住院日数”栏 用蓝黑笔填写。从病人入院当天开始填写,连续写至出院日。用阿拉伯数字“1、2、3……”表示。

4.“手术/分娩后日数”栏 用红笔填写。以手术/分娩次日为第1天,用阿拉伯数字“1、2、3……”连续写至14d为止。若在14d内行第二次手术,则将第一次手术日数作为分母,第二次手术日数作为分子填写,依次填写至第二次手术后14d为止。

(二)体温单40~42℃横线之间

用红笔填写。在体温单40~42℃横线之间相应时间栏内,纵向填写入院、转入、手术、分娩、出院、死亡等项目,除手术不写具体时间外,其余均按24h制书写并精确到分钟。手术不写具体手术名称和具体手术时间,转科病人转入时间由转入科室填写。

(三)体温、脉搏曲线的绘制和呼吸的记录

1.体温曲线的绘制

(1)**体温符号**:绘制于体温单35~42℃之间,每小格为0.2℃,口温以蓝点“●”、腋温以蓝叉“×”、肛温以蓝圈“○”表示,相邻两次体温标记用蓝线相连。

(2)病人体温低于35℃时,为体温不升,应在35℃线以下相应时间纵格内用红笔写“不升”,不再与相邻体温标记相连。

(3)行药物降温或物理降温30min后须重新测量病人体温,测得体温以红圈“○”表示,划在物理降温前温度的同一纵格内,并用红虚线与降温前的体温相连,下次测得体温仍用蓝线与降温前的体温相连。

(4)当此次体温与上次体温差异较大,或者与病情不符时,须重新测量,确认无误后在体温符号上用蓝黑笔写一小写英文字母“v”(verified),代表已经重测“核实”。

(5)若病人拒测、外出进行诊疗或请假等未能测量体温时,在体温单40~42℃之间用红笔在相应时间纵格内填写“拒测”“外出”“请假”等,前后两次体温断开不相连。

(6)对须密切观察体温的病人,如医嘱为“每1h测体温1次”,体温单上规定时间的体温须描记在体温单上,其余时间点测得的体温记录在护理记录单上。

2.脉率/心率曲线的绘制

(1)脉率以红点“●”、心率以红圈“○”表示,相邻脉率/心率用红线相连。每小格为4次/min,将测量的脉率或心率用红笔绘制于体温单相应时间栏内,相邻的脉率或心率以红线相连。

(2)脉搏与体温重叠时,先绘制体温符号,再用红圈画于其外表示脉搏;如系肛温,则先以蓝圈表示体温,其内以红点表示脉搏。

表 16-1　体温单

姓名　××　性别　男　年龄　45岁　科别　普外科　床号　××　入院日期 20××/××/××　住院病历号　×××××

日　期	20××/××/××	11	12	13	14	15	16
住院日数	1	2	3	4	5	6	7
手术后日数			1	2	3	4	5
时间	2 6 10 14 18 22	2 6 10 14 18 22	2 6 10 14 18 22	2 6 10 14 18 22	2 6 10 14 18 22	2 6 10 14 18 22	2 6 10 14 18 22

脉搏/(次·min⁻¹)　体温℃

入院——九时四十分　手术

呼吸/(次·min⁻¹)	18 20 18	20 24 18 22 24	22 24 20 26 22 24	22 20 18 18 18 18	18 20 20 18	18 18 16 20	18 20 16 18
血压/mmHg	130/80	135/85	130/75	125/75	140/90	130/85	125/80
入量/ml	2 000	1 900	2 200	2 600	2 200	2 200	2 000
出量/ml	1 800	1 700	1 500	1 800	1 700	1 900	1 800
大便/(次·d⁻¹)	1	0	0	1	0	1	1
体重/kg	68	卧床					
身高/cm	175						

（3）脉搏短绌的绘制：相邻脉率或心率用红线相连，在脉率和心率纵向时间栏内两曲线之间用红笔画直线。

3. 疼痛曲线的绘制

（1）**疼痛符号**：以红"▲"表示，相邻两次疼痛用红线相连。

（2）住院期间，根据病人疼痛程度、对疼痛的反应、所接受的镇痛方式及病情，确定疼痛评估频次，进行评估并绘制于体温单上。

4. 呼吸的记录

（1）将实际测量的呼吸次数，以阿拉伯数字表示，免写计量单位，用红笔填写在相应的呼吸栏内，相邻的两次呼吸记录上下错开，每页首记呼吸从上开始写。

（2）使用呼吸机病人的呼吸以"®"表示，在体温单相应时间内顶格用蓝笔画®。

（四）底栏填写

底栏的内容包括血压、入量、尿量、排便次数、体重、身高、过敏药物及其他等须观察和记录的内容，用蓝黑笔填写，数据以阿拉伯数字记录，不写计量单位。

1. 血压

（1）**记录频次**：新入院病人应记录血压，住院期间根据病人病情及医嘱测量并记录。1d 内连续测量血压时，则上午血压写在前半格内，下午血压写在后半格内；术前血压写在前面，术后血压写在后面；如每日测量次数大于2次，应记录在护理记录单上；如为下肢血压应当标注。

（2）记录方式为收缩压/舒张压。

（3）以毫米汞柱（mmHg）为单位。

2. 入量
以毫升（ml）为单位。将病人前一日24h的总入量记录在相应日期栏内，每天记录1次。也有的体温单中将出入量合并在一栏内记录，则将前一日24h的入量为分母、出量为分子，记录在相应日期栏内。

3. 尿量
以毫升（ml）为单位。记录病人前一日24h的尿液总量，每天记录1次。导尿以"C"表示（例："1 800/C"表示导尿病人排尿1 800ml）；尿失禁以"※"表示。

4. 排便
记录病人前一日的排便次数，每24h记录1次。未排便以"0"表示；大便失禁以"※"表示；人工肛门以"☆"表示；灌肠以"E"表示，灌肠后排便次数以 E 作为分母、排便次数作为分子表示，例如"$\frac{1}{E}$"表示灌肠后排便1次，"$1\frac{2}{E}$"表示自行排便1次，灌肠后又排便2次，"$\frac{4}{2E}$"表示灌肠2次后排便4次。

5. 体重
以千克（kg）为单位。新病人入院时应测量体重并记录在相应时间栏内，住院期间根据病人病情及医嘱测量并记录。对病情危重或卧床不能测量者，可不测量，在体重栏内注明"卧床"。

6. 身高
以厘米（cm）为单位。一般新入院病人当日应测量身高并记录。

7. 其他
作为机动栏，根据病情需要填写，如特殊用药、腹围、药物过敏试验、记录管路情况等。使用医院信息系统（hospital information system，HIS）的医院，可在系统中建立可供选择项，在相应空格栏中予以体现。

ER 16-3
电子体温单的绘制

8. 页码
按页数用蓝黑笔连续填写。

随着现代科学技术的飞速发展，医院信息化的普及，部分医院开始使用电子体温单。护士可在临床信息系统（clinical information system，CIS）中新建体温单。电子体温单具有版面清晰、完整、美观，绘制规范等的优点，只要键入的信息准确无误，系统会自动生成准确的绘图结果，而且具有预警系统；避免了手绘体温单出现的绘图不准、字迹不清、涂改、错填、漏填、信息不符、续页的时间序号错误等问题。医生和护士可以分别从 CIS 系统中查阅病人体温单，也可以根据需要打印体温单。电子体温单的符号标志同手工绘制法。

二、医嘱单

医嘱是医生根据病人病情需要，为达到诊断、治疗的目的而拟定的书面嘱咐，由医护人员共同执行。目前，医嘱有纸质医嘱和电子医嘱两种方式，纸质医嘱写在医嘱单上，电子医嘱则直接输入电子病历系统。

（一）医嘱的内容

医嘱的内容包括日期、时间、床号、姓名、护理常规、护理级别、饮食、体位、药物（注明剂量、用法、时间等）、各种检查及治疗、术前准备和医生、护士签名。

（二）医嘱的种类

1. 长期医嘱 指从医生开出医嘱起，至医生注明停止时间，有效时间在 24h 以上的医嘱。如一级护理，低盐、低脂饮食，维生素 C 0.2g p.o. q.d. 等。

2. 临时医嘱 有效时间在 24h 以内，应在短时间内执行，有的需要立即执行（st.），如阿托品 0.5mg i.h st.；有的须在限定时间内执行，如会诊、手术、X 线检查及一些特殊检查等。另外，出院、转科、死亡等也列入临时医嘱的范畴。

3. 备用医嘱 根据病人病情需要分为长期备用医嘱和临时备用医嘱两种。

（1）**长期备用医嘱**（p.r.n.）：医生开出医嘱的有效时间在 24h 以上，必要时用，两次执行之间有间隔时间，医生注明停止时间后失效，如哌替啶 50mg i.m. q.6h. p.r.n.。

（2）**临时备用医嘱**（s.o.s.）：医生开出的医嘱仅在 12h 内有效，需要时使用，只执行 1 次，过期未执行则失效。如：地西泮 5mg p.o. s.o.s.。

（三）医嘱的处理原则

1. 先急后缓 处理多项医嘱时，应首先判断需执行医嘱的轻重缓急，合理、及时地安排执行顺序。

2. 先临时后长期 先执行临时医嘱，再执行长期医嘱；临时须立即执行的医嘱，应尽快安排执行。

（四）医嘱的处理方法

1. 纸质医嘱的处理

（1）**长期医嘱的处理**：医生开写在长期医嘱单上，注明日期和时间，并签全名。护士将长期医嘱分别转抄至各种执行单上（如服药单、注射单、治疗单、输液单、饮食单等），转抄护士在执行栏内注明时间并签全名。

（2）**临时医嘱的处理**：医生开写在临时医嘱单上，注明日期和时间，并签全名。有限定执行时间的临时医嘱，护士应及时转录到临时治疗本或交班记录本上，护士执行后须写上执行时间并签全名；需要立即执行的医嘱，护士须立即执行，并注明执行时间，签上全名。

（3）**备用医嘱的处理**：①长期备用医嘱的处理，医生开写在长期医嘱单上，注明执行时间并签全名。每当必要时执行后，在临时医嘱记录单上记录执行时间并签全名，供下一班参考。②临时备用医嘱的处理，医生开写在临时医嘱单上，12h 内有效。可暂不处理，待病人需要时执行。执行后按临时医嘱处理，过时未执行的，护士应用红色钢笔在该项医嘱栏内写"未用"两字，并签全名。

（4）**停止医嘱**：医生在长期医嘱单上相应医嘱后写上停止日期、时间，并签全名。护士在相应的执行单上注销有关项目，然后在医嘱单该项医嘱的停止日期栏内注明停止日期与时间，并签全名。

（5）**重整医嘱**：凡长期医嘱单超过 3 页，或医嘱调整项目较多时应重整医嘱。重整医嘱时，由医生在原医嘱最后一行下面画一红横线，在红线下正中用蓝黑笔写"重整医嘱"，红线上下均不得有空行。再将红线以上有效的长期医嘱按原日期、时间顺序抄于红线下。抄录完毕需要两人核对无误，并填写重整者姓名。

当病人手术、分娩或转科后，也须重整医嘱，即在原医嘱最后一行下面画一红横线，在红线下正中用蓝黑笔写上"术后医嘱""分娩医嘱"或"转入医嘱"，然后再由医生开写新医嘱，红线以上医嘱自行停止。

医生重整医嘱后，由当班护士核对无误后在整理之后的有效医嘱执行者栏内签上全名。

（6）**出院、转院医嘱**：医生在临时医嘱单上开具出院或转院医嘱，护士按照停止医嘱方法处理相应执行单，通知膳食科停止供膳。

2. CIS 医嘱的处理　目前很多医院开始使用 CIS 对病人的诊疗和护理信息进行管理。医生登录医生工作站，将医嘱按照长期医嘱、临时医嘱、辅助检查、化验等分类录入系统，由护士登录护士工作站系统处理医嘱。主要包括如下方面：

（1）**审核医嘱**：重点审核医嘱录入的规范性、正确性，包括医嘱内容及分类。医嘱审核无误确认，方可进入执行医嘱环节。

（2）**执行医嘱**：护士登录 CIS 中医嘱处理系统，浏览审核确认后的医嘱，点击"医嘱执行"按钮，完成医嘱的生成执行，并向各相应科室发送有关请求。医嘱执行后可以生成各种相关的汇总表单和执行表单。常用的表单包括服药单、输液单、输血单、治疗单等。

（3）**打印表单和医嘱单**：护士打印各种执行表单，护士执行后在相应的表单上签上名字和时间。如须打印病人的长期医嘱和临时医嘱单，CIS 具备续打印功能，当再次打印医嘱时可以续前页进行，打印出的医嘱上会显示执行护士的电子签名和医嘱处理时间。

使用 CIS 处理医嘱，避免了纸质医嘱处理时转抄各种执行单、填写医嘱报表等烦琐工作，更重要的是通过规范化的录入界面、格式化的数据形式以及系统内部的质量控制、设置错误提示警告，保证了医嘱录入以及医嘱处理的正确性、及时性、完整性，有利于提高医疗护理质量，防止差错发生。

知识拓展

数字化识别身份

医院识别病人身份的重要渠道——二维码腕带，在病人住院期间的所有检查、治疗、办理出院手续、结算费用等都可以通过二维码来识别、操作。二维码腕带的应用为医院智能护理带来了全新的方式。从病人戴上二维码腕带开始，他的身份信息、病情、医嘱、治疗（用药）等信息都会通过 PDA 实时读取、回传到医院管理系统，实现实时记录、实时数据回传，避免反复抄录出现的错误，也保护了病人信息安全，减少了医护人员的工作量。

二维码腕带能与医院信息系统建立数据接口，通过 PDA 扫描读写实时进行数据传输。具有保密性、安全性、高效性等特点。二维码腕带的应用提高了病人身份识别准确性和诊疗安全性。在一些特殊科室如新生儿科，在病人未能有效自我表达的情况下，二维码腕带能够及时为医护人员提供准确、可靠的信息，从而进行准确的操作。在精神病科或老年病科，二维码腕带也可起到重要的识别作用。

（五）医嘱处理的注意事项

1. 处理医嘱时如有疑问，须询问、核实清楚后再执行。

2. 医嘱须经医生签名后方为有效。一般情况下不执行口头医嘱，在抢救或手术过程中医生下达口头医嘱时，执行护士应先复述一遍，双方确认无误后方可执行；抢救或手术结束后医生 6h 内据实补记医嘱。

3. 医嘱须每班、每日核对，每周总查对，查对后由查对者签全名并记录查对时间。

4. 处理医嘱时，应先急后缓，先执行临时医嘱，再执行长期医嘱。

5. 对凡需下一班执行的临时医嘱应进行交班，并在护士交班记录上注明。

6. 医嘱内容应准确、清楚，每项医嘱应只包含一个内容，应注明下达时间，医嘱不得涂改，如须取消，应由医生在该项医嘱栏内用红笔写"取消"，并在医嘱后用蓝黑笔签全名。

ER 16-4

电子医疗
文件处理

三、出入液量记录单

正常人每天的液体摄入量与排出量之间保持着动态平衡。当摄入水分减少或由于疾病导致水分排出过多时，都可以引起机体不同程度的脱水。如病人因大面积烧伤、休克、大手术后、肝硬化腹水、心脏及肾脏疾病等原因使摄入量和排出量不能保持动态平衡时，就会发生水肿或脱水。护士须正确测量和记录病人每日的出入液量，作为医生了解病情、做出诊断、决定治疗方案的重要依据（表16-2）。

表 16-2　出入液量记录单

姓名：　　　　性别：　　　　年龄：　　　　科别：　　　　床号：　　　　病案号：

日期	时间	入量		出量		签名
		项目	量 /ml	项目	量 /ml	

（一）记录内容与要求

1. 每日摄入量　包括病人每日的饮水量、食物含水量、输液量、输血量等。病人饮水或进食时，应使用固定的饮水容器，并测定其容量，以便准确记录。对固体食物应记录固体单位数量或重量，还须根据医院常用食物含水量表（表16-3）及各种水果含水量表（表16-4），换算出其含水量。

2. 每日排出量　主要为尿量，其次包括粪便量、呕吐量、痰量、咯血量、出血量、各种引流液量及创面渗出液量等通过其他途径排出的液量。大便记录次数，其他排出的液体以毫升（ml）为单位记录。为准确记录尿量，对昏迷病人、尿失禁病人或须密切观察尿量的病人，必要时留置导尿；对难以收集的排出量，可依据规定量液体浸润棉织物的状况进行估算；对婴幼儿可通过测定干、湿尿布的重量差计算尿量。

（二）记录方法

1. 用蓝黑笔填写记录单的眉栏项目，包括病人姓名、科别、病室、床号、住院病历号及页码等。

2. 出入液量均以毫升（ml）为单位记录。

3. 记录同一时间的摄入量和排出量，在同一横格上开始记录；对于不同时间的摄入量和排出量，分别另起一行记录。

表 16-3　常用食物含水量表

食物	单位	原料重量 /g	含水量 /ml	食物	单位	原料重量 /g	含水量 /ml
米饭	1 中碗	100	240	藕粉	1 大碗	50	210
大米粥	1 大碗	50	400	鸭蛋	1 个	100	72
大米粥	1 小碗	25	200	馄饨	1 大碗	100	350
面条	1 中碗	100	250	牛奶	1 大杯	250	217
馒头	1 个	50	25	豆浆	1 大杯	250	230
花卷	1 个	50	25	蒸鸡蛋	1 大碗	60	260
烧饼	1 个	50	20	牛肉		100	69
油饼	1 个	100	25	猪肉		100	29
豆沙包	1 个	50	34	羊肉		100	59
菜包	1 个	150	80	青菜		100	92
水饺	1 个	10	20	大白菜		100	96
蛋糕	1 块	50	25	冬瓜		100	97
饼干	1 块	7	2	豆腐		100	90
煮鸡蛋	1 个	40	30	带鱼		100	50

表 16-4　各种水果含水量表

水果	原料重量 /g	含水量 /ml	水果	原料重量 /g	含水量 /ml
西瓜	100	79	葡萄	100	65
甜瓜	100	66	桃	100	82
番茄	100	90	杏	100	80
李子	100	68	柿子	100	60
樱桃	100	67	香蕉	100	60
苹果	100	68	橘子	100	54
梨	100	71	菠萝	100	86
广柑	100	88	柚子	100	85

四、特别护理记录单

凡对危重、抢救、大手术后、特殊治疗或须严密观察病情的病人，须做好护理记录，以便及时、全面掌握病人情况，观察治疗或抢救后的效果（表 16-5）。

（一）记录内容

包括病人的生命体征、出入液量、病情动态、治疗和护理措施、药物治疗效果及反应等。

（二）记录方法和要求

1. **眉栏填写**　用蓝黑笔填写眉栏项目及页码。

2. 及时、准确地记录病人的体温、脉搏、呼吸、血压、出入液量等，常规时间测量的生命体征数值还应绘制在体温单上。计量单位写在标题栏内，记录栏内只填写数字。

3. 记录出入量时，除填写量外，还应将颜色、性状记录于病情栏内，并将 24h 总量记录在体温单的相应栏内。

表 16-5　特别护理记录单

姓名：　　　　性别：　　　　年龄：　　　　科别：　　　　床号：　　　　病案号：

日期	时间	生命体征				入量		出量		病情观察及处理	护士签名
		体温/℃	脉搏/（次·min⁻¹）	呼吸/（次·min⁻¹）	血压/mmHg	项目	/ml	项目	/ml		

4. 病情及处理栏内要详细记录病人的病情变化、治疗、护理措施以及效果，并签全名。不宜转抄医生的记录。

5. 12h 或 24h 应对病人的总入量、总出量、病情、治疗、护理等做一次小结或总结。

6. 病人出院或死亡后，特别护理记录单应随病历留档保存。

五、病区交班报告

病区交班报告（表 16-6）是由值班护士将值班期间病区情况及病人的病情动态变化等内容记录下的书面交班报告。通过阅读病区交班报告，接班护士可了解病人情况，明确继续观察的问题和实施的护理。

（一）交班内容

1. 出院、转出、死亡病人　对出院者写明离开时间；对转出者注明转往的医院、科别及转出时间；对死亡者简明扼要地记录抢救过程及死亡时间。

2. 新入院及转入病人　应写明病人入院/转入时间、方式（步行、轮椅、平车）、主要症状及体征、既往重要病史、过敏史，存在的护理问题及接班后须重点观察及注意的事项，给予的治疗、护理措施及效果等。

3. 危重、有异常情况及做特殊检查、治疗的病人　应写明病人生命体征、意识状态、病情动态、特殊抢救、治疗/护理措施及效果，下一班须重点观察和注意的事项。

4. 手术病人　对准备手术的病人须写明术前准备和术前用药情况等。对当天手术后病人须写明麻醉种类，手术名称及过程，麻醉清醒时间，回病室后生命体征、伤口、引流、排尿及镇痛药使用情况等。

5. 产妇　应写明胎次、产式、产程、分娩时间、会阴切口及恶露等情况，自行排尿时间，新生儿性别及评分。

6. 老年、小儿及生活不能自理的病人　应报告生活护理情况，如口腔护理、皮肤护理、压力性损伤预防与护理、饮食护理、排泄护理等。

表 16-6　病区交班报告

科别 　　　　　　　　　　　　　　　　　　　　　　　　　年　　月　　日

病人流动情况 　　　病情 床号 姓名 住院号 诊断 标记	白班			中班			夜班		
	病人总数			病人总数			病人总数		
	出院　转出　死亡			出院　转出　死亡			出院　转出　死亡		
	入院　转入　病危			入院　转入　病危			入院　转入　病危		
	手术　生产　婴儿			手术　生产　婴儿			手术　生产　婴儿		
	陪床			陪床			陪床		

此外，还应报告上述病人的心理状态和需要接班者重点观察及完成的事项。夜间记录应注明病人睡眠情况。

（二）书写要求

书写内容应全面、真实、简明扼要、重点突出；书写字迹清楚，不得涂改；日间用蓝黑笔、夜间用红笔书写。填写时，先写病人床号、姓名、住院病历号、诊断，再简要记录生命体征、病情、治疗和护理等情况。

1. 眉栏填写　用蓝黑笔填写眉栏项目，如病区、日期、时间、病人总数，入院、出院、转出、转入、手术、分娩、死亡人数等。

2. 交班报告书写顺序　先写离开病区的病人（出院、转出、死亡），再写进入病区的病人（入院、转入），最后写病区内须重点观察及护理的病人（手术、分娩、危重及有异常情况）。

3. 对新入院、转入、手术、分娩的病人在诊断的下方分别用红笔注明"新""转入""手术""分娩"，对危重病人用红笔注明"危"或做红色标记"※"。

4. 应在经常巡视和了解病人病情的基础上于交班前 1h 书写，写完后注明页数并签全名。

六、护理病历

在临床应用护理程序过程中，有关病人的健康资料、护理问题、护理计划、护理措施和效果评价等，均应有书面记录，这些记录构成了护理病历。主要包括病人入院评估表、住院评估表、护理计划单、护理记录单、健康教育计划、出院指导等。

（一）病人入院评估表

对新入院病人进行初步评估，找出其存在的健康问题，确定护理诊断。表格中主要内容包括病人的一般资料、现在的健康状况、既往健康状况、心理状况和社会状况等（表16-7）。

表16-7　病人入院评估表

一、一般资料

姓名：	入院日期：
性别：	入院方式：
年龄：	病历记录时间：
职业：	病史陈述者：
民族：	可靠程度：
籍贯：	入院医疗诊断：
婚姻：	主管医生：
文化程度：	主管护士：
住址：	

二、现在健康状况

（一）入院原因

主诉：

现病史：

（二）日常生活型态及自理程度

1. 饮食型态

2. 休息、睡眠型态

3. 排泄型态

4. 个人穿着修饰与卫生情况

5. 日常活动与自理情况

6. 嗜好

7. 性生活型态（月经史、婚育史）

（三）体格检查

（四）特殊检查与实验室检查结果

三、既往健康状况

（一）既往史

（二）传染病史

（三）过敏史

（四）家族史

四、心理状况

（一）一般心理状态

表情、态度：

认知能力：

感知能力：

情绪状态：

行为状态：

（二）对健康与疾病的理解与认识

（三）应激水平与应对能力

（四）性格特征

（五）个性倾向性：包括信念、价值观

五、社会状况

（一）主要社会关系及相互依赖程度

（二）社会组织关系与支持程度

（三）工作或学习情况

（四）家庭及个人经济状况、医疗条件

（五）生活环境与生活方式

（二）病人住院记录单

1. 住院病人护理评估表 为及时、全面掌握病人病情变化，护士应对分管的病人每班、每天或数天进行一次评估。评估内容因病人病种、病情不同而有所不同（表 16-8）。

表 16-8　住院病人护理评估表

姓名_____　床号_____　诊断_____　科别_____　病房_____　住院号_____

项目				日期							
呼吸	A. 咳嗽　B. 气紧　C. 哮喘 D. 咳痰困难　E. 其他										
循环	A. 心悸　B. 水肿　C. 晕厥 D. 高血压　E. 低血压　F. 其他										
意识	A. 正常　B. 嗜睡　C. 烦躁 D. 谵妄　E. 昏迷　F. 其他										
皮肤	A. 完整　B. 感染　C. 压力性损伤 D. 其他										
口腔	A. 清洁　B. 口臭　C. 出血 D. 黏膜完整　E. 黏膜破溃　F. 其他										
排尿	A. 正常　B. 失禁　C. 潴留 D. 困难　E. 血尿　F. 其他										
排便	A. 正常　B. 未解便　C. 便秘 D. 腹泻　E. 失禁　F. 其他										
食欲	A. 正常　B. 差　C. 其他										
活动	A. 正常　B. 受限　C. 其他										
日常生活	A. 自理　B. 协助　C. 其他										
安全	A. 易跌伤　B. 易坠床　C. 易烫伤 D. 其他										
舒适	A. 轻度疼痛　B. 剧烈疼痛　C. 不适 D. 其他										
睡眠	A. 正常　B. 紊乱　C. 其他										
心理	A. 稳定　B. 焦虑　C. 恐惧 D. 抑郁　E. 其他										
健康知识	A. 了解　B. 缺乏　C. 其他										
护士签名											

2. 护理计划单 是护士对病人实施整体护理的具体方案。主要内容包括护理问题、护理目标、护理措施和效果评价等（表 16-9）。

临床护理中，为节约时间，采取标准护理计划的形式预先编制每种疾病的护理诊断及相应的护理措施、预期目标等，护士可参照此计划为每个病人实施护理。使用标准护理计划最大的优点是可减少常规护理措施的书写，使护士能将更多的精力和时间用于护理病人；但实施中容易忽略病人的个体差异性。因此，在使用过程中，一定要根据病人的具体情况适当选择并进行必要的补充。

表 16-9　护理计划单

诊断：＿＿＿＿＿＿＿＿＿＿＿＿＿＿＿＿
护理计划实施

一、病情观察
- □ 密切观察病情变化，定时测量生命体征
- □ 观察病人呼吸情况，有无缺氧征
- □ 给予氧气吸入＿＿＿＿＿＿L/min
- □ 保持病人呼吸道通畅，定时清除呼吸道分泌物，每＿＿＿＿＿＿h 翻身拍背、吸痰一次
- □ 呼吸机辅助呼吸，检查各项参数是否正常，维持有效呼吸
- □ 观察病人面色、全身皮肤、四肢温度，注意保暖
- □ 观察病人精神反应、意识状态
- □ 保持各种导管位置正确，清洁通畅
- □ 观察切口有无渗血渗液，愈合情况
- □ 观察药物治疗效果及反应
- □ 输液泵控制输液速度
- □ 观察大、小便次数，性状及量
- □ 记录 24h 出入量
- □ 定期测体重，每＿＿＿＿＿＿测一次

二、饮食
- □ 禁食　□ 流食　□ 半流食　□ 普食　□ 治疗饮食　□ 鼻饲　□ 静脉营养

三、生活护理
- □ 根据病情选择＿＿＿＿＿＿＿＿＿＿卧位，各关节保持功能位
- □ 每＿＿＿＿＿＿h 翻身一次，按摩受压部位　□ 被动关节活动每日＿＿＿＿＿＿次
- □ 皮肤护理＿＿＿＿＿＿/d　□ 口腔护理＿＿＿＿＿＿/d　□ 眼部护理＿＿＿＿＿＿/d　□ 会阴护理＿＿＿＿＿＿/d
- □ 肛周护理＿＿＿＿＿＿/d
- □ 严防外伤，剪去指甲，去除发卡、假牙等　□ 置牙垫，防止舌咬伤　□ 约束带固定肢体
- □ 使用热水袋保暖防止烫伤　□ 使用冰袋或冰帽降温，防止冻伤
- □ 视病人病情，指导其适量活动　□ 采用适合病人需要的方式进行交流

四、消毒隔离
- □ 保持病室空气清新，每日通风＿＿＿＿＿＿次，物体表面、地面消毒液擦拭，每日＿＿＿＿＿＿次
- □ 更换氧气管、湿化瓶 1/ 周；更换蒸馏水 1/d　□ 更换鼻饲管 1/ 周
- □ 更换引流瓶 1/d　□ 更换尿袋 1/d
- □ 保护性隔离，用物专人专用，防止交叉感染

五、专科护理

_____
_____
_____
_____

六、修订计划

_____
_____
_____
_____
_____
_____

3. 护理记录单　护理记录单是护士运用护理程序的方法为病人解决问题的记录。内容包括病人的护理诊断 / 问题、护士所采取的护理措施及执行措施后的效果。护理记录单常采用的记录格

式有 PIO 和 SOAPE 格式,其中 PIO 格式为问题(problem,P)、干预(intervention,I)、结果(outcome,O),SOAPE 格式为主观资料(subjective data,S)、客观数据(objective data,O)、评估(assessment,A)、计划(plan,P)、评价(evaluation,E)。

(三)病人住院期间健康教育

1. 健康教育计划 健康教育计划是为恢复和促进病人健康,并保证病人出院后能获得有效自我护理能力而制订和实施的帮助病人掌握健康知识的学习计划与技能训练计划(表 16-10)。内容包括环境介绍,医护人员介绍,疾病发病原因、诱发因素及相关知识介绍,各种检查、治疗的目的和注意事项,饮食与活动的注意事项,所用药物的作用及不良反应,疾病的预防及康复措施等。

2. 出院指导 出院指导是对病人出院后的活动、饮食、药物、复诊等进行指导。可采用讲解、示范、模拟、提供书面及视听材料等。

表 16-10 健康教育实施记录单

姓名: 性别: 年龄: 科别: 床号: 病案号:

项目		日期	健康教育方法			健康教育对象		签名			日期	评价			签名
			书面	讲解	示范	病人	家属	护士	病人	家属		示范	讲述	不解	
介绍	入院须知														
	环境介绍														
	护士概况														
疾病	病因及诱因														
	心理因素影响														
相关治疗及护理	用药注意事项														
	手术														
	术前要求														
	术中配合														
	术后护理														
相关检查	项目														
	目的														
	标本采集方法														
	注意事项														
自身护理方法	饮食														
	锻炼														
	起居														
其他															

(姜美霞)

1. 病人,男性,55 岁,胃癌术后回病室,医嘱:哌替啶 50mg i.m. q.6h. p.r.n.。请问:

(1) 此医嘱属于哪类医嘱?

(2) 此医嘱应该怎样执行?

2. 病人,男性,35 岁,因咳嗽、高热不退 3d 入院治疗。医嘱:二级护理,半流质饮食;急查血常规、胸部 X 线、心电图;阿莫西林克拉维酸钾皮试;阿莫西林克拉维酸钾 1.2g+0.9% 氯化钠 100ml,静脉滴注,b.i.d.。请问:

(1) 哪些属于长期医嘱?如何执行?

(2) 哪些属于临时医嘱?如何执行?

(3) 如果阿莫西林克拉维酸钾皮试结果阳性,怎么处理?

ER 16-5

练习题

3. 病人,女性,25 岁,肾性水肿,医嘱:卧床休息,严密记录 24h 出入液量,控制饮水量。请问:

(1) 出入液量的记录内容都包括哪些?

(2) 如何正确记录出入液量?

附录1　标准预防措施

一、手卫生

1. 在诊疗、护理操作过程中，严格掌握手卫生指征。

2. 选择合适的手卫生方式。

二、呼吸道卫生/咳嗽礼仪

1. 应对医务人员、病人、探视者进行培训教育，并指导实施。

2. 打喷嚏、咳嗽时用纸巾盖住口鼻并立即弃置用过的纸巾。

3. 当病人病情允许且可以耐受时，须佩戴医用外科口罩。

4. 接触呼吸道分泌物后实施手卫生。

5. 宜使呼吸道感染病人在候诊区内相互间保持1m以上的间距。

6. 医务人员诊疗有呼吸道感染症状和体征的病人时应戴医用外科口罩，接诊疑似经空气传播疾病或不明原因传播疾病时应戴医用防护口罩。

三、正确选择和穿戴个人防护用品

1. 进行有可能接触病人体液（血液、组织液等）、分泌物、排泄物等的诊疗、护理、清洁等工作时应戴手套，非无菌操作应戴一次性使用医用橡胶检查手套，无菌操作时应戴一次性使用灭菌橡胶外科手套，清洁工作可戴重复使用的橡胶手套，操作完毕，脱去手套后立即洗手/手消毒。

2. 在诊疗、护理操作过程中，有可能发生体液（血液、组织液等）、分泌物等喷溅到面部时应戴医用外科口罩、面罩或护目镜；有可能发生体液（血液、组织液等）、分泌物等大面积喷溅或者有可能污染身体时，应穿隔离衣或防水围裙。

3. 接触病人黏膜或破损的皮肤时应戴一次性使用灭菌橡胶外科手套。

四、安全注射

1. 每次注射均使用一次性使用无菌注射器及针头。

2. 宜使用单剂量包装的注射剂。

3. 输液及给药装置只能用于一位病人，不应多位病人共用，每次使用后合理处置。

4. 应严格遵守无菌操作规范；一次性使用无菌物品应一人一用一丢弃。

五、锐器伤预防

1. 在进行侵袭性诊疗、护理操作过程中，宜使用具有防刺性能的安全注射装置。

2. 保证光线充足。

3. 不应用手直接接触使用后的锐器，不应双手回套针帽。

4. 使用后的锐器应直接放入耐刺、防渗漏的专用锐器盒中。

5. 重复使用的锐器，应放在防刺、防渗漏的容器内运输和处理。

六、重复使用物品的清洗与消毒

1. 重复使用的医疗器械、器具和用品，用后应根据规定进行清洗、消毒或灭菌，具体要求应遵循国家相关要求。

2. 重复使用的餐饮用具应清洗、消毒后使用。

3. 清洗、消毒或灭菌时应做好工作人员防护，防止发生职业暴露及环境污染。

七、医用织物的处理

1. 运输被体液（血液、组织液等）、分泌物、排泄物污染的被服、衣物时，应做好标识，密闭运送。

2. 处理使用过的织物时，尽量减少抖动。

3. 医用织物处理的管理及处理方法遵循国家相关要求。

八、环境、物体表面的清洁与消毒

1. 床栏、床头桌、椅、门把手、仪器设备等高频接触的物体表面、地面应定期清洁，保持干燥，遇污染时及时清洁、消毒。

2. 具体清洁与消毒的要求和方法应遵循国家要求规定的医疗机构环境表面清洁与消毒管理规范。

九、医疗废物的处置与管理

应遵循国家《医疗废物管理条例》及其配套文件的要求。

附录 2　医务人员防护用品穿脱流程

一、穿戴防护用品应遵循的流程

1. **清洁区进入潜在污染区**　洗手→戴帽子→戴医用防护口罩→穿工作服→进入潜在污染区。手部皮肤破损的戴一次性使用医用橡胶检查手套。

2. **潜在污染区进入污染区**　穿隔离衣或医用一次性防护服→根据需要戴护目镜/防护面罩→戴手套→穿鞋套→进入污染区。

3. 在为病人进行吸痰、气管插管、气管切开等可能被其分泌物及体内物质喷溅的诊疗、护理工作前，应戴护目镜、防护面罩或全面型呼吸防护器。

二、脱防护用品应遵循的流程

1. **医务人员离开污染区进入潜在污染区前**　摘手套、洗手和/或消毒双手→摘护目镜/防护面屏→脱隔离衣或医用一次性防护服→脱鞋套→洗手和/或手消毒→进入潜在污染区，洗手或手消毒。

2. **从潜在污染区进入清洁区前**　洗手和/或手消毒→脱工作服→摘医用防护口罩和帽子→洗手和/或手消毒后，进入清洁区。

3. **离开清洁区**　沐浴、更衣→离开清洁区。

三、穿脱防护用品的注意事项

1. 医用防护口罩的效能持续 6~8h 或遵循厂家使用说明，遇污染或潮湿，应及时更换。

2. 离开隔离区前应对佩戴的眼镜进行清洗与消毒。

3. 对隔离衣、医用一次性防护服等防护用品，在诊疗、护理不同类传染病病人之间及疑似病人之间应进行更换。

4. 隔离衣、医用一次性防护服被病人体液（血液、组织液等）、污物污染时应及时更换。

5. 戴医用防护口罩或全面型呼吸防护器应进行佩戴气密性检查。

6. 用后物品分别放置于专用污物容器内。

7. 诊疗、护理埃博拉出血热及突发原因不明传染病病人的医务人员防护用品穿脱流程应遵循卫生行政部门届时发布的相关规定。

附录 3　颈外静脉穿刺置管输液法

颈外静脉是颈部最大的浅静脉，位置表浅且较易固定。因此，在特殊情况下可以输液，但不宜多次穿刺。其穿刺点为下颌角与锁骨上缘中点连线上 1/3 处，颈外静脉外缘（附图 3-1）

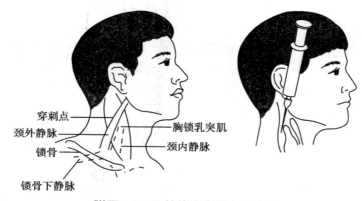

附图 3-1　颈外静脉穿刺点示意图

【适用范围】

1. 长期持续输液而周围静脉穿刺困难的病人。

2. 长期静脉内输注高浓度或刺激性强的药物，或行静脉内高营养治疗的病人。

3. 周围循环衰竭的危重病人，用来测量中心静脉压。

【操作程序】

1. **评估**　同密闭式周围静脉输液法。

2. **计划**

（1）**护士准备**：同密闭式周围静脉输液法。

（2）**病人准备**：同密闭式周围静脉输液法。

（3）**用物准备**：除周围静脉输液法的用物外，还须备下列物品。

1）无菌穿刺包：内装穿刺针 2 根（长约 6.5cm，内径 2mm，外径 2.6mm）、硅胶管 2 条（长 25~30cm，内径 1.2mm，外径 1.6mm）、5ml 和 10ml 注射器各 1 个、6 号针头 2 枚、平针头 1 个、尖头刀片、镊子、无菌纱布 2~4 块、洞巾、弯盘。

2）其他：无菌生理盐水、2% 利多卡因注射液、无菌手套、无菌敷贴、0.4% 枸橼酸钠生理盐水或肝素稀释液、无菌静脉帽。

（4）**环境准备**：同密闭式静脉输液法。

3. 实施 见附表 3-1。

附表 3-1 颈外静脉穿刺置管输液法

操作流程	操作步骤	要点说明
1~4	同一次性静脉输液钢针输液法 1~4	
5. 安置体位	协助病人去枕平卧，头偏向穿刺对侧，肩下垫薄枕，使病人头低肩高，颈部伸展平直	• 充分暴露穿刺部位，利于穿刺
6. 定穿刺点	操作者立于病人床头，选择穿刺点并正确定位	
7. 消毒皮肤	常规消毒皮肤	
8. 开包铺巾	打开无菌穿刺包，戴无菌手套，铺洞巾及治疗巾	• 形成无菌屏障，便于操作者操作
9. 局部麻醉	由助手协助，操作者用 5ml 注射器抽吸 2% 利多卡因，在穿刺部位行局部麻醉；用 10ml 注射器抽吸无菌生理盐水，以平针头连接硅胶管，排尽空气备插管时用	
10. 关切询问	询问病人感受，麻醉穿刺部位是否有疼痛感觉	• 关爱、关心病人 • 及时了解病人的心理状态
11. 再次查对	再次核对病人床号、姓名及药液	
12. 穿刺静脉	（1）先用刀片尖端在穿刺点上刺破皮肤做引导 （2）助手用手指按压颈静脉三角处 （3）操作者用左手拇指绷紧皮肤，右手持穿刺针与皮肤呈 45° 角进针，入皮后呈 25° 角沿静脉方向穿刺	• 减少进针时皮肤阻力 • 阻断血流时静脉充盈，便于穿刺
13. 正确插管	（1）见回血后，立即抽出针内芯，左手拇指用纱布堵住针栓孔，右手持备好的硅胶管送入针孔内 10cm 左右 （2）插管时由助手一边抽回血，一边缓慢注入生理盐水	• 动作轻柔，避免硅胶管打折。当插入不畅时，可改变插管方向
14. 接输液器	（1）确定硅胶管在血管内后，缓慢退出穿刺针 （2）再次抽回血，注入生理盐水 （3）移开洞巾，接输液器输液	• 检查导管是否在血管内 • 输液不畅时，观察硅胶管有无弯曲，是否滑出血管外
15. 固定调速	（1）用无菌敷贴覆盖穿刺点并固定硅胶管 （2）用无菌纱布包扎硅胶管与输液管接头处并用胶布固定在病人颌下 （3）根据病人的年龄、病情及药物的性质调节滴速	• 固定要牢固，防止硅胶管脱出
16. 暂停封管	（1）暂停输液时，用 0.4% 枸橼酸钠生理盐水 1~2ml 或肝素稀释液 2ml 注入硅胶管进行封管 （2）用无菌静脉帽塞住针栓孔，将针栓孔用安全别针固定在敷料上	• 防止血液凝集在硅胶管内 • 每天更换穿刺点敷料，用 0.9% 过氧乙酸溶液擦拭硅胶管，常规消毒局部皮肤
17. 再行输液	再次输液时，取下静脉帽，消毒针栓孔，接上输液装置即可	
18. 拔管、整理	（1）停止留置输液时，在硅胶管末端接注射器，边抽吸边拔硅胶管 （2）拔管后，局部加压数分钟，用 75% 乙醇消毒穿刺部位并覆盖无菌纱布 （3）协助病人取舒适卧位，整理病人床单位	• 可防止残留的小血块和空气进入血管形成血栓
19. 清理、记录	（1）清理用物 （2）洗手、记录	• 污物按规定处理，避免交叉感染的发生 • 记录拔管时间和病人反应

4. **评价** 同密闭式周围静脉输液法。

【注意事项】

1. 严格执行无菌操作及查对制度，预防感染及差错事故的发生。

2. 正确选择穿刺点。穿刺位置不可过高或过低，过高因近下颌角而妨碍操作，过低则易损伤锁骨下胸膜及肺尖而导致气胸。

3. 每日输液前要先检查导管是否在静脉管腔内；停止输液时，要进行封管，若发现硅胶管内有凝血，应用注射器将血凝块抽出，切忌将血凝块推入血管造成栓塞。输液过程中应加强巡视，如发现硅胶管内有回血，应及时用 0.4% 枸橼酸钠生理盐水冲注，以免血凝块堵塞硅胶管。若溶液点滴不畅，及时检查硅胶管是否滑出血管外或弯曲。

4. 每日常规消毒病人穿刺点及周围皮肤并更换敷料，潮湿后应立即更换。更换敷料时应注意观察病人局部皮肤情况，一旦出现红、肿、热、痛等炎症表现，应做相应的抗感染处理。

附录4　锁骨下静脉穿刺置管输液法

锁骨下静脉自第一肋外缘处延续腋静脉，位于锁骨后下方，向内至胸锁关节后方与颈内静脉汇合成头臂静脉，左、右头臂静脉汇合成上腔静脉入右心房。锁骨下静脉特点是静脉较粗大，成人的管腔直径可达 2cm，位置虽不是很表浅，但常处于充盈状态，周围还有结缔组织固定，使血管不易塌陷，也较易穿刺，硅胶管插入后可以保留较长时间。此外，该血管离右心房较近，血量多，输入高浓度或刺激性较强的药物可很快被稀释，对血管壁的刺激性小。其穿刺点为胸锁乳突肌外侧缘与锁骨上缘所形成的夹角平分线上，距顶点 0.5~1cm 处（附图4-1）。

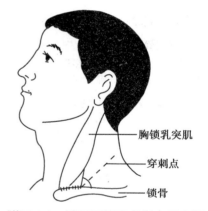

附图 4-1　锁骨下静脉穿刺点示意图

【适用范围】

1. 长期不能进食或丢失大量液体，须补充大量高能量、高营养液体及电解质的病人。

2. 各种原因所致的大出血，须迅速输入大量的液体，以纠正血容量不足或提升血压的病人。

3. 长期输注高浓度或刺激性强的药物的病人。

4. 须测定中心静脉压或需要紧急放置心内起搏导管的病人。

【操作程序】

1. **评估** 同密闭式周围静脉输液法。

2. **计划**

（1）**护士准备**：同密闭式周围静脉输液法。

（2）**病人准备**：同密闭式周围静脉输液法。

（3）**用物准备**：除密闭式周围静脉输液法的用物外，还须备如下物品。

1）无菌穿刺包：内装穿刺针（20 号）2 枚、硅胶管 2 条、射管水枪 1 个（附图 4-2）、平针头（8~9 号）2 个、5ml 注射器、镊子、结扎线、无菌纱布 2 块、洞巾 2 块、弯盘。

2）其他：2% 利多卡因注射液、0.4% 枸橼酸钠生理盐水或肝素稀释液、无菌手套、无菌敷贴、无菌静脉帽、1% 甲紫。

（4）**环境准备**：同密闭式静脉输液法。

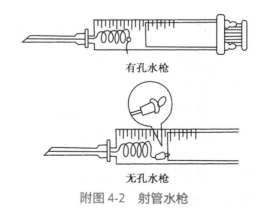

有孔水枪

无孔水枪

附图 4-2　射管水枪

3. 实施 附表4-1。

附表 4-1 锁骨下静脉穿刺置管输液法

操作流程	操作步骤	要点说明
1~4	同一次性静脉输液钢针输液法 1~4	
5. 安置体位	协助病人去枕平卧,头偏向穿刺对侧,肩下垫薄枕,使病人头低肩高,颈部伸展平直	● 充分暴露穿刺部位,利于穿刺
6. 定穿刺点	操作者立于病人床头,选择穿刺点并标记进针点及胸锁关节	● 提高穿刺的成功率并避免发生气胸等并发症
7. 消毒皮肤	常规消毒皮肤	
8. 开包铺巾	打开无菌穿刺包,戴无菌手套,铺洞巾及治疗巾	● 形成无菌屏障,便于操作者操作
9. 备好管枪	准备好射管水枪及硅胶管,并抽吸 0.4% 枸橼酸钠生理盐水,将穿刺射管连接穿刺针头备用	
10. 局部麻醉	由助手协助,操作者用 5ml 注射器抽吸 2% 利多卡因,在穿刺处行局部麻醉	
11. 关切询问	询问病人感受,麻醉穿刺部位是否有疼痛感觉	● 关爱、关心病人 ● 及时了解病人的心理状态
12. 再次查对	再次核对病人床号、姓名及药液	
13. 穿刺静脉	操作者将针头指向胸锁关节,与皮肤呈 30°~40° 角进针,边进针边抽回血,通过胸锁筋膜有落空感时,继续进针,直至穿刺成功	● 试穿锁骨下静脉,以探测进针方向、角度和深度
14. 射管	(1)操作者持射管水枪,按试穿方向刺入锁骨下静脉,同时抽回血,如抽出暗红色血液,表明进入锁骨下静脉 (2)嘱病人屏气,操作者一手按住水枪的圆孔及硅胶管末端,另一手快速推动活塞,硅胶管即随液体进入锁骨下静脉 (3)压住穿刺针顶端,将针退出 (4)针头退出皮肤后,将硅胶管轻轻从水枪中抽出	● 一般射入长度为左侧 16~19cm,右侧 12~15cm
15. 连接输液	将备好的输液器导管连接平针头插入硅胶管内进行输液	
16. 固定、调速	(1)用无菌敷贴覆盖穿刺点并固定硅胶管 (2)在距离穿刺点约 1cm 处,将硅胶管缝合固定在病人皮肤上,覆盖无菌纱布并用胶布固定 (3)根据病人的年龄、病情及药物的性质调节滴速	● 一般缝合两针,两个结间距为 1cm
17~20	同颈外静脉穿刺置管输液法 16~19	

4. 评价 同密闭式周围静脉输液法。

【注意事项】

1. 严格执行无菌操作及查对制度,预防感染及差错事故的发生。

2. 操作前要先听病人两侧背部肺下界,并听诊两侧呼吸音,以便在术后不适时作为对照。

3. 正确选择穿刺点。在铺洞巾前将确定好的穿刺点及穿刺方向进行标记,避免因进针方向过度向外偏移而刺破胸膜产生气胸。

4. 射管时,一定要用手压住水枪的圆孔处及硅胶管末端,以免硅胶管全部射入体内。另外,射管时推注水枪活塞应迅速,使水枪内的压力猛增而射出硅胶管,如果缓慢推注,即使水枪内的液体注完,仍不能射出硅胶管。

5. 退针时，切勿来回转动针头，以防针头斜面割断硅胶管，并且在穿刺针未退出血管时，不可放开按压圆孔处的手指，防止硅胶管吸入。

6. 每日输液前要先检查导管是否在静脉管腔内；停止输液时，要进行封管。若发现硅胶管内有凝血，应用注射器将血凝块抽出，切忌将血凝块推入血管造成栓塞。输液过程中应加强巡视，如发现硅胶管内有回血，应及时用 0.4% 枸橼酸钠生理盐水冲注，以免血凝块堵塞硅胶管。若溶液点滴不畅，可用急速负压抽吸，不能用力推注液体，以免将管内的血凝块冲入血管形成栓子。及时检查硅胶管是否滑出血管外或弯曲，病人头部体位是否安置不当，固定硅胶管的线结扎是否过紧，出现上述情况应及时处理。

7. 无菌透明敷料应至少每 7d 更换一次，无菌纱布敷料应至少每 2d 更换一次，潮湿后要立即更换。更换敷料时遵循"一评估、二移除、三消毒、四固定、五粘贴"的原则，应注意观察病人局部皮肤情况，一旦出现红、肿、热、痛等炎症表现，应做相应的抗感染处理。

[1] 李小寒，尚少梅. 基础护理学 [M]. 7 版. 北京：人民卫生出版社，2021.

[2] 曹梅娟，王克芳. 新编护理学基础 [M]. 4 版. 北京：人民卫生出版社，2021.

[3] 张连辉，邓翠珍. 基础护理学 [M]. 4 版. 北京：人民卫生出版社，2019.

[4] 全国护士执业资格考试用书编写专家委员会. 2024 全国护士执业资格考试指导 [M]. 北京：人民卫生出版社，2024.

[5] 孙红，孙文彦. 静脉治疗理论与实践教程 [M]. 北京：人民卫生出版社，2022.

[6] 谌永毅，刘翔宇. 安宁疗护专科护理 [M]. 2 版. 北京：人民卫生出版社，2021.

[7] 陈丽娟，孙林利，刘丽红，等. 2019 版《压疮 / 压力性损伤的预防和治疗：临床实践指南》解读 [J]. 护理学杂志，2020，35（13）：41-43.

[8] 中华护理学会静脉输液治疗专业委员会. 静脉导管常见并发症临床护理实践指南 [J]. 中华现代护理杂志，2022，28（18）：2831-2845.

[9] 中华人民共和国国家卫生健康委员会. 医院隔离技术标准 WS/T 311—2023[J]. 中国感染控制杂志，2023，22（11）：1398-1410.

[10] 中华人民共和国国家卫生健康委员会. 医院感染监测标准 WS/T 312—2023[J]. 中国感染控制杂志，2023，22（09）：1129-1142.

[11] 中华人民共和国国家卫生健康委员会. β 内酰胺类抗菌药物皮肤试验指导原则（2021 年版）[J]. 中国实用乡村医生杂志，2021，28（05）：1-4.